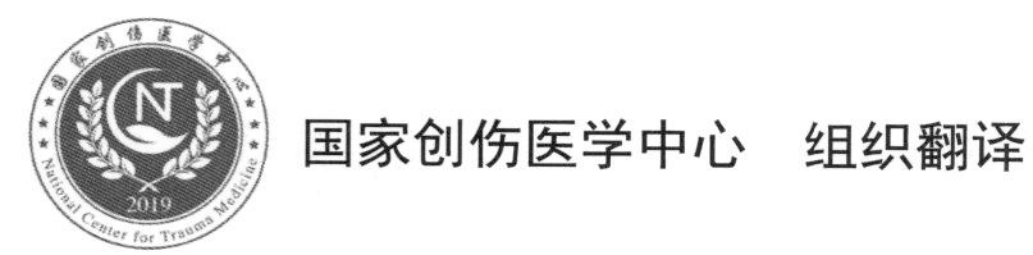

国家创伤医学中心　组织翻译

Manual of Definitive Surgical Trauma Care
Incorporating Definitive Anaesthetic Trauma Care

创伤外科确定性救治学
包含创伤救治确定性麻醉学

原书第5版
5th Edition

原著　[南非] Kenneth D. Boffard
主译　姜保国　王天兵

中国科学技术出版社
·北　京·

图书在版编目（CIP）数据

创伤外科确定性救治学：包含创伤救治确定性麻醉学：原书第 5 版 /（南非）肯尼斯·D. 博法德(Kenneth D. Boffard) 原著；姜保国，王天兵主译．—北京：中国科学技术出版社，2021.2

ISBN 978-7-5046-8937-5

Ⅰ．①创… Ⅱ．①肯… ②姜… ③王… Ⅲ．①创伤外科学—诊疗 Ⅳ．① R64

中国版本图书馆 CIP 数据核字 (2020) 第 265401 号

著作权合同登记号：01-2020-7269

策划编辑 焦健姿 王久红
责任编辑 孙 超
装帧设计 佳木水轩
责任印制 李晓霖

出　　版 中国科学技术出版社
发　　行 中国科学技术出版社有限公司发行部
地　　址 北京市海淀区中关村南大街 16 号
邮　　编 100081
发行电话 010-62173865
传　　真 010-62179148
网　　址 http://www.cspbooks.com.cn

开　　本 889mm × 1194mm 1/16
字　　数 538 千字
印　　张 20
版　　次 2021 年 2 月第 1 版
印　　次 2021 年 2 月第 1 次印刷
印　　刷 天津翔远印刷有限公司
书　　号 ISBN 978-7-5046-8937-5 / R·2658
定　　价 298.00 元

版权声明

Manual of Definitive Surgical Trauma Care: Incorporating Definitive Anaesthetic Trauma Care, 5e/
ISBN: 978–1–138–50011–2

译者名单

主　译　姜保国　王天兵

译　者　（以姓氏笔画为序）

王天兵　王传林　王振洲　王嘉伟　邓玖旭
申占龙　毕　娜　朱凤雪　刘中砥　孙丽冰
孙荣距　杜　哲　李　明　李　放　吴晓舟
张大方　张立红　张亚军　张学民　张　鹏
陈逍堃　陈逸凡　陈　博　陈慧娟　周　靖
赵一馨　赵礼婷　赵连泽　赵秀娟　赵　辉
胡晓骅　饶　锋　姜　华　姜保国　高伟波
郭　杨　郭辅政　郭　维　黄　伟　黄晓波
常盼盼　董桂英　黑　博　窦丽稳　熊　建
黎檀实　魏彦姝

内容提要

本书引进自世界知名的 CRC 出版社，由国际创伤外科专家 Kenneth D.Boffard 教授领衔编写，是一本实用性很强的创伤外科著作。全书共五篇 22 章，全方位涵盖了创伤救治的各方面内容，既包括创伤救治体系和沟通原则，又介绍了创伤复苏的生理知识，更重要的是从解剖部位角度，详尽阐述了机体各部分损伤的外科治疗原则和方法，同时还描述了现代技术如胸腔镜、腹腔镜、血管介入技术等在创伤外科中的应用，最后还介绍了创伤救治中麻醉、心理、康复、特殊环境等特殊环节。全书内容系统翔实，更兼具极强的实用性，既可作为广大创伤外科医师的案头工具书，又可作为创伤救治中进行外科手术治疗的经典培训教材。

原书著者名单

原 著

Kenneth D Boffard
Professor Emeritus
Department of Surgery
University of the Witwatersrand
Trauma Director
Milpark Academic Trauma Centre
Johannesburg
South Africa

其他著者

Philip Barker
Professor Emeritus
Royal College of Surgeons of England
Armed Forces UK
British Columbia
Canada

Chris Bleeker
Consultant Anaesthetist
Radboud University Medical Center
Nijmegen
Netherlands

Adam Brooks
Consultant Surgeon
Queens Medical Centre
Nottingham
United Kingdom

Ian Civil
Consultant Surgeon
Auckland Hospital
Auckland
New Zealand

Damian Clarke
Professor
Grey's Hospital
Pietermaritzburg
South Africa

Scott D'Amours
Consultant Surgeon
Liverpool Hospital
University of New South Wales
Sydney, NSW
Australia

Joe Dawson
Consultant Trauma and Vascular Surgeon
Clinical Senior Lecturer
Royal Adelaide Hospital
University of Adelaide
Adelaide
South Australia

Elias Degiannis
Professor Emeritus
Department of Surgery
University of the Witwatersrand
Milpark Academic Trauma Centre and Leratong Hospital
Johannesburg
South Africa

Jesper Dirks
Consultant Anaesthetist
Department of Anaesthesia
Centre for Head and Orthopaedics
Rigshospitalet
Copenhagen University Hospital
Copenhagen
Denmark

Dietrich Doll
Head: Department of Procto-Surgery
St. Mary's Hospital Vechta
University of Saarland
Vechta
Germany

Abe Fingerhut
Associate Professor
University of Graz
Graz
Austria

Sache Flohé
Consultant Surgeon
Klinikum Solingen
Solingen
Germany

Tina Gaarder
Consultant Surgeon
Head: Department of Traumatology
Ulleval University Hospital
Oslo
Norway

Georgios Gemenetzis
Senior Clinical Fellow
Department of Surgery
Glasgow Royal Infirmary
Glasgow
Scotland

Lauri Handolin
Trauma Surgeon
Helsinki University Hospital
Helsinki
Finland

Timothy Hardcastle
Consultant Trauma Surgeon
Director: Trauma Service
Inkosi Albert Luthuli Hospital
University of KwaZuluNatal
Durban
South Africa

Catherine Heim Schoettker
Consultant Anaesthetist
University Hospital of Lausanne
Lausanne
Switzerland

Gareth Hide
Consultant Surgeon
Sunninghill Hospital
Johannesburg
South Africa

Anders Holtan
Consultant Anaesthesiologist
Oslo University Hospital
Oslo
Norway

Tal Hörer
Consultant Vascular Surgeon
Associate Professor of Surgery
Örebro University Hospital
Örebro University
Örebro
Sweden

Ilja Laesser
Senior Consultant in Thoracic Radiology
Sahlgrenska University Hospital
University of Gothenburg
Gothenburg
Sweden

Rifat Latifi
Director
Department of Surgery and Chief of Trauma and General Surgery

Westchester Medical Center Health Network
New York Medical College
Valhalla, NY
United States of America

Ari Leppaniemi
Chief of Emergency Surgery
Meilahti Hospital
University of Helsinki
Helsinki
Finland

Gilberto Leung
Tsang Wing-Hing Professor in Clinical Neuroscience
Queen Mary Hospital
University of Hong Kong
Hong Kong
People's Republic of China

Ron Maier
Professor of Surgery
Harborview Hospital
University of Washington
Seattle, WA
United States of America

Tascha Meredith
Clinical Psychologist
Netcare Milpark Academic Trauma Centre
University of the Witwatersrand
Johannesburg
South Africa

Carlos Mesquita
General & Emergency Surgeon
Coimbra University Hospitals
University of Coimbra
Coimbra
Portugal

Maeyane S Moeng
Consultant Trauma Surgeon
Adjunct Professor and Co-chair
Academic Division of Trauma Surgery
University of the Witwatersrand
Head of Trauma: Charlotte Maxeke
Johannesburg Academic Hospital Consultant Trauma Surgeon
Netcare Milpark Hospital Academic Trauma Centre
Johannesburg
South Africa

Ernest E Moore
Editor
Journal of Trauma and Acute Care Surgery
Denver, CO
United States of America

Michael Muller
Professor
Senior Visiting General Surgeon (Burns and Trauma)
Royal Brisbane and Women's Hospital
University of Queensland
Brisbane
Australia

Pål Aksel Næss
Professor of Trauma Surgery
Senior Consultant in Trauma
Ullevål University Hospital
University of Oslo
Oslo
Norway

George V Oosthuizen
Clinical Director
Pietermaritzburg Metropolitan Trauma Service
Edendale Hospital
Pietermaritzburg
University of KwaZuluNatal
Pietermaritzburg
South Africa

Per Őrtenwall
Associate Professor
Department of Surgery
Sahlgrenska University Hospital
University of Gothenburg
Gothenburg
Sweden

Hussein Pahad
Consultant Pulmonologist/Intensivist
Netcare Milpark Academic Trauma Centre
University of the Witwatersrand
Johannesburg
South Africa

Michael Parr
Director of Intensive Care
Liverpool Hospital
University of New South Wales
Sydney
Australia

Andrew Peitzman
Mark M. Ravitch Professor of Surgery
UPMC-Presbyterian
University of Pittsburgh
Pittsburgh, PA
United States of America

Graeme Pitcher
Clinical Professor of Paediatric Surgery
University of Iowa
Stead Family Children's Hospital
University of Iowa
Iowa City, IA
United States of America

Frank Plani
Consultant Trauma Surgeon
Adjunct Professor and Co-chair
Academic Division of Trauma Surgery
University of the Witwatersrand
Trauma Director
Chris Hani Baragwanath Academic Hospital
Consultant Trauma Surgeon
Milpark Union Hospital Trauma Centre
Johannesburg
South Africa

Tarek Razek
Chief of Trauma Surgery
Montreal General Hospital
McGill University Health Center
Montreal
Canada

Michael C Reade
Defence Professor of Military Medicine and Surgery
Joint Health Command
Australian Defence Force
Royal Brisbane and Women's Hospital
University of Queensland
Brisbane
Australia

Louis Riddez
Consultant Surgeon
Associate Professor
Karolinska University Hospital Department of Emergency Surgery and Trauma
Karolinska Institute
Stockholm
Sweden

Jeffrey V Rosenfeld
Senior Neurosurgeon
Department of Neurosurgery
The Alfred Hospital
Monash University
Clayton
Melbourne
Australia

Patrick Schoettker
Professor and Head Physician Department of Anesthesiology
CHUV Centre Hospitalier
Lausanne
Switzerland

C William Schwab
Professor of Surgery
Chief
Division of Traumatology & Surgical Critical Care
Hospital of the University of Pennsylvania
Philadelphia, PA
United States of America

Jacob Steinmetz
Consultant Anaesthetist
Associate Professor
Trauma Centre & Department of Anaesthesia
Rigshospitalet
Copenhagen University Hospital
Copenhagen
Denmark

Jakob Stensballe
Consultant Anaesthetist
Department of Anaesthesiology
Centre for Head and Orthopaedics
Trauma Centre & Section for Transfusion Medicine
Capital Region Blood Bank
Rigshospitalet
Copenhagen University Hospital
Copenhagen
Denmark

Elmin Steyn
Associate Professor of Surgery
Head
Department of Surgery
Tygerburg Hospital
University of Stellenbosch
Cape Town
South Africa

Nigel Tai
Consultant Trauma Vascular Surgeon
UK Defence Medical Service
The Royal London Hospital
Barts NHS Trust
London
United Kingdom

Fernando Turegano
Head
Emergency Surgery
University General Hospital Gregorio Marañón
Complutense of Madrid
Madrid
Spain

Selman Uranues
Professor and Head
Section for Surgical Research
Centre for Minimally Invasive Surgery Graz
Austria

Pantelis Vassiliu
Assistant Professor of Surgery
4th Surgical Clinic
Attikon Hospital
National and Kapodistrian University of Athens (NKUA)
Athens
Greece

Arie B van Vugt
Trauma and Military Surgeon
Medisch Spectrum Twente
Enschede
Netherlands

Jonathan White
Consultant ICU & Anaesthesiologist
Physician
Rigshospitalet
Copenhagen University Hospital
Copenhagen
Denmark

Adrian O Wilson
Visiting Professor of Medicine and Geriatrics
Mpilo Central Hospital
National University of Science & Technology
Bulawayo
Zimbabwe

Virginia S Wilson
Physical and Rehabilitation Medicine
Netcare Rehabilitation Hospital
Johannesburg
South Africa

David Zonies
Associate Professor
Oregon Health & Sciences University
Portland, OR
United States of America

译者前言

伴随社会的飞速发展，医疗卫生事业已取得长足进步。现代社会发展带来的心脑血管疾病和肿瘤等慢性疾病，经过多年大量的医疗卫生投入，已经取得了诸多突破并建立了切实可行的诊疗体系。而在研究上相对起步晚、发展慢的创伤外科已越来越凸显出关键作用。据世界卫生组织报道，在所有疾病中，创伤已经成为40岁以下人群的第一死亡原因，而创伤导致的残疾不仅严重影响伤者的工作能力和生活质量，还给家庭和社会带来了巨大的经济负担。中国是世界第一人口大国，随着交通建设高速发展及汽车保有量快速增长，以交通伤为首的各种创伤已经成为威胁我国国民生命健康的重要因素。未来中国的发展以“健康中国”作为重要目标之一，因此，推动创伤外科治疗的研究就显得意义重大。欧美国家开展创伤外科的研究时间较长，建立了较完善的治疗及研究体系，出版了诸多著作，可供我国研究者借鉴。《创伤外科确定性救治学（第5版）》是由南非 Kenneth D. Boffard 教授组织编写的一部创伤外科治疗教程。本书在创伤外科领域既有研究成果的基础上，结合大量临床实践，旨在为读者提供创伤救治确定性外科治疗的规范诊疗原则和技术流程，提高创伤外科的救治效率，降低致死率和致残率。

全书共五篇22章，并配有5个附录，全方位涵盖了创伤救治的各方面内容，既包括创伤体系和沟通交流原则，又介绍了创伤复苏的生理知识，更重要的是从解剖部位角度，详尽阐述了机体各部分损伤的外科治疗原则和方法，同时还描述了现代技术如胸腔镜、腹腔镜、血管介入技术等在创伤外科中的应用，最后还涵盖了创伤救治中麻醉、心理、康复、特殊环境等特殊问题。本书内容全面，讲解细致，更兼具极强的实用性，既可作为广大创伤外科医师的案头工具书，又可作为创伤救治中进行外科手术治疗的经典培训教材。

鉴于本书在规范创伤外科确定性救治以及提高救治技术中的重要意义，同时，为使国内更多从事创伤外科救治的同道了解和掌握国际最新、最实用的救治理念、技术和流程，国家创伤医学中心组织了国内多位中青年专家翻译了本书，并在中国科学技术出版社的支持下得以出版。参译者大多工作在创伤救治的第一线，对创伤外科救治有着较为深厚的理论和实践经验，因此对原著理解准确，翻译到位。

科学、规范、合理、有序的救治对降低创伤危害具有重要意义。近年来，中国的创伤救治取得了一定进步，建立了包括院前救治、院内多学科团队救治及专科救治在内的一系列救治规范，并在国家管理部门支持下，在全国范围内开展了区域性创伤救治体系建设，目前已取得良好效果。相信本书中文版的出版与推广，必将有助于提升我国创伤外科救治水平，使更多创伤患者和家庭从中获益。

再次向为本书的出版付出辛勤劳动的著者、译者及出版者致敬！

国家创伤医学中心主任 中国创伤救治联盟主席 国际创伤救治联盟主席 姜保国

国家创伤医学中心副主任 中国创伤救治联盟秘书长 国际创伤救治联盟秘书长 王天兵

原书前言

“那些想要实践外科的人，必须到战争中去。”

引自 *Corpus Hippocraticum*

Hippocrates（公元前 *460*– 公元前 *377*）

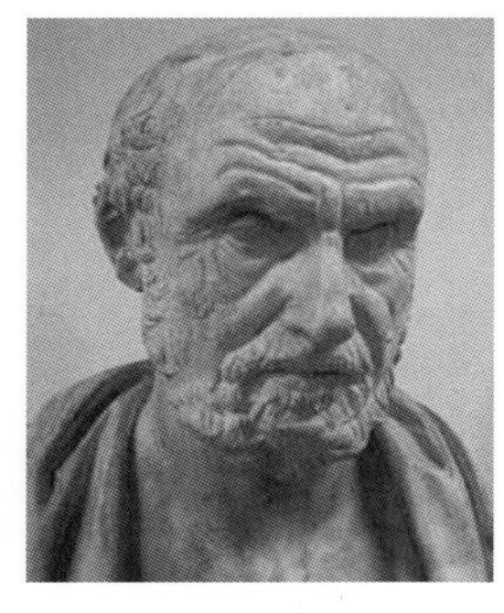

“与此相关的是在军事服务中兴起的伤口外科，它关注去除子弹。这种情况下的城市实践经验却很少，非常少见甚至在一生中仅在民众或军事冲突中出现。事实上这种情况大多经常并持续发生在海外军队中。因此，那些想要实践这种外科的人，必须在军队中服役并参加海外远征，以这种方式他才能在这方面拥有经验”。

Hippocrates–The Physician, 14, trans. by Paul Potter

Loeb Classical Library, Hippocrates, *Vol. VIII*

除非是经常处理严重创伤，否则很少有外科医生、麻醉学家或重症监护专家能够获得并具备那些在多发伤患者救治中进行决策所必需的技能水平。这不仅包括理论决策（思想决定），还包括动手灵巧（技能决定），这些是实施所有外科救治步骤所必需的。这些非常具有挑战性，尽管可能不是经常需要，但是却要求能够快速获得，控制创伤后出血可能是挽救生命的重要干预措施。决策的正确顺序也至关重要，在许多情况下需要专业的创伤知识和能力，但通常在限定时间内或情形下很难达到。

在过去那些年，许多外科医生在战争中训练技能，并应用于和平时期。到了 21 世纪，这一情况发生了改变，大多数外科医生工作在和平环境，只有少数人在不太严重的冲突战争中工作。许多国家的损伤发生率，尤其是汽车相关的创伤，下降至有史以来的最低水平，甚至以下。现在，许多损伤的处理采用非手术疗法，所以人们有关手术显露及其相关技能有所下降。甚至有时决定不进行手术，只是因为经验不够或不安全，而不是基于良好的临床判断。

作为一个优秀的手术者是不够的。合格的执业医务工作者应该是多学科团队的一分子，能够为创伤患者管理所需要的必要医疗和外科措施进行计划并实施。

制订应对措施需要清晰的理解。

- 发生在当地人群中的因果关系，也包括损伤机制在内。
- 初始、院前和急诊科对患者实施的救治。
- 患者在什么情况下需要被送往医院和随后进入手术室，这由患者对初始治疗的反应决定，最终也可能决定结果。
- 医院的硬件资源和人力资源，以及参与并识别多发伤患者特殊问题的能力。

- 在所需时间内提供专业知识和能力方面的局限性。

5位外科医生（Don Trunkey和Howard Champion，美国；Stephen Deane，澳大利亚；Abe Fingerhut，法国；David Mulder，加拿大）于1993年在旧金山的美国外科学院会议上会面了。他们都是国际外科学会（ISS/SIC）和国际创伤外科和重症医学协会（IATSIC）的会员。众所周知，在创伤患者外科救治技术深入培训方面存在特殊需求，常规的外科训练过分侧重于器官特异性或区域特异性，因此很难在多发伤患者救治中展现出恰当的判断和决策技能。

他们认为，一门能够关注挽救生命的外科技术和外科决策能力的简明课程对外科医生来说是非常重要的，这为进一步培训经验不多的外科医生处理严重外科创伤非常有意义。这一课程将会满足全世界相关内容的需求，也是对已广受认可和接受的美国外科学院高级创伤生命支持（ATLS®）课程的有益补充。Sten Lennquist加入了这个小组，并将其在瑞典参加的外科医生5天课程中获得的经验融合到这项课程的开发之中。之后，这一课程的示范教学在巴黎、华盛顿和悉尼等地顺利开展。

1999年，在维也纳国际外科周上，国际创伤外科和重症医学协会的成员们通过了一项有关核心课程和手册的共识，奠定了创伤外科确定性救治学（DSTC™）课程的基础。该手册在2003年首次出版，随后于2007年、2011年、2015年再版，2019年更新为第5版。该手册平均4年更新一次。

初版创伤外科确定性救治学（DSTC™）课程随后在奥地利（格拉茨）、澳大利亚（墨尔本和悉尼）及南非（约翰内斯堡）开展。这些课程的简明资料及采用专业教学知识技能的培训体系，成为目前标准DSTC™课程的基础。课程采用了教学（提高参与学习者的“思维方法”）与培训（提高参与学习者的“技能方法”）相结合的方式，其独特特征是当这些原则标准化之后，一旦课程在某个国家开展，它将被改良以适应创伤救治所发生环境的需要和情形。国际创伤外科和重症医学协会教育委员会一直持续监督课程的质量和内容。除了最初建立的国家（澳大利亚、奥地利和南非），该课程已经在世界范围内超过32个国家开展，每年都有新的参与者加入到国际创伤外科和重症医学协会课程中。该课程及手册有日语版、法语版、希伯来语版、葡萄牙语版和西班牙语版，还有英语版。课程要求及大纲也可以在该手册的附录C中找到。

2014年，麻醉学和重症监护学不可或缺的作用能够提高创伤救治的方法及全面的多学科创伤团队理念，已得到共识。对于麻醉学专业，通过麻醉学家们积极参与，在荷兰、斯堪的纳维亚、瑞士、英国和许多其他国家，与该课程并行开发了创伤救治确定性麻醉学（DATC™）课程。我们很高兴将创伤救治的这些方面融合到书中，目前许多国家已经可以提供一项完全融合的课程。

考虑到循证资料的更新，全新第5版已进行了修订和更新。非手术治疗（NOM）越来越多的作用（偶尔是有害的）已得到认可。随着人道主义干预、维护军事和平的需求及现代非对称冲突的增加，每一项都显示出其自有的损伤模式，创伤救治的军事模块已被大量更新和拓展以反映近期的军事冲突救治经验，严峻环境下的新型创伤管理部分也被加入其中。

负责本书的著者团队，是由那些参与全球创伤救治和DSTC™及DATC™课程的人员组成，并将持续支持和更新本书。我对他们在准备、编辑、校订、再次校订和汇编本书及相关课程中所付出的巨大努力表示深深的谢意。由 Nigel Tai 和 Joe Dawson 写作的第 1 章，为本书及当今创伤外科奠定了基调。对于他们的努力及整个著者团队的努力，在此一并深深感谢。

本书可分为如下部分。

- 创伤体系和人力资源管理（CRM）交流原则。
- 创伤生理学和机体反应，如复苏生理学、输血、损伤控制。
- 针对每一解剖区域或器官系统的章节，分为问题概述和针对这一系统的特殊难点，以及处理严重创伤包括烧伤、脑损伤和特殊年龄所需的外科技术。
- 现代诊断和治疗技术，如微创外科的作用、影像学。
- 专科治疗的特殊方面，如创伤麻醉学、创伤支持服务、严峻的军事环境。
- 重症监护。
- 手术室洗手护士应用原则的单独附录也包括其中。
- 同以前一样，本书还包括了创伤评分和损伤评估的所有资源。

本书致力于为那些进行创伤救治及期望做好创伤救治的人们服务。

Kenneth D. Boffard

献词

谨以本书献给 6 位外科医生。1993 年，他们发现，对于并不是常规参与创伤患者救治的外科医生们，非常需要有一门有关创伤外科手术和外科决策的课程，而也正是这六位医生的远见促成了这门课程的创立。

Howard Champion, Bethesda, Maryland, United States

Stephen Deane, Sydney, Australia

Abe Fingerhut, Poissy, France

Stenn Lennquist, Linkoping, Sweden

David Mulder, Montreal, Canada

Donald Trunkey, Portland, Oregon, United States

创伤救治简介

在发达国家和发展中国家，创伤已成为重大公共卫生问题和经济负担，每年有600万人在院前场所和院内环境下遭受创伤伤害。除了部分国家的政治和社会动荡增加外，人际暴力致军火使用越来越多，加之机动车越来越多，这些因素是世界范围内创伤增加的主要原因。这些社会经济决定因素导致大量创伤患者产生。为限制创伤的社会影响，创伤预防是关键因素，但一旦发生创伤，有效的急诊救治和康复对患者的理想预后也是必需的。改进急诊救治的各个方面都很重要，但改进外科和复苏技术在挽救生命及确保残疾最小化方面具有特殊作用。

在大多数发达国家，很难全程参与整个创伤过程。这就意味着很难培养和持续获得创伤复苏和创伤外科方面的经验。标准的外科培训越来越着重于器官特异性，这使得创伤管理所需的全面技能相对减少。腹腔镜外科、显微外科、机器人、介入放射操作和其他复杂的手术技术可能对择期手术患者的预后起到改善作用，但对于处理严重创伤患者所需复杂技能的掌握带来的却是负面影响。

一、创伤预防

创伤预防可分为三级。

- 初级预防：教育和立法被用来降低损伤的发生率，如酒驾。
- 二级预防：通过设计减少损伤的影响，如安全带、头盔等。
- 三级预防：一旦损伤发生，根据循证医学，通过更好、更早的救治，减少损伤的影响。

尽管初级预防和二级预防在降低创伤发生率方面发挥重要作用，但创伤不会因此而被消除，所以维持有效的三级预防是必要的。这就需要在复杂的多学科团队中进行培训，重点是多发伤患者的高级管理中，所需要的决策和医疗及外科流程，并纠正所有失稳的生理状态。

二、严重创伤初始管理的培训

（一）高级创伤生命支持（ATLS®）课程

美国外科学院推出了世界上接受度最广泛的创伤课程。该课程已开展了近40年，涉及60余个国家，超过100万的医生接受了培训。其重点在于关注严重创伤患者的初始管理，这将改善伤后第1小时死亡的损伤及其影响。

（二）国家创伤管理（NTMC™）课程

针对资源紧缺国家改善创伤救治方面，国际创伤外科和重症医学协会进行了创新，并推出了国家创伤管理课程。这些国家医疗专业能力尚可，但存在资源短缺的问题。以高级创伤生命支持课程为基础，根据当地情况进行改良，这非常有意义。该课程可以由国际创伤外科和重症医学协会组织单独开展，也可在当地创伤组织的领导下开展。到目前为止，全世界范围内约有12个国家，约7000名医生，在印度创伤学院（www.indiatrauma.org）、斯里兰卡外科学院（www.lankasurgeon.org）及国际创伤外科和重症医学协会等组织下，接受了培训。

（三）初期救治以外的创伤外科培训

在全球范围内，损伤是1—44岁年龄段居第一位的死亡原因，也是其他年龄段居第三位的主要死亡原因。所有死亡中超过50%发生在损伤后数分钟内，最多的即刻死亡是由于大量出血或神经损伤。尸检数据证实，中枢神经系统损伤占据所有损伤死亡的50%～70%，出血占据15%～30%。在后者出血相关的死亡中，立即决策和有效使用外科技术对挽救生命最为重要。

随着全世界范围内院前救治得以改善，过去可能会死亡的患者现在都有可能存活到达医院。在很多时候，他们的气道和通气已得到控制，但到达医院后仍会由于不可控的出血导致死亡。尽管具备控制出血的外科技术，但对于成功的救治结果来说，使用这些技术的时机、适当性及明确理解创伤生理学，是十分必要的。

在军事环境下，救治创伤存在更多问题。现代战争冲突一般是非对称的（仅一方是军事化），通常是局部性的且容易控制，不会产生大量伤亡，也不会经常发生。基于某些原因，维持所需的军事医学专家数量通常很难，这样的专家能够在战场或严峻条件下立即开展高级外科技术或复苏操作。对于职业军事外科医生，获得充足的战场伤亡救治经历或救治常见的贯通伤也很困难，许多军事培训课程只能寻找普通创伤救治的类似情况作为辅助。

统计数据显示，负责军队或普通创伤患者管理的外科团队，在面对威胁生命的损伤时，进行评估、诊断、手术和复苏管理方面非常熟练。但对于给予及时且恰当的外科干预对严重创伤患者预后潜在作用的认可方面还很不足。一部分原因是缺乏这方面的经历，在时间上或医院方面的职责上存在困难，一部分原因是许多专家已不再具备处理这些威胁生命情况时所需的专业知识及技能。

因此，在培训复苏和外科管理严重创伤患者的技术和技能方面的需求日益增长，不仅在急诊室，而且还包括在完成初始救治之后。这样的课程是必需的，它能够灵活满足所在国家当地的需要。

（四）创伤外科培训课程

1. 高级创伤手术管理（ATOM®）课程

美国外科医师学院课程由 Lenworth M. Jacobs 在约15年前首创，这是一门由教学报告和实体、组织模型训练组成的一日课程。它是一种能够提高手术处理胸腹部贯通伤的外科能力和自信心的有效方法。

2. 高级创伤外科显露技能（ASSET®）课程

这是另一门由美国外科医师学院推出的课程，通过在尸体上操作，介绍控制躯干、颈部、肢体和连接区域出血所需解剖显露技能的一日课程。

3. 创伤外科确定性救治学（DSTC™）课程

这门课程于1993年推出，通过6名外科医生的国际合作，由国际创伤外科和重症医学协会

（IATSIC）、瑞士苏黎世国际外科学会综合学会（ISS–SIC）负责。它是由简短互动讲演、分组讨论、病例讨论和实体组织模型手术训练组成的三日课程。重点是通过高级教学（思考方面的改良）教授学习者所需的紧急决策过程和外科技术方面的培训（技能方面的改良）来选择最好的处理方法。现在，该课程已在 32 个国家开展，并以多种语言（英语、法语、希伯来语、日语、葡萄牙语和西班牙语）开展。

2006 年，创伤救治确定性麻醉学（DATC™）课程专门为军事麻醉学家开展培训创建。该课程作为 DSTC™ 课程的补充，可强化学员对创伤管理的理解。2015 年，DATC™ 被引入国际创伤外科和重症医学协会，作为 DSTC™ 课程的亚组。两个专业的专家合作使得在严重创伤患者管理中所需的复杂团队工作能够开展仿真操作及练习。DATC™ 与 DSTC™ 课程项目的结合还包含了重症监护的内容，强调了现代创伤管理技术对创伤救治（由创伤团队实施的多学科属性）的重要性。现代 DATC™/DSTC™ 课程拥有来自于介入放射学、医疗和外科专家及洗手护士方面的参与者，使得该课程在团队方法学方面有其独特性。该课程细节将在本书附录 C 中详细介绍。

三、DSTC™ 课程

课程目标

课程结束时，参加者应该具备以下知识及技能。

- 提高创伤患者外科生理学知识。
- 提高创伤复苏和外科决策能力。
- 提高严重创伤管理中外科专业能力技术。
- 提高严重创伤治疗可能性和其证据基础方面的意识。

四、DATC™ 课程

（一）课程目标

课程结束时，参加者应该具备以下知识及技能。

- 提高创伤外科决策和流程的知识。
- 提高创伤及外科处理前、中、后相关的生理学异常的知识。
- 提高创伤诱导凝血病和其处理的知识。
- 促进外科和重症过程所需的技术提高。

（二）课程描述

DSTC™ 与 DATC™ 课程的先决条件是对普通外科训练和 ATLS® 课程所有原则的完全理解。基于这个原因，它们其中既没有创伤外科基本原则的讲授，也没有严重创伤患者初始复苏的讲解。

该课程是由一系列核心内容组成，设计为持续至少两天半的学习。除了核心课程还有多种附加模块可以用来强化该课程并适应当地的需要。

该课程的核心部分包括以下方面。

- 互动讲演：用来介绍并覆盖外科复苏、终点和器官系统最佳入路等核心理念。
- 尸体环节（可选环节）：该环节采用新鲜或保存的人体尸体和切取组织标本，用来强化严重创伤中入路相关的人体解剖学关键知识。如果当地习俗或法律不允许使用这样的实验室，也可以选择其他代替方法。
- 采用活体组织的实验室：讲师将介绍各种各样的损伤。这一训练的目的不仅要提高心理应对素质，还要教授保护器官和控制出血的新技术。这一环节展现了在手术室处理严重创伤患者的真实场景。
- 病例汇报：这一部分是由病例汇报勾勒的策略思考环节。汇报不同病例允许学生和讲师之间自由讨论。这些病例可以将已学习的知识及技巧融入真实患者处理场景中。

五、总结

该课程是针对那些相对训练有素的外科医生设计的，用以帮助处理送至大型创伤中心的棘手创伤患者。DSTC™/DATC™ 课程的融合提供了一种对创伤救治更高水平的理解，关注决策过程的多学科属性和处理生理状态严重受损患者时团队工作的核心观念。该课程满足了外科医生和麻醉师在教育、认知和心理活动方面的需求，无论他们是经验丰富的资深人员还是新手，面对普通创伤还是军事创伤，他们在处理威胁生命的贯通伤和钝性伤时都应得心应手。

献　词

负责本书编写的诸位编者均参与了全球创伤救治和 DSTC™ 及 DATC™ 课程，他们将持续支持和更新本书。我对于他们在准备、编辑、校订、再次校订和汇编本书及相关课程中付出的巨大努力表示深深的谢意。他们的努力及所有编者的努力，在此一并深深感谢。

还要感谢以下成员，他们在本书之前版本所做的工作令读者持续受益。

Douglas Bowley
Consultant Surgeon
Centre for Defence Medicine
Birmingham
United Kingdom

Mark Bowyer
Consultant Surgeon
Mayo Clinic
Rochester, MN
USA

Megan Fisher
Consultant Urologist
Linksfield Hospital
Johannesburg
South Africa

Annette Holian
Consultant Orthopaedic Surgeon
National Critical Care and Trauma Response Centre at Royal Darwin Hospital
Darwin
Australia

Lenworth M. Jacobs
Professor of Surgery
University of Connecticut School of Medicine
Hartford, CT
USA

Peter F. Mahoney
Defence Professor of Anaesthesia & Critical Care
Visiting Professor
Department of Bioengineering
Imperial College London
Birmingham
United Kingdom

Andrew Nunn
Instructor in Surgery
Division of Traumatology, Surgical Critical Care and Emergency Surgery
Perelman School of Medicine
University of Pennsylvania
Philadelphia, PA
USA

James Ralph
Consultant Anaesthetist
Centre for Defence Medicine
Birmingham
United Kingdom

Noellle Sailliant
Instructor in Surgery Division of Traumatology, Surgical Critical Care and Emergency Surgery
Perelman School of Medicine
University of Pennsylvania
Philadelphia, PA
USA

关于著者

Kenneth D. Boffard 教授是南非约翰内斯堡 Milpark 医院外科学教授和创伤主任，近来成为 Witwatersrand 大学和约翰内斯堡医院外科系主任。之前他是约翰内斯堡医院创伤单元的负责人。他在约翰内斯堡取得医师执照，在伯明翰事故医院和 Guy 医院进行外科培训。

他是国际外科学会（ISS）秘书长、前任主席，国际创伤外科和重症医学协会（IATSIC）主席，IATSIC 教育委员会主席。他拥有五年外科学院培训资质，拥有美国外科学院、泰国皇家外科学院、斯里兰卡外科学院、日本创伤外科协会、英国和爱尔兰外科协会的荣誉资质。

他一直致力于外科教育，并对很多其他方面（如创伤复苏、重症监护、创伤体系的区域规划）充满探索热情。他对飞行（他拥有固定翼飞机和直升机飞行执照）、潜水器潜水、航空医学救援等充满兴趣，亦对凝血、止血及严重出血等科研内容充满兴趣。

他是南非军事医学上校。

他是伦敦市荣誉市民，他是伦敦飞行员公会成员。

他已婚并育有两个孩子。

补充说明

书中参考文献条目众多，为方便读者查阅，已将本书参考文献更新至网络，读者可扫描右侧二维码，关注出版社“焦点医学”官方微信，后台回复“创伤外科确定性救治学”，即可获取。

目 录

第一篇 创伤救治体系和沟通原则

第二篇 创伤生理学和机体反应

第三篇 解剖及器官系统损伤

第四篇 现代诊疗技术

第五篇 创伤救治的特殊环节

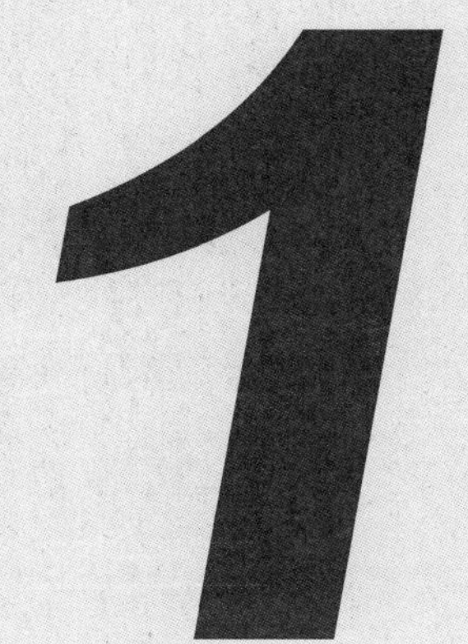

第一篇

创伤救治体系和沟通原则

Trauma System and Communication Principles

第 1 章 安全和可持续的创伤救治

Safe and Sustainable Trauma Care

一、概述

就损伤而言，创伤患者面临着“双重风险”：组织和生理的创伤性损伤以及治疗过程所带来的医源性损伤。由于创伤病情的复杂性和紧迫性，提供安全的治疗手段尽可能降低医源性损伤对创伤救治提出了重大挑战。创伤的严重程度、急性生理功能紊乱、诊断时间紧迫或生理情况稳定情况下，多种治疗方式的选择和跨学科专家互动等多因素结合起来都可能增加患者的救治风险。

尽管如此，尽可能减少患者的创伤性损伤和治疗过程所带来的医源性损伤，无疑可以使患者得到更安全、更好的创伤救治。减少原始伤害给患者带来的风险涉及技术层面和系统层面的因素。技术方面因素包括院前和急诊护理、影像学、外科、介入放射学和术后危重症护理，详见本手册其他部分。

重大创伤的救治是一项覆盖多个层面的工作，需要在一个复杂的系统中进行，该系统中的“运行部件”几乎涉及各个领域。通过分级方法，首先关注提供创伤救治的个人和团队，然后以战略的眼光审视医疗机构、区域和国家创伤网络以及管理机构，最后从国际层面考虑创伤救治，可以提高创伤救治的安全性。

安全的创伤救治还要求创伤救治从业医生的数量和培训的可持续性，充分利用新型仿真模型、大力发展科研和创新、总结从军事作战中吸取的经验，从而保证医护人员能够利用最可靠的数据为患者提供最好的救治。本章的目的是重申个人、医院和系统实践的最基本要素，以提供安全的创伤救治。

二、安全的创伤救治

（一）个体因素

为了进行安全的手术，创伤外科医师和麻醉师必须经过有效的基础培训和一段时间的特殊创伤培训。专业知识和技能是基础，但仅凭这些是不够的。专业的创伤救治人员还应当严格遵守个人安全（个人防护、利器、针刺、接种疫苗），规范使用世界卫生组织的手术安全手册（见下文），并且不断接受最新的医学教育。然而，现实情况是，世界上许多的创伤救治是由那些没有接受过基本培训的人员或没有基本救助资源的机构提供的。

在过去的 10 年中，非技术技能的重要性（请参见第 2 章）已得到越来越多的认可。这些技能的术语因部门而异（例如，药物 = 非技术技能；航空 = 机组人员资源管理技能；社会科学 = 人际交往能力；心理学 = 情商；美国陆军 = 软技能），但其职能素质大致相同：团队合作、沟通、领导能力、决策力、解决冲突的能力、决断力、压力和疲劳管理能力、工作量管理能力、任务优先顺序确定能力和情境意识[1]。很少有可预防的创伤死亡是纯粹的技术原因导致的，因此非技术技能对降低救治失误率非常重要。

1. 启发式方法和认知偏差

内在的认知偏差会影响感知能力，这种偏差是人类决策的普遍特征，是从默认到启发式的结果；众多无意识的心理认知使大脑能够以有限的信息得出快速但相近的结论。当时间或资源有限，从业人员又没有足够的理论依据去处理多变、复杂或危急的情况时，这种启发式方法就变得非常有用（因此在进化方面非常保守）。这些认知捷径可以帮助我们管理。

• 信息过载：根据重要程度快速筛选和浏览信息。

• 信息缺乏：缺乏数据时自动填补空白，并将其映射到现有的思维模型。

• 迅速行动的需要：没有时间进行深入分析时所做的决断决定了患者的生存率和救治的成功概率。

• 记忆的需要：有助于分辨需要记住和忽略的信息[2]。

但是，启发式方法是一把双刃剑。救治人员在过滤掉自认为无用的信息时也可能会丢弃重要的信息，以不完整的信息为依据进行判断会使人得出错误的假设和处理方法。快速决断会增加出错的风险，并且依赖经验并不能准确反映当前的情况，对以往经验的过度自信反而会进一步提高错误率。

认知偏差的类别很多，其中一些与创伤救治人员的认知高度相关。

• 认定偏差：这是一种以先前存在的认知方式来判断现有信息的一种认知倾向。它可以解决信息过载问题并使信息适合先前已有的判断。然而，其中与先前认知相矛盾的信息将被认作是无意义的或者拒绝接受的内容。

• 虚构偏差：在处理不完整数据时，其归纳总结会导致错误的假设和认知。

• 过度自信效应：实践中缺乏对效果的反思，导致对自身能力的评估过于乐观。

2. 个人领导力

创伤团队的领导职能包括优先处理更严重损伤；通过有效的沟通进行迅速规划、合作、整合临床评估并进行干预；评估患者的病程，动态评估其对治疗的反应，激励 / 监督团队成员（以提高个人 / 团队的绩效）。但是，将所有这些功能归于一个人（即“领导者跟进者”的经典模型）并不利于创伤救治系统的建立。创伤团队的各个成员具有不同专业知识，领导职能可能会根据患者创伤复苏的阶段和状况的变化而在不同团队成员之间变动（“层次分明但流动性强”模型）[3]。领导力要求对情况进行准确的评估，并具有持续关注进度和重新评估每个决策节点的能力，这是 Hirshberg 和 Mattox 称之为“3D 创伤外科医师”的特征[4]。3D 外科医师应具备的要素包括以下几个。

• 战术：手术的技术方面。

• 战略：对患者在手术中立即面临的风险和中、短期的风险进行“总体”评估。

• 团队：清晰的沟通，协调所有力量用在相同的目标上。

在创伤手术中不恰当的团队模式是最严重错误之一。

3. 创伤团队

有几个因素使创伤救治团队很难在管理水平上始终保持一致[3, 5]。其中最重要的一点是，很少有同一个团队会从始至终地管理一个患者：轮班工作会引入不同的领导者、不同的专业人员，从而导致团队具有不同的专业水平。此外，除了人员轮转的影响之外还有人员的更替，在人员轮转期间会不断有新成员加入，他们有可能一见到患者就被要求提供关键的复苏救治，而救治人员之间不合适的专业组合，不熟悉彼此的风格甚至都不知道彼此的名字的情况，会导致救治风险大大提高，使发病率和死亡率明显上升。

外部观察者很容易发现救治团队的功能失调。但是当不良行为（缺乏沟通导致无法建立共同的思维模式）被习惯和正常化时，团队内部很难发现自己的问题。在两个测试场景中显示，沟通不好的创伤团队成员之间共享的临床信息可低至 27%[6]，2/3 的严重医疗事故是由于沟通不良造成的[7]。

相反，成员之间交流通畅的团队其救治效率更高，也更安全。他们表现出以下特点[5, 7]。

• 态势感知：寻求行为。

• 有较强的领导能力和执行能力，在需要的时候，通过适当的工作量分配和对团队成员的监督 / 支持，建立适应性行为模式。

• 闭环沟通（确认接收者能理解所要传达的

信息），通过明确的方式提高紧急程度（标准化的提示），并且冷静自信。

• 低梯度或扁平化的沟通层级，这样团队成员就可以在他们认为合适的情况下畅所欲言，表达自己的观点。

• 愿意参加公开的团队汇报，以评估工作成效，了解事情进展顺利或不顺利的原因，并在需要时进行改变。

4. 团队培训

模拟训练已被证明可以改善团队合作行为和表现[5]，包括在手术室[8, 9]、急诊创伤小组[10]、ATLS 课程[11]，以及在创伤中心轮转的医生和护士之间的表现[12]，有证据表明，通过这种团队训练可以显著降低手术死亡率[13, 14]。为培养非技术能力（态势感知、决策、沟通、团队合作和领导能力）而设计的特定课程越来越多（如外科医生非技术技能课程[15]，见第 2 章），其中还包含了从其他安全性至关重要的行业（如航空）中汲取的经验，在航空行业，一旦发生故障可能会导致巨大灾难。这些课程主要提供了事故发生的原因分析（例如，众所周知的“瑞士奶酪”模型）[5]，同时也介绍了沟通技巧、自信、在压力下的决策以及适当的领导能力。与美国国防部的“团队合作”项目一样，人际交往能力培训——由德国骨科和创伤学会与汉莎航空公司的飞行训练共同运作[16]，可以训练机组人员资源管理技能[17]。

（二）机构因素

创伤专项服务

一个专门的创伤救治团队负责多发伤患者从入院到出院的整个过程。这涉及急性和持续的住院创伤治疗、每日查房、确定持续的治疗需求，与其他外科和非外科科室的协作、安全出院和随访。

由于正规培训的程度不同和领导这样一个小组所需能力的不同，往往不能在这个框架内明确界定顾问的作用。持续治疗不会自动映射到单个外科专科，其可以是任何经过适当培训的外科医生，急诊医学顾问或其他急症专科的临床医生[18]。正式确定了此类角色和职责后，会对死亡率和可预防的死亡率产生积极影响。在英国皇家伦敦医院，专门的创伤服务（住院）团队的实施将重伤患者的死亡率降低了 48%，可预防的死亡率从 9% 降至 2%[19]。同时，澳大利亚悉尼的圣乔治医院也报道了类似的结果，死亡率从 20% 降低到 12%[20]。

（三）质量改进活动

机构质量改进措施包括以下内容。

1. 识别可预防的死亡和促进因素[1]。[这种同行评议的尝试可能比使用创伤和伤害严重度评分（trauma and injury severity score，TRISS）来识别潜在可预防的死亡更有效[21]。]

2. 通过长期死亡率监测来跟踪趋势变化。（这有助于制订纠正措施，并与一级创伤中心患者预后的改善相关[22, 23]。）

3. 改善患者救治通道，发展基于数据的标准操作程序，以减少救治、团队合作、决策和专业间的动态变化[21]。

在医院层面上，提高患者安全性的最有效方法之一是召开一个权威、互相尊重、建设性的死亡率和发病率会议。这些会议绝不应该被用来相互侮辱或指责。这些会议的目的是审查和讨论所有创伤管理错误，并同行审查所有创伤死亡。将死亡原因或严重并发症的原因分为“预期”（不可预防）和“意外但没有改善的余地”（潜在可预防）和“预期有改善余地”（可预防），可以进一步深入讨论问题所在，制订行动计划，最重要的是实施和审核。有待改善的领域通常与复苏[1, 21, 22]、气道处理[1]、大量输血[22]、骨盆骨折处理[22]、静脉血栓栓塞（venous thrombo-embolism，VTE）预防[1]和遗漏损伤有关[1]。其他常见主题包括及时介入放射学和外科手术，及时脊柱病灶清除，减少计算机断层扫描（computerised tomography，CT）的时间，减少急诊室的停留时间并及时进行神经外科治疗[21]。在这个框架下，“濒死”和死亡一样重要[1, 21, 22]。在美国，创伤中心的认证需要这一程序，而在英国主要创伤中心系统中，这类活动需要在主要创伤中心（major trauma centre，MTC）的同行评审中得到正式的资源和证明。

（四）区域活动

通过一个特定地理区域内创伤救治提供者之间的协作来提高创伤救治的成功率。如果进入指定的创伤中心，重伤患者的死亡率降低15%～20%[24]，但并非所有创伤系统都是一样的。“包容性”创伤系统是指所有创伤救治设施（院前、当地社区医院、创伤中心和康复医院）都整合在区域系统内，通过匹配创伤患者到适当的机构来为整个人群提供持续的救治，从而确保全系统有效利用可用资源[25]。随着经验和专业知识的改善，包容性创伤系统已经降低了全世界的死亡率。

这与基于机构的“排他性”创伤系统相反，该系统专门针对指定的创伤中心。

如先前在机构级别上所讨论的那样，对过程的持续审核和治理可确保获得尽可能最好的结果，而在更大范围的创伤网络上也是如此。大多数创伤网络都有适当的管理框架，如伦敦[25]和南澳大利亚等澳大利亚州[26]的英国国家医疗服务体系（National Health Service，NHS）中描述的管理框架。

偏远地区和农村社区创伤死亡率更高，偏远地区因创伤死亡的风险是大城市的 4 倍[27]。因此在农村社区，除了预期收益外，强大的区域性创伤体系还会带来额外好处。这些地区所需要的独特医疗保健要求，促使一些以广大地区和稀疏人口为特征的国家中引入亚专业外科手术培训，如澳大利亚（农村手术）和苏格兰（远程和农村手术）。尽管此类培训内容基础，但其重要的组成部分包括创伤的初始处理。

（五）国家活动

从团队一直到国家级别，都可以享受审计和质量改进计划的好处，例如，NHS 重大创伤审查，其中在创伤系统的每个级别提出了一些建议，包括网络的改进、院前救治、接收和复苏、院内救治和康复[28]。

包括美国外科医生学院的国家创伤数据库（National Trauma Database，NTDB）、英国的创伤审计和研究网络（Trauma Audit and Research Network，TARN）在内的国家创伤登记系统，以及作为澳大利亚创伤质量改善计划（Australian Trauma Quality Improvement Program，AusTQIP）[29]一部分的澳大利亚创伤登记系统都涉及创伤患者的数据，包括损伤机制、损伤类型、损伤严重评分、接受的治疗和治疗结局。这样的国家注册机构对于研究、审计和同行评议以及国家质量改进倡议机构都很有价值。

外科学院在创伤救治中起着至关重要的作用，它可以提高安全意识、社区宣传、伤害预防、提供意见并提供教育。三点式腰带由瑞典工程师和发明家沃尔夫（Nils Bohlin）于 1958 年在瑞典发明，一年后被安装在沃尔沃的所有汽车中。20 世纪 70 年代，维多利亚、澳大利亚和瑞典首次引入了汽车安全带立法。其他措施包括骑行头盔和酒后驾驶处理办法。诸如 ATLS® 和 DSTC™ 之类的课程使参与创伤救治的医护人员能够在安全的环境中学习和练习技能。

一些非政府、非营利组织的存在是为了审核、研究、教育和实施国家在创伤预防方面的举措。澳大利亚和西欧的大部分创伤是由道路交通事故引起，因此大多数创伤预防举措是基于道路安全进行的。这些组织包括澳大利亚道路安全学院、澳大利亚道路安全会议和瑞典令人印象深刻的“零愿景”运动，尽管同期交通量显著增加，该运动自 1997 年启动以来交通死亡人数仍然下降了 30%[30]。“零愿景”倡议自此在全球范围内传播，包括美国和加拿大。

（六）全球活动

与高收入国家（死亡率为 6%）相比，低收入国家（死亡率为 36%）中遭受生命威胁但可挽救的人的生存率较低[31]。因此，90% 的创伤死亡发生在低收入和中等收入国家，是全球死亡的主要原因，造成的死亡人数超过了艾滋病、疟疾和结核病的总和。道路交通事故是全球第八大死亡原因，国际会议 [如世界创新卫生峰会（World Innovation Summit for Health，WISH）道路交通和创伤救治论坛] 都集中于这种创伤的全球影响，其中大部分发生在低水平和中等水平收入国家[32]。发展中国家承担的创伤性死亡负担过重，这已经是几十年来公认的事实。2004 年，在基本创伤救治项目之后，世界卫生组织制订了基本创伤救治指南，这是世界范围内创伤救治的最低标准[31]。这些都是基于低成本的改进，在全球几乎所有环境中都可以实现。2008 年，世卫组织编制了《安全手术指南》，尽管并非专门针对创伤，但肯定具有应用和实用意义。最初的无对照研究表明，在低收入和高收入国家中使用它均使死亡率降低[33]。进一步严格的研究（随机对照）重复了这些最初的发现，创伤患者死亡优势比（odds ratios，OR）从没有指南的 1.16 下降到有指南的 0.4[33]。此外，有证据表明，这种低保真度的过程还可以减少并发症，与指南相关的相对风险（relative risk，RR）降低 0.42。

随着世界卫生组织标准指南的成功应用，世界卫生组织编制了一份创伤救治指南，随后在全世界 11 个中心进行了测试，其中 9 个位于低收入和中等收入国家[34]。指南的 18 项内容涵盖了病史、检查、调查和监测，改进了检查的过程并可能改善预后[34]。

慈善组织可以在全球范围发挥重要作用，特别是在创伤教育方面。发展中国家存在“类 ATLS”课程，如马里兰州大学在埃及开办了创伤教育系列课程（sequential trauma education programme，STEPS）[35]，发展中国家最大的一个方案是国际创伤医学会国家创伤管理课程（national trauma management course，NTMC™），遍及印度、斯里兰卡和其他 12 个发展中国家（另见前述“严重创伤的管理”）。安全手术 2020 是一个基金会，是由教育机构和地方政府合作的一个非营利组织，目的是使手术安全，为手术提供资金，并将手术在世界各地普及。他们目前在埃塞俄比亚和坦桑尼亚工作，正在培养当地的外科手术带头人并扩大规模[36]。

在高收入国家中提供安全的创伤救治，其典型特征是复杂程度高、费用高昂。在资源比较有限的发展中国家，必须根据当地资源情况，将重点放到当地救治进程的建设上。例如，在柬埔寨西北部地雷最密集的省份进行的一项研究，研究了对当地未毕业的护理人员（非医生）进行创伤护理系统培训的结果。他们发现，在为期 4 年的培训期内进行的 150h 的培训提高了农村医院创伤外科手术的质量。

三、可持续的创伤救治

劳动力发展

提供创伤救治需要训练有素的医护人员，但在许多国家，创伤手术本身并不被视为一种外科专业，他们缺乏培养创伤专业人士的正式培训途径。因此，在许多国家，创伤手术的实施依赖于一小群爱好者。此外，在许多高收入国家，由于医护人员选择亚专科、非手术和介入放射的增多以及工作时间的减少，创伤手术的接触时间有所降低。以前普通外科医生通常作为创伤救治的整体提供者，目前这个角色正在被削弱，部分原因是专科培训的增加[37, 38]。最近出现了“急诊外科医生”，这是一种专门负责处理包括创伤在内的急诊外科疾病的普通外科医生。在不同国家有不同的原因促使这类专业发展，如对急诊外科救治的多面型人才的需求；特级专家在此领域的推动；以及由于非手术治疗的兴起，创伤外科医师为了恢复自身减少的手术量而采取的举措。“急诊外科医生”模式的拥护者认为，此类培训计划可以提供重大创伤救治所需的基础知识、临床技能和执业范围[39]，来自美国的相关数据也支持该模式的发展[40]。

接受培训的外科医生可以寻求多种机会来解决标准培训计划中的不足，其中包括在高业务量中心（通常是美国和南非）的非正式研究基金、美国专门的创伤 / 重症监护奖学金和英国的复苏性创伤外科医生试点计划[38]、军事部署、模拟培训和特定的创伤课程。通过仿真可以促进特定技术能力的发展，并且已经开发了先进的人类患者仿真器，可使用从低保真装备到高度复杂的人体模型对创伤技能进行训练。示例包括“创伤人模型”和“Synman”（肋间引流、心包穿刺术、腹腔灌洗、环甲膜切开术和气管切开术）、“Air-Man”（气道并发症）、“ VIRGIL”（胸外伤）和“UltraSim”（FAST）扫描训练[7]。尸体的进一步利用，如搏动性尸体模型（灌注尸体），可以对心脏穿透性损伤、肺裂伤、肝脏和肝后腔静脉损伤、环甲膜切开术、气管切开术、开放性骨折和颈动脉进行非常逼真的训练[41]。仿真技术是新兴课程中的关键组成部分，这些课程旨在利用人体模型、模拟器、尸体和动物来提高创伤手术技能和培养团队合作精神。仿真还可以用于提高评估能力、完善领导能力和培养团队合作技能，并且可以通过促进洞察力和快速反馈能力以及强化正确技能操作来提高患者安全性。尽管通过模拟获得的技能的长期保留尚未得到证实，但模拟训练是有效的[7]。然而模拟生理动态变化，例如凝血、止血、包扎和解剖重建方面，仿真技术仍然不足。仅仅是模拟本身就大大降低了可信度。仿真设备越复杂，通常价格就越高，使昂贵的课程变得更加昂贵，甚至超出培训人员和机构的购买能力。

四、结论

各级别的部门在提供更安全的创伤救治方面都有很大的改进空间。在个体和团队层面，主要是通过理解认知偏差并改善沟通和团队合作来减少人为错误。在机构级别，严格的审查和同行评议不仅可以识别个体和团队的错误，更重要的是可以识别机构系统性故障并确保持续改进的成效。在区域级别，创伤网络的实施和管理可确保在考虑到其个人需求和需要的基础上，为整个群体或区域提供最佳的创伤救治。事实证明，国家级别的创伤预防举措对创伤患者死亡率产生了巨大影响。最后，在世界层面已采取了许多措施来调节低收入国家和高收入国家创伤预后之间的不平衡。

（王天兵　黄　伟）

第 2 章 严重创伤救治中外科医生的交流和非技术性技能：人力资源管理的角色

Communication and Non-Technical Skills for Surgeons (NOTSS) in Major Trauma: The Role of Crew Resource Management (CRM)

一、概述

由于在许多航空事故中，人为因素而不是机械故障才是反复出现的一个主题，因此飞行员培训计划中越来越重视非技术技能训练，在航空领域称为机组人力资源管理。

其他高风险行业随后也纷纷效仿，30 年前，医学界将人力资源管理作为危重临床情况培训的一个组成部分。在随后的几年里，人力资源管理在许多外科和医学亚专科实施，其中创伤学也不例外。基于人力资源管理原则的创伤团队培训已经成为世界各地创伤中心日常实践中不可或缺的一部分。

人力资源管理的原则建立在人为因素培训的概念之上，目的是在多学科团队的环境中优化沟通动力。其目标是减少医疗失误，改善创伤护理的决策和结果。

关于人力资源管理最重要的方面包括以下几个方面。

- 态势感知。
- 准备和计划。
- 提早呼救。
- 有效的领导。
- 明智地分配注意力以及使用一切可用资源。
- 对工作进行优先排序和分配。
- 有效沟通。

处理严重创伤患者的这一复杂任务需要高度专业化的外科和医学技能，以及掌握人力资源管理的核心概念的能力。整个创伤团队都必须参加人力资源管理培训。

瑞士奶酪理论

该模型最初由曼彻斯特大学的英国心理学家 James T. Reason 于 2001 年提出，现在已成为评估患者安全的标准，以暴露系统的各种故障，如医疗事故。自开发以来，已被医疗保健行业、应急服务组织、航空业和安全行业使用。它也被称为累积行为效应[1, 2]。Reason 公司的瑞士奶酪模型已经成为分析医疗差错和患者安全事故的主导范式。

在一个复杂的系统中，通过对一系列障碍的分析来预防危险。所有的障碍都包含计划外的漏洞或弱点；因此它与瑞士奶酪很相似。由于“小孔洞”不一致，瑞士奶酪模型中的空洞随机闭合和张开。一个组织对故障的防御就像瑞士奶酪片上的屏障，而个人的弱点，作为系统的一部分，通过奶酪上的空洞来显示；所有的洞在这些片的位置和大小是不同的。只有当所有的孔同时排列对齐时（空洞刚好连成一直线），患者就会有危险。

在大多数情况下，事故的故障程度可分为四种。

- 不安全督导。
- 不安全行为。

- 组织的影响。
- 不安全行为的先决条件。

在得到许可的情况下，系统的故障发生在各部分的漏洞同时排列在一起，正如 James Reason 所说的 “a trajectory of accident opportunity ”（事故轨迹），所以在所有防御中，危险通过所有的漏洞，从而导致故障。

二、创伤情境下的沟通

为了使创伤治疗有效，需要在创伤治疗团队的所有成员之间进行开放式的交流。这一过程中处于中心地位的是外科医生和麻醉师，他们共同负责确定干预和管理的优先次序。团队的领导，无论是外科医生还是麻醉师，都必须让整个团队不断关注患者的治疗，因为患者的生理状况和随后的治疗计划都处在不断发展中。对接受创伤控制手术的创伤患者提供最佳护理是一个复杂的过程，需要一组人作为一个整体发挥作用，让所有成员都得到倾听，并发挥他们的个人技能提供最适当的医疗护理。

对复杂创伤患者的及时评估和治疗，人为因素至关重要[3]。在有时气氛高度紧张的创伤室或手术室中，外科医生和麻醉师很可能会专注于最直接的个人任务，从而有可能发展出所谓的“隧道视野”。这可能会产生优先处理和关注单一问题的情况，而不是解决其他危及生命的情况，从而导致对局势失去控制。态势感知描述的丧失和固定误差的演变对严重创伤患者可能是致命的结果。在创伤护理中，正如在其他学科中一样，不充分的沟通、糟糕的团队合作和领导的缺失已被证实对患者的结果产生了深远的影响。

（一）初始交接

交接是患者治疗的关键阶段，许多医疗事故都是在这里发生的，因此它已经成为应该优化哪些策略的密集评价的重点。如果患者的生存不是面临着迫在眉睫的危险，交接过程必须在沉默中进行。最常用的首字母缩写是 MIST，它以简明扼要的方式描述创伤患者的重要方面。

- M：损伤机制。
- I：持续伤害。
- S：体征和症状。
- T：治疗。

（二）复苏和持续治疗

复苏期间的沟通和不稳定创伤患者的持续治疗，从操作的角度，可以描述为四个阶段。

- 急诊复苏前的初步决策过程。
- 手术开始前。
- 手术期间重新评估。
- 完成手术，转到危重监护室。

在患者到来之前，建立所谓的“零点调查”（Cliff Reid，未公开发表，2017 年）是有必要的。这使得团队能够在从事临床 / 非临床护理之前调查和优化他们的临床环境并分配角色，从即将到来的院前服务收集到的信息构成了本次调查的主干。

关键决策过程通常在急诊科 / 创伤室开始，外科医生和麻醉师就复苏、损伤控制手术和危重护理的管理计划达成一致[4]。在这个早期阶段，评估护理的是否无效也是合理的考虑。

在手术室或手术开始前不久，外科医生根据临床、实验室和影像学检查结果（如果有的话）陈述手术计划。麻醉师总结患者的生理状态，包括血容量 / 输血状态，凝血障碍的存在和其他将影响即时治疗的发展情况。

在损伤控制手术和复苏过程中，每隔 10min 就要进行一次重新评估，以保持团队对情况的了解，并对患者护理的各个方面进行有效的预测和规划。在重新评估期间，外科医生陈述手术进展、出现的问题和未来的意图，而麻醉师则报告运行时间、输血状况、凝血功能障碍、乳酸水平、体温和其他相关出现的问题。

手术结束后，麻醉师和外科医生会总结患者的情况和手术过程，并就 24～48h 的手术计划达成一致。他们负责确保相关信息在团队内部的传递，以及与重症监护室、血库等协作者的外部传递。创伤领导计划在接下来的 24h 内进行第三次调查。这个过程如图 2–1 所示。

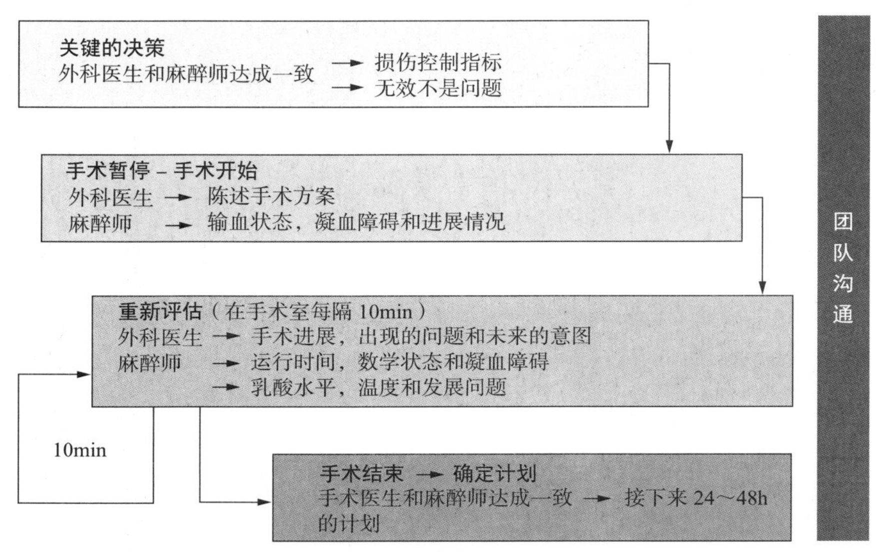

▲ 图 2–1 创伤中的沟通

三、创伤护理的领导者

领导者是治疗创伤的关键。一个好的团队领导者应该有能力在压力下根据所有可用的信息做出快速的决定，保持总览，计划和执行与团队成员合作的治疗策略，并定期检查患者对治疗的反应。沟通应该是简洁和明确的，但同时团队领导者应该主动寻求和响应来自所有团队成员的信息资源。成为成功的领导有几种方法，由苏格兰阿伯丁大学工业心理学研究所和英国爱丁堡皇家外科医生学院确定的非技术技能外科医生（Non–Technical Skills for Surgeons，NOTSS）分类法[5]，也可用于行为评分和研究。表 2–1 介绍了基于仿真的多级评估方法[6-9]。

这些非技术技能不是从课本上学到的，他们是通过在模拟环境中接受专业讲师的培训而获得和加强的，这些讲师在人力资源管理原理的情况介绍和汇报方面都具有专业知识。这些技能应该在日常实践中多加练习。

表 2–1 非技术技能外科医生（NOTSS）分类法

分 类	要 素
态势感知	收集信息
	理解信息
	计划和预估未来状态
决策	考虑选择
	挑选和沟通选择
	实施和审查决定
任务管理	计划和准备
	灵活性 / 响应变化
领导	设定和维持标准
	支持他人
	缓解压力
沟通和团队合作	交换信息
	建立共同的理解
	协调团队活动

四、与每个行为主题相关的潜在错误

错误总会发生。通过了解潜在的隐患，并在类似“航空”高压环境下采用这样的思维模式，可以最大化减少隐患（表 2–2）[10]。

犯错是正常的。
不要一味把责任归咎于错误；
要学会预判和规避错误。

表 2-2　与每个行为主题相关的潜在错误

主　题	潜在错误
认知能力 – 态势感知	
机制	• 未能从入院前获取数据 • 未能结合理解机制知识与患者可能受到压力，或可能受到潜在伤害的组织
生理上的负担	• 未能从在入院前获取生命体征 • 未能评估神经状况 • 未能评估气道控制的必要 • 未能评估呼吸状态 • 未能评估血流动力学状态 • 没有考虑到生理参数的趋势 • 没有考虑生理参数的时间
损伤与模式识别	• 未能识别出危重 / 不稳定患者，对整体创伤负担缺乏认识 • 没有注意到暗示严重受伤的细微线索
主动确定的调和	• 未能评估对治疗的反应 • 未能持续地重新评估诊断和治疗计划
数据处理和元认知	• 过多关注于无关的细节而忽略大局（无意视盲 / 隧道视觉） • 允许非实证数据和偏见影响判断
环境限制	• 缺乏对机构资源的认识，从而导致延误 • 没有在必要时要求额外的资源和人员 • 在不能保证患者安全的情况下转移患者
自我限制	• 没有意识到某一情况何时超过了自己的能力（如技能、经验、舒适度和疲劳程度） • 当需要帮助时，没有呼叫其他人员
认知能力 – 决策	
预先计划	• 将伤害的严重程度降到最低 • 未能及时调动适当的资源 • 没有为最坏的情况和患者的潜在恶化做好计划
处理损伤	• 未能遵守创伤高级生命支持协议 • 未能遵循最佳实践指南和已建立的管理算法 • 未能检查所有体腔以确定损伤部位
优先排序	• 伤病员鉴别分类 • 未能在非紧急伤害之前处理危及生命的伤害
激进性上升	• 设计并实施一项激进性不足的管理计划 • 设计并实施一项不恰当激进的管理计划
人际交往能力 – 领导力	
	• 没有介绍自己是团队领导 • 团队成员协调不力（如失去对团队成员的控制） • 过度事无巨细地管理具体任务，而不是以领导者进行管理 • 无法在混乱的环境中应对压力 • 未能就团队成员的表现提供反馈

（续表）

主　题	潜在错误
人际交往能力 – 团队合作与沟通	
	• 未能提前确定团队成员的角色 • 没有听取其他团队成员的意见 • 未能确认任务委托（闭环沟通） • 未能有效地与其他团队成员共享处理计划 • 没有对物理环境进行人员限制

引自 Madani A 等，J Surg Educ，2018，75（2）：365. 已经获得作者许可

五、总结

创伤护理尤其具有挑战性，因为决策过程和干预措施必须在非常短的时间内执行，打个比方，创伤护理中的几分钟甚至是几秒就像是非紧急医疗实践下的几个小时甚至几天或几周。受伤的严重程度、生理学和跨学科专家的互动等因素结合在一起，会增加在高压力情况下出错的风险，并引发与航空环境中相同的反应。提前的计划，良好的领导能力和团队精神，以及在可能的情况下及时地预测问题，可以将对患者的风险降到最低。

（王传林　李　明）

第 3 章 院前和急诊创伤救治

Pre-Hospital and Emergency Trauma Care

一、急诊科和院前场所的复苏

因创伤住院的所有患者中 10%～15% 表现为威胁生命的损伤 [1]。一些作者将严重创伤定义为损伤严重程度评分（injury severity score，ISS）大于 15[2-4]。为进行检伤分类，应该使用院前救治和院内初次检查中可获取的信息。

应该使用“MIST”［也被称为“（AT）MIST”］这种标准化的交接方法（表 3–1）。

二、严重创伤的处理

处理严重创伤患者的原则如下。

- 同步评估和复苏。
- 挽救生命的外科手术。
- 全面的体格检查。
- 患者血流动力学稳定后进行诊断性检查。

首诊严重创伤患者的医生必须立即开始复苏并收集尽可能多的信息。除了患者的症状，必要的信息包括损伤机制和可能影响制订关键决策的既往医疗情况。时间对于患者极为关键：所有在医院死亡的创伤患者中的 62% 是在住院的前 4h 发生 [5]，大多数是因出血致死或者是死于中枢神经系统的原发和继发性损伤。为了降低死亡率，迅速恢复充足的组织氧合和灌注以及控制出血是很关键的，虽然这需要时间，却往往是难以做到的，严重创伤患者的病情检查通常必须迅速进行。为了使复苏效果最大化并避免遗漏威胁生命的损伤，目前已经制订了多种复苏流程，其中高级创伤生命支持课程（ATLS®）[6] 是一个示范。

急诊室驻留时间的指南应该遵照如下。

- 对于不稳定患者，急诊室驻留时间不应该长于 30min（除非是在急诊室进行外科手术），不稳定患者应该在 30min 内出现在手术室或重症监护室。
- 对于稳定患者，急诊室驻留时间应该不长于 30～60min。
- 稳定患者应该在 60min 内出现在 CT 室或去往重症监护室。

（一）复苏

传统意义复苏是按照（C）ABCDE 模式，这里（C）是指控制出血。如果有包括创伤性肢体离断在内的肢体出血的情况，可以使用院前止血带，这原来是在军事环境下使用，之后也在平民创伤中使用。

1. 平民院前止血带使用

尽管使用还不是很充分，对于合并血管损伤的患者在院前使用止血带与死亡率降低 6 倍是独立相关的。对于平民创伤合并肢体出血和创伤性肢体离断患者，更积极地在院前使用肢体止血带也是允许的 [7]。

陷阱：记录止血带使用时间是必要的（止血带上通常有标签可以记录）。这一点很容易遗漏，这可能会导致肢体缺血性损伤而不是起到止血作用！

复苏分为以下两个部分。

- 初次检查和初始复苏。
- 二次检查和持续复苏。

所有患者都接受气道、呼吸和循环的初次检查。只有那些血流动力学稳定后的患者，将过渡到二次检查，这是全面的体检以指导进一步的诊断性检查。血流动力学不稳定的患者，最优先考虑是否需要立即进行手术干预。

表 3-1 MIST 交接单

创伤 / 医疗交接单		
（AT）	年龄	姓名、年龄、性别
（AT）	时间	事故发生时间
M	损伤机制 医疗主诉	速度、重量、高度、约束物、碰撞物数量和类型、头盔的使用和损害、武器类型 发生时间、持续时间、病史
I	持续的损伤 疾病	疼痛、畸形、损伤、损伤模式 STEMI/ 卒中
S	症状和体征	生命体征：初始 / 现在 / 最差 呼吸频率、血氧饱和度、呼气末 CO_2、血气 心率、血压 格拉斯哥昏迷评分：睁眼__ 运动__ 语言__ 总分__/15
T	治疗	管路、液体通路（位置和大小）、液体 医疗措施和反应 制动措施和遮盖

2. 初次检查

初次检查的重点如下。

- 在颈椎保护的前提下建立开放的气道。
- 充足的通气。
- 维持循环（包括血管内容量和心脏功能）。
- 评估全身神经状态。

(1) 气道：多发创伤患者合并意识丧失或处于休克状态，通过立即气管内插管是可以获益的[8, 9]，这种情况通常发生在院前。为了预防脊髓损伤，在插管过程中颈椎必须进行保护。对大多数伤员，经口插管可以成功。少数情况下，颌面部损伤出血、畸形或水肿，则需要急诊环甲膜切开或计划性气管切开术。那些需要外科气道的患者包括喉部骨折和颈部或喉部贯通伤的患者。气道的重点是清通上气道，初始先使用面罩建立高流量氧气，然后迅速建立确定性气道（气管中带球囊的管道），大多数情况下是气管插管，某些情况下是外科气道。

(2) 呼吸：存在呼吸抑制的患者并不总是很容易发现。患者到达后第一分钟就需要进行简单的呼吸参数，如呼吸频率和呼吸能力的检查。最重要的事情之一是检查有无张力性气胸，这种情况下需要用针进行胸穿直接引流放气，随后留置胸腔引流管。气管插管患者通常是正压通气，在紧急情况下例如院前场所，胸腔造口的切口再用一种四方敷料覆盖，其中三边是封闭的，通常就足够了。胸管在到达医院即可插入。其他对生命的主要威胁，例如，大量血胸、连枷胸和肺挫伤、心脏压塞和气管支气管损伤必须马上识别出并紧急治疗。

(3) 循环：在进行气道管理的同时，快速评估患者能够决定当时的休克程度。休克是一个临床诊断且应该明确。很快进行第一步评估就是感觉肢体。如果存在休克，肢体将会发凉和苍白、缺少静脉回流且毛细血管回流能力差。脉搏会纤细且意识状态减弱。根据指南，主要的临床休克仅来源于 5 个部位的出血。

"地板上的血和其他 4 个部位……"

- 外出血（"地板上的血"）。
- 胸腔出血（胸部 X 线片进行排除）。
- 腹腔出血。
- 骨盆出血（临床检查和骨盆 X 线片进行排除）。
- 肢体出血（临床检查和长骨 X 线片进行排除）。

同时应该注意颈静脉的状态。休克伴有颈静脉塌陷的患者应该假设为低血容量休克直到证实其他原因。如果颈静脉扩张，最可能的以下几种情况。

- 张力性气胸。
- 心脏压塞。
- 心肌挫伤（心源性休克）。
- 心肌梗死（心源性休克）。
- 空气栓塞。

误区：注意没有颈静脉扩张并不能排除该诊断，因为循环容量可能耗竭以致循环不足。

张力性气胸在临床医生的休克鉴别诊断中应该总是第一诊断，因为它是可威胁生命的损伤且在急诊室很容易治疗。一根简单的胸腔引流管就是确定治疗。

心脏压塞在躯干贯通伤患者中最可能遇到。心脏损伤的所有患者中约 25% 在到达急诊室时仍存活。诊断通常很明显。患者颈静脉扩张、外周灌注差，一些还有奇脉。那些诊断不明确的患者通过超声心动图可能确诊。心包穿刺是一种令人怀疑的诊断或治疗方法，超声是更可靠的诊断工具，从治疗上更推荐剑突下心包窗口。然而，恰当的治疗是立即开胸手术，更适合在手术室，尽管急诊室开胸探查术可能会挽救生命[10]。

在创伤患者中心肌挫伤是导致心脏衰竭的罕见原因。

老年人由于冠状动脉堵塞导致心肌梗死并不少见。它可能是最初创伤的原因。

空气栓塞[11, 12]是新近在创伤患者中受关注的一种综合征，它指的是由于支气管肺部静脉漏导致的气体出现在全身循环中。空气栓塞在所有严重胸部损伤患者中发生率约 4%。35% 的情况是由于钝性创伤，通常是肋骨骨折导致肺实质裂伤。65% 的患者是由于枪伤或刺伤。当发生肺损伤时，外科医生应该警惕。任何没有明显头部损伤但出现局部或定位神经体征的患者可能存在气泡堵塞脑循环。眼底镜检查发现视网膜血管中的气泡可以证实大脑空气栓塞。任何气管插管正压通气的患者突然出现心血管抑制，推测可能是张力性气胸或冠状动脉循环的空气栓塞。动脉多普勒监测对识别空气栓塞是一种有用的辅助手段。确定性治疗方法是立即开胸并夹闭受损的肺门来避免进一步栓塞，并进行血管内容量的扩容。可能还需要开放性心脏按压、静脉给予肾上腺素和使用针头进行左心和主动脉排气来去除残留的气体。肺损伤的确定性治疗是通过缝合裂伤或切除一个肺叶来进行。

如果患者休克的主要问题是失血，目标就是止血。如果这个目标达不到，优先考虑以下几个方面。

- 开放静脉通路。
- 获取患者的血样本。
- 确定是否存在容量丢失。
- 给予适当的复苏液体。
- 预防和治疗凝血病。
- 预防低体温。

静脉通路最好是中心静脉，使用锁骨下静脉通路，用于通过肺动脉导管更常使用的是 8.5FG 套管。另外可选的静脉通路有颈静脉或股静脉，或采用静脉切开的方法。

一旦第一个静脉通路建立起来，要获取基础血标本包括红细胞比容、毒物检测、血型和交叉配血，如果患者是老年人并且存在病史，还需要一套筛查的实验室检查。在复苏期间应该尽早进行血气检查。

第三个优先考虑是确定患者存在哪个部位的隐性失血。三个隐性失血的来源包括胸腔，通过快速胸片或超声检查能够排除、大腿和腹部、腹膜后及骨盆。股骨骨折在临床上显而易见。然而，体格检查的发现在评估腹部时，可能会容易误导。50% 明显腹部出血的患者可能没有临床表现[13]。一般认为如果患者胸片是正常的，没有股骨骨折，没有外出血，但患者仍处于休克状态，必须怀疑存在持续的腹腔或骨盆出血。多数这些不稳定患者需要即刻剖腹探查来避免因出血死亡。一个非常重要的问题是不要为了获得并不紧急的诊断检查而延迟或干扰已经进行的治疗干预。

对于进行复苏的医生来说，第四个优先考虑是启动大量失血流程并给予液体复苏，先给晶体液，然后是尽快给血型特异的全血或成分血。尽管全血更好，尤其是在军事环境下，但从如今的血库获得全血通常很困难，因此不得不使用成分血。如果失血超过2单位且持续出血并需要输血，应该启动预先制订的大量失血流程（大多数现代大量失血流程，目标是预定比例的红细胞比容：新鲜冰冻血浆：血小板，用于模拟全血），并通过多次凝血检测、传统的实验室检测、凝血检查来监测结果，另外如果允许的话，使用血栓弹力图（thrombo-elastography，TEG）或旋转血栓弹力图（rotary thrombo-elastomerography，RoTEM）进行更加功能性的目标导向的稳态检测。在有适应证时，也可以使用药物稳态辅助措施（局部或全身），如氨甲环酸（也可参考第5章）。成分血，如红细胞、液体血浆，或冷沉淀现在也在包括直升机急救医疗系统在内的一些体系使用。

晶体液的使用应该进行限制，对于不稳定出血患者不论是在院前还是急诊室初始阶段，更提倡允许性低血压，直到出血控制（也可参考第6章）。

简单而直接的复苏充分的标准如下

- 维持心房充盈压在正常水平。
- 补液足够以获得充足尿量［成人0.5ml/（kg·h），儿童1.0ml/（kg·h）］。
- 维持外周灌注。

在多发损伤的老年患者中，使用心输出量计算仪可能是明智的，因为它能够指导在手术室或重症监护室进行复杂且受诸多因素影响的复苏过程。复苏应该能够获得充足的氧供和氧耗。一个很重要的提醒是不要只是为了获得非紧急的诊断检验结果而延迟正在进行的治疗干预。

(4) 神经功能状态（失能）：在初次检查中的下一个优先考虑的是快速评估神经功能状态并启动诊断和治疗优先权。快速神经功能评估的主要部分如下。

- 判断意识水平。
- 观察瞳孔大小和反应性。
- 检查眼动和视前庭反应。
- 记录骨骼肌运动反应和肢体自主运动。
- 判断呼吸模式。
- 进行外周感觉检查。

(5) 神经功能状态：通常用格拉斯哥昏迷评分（Glasgow coma scale，GCS）（3/15～15/15）来描述意识水平下降是最可能提示患者存在严重头部损伤或脑部继发性损害（通常是缺氧或低血压）的单独指标。意识状态有两个部分：觉醒和唤醒。觉醒体现为目标指向的行为或有目的行为。语言的使用是功能性大脑半球的标志。如果患者意图保护自己免受疼痛伤害，也预示着大脑皮质的功能。唤醒是一种代表简单觉醒的原始功能。自发睁眼或对外界刺激睁眼，是对觉醒和脑干功能的提示。昏迷是一种觉醒和唤醒均缺失的病理状态。没有睁眼，没有可理解的言语，肢体既不是遵嘱活动也不是对有害刺激的适当反应。通过评估所有部分并确认原始反射（瞳孔反射、踝反射、膝反射、肱二头肌反射和肱三头肌反射）已进行评估，并定期重复上述检查，这样才能在急诊室对神经功能状态进行诊断和监测。神经功能状态好转可以使医生对脑血供因复苏而改善更加放心。神经功能恶化强烈提示损伤严重或明显的神经功能损伤。CT扫描（包括颈椎）应该尽快完成。

(6) 环境：要去除衣物以便于全面检查患者。要进行轴向翻身，尤其是对于贯通伤患者，以便于发现所有伤口。患者存在低体温的风险，保暖措施应该立即实施。

创伤患者的体温下降很快，如果“现场时间”延长，如滞留，患者到达复苏室时将会是低体温。在使用冷液体复苏、合并腹部或胸部伤口以及去除衣物后，这种情况会加重。

预期患者核心温度会每小时降低1～2℃。

所有液体需要与体温相同或高于体温，要有能够在输液前以高流率加温液体的快速输液仪器。患者应置于暖垫上并且使用暖气流毯子维持温暖的环境。早期测量核心体温很重要，可以预防热丢失，后者可能导致凝血问题。低体温将会导致氧离曲线左移，降低氧供，降低肝脏代谢柠檬酸和乳酸的能力，可能会导致心律失常。

对于血流动力学不稳定患者作为初次检查的一部分，需要考虑的最基本诊断检查如下。

- FAST 超声。
- 胸部 X 线片。
- 骨盆平片。

创伤重点超声评估（focused assessment with sonography in trauma，FAST）可能是有用的，具体如下。

- 评估腹部或胸部（扩展的 FAST）是否出血。
- 排除心脏压塞。
- 扩展的 FAST 也可以评估血胸。

需要强调的是在进行这些检查时，复苏不应该中止，复苏团队必须穿戴保护性铅服。理想的情况是 X 线机（尤其是 CT 扫描机）紧邻急诊室，但必需的 X 线机需要有可移动装备。

3. 二次检查

最后，如果患者稳定了，要进行二次检查和诊断性检查。然而，如果患者仍然不稳定，应该立即将患者送至手术室以获得外科止血或送至外科重症监护室。

必须对患者进行全面的“从头到脚”和“从前到后”检查。如果患者血流动力学不稳定，常见的出血部位是“地面上的血和四个部位”。

(1) 血流动力学正常的患者：有充足时间全面评估并做出外科手术或非手术治疗的决定。CT 检查现在是进行选择的主要方式。

(2) 血流动力学稳定的患者：血流动力学稳定的患者并非血流动力学正常，而是经过复苏能够维持血压和其他参数，通过旨在查清如下情况的检查而获益。

- 患者是否存在腹腔出血？
- 出血是否停止？

因此，一系列定量检查可以对这些患者进行最好的评估。CT 检查是进行选择的主要方式，使得医生认识到患者可能会失代偿。

(3) 血流动力学不稳定的患者：必须努力确定哪个体腔出血，如胸部、骨盆或腹腔。如果胸部和骨盆 X 线片阴性，提示腹部是最可能的出血来源。诊断方式的必要性有局限。FAST 对于诊断腹部和心包游离液体是有效的，但依赖于操作者，因腹腔内出血导致的血流动力学不稳定可能会被发现，但阴性的 FAST 检查并不能排除腹腔内出血。FAST 检查可以不将患者移出复苏区，不稳定的患者不应该进行 CT 检查，尽管这些检查是可用的。诊断性腹腔灌洗（diagnostic peritoneal lavage，DPL）也可以在大规模伤亡事件中使用，这种情况下由于伤员数量巨大，缺乏 CT 检查机。

（二）贯通伤的处理

许多暴力能够作用于躯干，导致外保护层或内容脏器的损伤。贯通伤通常是刀、子弹和刺具导致。刀伤和刺伤常是低速贯通伤，死亡率与受伤器官直接相关。继发效应如感染由子弹带入身体组织的武器和材料的性质（例如衣物和其他外来材料）决定。感染也会受到损伤空腔脏器器官带来的内容物喷溅的影响。

体格检查中同等重要的一个部分是描述贯通伤口。紧急情况下外科医生不能标记入口伤口或出口伤口，除非从常理上有提示，譬如一个单一子弹贯通伤没有出口的患者。然而，一般来说，最好描述是否伤口是环形的或卵形的，以及是否有围绕的伤点（燃烧火药粉）或武器枪口导致的擦伤。同理，刺伤应该描述是纵形、三角形（猎刀）或环形，这些取决于使用的工具。经验之谈是描述伤口是入口或出口的外科医生可能有一半情况是错误的。法医病理学的经验才更准确。

用金属物件如纸夹放在皮肤上指向胸壁多个伤口，帮助确定子弹路径，这是一种好方法。推荐将一种展开的纸夹放在前侧的贯通伤上，另一种折叠纸夹放在后侧的贯通伤上（图 3-1）[14]，这也可用于刺伤。跟踪子弹路径可以帮助确定哪些脏器器官可能受损以及是否可能伤及横膈和

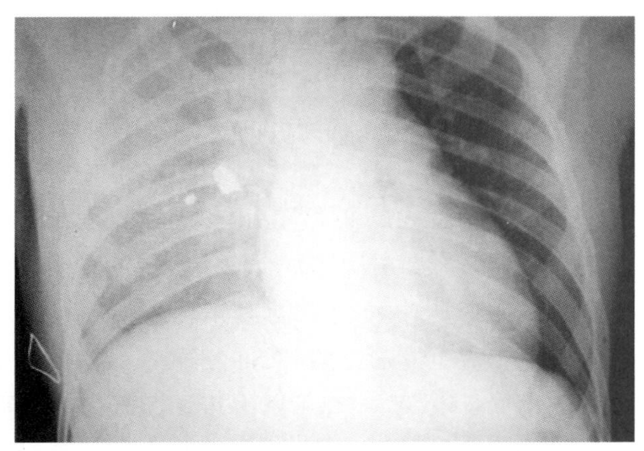

▲ 图 3-1 胸部 X 线片显示使用标记物来说明伤口路径

（或）纵隔。

在院前场所，躯干贯通伤患者应该采取“抱起就跑”方式，将现场时间最短化。需要的急救操作应该在送往医院途中进行而不是在事故现场。

三、急诊外科

严重创伤患者的急诊处理仍面临巨大挑战。具备简洁有效的计划，能够付诸实施，对那些垂死患者进行复苏，适应这些挑战，这些都是必要的。ATLS 是通用的。

作为一个基本考虑，对于所有收缩压小于 90mmHg 的严重创伤患者，存在 50% 死亡可能性，其中 1/3 病例，如果出血没有控制，将会在 30min 内死亡。如果死亡可能在 5min 内发生，需要确定是因哪个体腔导致死亡，仅有的生存机会就是立即控制出血。

如果死亡可能在 1h 内发生，还有时间进行有序的系列检查，如果时间允许，进行放射学或其他诊断辅助检查来确定哪些部位受伤，以及实施处理威胁生命病情的手术计划。

（一）头部创伤

在严重面部创伤中（通常合并严重颈部损伤），外科控制呼吸道可能是必要的，采用 ATLS® 描述的技术。

巨大头皮裂伤出血可能并不常见但可能发生（“地板上的血……”）。基于这个原因，需要迅速使用外科血管钳或马上压迫，并使用深部缝线而不是钉皮机立即缝合并加压包扎来控制血管性头皮裂伤。

更常见的死亡原因是来自于颅内巨大损伤。硬膜外血肿和硬膜下血肿可以很快致命。快速发现同侧瞳孔放大及对侧偏瘫可能提示是伴有明显颅内压升高导致昏迷的巨大损伤。这需要立即减压。中等程度的过度通气会导致轻度低碳酸血症，血管收缩措施仅在神经外科干预前使用。甘露醇和高张盐仅作为临时辅助措施使用。

要重视监测潮气末二氧化碳，作为 $PaCO_2$ 的替代，要求不能低于 30mmHg（4kPa）。这会减少颅内容积，因此降低颅内压。通常会产生即刻效果并持续足够长时间允许进行三维断层 CT 检查来确定巨大损伤的特殊部位和血肿类型。CT 能够指导外科医生确定开颅位置以去除血肿。

应该静脉给予一剂甘露醇，剂量是 0.5～1.0g/kg 或高张盐（7.5%），剂量是 1mmol/kg。但这些不应该延迟任何其他诊断和治疗措施。

（二）胸部创伤

胸部致命伤包括张力性气胸、心脏压塞和主动脉横断。

张力性气胸通过临床发现气管偏移至对侧（晚期征象）、伤侧鼓音，以及伤侧呼吸音减低来诊断。通常还有颈静脉压升高，除非患者有低血容量。这是一个临床诊断，一旦做出，立即针刺胸穿或胸腔造口来进行减压，然后胸引管连接密封瓶。

在手术室通过前外侧入路或正中胸骨劈开入路，在有良好的光照和协助以及自体输血能力和体外循环能力的条件下进行开胸探查术更好，要优于试图在复苏单元进行英勇式的急诊外科手术。然而，如果患者处于即使容量复苏后血压仍是 40mmHg 或更低这种极端情况下，没有选择只能立即进行左前侧开胸术来减轻填塞和控制心脏贯通伤。如果左心室或右心室存在明显贯通伤，可以置入 Foley 导管于穿孔中，扩充球囊来进行压塞止血。Foley 导管末端夹闭。

误区：应该要十分注意在牵拉 Foley 导管时以最小的力量，只要足够封闭即可。过度牵拉会将导管拉出并撕裂肌肉而使伤口扩大。一旦出血控制，伤口可以很容易使用脱脂棉缝线进行缝合。

- 贯通伤与钝性伤相比，前者在进行急诊开胸探查后的生存机会更大。

继发于多发肋骨骨折的肋间血管大量失血常常不需要手术干预而可自行停止。对于来自肺的大多数出血也是如此。收集来自于血胸的出血到自体血收集装置并重新输回患者体内是有益的。

主动脉横断通常是通过纵隔增宽来诊断并进行动脉造影或 CT 扫描进行确证（也可以参考第 8 章）。一旦诊断建立，维持在 100mmHg 范围的低血压状态是有利的，避免突然出现横断处破裂，直至已进行支架或手术修复。

注意：腹部损伤一般优先于胸主动脉损伤。

（三）腹部创伤

明显的腹腔或腹膜后出血是需要快速去往手术室的一个原因。腹部可能会扩张并叩诊浊音。超声（FAST）是一种有用的工具因为它对于腹腔出血是特异的，但依赖于操作者。不稳定患者 FAST 结果阳性是进行剖腹探查术的指征。相反，FAST 结果阴性并不能排除腹腔出血，应该考虑重复 FAST 检查或进行其他检查。确定诊断可以通过 FAST 检查、诊断性腹腔灌洗总体阳性结果或 CT 扫描来建立。要进行手术止血的决策应该基于血流动力学状态来定。

非手术管理已经成为血流动力学稳定的肝脾损伤患者的治疗选择，而不论损伤程度（可参考第 9 章“四、肝脏”和“五、脾脏”）。

对于一个特异器官，CT 扫描对损伤类型、特征和严重程度是高度敏感和非常特异的。然而，情况不稳定的患者不应该考虑这一检查。

（四）骨盆创伤

骨盆骨折是导致出血和死亡的重要原因。需要尽快恢复骨盆至其原有形态。压紧的单子或市面上可购买到的骨盆兜可以作为急诊操作使用。也有外固定器如 C 形钳和外固定架，可以在复苏室放置，能够将骨盆恢复其解剖状态。然而，这些固定可能会耗时，需要技巧并且与无创的骨盆兜相比，在初始处理时可能并不能显示优势。当骨盆重新恢复其形态，能够帮助压迫骨盆内的血肿。由于大约 85% 的骨盆出血是静脉来源的，压迫血肿通常可以阻止大多数骨盆出血。

如果患者持续低血压，应该继续复苏，并考虑进行血管造影。这可以确定是否在骨盆里有明显动脉出血，并且可以立即进行栓塞。如果患者出血来源于骨盆损伤或患者不稳定，在血管造影前，应该通过实施骨盆腹膜外填塞结合剖腹探查手术，甚至有时需要外科控制中心大血管来进行损伤控制手术。复苏性血管内主动脉球囊阻塞（resuscitative endovascular balloon occlusion of the aorta，REBOA）（也可参考第 15 章“复苏性血管内主动脉球囊阻塞”）最近在一些急诊室（甚至一些院前场所）被引入作为外科手术的一种替代，但它相对于外科手术的优势仍然很大程度还未被证实。

（五）长骨骨折

长骨骨折，尤其是股骨，也可以出血很多。骨折的损伤控制方法是外固定。来源于股骨骨折出血的低血压患者的紧急治疗方法是进行远端肢体牵引，牵引股骨恢复力线。这不仅恢复骨骼的力线也重塑大腿圆柱形形态。这对大腿肌肉出血也有即刻的填塞效应。常常需要使用 Thomas 牵引器或 Hare 牵引架来维持牵引。需要注意远端脉搏以确保有持续的动脉血流。如果没有搏动，应该进行动脉造影确定是否存在重要血管结构的损伤，然后做出决定何时修复动脉和进行骨骼固定。重建肢体血流灌注要优先于骨折治疗。

（六）外周血管损伤

外周血管损伤由于出血是可控的其本身并不威胁生命。然而，评估是否缺血及血管连续性是否存在，是至关重要的，因为这会影响整体计划。

每个急诊室应该具备简易多普勒血流监测仪以评估压力和血流。如果对于血管是否通畅存在任何怀疑，应该测量踝肱指数，如果小于0.9，必须进行动脉造影。时间及可用性决定了是否患者可以转往血管造影室或应该在手术室或急诊室进行血管造影检查。尽管最好是在血管造影室进行这项检查，但这并不总是可实现的，必要的设备可能也并不可用。如果存在任何怀疑，应该考虑使用急诊室血管造影检查[15]。

四、总结

是否在急诊室或手术室手术的决定应该基于对急迫性和预期结果的综合评估来定。

具备周详考虑的计划来处理严重创伤患者，是非常有用的，这样临床诊断和相关检查可以立即实施，手术或非手术治疗方法也可以执行。

仅改变死亡地点是没有未来的。

（王传林　周　靖）

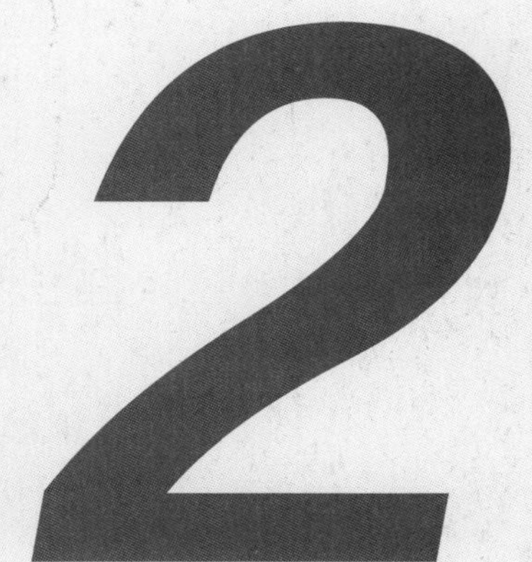

第二篇

创伤生理学和机体反应

Physiology and the Body's Response to Trauma

第 4 章　复苏生理学

Resuscitation Physiology

一、创伤的代谢反应

（一）创伤的定义

物理性损伤常伴随全身性及局部性的反应。随着创伤的发生，身体会出现局部的炎症反应，储存液体并能提供修复所需能量的保护性全身反应。正确的复苏可以减弱这种反应，但并不会将其消除。

该反应以急性分解代谢反应为特征，其出现先于机体恢复与修复的代谢过程。据记载 Cuthbertson 于 1932 年将这种创伤的代谢反应分为消减、涨溢两期[1]。

消减期时长相对较短，并与以酶活性及氧消耗降低为特征的严重休克时长相一致。

在完成有效的复苏并恢复充足的氧气输送之后，涨溢期开始出现。涨溢期可以被分为如下内容。

- 动员脂肪与蛋白质的分解期，伴有尿素氮分泌的增多及体重的减轻。
- 脂肪与蛋白质储量恢复的合成期，体重增加。

适当的涨溢期以下述内容为特征。

- 血糖水平正常或轻度升高。
- 葡萄糖生成量增加。
- 游离脂肪酸水平正常或轻度升高，伴腹泻增多。
- 胰岛素浓度正常或轻度升高。
- 儿茶酚胺水平正常高值或升高，胰高血糖素水平升高。
- 血乳酸水平正常。
- 氧耗量升高。
- 心输出量增加。
- 核心体温升高。

这些反应以高动力性血流动力学改变、炎症体征、葡萄糖不耐受及肌肉萎缩为特征。

（二）起始因素

代谢反应的大小取决于创伤的程度以及同时伴发的促进因素，如感染、组织坏死和既存的全身性疾病。反应亦取决于患者的年龄与性别、遗传构成、潜在营养状态及治疗的时机与效果。通常，损伤越重（如组织受损程度越大），代谢反应越大。

在儿童、老人和绝经前妇女中，代谢反应的变化似乎来得没有那么猛烈。饥饿和营养缺乏也会令反应发生改变。相较于营养状态健康良好的患者，营养或免疫功能状态不良的患者［如那些感染人类免疫缺陷病毒（human immunodeficiency virus，HIV）的患者］在受到创伤时，其代谢反应会出现降低，而烧伤和严重创伤性脑损伤所导致的反应则较机械性损伤更大。

在任何可能的情况下，都应尽力降低初始损害的程度及持续时长，因为这么做有可能减少代谢性改变的变化程度。因此，积极的复苏、疼痛与体温的控制，限制酸中毒的发生，充分清创失活组织，避免可引起凝血功能障碍的非必需血制品输注以及营养（肠内营养更可取）支持非常重要。

促进因素可被大致分为以下几类。

1. 低容量血症

- 循环血容量下降。
- 营养性液体流失的增加。
- 间质液体容积的丢失。

• 细胞外液移位。

2. 传入冲动

• 躯体性。

• 自主性。

• 交感性增强。

• 胆碱能性减弱。

3. 致伤因素：炎性及细胞性

• 血小板，如血小板第 4 因子（platelet factor 4，PF4）。

• 中性粒细胞——超氧化物、弹性蛋白酶。

• 巨噬 / 树突状细胞。

• 内皮细胞。

• 细胞因子，如白细胞介素（interleukin，IL，如 IL–1、IL–2、IL–6、IL–10、IL–17）、肿瘤坏死因子（tumor necrosis factor，TNF）。

• 趋化因子，如 IL–8。

• 类花生酸类物质，如 LTB4、LTC4、TXA_2、PGE_2。

• 损伤相关分子模式（DAMP），如 $HMGB_1$、HSP_{70}。

4. 毒素 / 脓毒症

• 内毒素。

• 外毒素。

5. 自由基

• 超氧化物及衍生物。

• 氮自由基。

6. 低容量血症

低容量血症，尤其是组织低灌注，是代谢反应最强有力的促进因素。低容量血症可起因于外源性丢失、细胞外液的内源性移位和血浆渗透压的变动，但是最为常见的原因为失血（见下文）。

低容量血症会刺激儿茶酚胺的释放，进而激发神经内分泌反应。这在容量与电解质守恒以及蛋白质、脂肪和糖类的分解代谢中扮演着重要的角色。

7. 传入冲动

激素反应经由疼痛与焦虑引起。代谢反应可以通过给予充分的镇痛药而得以调节，其给药途径可为肠外、肠内、区域或局部。为了将代谢反应最小化或消除，躯体神经阻滞可能需要联合自主神经阻滞。

8. 致伤因素

尽管疾病主因得到了良好的治疗，但内源性因素仍可能延长甚至加剧创伤所致的全身性损害。组织损伤通过释放 Toll 样受体（toll–like receptors，TLR）活化的 DAMP，并经由两种主要途径于损伤和或感染位点局部释放多种炎症介质，激活了一系列反应。

• 体液途径。

• 细胞途径。

内源性炎症介质和细胞的非可控性活化可能会促使一种名为全身性炎症反应综合征（systemic inflammatory response syndrome，SIRS）。SIRS 反应过度的结果则是广泛性远隔器官的损伤。

体液和细胞所衍生的活性产物在器官功能障碍的病理生理过程中均扮演了相应的角色[2]。因此，作为指导和确认复苏干预方式适宜性的指南，尽可能对创伤后的生化与免疫功能进行监测就显得尤为重要。

（三）免疫反应

免疫反应是复杂的，其由一种主要的固有促炎系统的早期强化上调，以及同时伴随的获得性免疫系统的抑制时间延长共同组成。这些反应的程度大小，受创伤所致损伤的深度与持续时间，以及患者的遗传构成与既存并发症的调节。

1. 炎性通路

损伤的炎症介质与无数细胞功能紊乱的诱发之间存在牵连。100 多年来，中性粒细胞被认为是炎症过程的主要介质，我们现在认识到初始反应包括许多细胞介质，包括血小板、噬菌体、内皮细胞和上皮。

(1) 细胞因子：细胞因子是一组不同的多肽和糖蛋白，它们是炎症的重要介质。它们由多种细胞产生，但主要由白细胞产生。细胞因子通常分为促炎细胞因子和抗炎细胞因子，但有些细胞因子兼有这两种特性，如 IL–6。

(2) 促炎细胞因子：某些细胞因子，特别是TNF、IL–1 和 IL–8 通过上调产生促炎介质的基因表达来促进炎症反应。促炎细胞因子也通过激活中性粒细胞、内皮细胞和上皮细胞来介导炎症，所有这些都会导致组织损伤。

TNF 和 IL–1 通过协同作用诱导的急性非特异性免疫反应导致器官的缺血 / 再灌注。中性粒细胞通过 TNF 吸引到损伤的上皮细胞，从而调节炎症反应。TNF 还会刺激内皮细胞产生一种称为趋化因子的细胞因子亚群（如 IL–8），这种趋化因子可使白细胞迁移到组织中并产生 IL–1。与TNF 一样，IL–1 是炎症级联反应的主要应答者，其作用类似于 TNF，但不诱导细胞凋亡或程序性细胞死亡。

干扰素（interferon，IFN）– γ 是在巨噬细胞处理抗原后产生的，这一过程被 IL–12 增强。IL–12 是由单核吞噬细胞和树突状细胞对细胞内微生物的反应产生的。IL–6 由单核吞噬细胞、内皮细胞和成纤维细胞产生，并通过为肝细胞合成急性期蛋白提供有力刺激而发挥促炎作用。

上述细胞因子主要通过非特异性免疫系统发挥作用，而 IL–2 不同于上述细胞因子，它可以刺激获得性免疫，并具有其他免疫调节功能。

(3) 抗炎细胞因子：抗炎细胞因子通过抑制促炎物质的产生或者对抗细胞因子的作用而发挥作用。它们可以降低基因表达，减轻或预防多种炎症反应。

IL–10 在控制先天免疫中很重要。它可以阻止发热，促炎细胞因子的释放，以及内毒素激发过程中的凝血级联激活。其他有效的抗炎调节剂包括 IL–4、IL–13 和转化生长因子 β（transforming growth factor β，TGF–β）。

(4) 脓毒症、SIRS 和代偿性炎症反应综合征（compensatory inflammatory response syndrome，CIRS）中细胞因子活性的调节：脓毒症是在感染或非感染刺激下发生的全身炎症反应，可引起全身 SIRS，最终可导致多器官功能障碍综合征（multiple organ dysfunction syndrome，MODS）和多器官功能衰竭（multiple organ failure，MOF），死亡率高达 50%。最初认为 SIRS 和脓毒症是由于 TNF 和许多其他促炎细胞因子介导的过度先天免疫反应。然而，同时机体也会产生内源性的抗炎反应来恢复体内的平衡，从而导致 CIRS 的产生。早期、严重损伤或脓毒症后，促炎症反应占优势导致 SIRS 和休克。如果抗炎症反应导致内稳态，患者就会表现良好并康复。然而，如果抑制反应过度，就会导致免疫抑制，并大大增加院内感染的敏感性，这在重伤员和危重患者中很常见。现代的观点是，在受伤之后，SIRS 和 CIRS同时激活。

细胞因子在脓毒症中的作用对预后至关重要，且非常复杂，促炎和抗炎因子都发挥作用并决定临床结果。

(5) 活化蛋白 C：在触发凝血级联反应中促炎介质通过刺激单核细胞和血管内皮释放组织因子导致凝血酶形成和纤维血栓来发挥作用。同时，凝血酶刺激许多炎症途径，并通过激活纤溶抑制物（thrombin–activatable fibrinolysis inhibitor，TAFI）抑制自然抗凝反应。这种促凝反应导致微血管血栓形成，并与脓毒症相关的多器官衰竭有关。另一方面，凝血酶与内皮血栓调节蛋白结合，产生活化蛋白 C（activated protein C，APC），这是一种内源性抗凝剂。然而，先前的报道显示，在脓毒症的情况下提供外源性活化蛋白 C 并不能改善生存率。虽然相关概念无疑是重要的，但以我们的能力适当地调整它们的活动以有益于危重患者仍然是不明确的。

(6) 类花生酸类：这些化合物来自二十碳烯类脂肪酸，可细分为类前列腺素（前列腺素前体）和白三烯（leucotrienes，LT）。二十烷酸是由花生四烯酸（arachidonic acid，AA）合成的，花生四烯酸是由细胞壁的磷脂通过磷脂酶 A_2（部分由活化的中性粒细胞释放）的作用合成的。环氧合酶将花生四烯酸转化为类前列腺素，前列腺素（prostaglandins，PG）前体、前列环素（prostacyclins，PGI）和血栓烷（thromboxanes，TX）。前列腺素泛指所有的形式的前列腺素。由5– 脂氧合酶与 LTA_4 水解酶产生的副产物作用于花生四烯酸产生白三烯。二十烷类药物通过改变血管扩张药和血管收缩介质之间的局部平衡来调节器官和组织的血液流动，此外，可直接刺激某些免疫细胞。

前列腺素（E 和 F 系列的前列腺素）、前列环素 2 和血栓烷不仅引起血管收缩（TXA_2 和 PGF_1），而且引起血管舒张（PGI2、PGE1 和 PGE_2）。TXA_2 激活和聚集血小板和白细胞，PGI_2 和 PGE_1 抑制白细胞和血小板。白三烯 LTB_4 是多形核细胞（polymorphonucleocyte，PMN）强效的趋化剂和激活剂，而 LTC_4 能引起血管收缩，增加毛细血管通透性和支气管收缩。

2. 细胞途径

补体激活的经典途径包括特异性抗体与补体成分 C1、C4 和 C2 的早期三聚体之间的相互作用。在经典途径中，补体通过这种相互作用裂解产生 C3 和 C5，通过蛋白水解产生非常强效的趋化因子 C3a 和 C5a。

所谓的旁路途径可能主要涉及创伤后。通过裂解素、蛋白 D 或 B 激活 C3 转化酶，最终生成过敏性毒素 C3a 和 C5a。它的激活似乎是激活先天免疫细胞系统的最早触发器，导致中性粒细胞的聚集和嗜碱性粒细胞、肥大细胞和血小板的激活，以分泌组胺和血清素，这改变了血管通透性和血管活性。创伤患者血清 C3 水平与 ISS 呈负相关[3]。C3a 的测定是最有效，因为在循环中其他产物会被很快清除。

补体级联的短寿命片段 C3a 和 C5a 是一种活跃的循环裂解产物，它们刺激巨噬细胞分泌 IL-1 和蛋白水解诱导因子（proteolysis inducing factor，PIF）。这些介质伴随发烧导致蛋白水解和脂解。IL-1 激活 T_4 辅助细胞产生 IL-2，增强适应性细胞介导的免疫。IL-1 和蛋白水解诱导因子也能有效刺激肝脏、骨髓、脾脏和淋巴结产生急性期蛋白，包括补体、纤维蛋白原，α_2- 巨球蛋白和免疫防御机制所需的其他蛋白质。

凝血级联反应和炎症之间也有相互作用。例如，Ⅻ活化因子（Hageman 因子 A）刺激激肽释放酶使缓激肽原产生缓激肽，从而影响毛细血管通透性和血管反应性。总的来说，这些反应的重叠组合导致全身炎症反应。

3. 毒素

内毒素是细菌细胞壁的一种脂多糖成分。内毒素和其他细菌和病毒细胞壁成分主要通过 TLR 受体激活多种免疫细胞，以及肝细胞和心肌细胞。被激活的细胞释放 TNF，以及来自巨噬细胞、中性粒细胞、内皮细胞和许多其他细胞的释放的广泛强效介质。内毒素引起血管边缘和白细胞隔离，特别是在毛细血管床。在高剂量内毒素下，可以看到粒细胞的直接破坏。

4. 病原相关分子模式和损伤相关分子模式

损伤在临床上引起的 SIRS 很像脓毒症。多细胞动物通过一组模式识别受体（TLR）检测病原体，TLR 识别病原体相关分子模式，进而激活先天免疫细胞。越来越多的证据表明，创伤及其相关的组织损伤是在细胞水平上通过类似的细胞受体介导检测受损和死亡细胞释放的细胞内产物来识别的。

“alarmin”一词已被用于区分这些内源性 DAMP，这些内源性 DAMP 是组织和细胞损伤的信号[4]。DAMP 的一个主要来源是损伤诱导的线粒体产物释放，包括线粒体 DNA，即所谓的“内在敌人”。因此，内源性 DAMP 和外源性 PAMP 传递了相似的信息并引发相似的反应[5]。无论是针对感染还是坏死组织，手术源控制都是尽量减少宿主对这些有毒部分的暴露。

5. 自由基

白细胞形成氧自由基（O_2^-·）是正常的宿主防御机制。然而，严重损伤后的广泛活化可导致中性粒细胞和巨噬细胞过度产生，并造成细胞功能失调，损害器官功能。由巨噬细胞和内皮细胞释放的一氧化氮（nitric oxide，NO），引起血管扩张和全身血管阻力降低。NO 也与 O_2^-· 结合形成强效氧化剂。有毒羟基离子（OH^-）和过氧化氢会加重脓毒症或应激。保护性内源性抗氧化剂能够迅速消除由损伤或败血症后导致的更严重的细胞旁损伤。

（四）激素介质

作为对创伤的反应，循环中的很多激素发生了改变。肾上腺素、去甲肾上腺素、皮质醇和胰高血糖素增加，而其他的某些激素会减少。交感肾上腺轴是机体损伤后激活的主要系统。

1. 下丘脑 / 垂体

下丘脑是压力反应的最高级别整合组织。下丘脑主要的传出途径是通过垂体内分泌机制完成的，传出途径是交感神经和副交感神经系统进行内分泌完成的。相反，胆碱能系统现在被认为有多种抗炎作用。脑垂体对创伤的反应是促肾上腺皮质激素（adrenocorticotrophic hormone，ACTH）、催乳素和生长激素增加，而剩下的激素相对不变。

疼痛感受器、渗透压感受器、压力感受器和化学感受器刺激或抑制下丘脑的神经中枢，诱导交感神经活动。神经终板和肾上腺髓质分泌儿茶酚胺。通过疼痛感受器的疼痛刺激也刺激内源性阿片类药物、β– 内啡肽和前阿黑皮素原（促肾上腺皮质激素的前体），它可以调节对疼痛的反应，并抑制儿茶酚胺的作用。β– 内啡肽作用不大，但可作为垂体前叶的标志物分泌物。

低血压、低血容量以左心室压降低、低钠血症的形式刺激下丘脑视上核前部血管加压素、抗利尿激素（antidiuretic hormone，ADH）的分泌，肾上腺皮质分泌醛固酮，肾脏分泌肾素。醛固酮分泌增加导致水钠潴留。随着渗透压的增加，抗利尿激素的分泌增加，重吸收更多水，从而降低血浆渗透压（负反馈调节机制）。

低血容量刺激右心房受体，低血压刺激颈动脉，这导致下丘脑室旁核激活，使促肾上腺皮质激素释放激素通过垂体门脉系统运送到腺垂体，刺激垂体前叶分泌 ACTH，ACTH 刺激肾上腺皮质分泌可的松和醛固酮。葡萄糖浓度变化影响胰腺 B 细胞胰岛素释放，氨基酸水平升高，A 细胞释放胰高血糖素。

2. 肾上腺激素

创伤后血浆皮质醇和胰高血糖素水平随之升高，升高程度与损伤的严重程度有关。糖皮质激素分泌在最初的代谢反应中的作用尚不确定，因为激素有微弱的直接作用，而且似乎它们主要增加了如儿茶酚胺等其他激素的作用。

3. 胰腺激素

外伤后血糖升高。胰岛素对葡萄糖的反应在 α 肾上腺素受体刺激下显著降低，在 β 肾上腺素受体刺激下增强[6]。

4. 肾脏激素

醛固酮分泌增加有几种机制。肾素 – 血管紧张素机制是最重要的。当肾小球入球小动脉压力下降时，肾小球旁小动脉分泌肾素，与血管紧张素原作用形成血管紧张素 Ⅰ。然后转化为血管紧张素 Ⅱ，一种刺激醛固酮产生的肾上腺皮质激素。血钠降低可以刺激致密黄斑（毗邻肾小球的小管上皮中的一个特殊区域）激活肾素释放。血钾浓度的升高也刺激醛固酮的释放。容量减少和动脉压力下降通过右心房和颈动脉的受体释放刺激 ACTH 释放。

5. 其他激素

由于血管内容积的增加引起血管扩张和血管内压力增加，使得由心房产生的心钠素（atrial natriuretic factor，ANF）或心钠肽（atrial natriuretic peptide，ANP）以及由脑或心室肌细胞产生的 B 型钠尿肽（B–type natriuretic peptide，BNP）一起产生[7]。心钠素和脑钠肽通过抑制醛固酮（醛固酮也可使尿钾最小化）产生类似的肾小球滤过增加、明显的排钠和利尿，从而减少血管内容积[7]。ANF 和 BNP 也强调了心脏具备内分泌器官的功能。

（五）各种介质的作用

1. 高动力循环状态

疾病或创伤后全身炎症反应发生时，心血管系统代谢增强，表现为心动过速、脉压增宽和心脏输出量增大。代谢率会增加，耗氧量增加，蛋白质分解代谢增加和高血糖。

严重创伤后应激患者心脏指数可能超过 4.5L/（min · m^2）。理想情况下，血管阻力的减少伴随着心输出量增加和微循环供氧增加。这种高动力状态使得静息能量消耗超过正常值的 20%，机体总耗氧量（VO_2）增加，同时由于新陈代谢的增加，核心温度升高。如果应激不足，心脏指数小于 2.5L/（min·m^2），耗氧量可能下降到小于 100ml/（min·m^2）[正常值 =120～160ml/（min·m^2）]。内毒素和缺氧可能损伤细胞并限制它们利用氧气进行氧化磷酸化的能力。

成人三磷酸腺苷（adenosine triphosphate，ATP）的合成量是相当大的。然而，由于没有 ATP 或磷酸肌酸的储备，因此，细胞损伤和缺氧导致产能过程迅速恶化，产生乳酸。由于糖无氧酵解作用，在 Krebs 循环中，1mol 葡萄糖只产生 2 个 ATP 而非 34 个。乳酸是由丙酮酸形成的，丙酮酸是糖酵解的最终产物。它是通常在肝脏的 Cori 循环中转化为葡萄糖。然而，在休克状态下，氧化还原电位下降，丙酮酸转化为乙酰辅酶 A 进入 Krebs 循环受到抑制。因此，由于肝脏糖异生作用受损，乳酸堆积，导致代谢性酸中毒。损伤后乳酸性酸中毒与 ISS 相关，是急性失血的早期重要临床表现，反映组织灌注不足。持续性乳酸性酸中毒是复苏不足的标志，预示着 MOF 和成人呼吸窘迫综合征（adult respiratory distress syndrome，ARDS）的发生[8]。

2. 水钠潴留

由循环容量减少和渗透压增加刺激下丘脑前部视上核分泌抗利尿激素。后者主要是由于细胞外液钠含量增加所致。容量受体位于心房和肺动脉，渗透压感受器位于下丘脑抗利尿激素神经元附近。抗利尿激素主要作用于肾的连接小管，但也作用于远端小管，以促进水的再吸收。

醛固酮主要作用于远端肾小管，促进钠和碳酸氢盐的再吸收，增加钾和氢离子的排泄。醛固酮还可以调节儿茶酚胺的作用，从而影响钠和钾穿过所有细胞膜。尤其是肾功能受损时大量细胞内钾进入细胞外液引起血清钾显著升高。钠和碳酸氢盐的滞留可能会导致代谢性碱中毒，从而影响氧气的输送。损伤后，尿钠排泄量可能降至 10～25mmol/24h，钾排泄量可能上升至 100～200mmol/24h。

3. 对代谢底物的影响

(1) 糖类：危重患者出现糖耐量异常，类似于糖尿病患者。这是由于组织对葡萄糖的动员和吸收减少所致。血糖生成增加，血糖升高。当血糖在肝糖异生阶段升高时，血胰岛素浓度升高，有时甚至达到很高的水平。

在维持肝脏循环的前提下，高胰岛素血症或高血糖不会抑制糖异生，因为肝脏中葡萄糖加速生成需要清除乳酸和氨基酸，而乳酸和氨基酸不能用于蛋白质合成。这一时期的肌肉蛋白质的糖异生和由此产生的高血糖是创伤代谢反应的分解代谢阶段的特征。

在重症监护室应仔细监测创伤后血糖水平。最佳血糖水平仍存在争议，但最高血糖水平应为 10mmol/L（另见第 15 章）。葡萄糖水平过高与感染性并发症直接相关，尤其是在外科手术或外伤伤口。控制血糖最好是通过静脉注射胰岛素来实现的，这是动态评估的。然而，由于创伤后胰岛素抵抗的程度，所需量可能比正常情况下要高得多。然而，过度积极地控制血糖会增加低血糖的风险，必须加以避免。

肠内营养是首选，但可能需要肠外营养，这会使血糖控制变得复杂。然而，葡萄糖仍然是严重创伤后最安全的能量底物：60%～75% 的热量需求应该由葡萄糖提供，其余的则以脂肪乳提供。

(2) 脂肪：创伤后的主要能量来源是脂肪组织。当胰岛素低于 25U/ml 时，脂肪组织中储存为三酰甘油的脂质被动员起来。最初，由于创伤后儿茶酚胺刺激抑制了胰岛素释放，严重创伤后早期可能会分解多达 200～500g 脂肪[9]。

儿茶酚胺和胰高血糖素激活脂肪细胞中的腺苷酸环化酶以产生环磷酸腺苷（环 AMP）。这激活脂肪酶，其迅速水解三酰甘油以释放甘油和脂肪酸。生长激素和皮质醇在这个过程中也起着次要的作用。甘油为肝脏中的葡萄糖生成提供底物，其通过脂肪酸的 β- 氧化产生能量，高胰岛素血症可以抑制该过程。游离脂肪酸为所有组织和肝糖异生提供能量。

(3) 氨基酸：健康成年人摄入的蛋白质为 80～120g 蛋白质：每天蛋白质 1～2g/kg。这相当于每天 13～20g 氮。在没有非均质蛋白质来源的情况下，氨基酸主要来源于骨骼肌蛋白质的分解。创伤或败血症情况下，氨基酸的释放速率增加 3～4 倍。该过程表现为明显的肌肉萎缩。

皮质醇、胰高血糖素和儿茶酚胺在该反应中起作用。动员氨基酸用于肝脏和其他组织中的糖异生或氧化，但也用于合成具有免疫力、凝血、伤口愈合和维持细胞功能所需的急性期蛋白质。

严重创伤或败血症后，尿液中会排出多达 20g/d 的尿素氮。由于 1g 尿素氮来自 6.25g 降解的氨基酸，因此该蛋白质排出高达 125g/d。

1g 肌肉蛋白质代表 5g 湿肌肉质量。在这种情况下，患者每天会损失 625g 肌肉质量。40% 的身体蛋白质损失通常是致命的，因为免疫能力不足导致灾难性的感染。氮排泄通常在受伤后几天达到峰值，几周后恢复正常。这是对疾病的代谢反应的特征。代谢率和氮损失的最严重变化发生在烧伤后，并可能持续数月。

(4) 肠道：肠黏膜需要快速合成氨基酸。氨基酸的消耗导致黏膜萎缩，导致黏膜屏障失效。这可能导致细菌从肠道转移到门脉系统。创伤中细菌移位的程度尚未确定[10]。肠腔内存在的食物是黏膜细胞生长的主要刺激因素。重大创伤后食物摄入总是中断，谷氨酰胺的供应可能不足以促进黏膜细胞的生长。早期营养（24～48h 内）以及早期肠内而非肠外喂养可以预防或减少这些事件。

（六）合成代谢阶段

在此阶段，患者处于正氮平衡状态，恢复体重并恢复脂肪沉积。有助于合成代谢的激素是生长激素、雄激素和 17β- 酮类固醇。生长激素和相近的胰岛素样生长因子（insulin-like growth factor，IGF-1）在逆转损伤后的分解代谢中的效用严重依赖于足够的热量摄入。

（七）临床和治疗相关性

损伤后的生存取决于细胞损伤程度，代谢反应的功能和治疗效果之间的平衡。

组织损伤、缺氧、疼痛和侵入性感染产生的毒素可以诱发低血容量。机体可以代偿的程度是惊人的，尽管有时代偿机制可能对患者产生不利影响。充分的液体复苏以减少低血容量刺激是重要的。然而，一旦激素变化开始，激素的作用不会停止，因为通过替换血容量已经关闭激素分泌。

作为能量底物的糖类，脂肪和蛋白质的动员和储存受胰岛素调节，与儿茶酚胺、皮质醇和胰高血糖素相平衡。然而，激素的输注未能引起更多的反应。快速复苏，持续供氧，清除失活组织或脓液，以及控制感染是基础。最好的代谢疗法是外科护理。

二、休克

（一）休克的定义

休克的定义是循环系统异常导致器官灌注不足和组织氧合不足。休克首先引起可逆性缺血诱发的细胞损伤。如果休克过程持续发展、恶化，将最终导致不可逆的细胞和器官损伤和功能障碍。虽然我们已经熟知缺血性细胞损伤的生理和病理变化，但是由可逆性向不可逆性损伤转变的明确机制还不是很清楚[11]。通过对导致细胞损伤和死亡因素的了解，我们就能够给予针对性治疗，从而避免可逆性的细胞损伤向不可逆性的损伤和死亡转变。

（二）休克的分类

对休克进行分类主要是出于临床治疗的要求，对休克的病理生理的认识是临床治疗的基础。依据休克的病理生理和治疗，将休克分为 6 类，即低血容量性休克、心源性休克、心脏压塞性休克（如心脏压塞）、分布性休克（以前为感染性）（如脓毒症休克）、神经源性休克、梗阻性休克（如纵隔压塞）。

休克的生理基础如下。

心输出量＝每搏输出量 × 心率

血压∞心输出量 × 总外周血管阻力

每搏输出量由前负荷、心肌收缩力和后负荷决定。

1. 低血容量性休克

低血容量性休克的基本机制为循环容量减少导致血容量不足和血压下降，以及每搏输出量和循环灌注压下降。机体可通过代偿性心率加快维持心输出量。随着低血容量状态持续存在，机体会通过神经内分泌调节途径使外周血管和内脏血管阻力增高，以及心肌收缩力增强维持血压。

低血容量性休克分为四级（表 4–1）。

休克早期为机体代偿期，Ⅰ级和Ⅱ级休克为代偿期。当失血量大于 30% 时（Ⅲ级和Ⅳ级休克），机体的代偿机制就不再有效了，导致心输出量降低和外周组织氧输送减少。外周组织会增加氧摄取以维持机体的氧消耗。最终，代偿机制衰竭，出现组织缺氧，导致乳酸酸中毒，高钙血症，钠泵衰竭引起细胞水肿。

临床表现：低血容量性休克的典型临床表现为血压降低、心率加快、血管收缩，引起皮肤苍白、出汗、皮肤发绀、过度通气、意识障碍和少尿，会出现不伴有明显血流动力学改变的心功能减低。心脏作为全身缺血损伤的一部分，体循环低血压引起冠状动脉缺血，导致心律失常和心肌收缩力减低。随着心力衰竭，左心室舒张末期压力升高，最终导致肺水肿。过度通气可以维持 PaO_2 在正常值，但是导致 $PaCO_2$ 降至 20～30mmHg（2.7～4kPa）。随后，由于肺泡毛细血管损伤，心力衰竭，不适当的液体复苏，导致由肺泡塌陷和肺水肿引起的呼吸功能障碍。

肾功能与肾灌注密切相关。少尿是低血容量的必然结果。在容量丢失的过程中，肾血流随血压降低而减少。当收缩压下降至 50mmHg 时，就会出现无尿。因此，尿量是外周灌注压的一个很好的指标。低血容量患者出现少尿是肾功能代偿期的表现，而没有出现肾衰竭。

2. 心源性休克

心源性休克的基本机制为泵功能衰竭，即使舒张末期容积是正常的，心输出量不足引起的休克即为心源性休克。血管内梗阻，动脉壁过度僵硬或微循环梗阻引起心脏功能障碍，可导致梗阻性休克。梗阻可以发生在右心，也可以是左心。梗阻原因包括肺栓塞、空气栓塞、ARDS、主动脉瓣狭窄、全身动脉钙化、动脉壁弹性蛋白缺乏而由胶原蛋白替代，所引起动脉壁增厚或僵硬（老年人常见），慢性高血压或糖尿病小动脉病变引起全身微循环障碍。

即使没有心脏原发病变，休克患者也通常存在心功能损伤。心功能减低的原因包括心律失常、低血压和循环血容量不足引起心肌缺血，儿茶酚胺、血管紧张素和其他引起心肌抑制因子，如 DAMPs 和其他炎症因子所致心肌损伤。

心输出量减低原因如下。

- 每搏输出量减低。
- 心肌缺血，再灌注引起的心肌细胞水肿、心肌梗死、心肌病、直接心肌创伤，导致心肌收缩力减低。
- 射血分数减低。
- 冠状动脉栓塞。
- 急性心肌梗死的机械并发症：急性二尖瓣反流、室间隔穿孔、创伤。

表 4–1　低血容量性休克的分级

分　级	失血量（%）	失血量（ml）	脉率（次 / 分）	血　压	脉　压	呼吸频率（次 / 分）
Ⅰ	15	＜ 750	＜ 100	正常	正常	14～20
Ⅱ	30	750～1500	＞ 100	正常	下降	20～30
Ⅲ	40	2000	＞ 120	下降	下降	30～40
Ⅳ	＞ 40	＞ 2000	＞ 140	下降	下降	＞ 35

• 心律失常。

• 心脏传导系统异常（缓慢性心律失常和快速性心律失常）。

其他心源性休克模式包括患者静息时心输出量大致正常，但是不能随着运动负荷增加而使心输出量增加，这是由于心脏储备能力不足，或者服用β受体拮抗药，如普萘洛尔。心力衰竭和心律失常将在本书的其他章节详细阐述。

临床表现：由于病因不同，临床表现也各异。常见的临床表现有外周血管收缩、肺水肿、少尿。肺水肿可以导致严重的呼吸困难、中心型发绀，肺部听诊可闻及湿啰音，胸部 X 线片可见肺水肿征象。心肌梗死患者收缩期可闻及心脏瓣膜杂音提示二尖瓣反流或室间隔穿孔。

血流动力学异常表现包括收缩压＜ 90mmHg，心输出量减低，通常 CO ＜ 1.8L/（min · m^2），肺动脉楔压（pulmonary arterial wedge pressure，PAWP）＞ 20mmHg，但是，心源性休克也可以不伴有 PAWP 升高。这可能是因为利尿药过度使用，血管内液体进入到组织间隙（如第三间隙）或失血，引起血容量不足。相对低血容量的患者，发生肺水肿的风险也相对低，这些患者有明显右心衰竭而不伴有 PAWP 升高。这些患者虽然是心源性休克，但是对于血容量补充治疗是有效的，如果应用利尿药治疗则会使病情恶化。

3. 心脏压塞性休克

心脏压塞性休克的病理生理机制与心源性休克有明显区别。外部压力压迫心脏薄壁腔室（心房和右心室）和大静脉（体循环和肺循环静脉），会导致舒张功能减低。心脏压塞性休克的病因包括心脏压塞、张力性气胸、大潮气量正压通气、气道高压（特别是低血容量患者）、膈肌抬高（妊娠）、腹腔脏器通过破损的膈肌疝入到胸腔、腹腔间隔室综合征［腹水、腹腔扩张、腹腔或腹膜后出血、腹壁顺应性减低（如躯体严重烧伤）］。

心脏压塞引起右心房压升高，但并不伴有右心房容量增加，这会使回心血量减少，舒张末期容量减低，而导致低血压。

临床表现：钝性伤或穿透伤引起的心脏压塞是典型心脏压塞性休克病例。心包腔积血引起心脏压塞、心房受压，不能充盈。收缩压＜ 90mmHg，脉压减低，奇脉＞ 10mmHg。颈静脉怒张，除非患者合并低血容量，心音低钝。心包腔顺应性有限，很少的血量（＜ 25ml 血量）就足以引起心脏压塞。同样，张力性气胸也会导致心脏压塞性休克。对于胸部创伤伴低血压患者，可以从呼吸音减低，患侧叩诊过清音，气管向健侧移位，颈静脉扩张，很快识别出张力性气胸。应在等待 X 线检查前，立即穿刺减压，以避免心脏骤停。

4. 分布性（炎症性）休克

当患者发生内毒素性休克，或持续性的低血容量性休克，表现为容量血管扩张。即使在血容量正常情况下，内毒素可以有很强的扩张外周血管的作用，改变血容量分布，导致组织末梢缺血，而不能满足组织需氧代谢需要。

最终，所有的休克都会导致细胞代谢衰竭。需氧代谢发生在线粒体嵴上的细胞色素系统。细胞色素系统的氧化磷酸化通过耦合氧和葡萄糖产生高能磷酸键，产生自由弥散的二氧化碳和水。一些毒素破坏氧化磷酸化反应，最常见的毒素是内毒素。脓毒症和内毒素性休克常发生于住院患者。患者表现为发热，伴有或不伴有心动过速，平均动脉压通常＜ 60mmHg，心输出量 3～6L/（m^2 · min）。这些血流动力学异常说明外周血管阻力降低。

脓毒症休克的病因除了容量血管扩张和外周血管阻力降低引起的血容量分布异常以外，其他抑制心血管系统维持心输出量正常，保证血压正常的病因包括如下。

• 血管内液体转移到组织间隙。

• ARDS 使肺血管阻力增加。

• 左右心室肌抑制，心肌收缩力降低，心输出量减低。

最终脓毒症休克的死亡原因是，由于氧的利用能力降低，导致细胞水平能量产生减少。循环血容量不足，内毒素或内源性的过氧化物破坏细胞氧化磷酸化反应，均导致死亡。分布性休克使得动静脉氧分压差减小，说明氧摄取减少，这早于心输出量减低发生。氧化磷酸化反应不足，引起无氧酵解发生，导致严重乳酸酸中毒。

5. 神经源性休克

神经源性休克是α肾上腺素能神经功能减低，动静脉扩张引起的低血压综合征。患者心输出量正常或升高，但是外周血管阻力减低，导致低血压，低灌注压。神经源性休克常见病因是脊髓损伤。

神经源性休克的经典病例是晕厥（血管－迷走神经性晕厥）。其机制是迷走神经兴奋，内脏小血管床扩张。进而回心血量减少，心室充盈量减少，心脏每搏量减少，而引起脑供血不足，导致晕厥。没有失血，但是血循环中滞留在外周的血容量突然增多，导致供应依赖需氧糖代谢的中枢神经系统血容量明显不足。

临床表现：神经源性休克常见病因是高位脊髓损伤，患者表现为外周脉搏微弱，肢端温暖，毛细血管充盈，可能有焦虑。脉压增大，收缩压和舒张压均降低。心率＜ 100 次 / 分，甚至出现心动过缓。一定要排除其他类型休克，才可以诊断神经源性休克。因为常见的病因是创伤，可能同时存在低血容量性休克。

6. 梗阻性休克

梗阻性休克的主要机制为血流的主要通道受阻。如动脉壁过度僵硬，微血管阻塞，心脏负担过重。梗阻性休克血流动力学特点是回心血量减少，动脉充盈减少，血压降低。血流受阻可以发生在左心也可以是右心。病因包括肺栓塞、空气栓塞、ARDS、主动脉瓣狭窄、全身动脉钙化，动脉壁弹性蛋白缺乏而由胶原蛋白替代，所引起动脉壁增厚或僵硬（老年人常见），慢性高血压或糖尿病小动脉病变引起全身微循环障碍。肺动脉、主动脉压均升高，心输出量减低。

（三）休克的监测

在物理学中，血流与压力呈正相关，与阻力呈负相关。这一通用公式不依赖于流体类型，甚至适用于电流。在电学中，它用欧姆定律表示。这一定律同样适用于血流。

$$\text{血流} = \frac{\text{压力}}{\text{外周阻力}}$$

从这一定律可以推断，休克是阻力升高，压力降低状态。但是重点仍应放在血流，而不是单纯的压力。因为大多数药物通过升高阻力来提高血压，阻力反过来降低了血流，同时增加了心脏做功和耗氧。

1. 心输出量

血流量取决于心输出量。三个因素决定心输出量：前负荷或回心血量、心肌收缩力、后负荷或外周阻力，心脏必须对抗后负荷或外周阻力射出血流。

这三个因素相互关联，导致心脏射血。在一定程度上，前负荷越大，心输出量越大。根据Frank-Starling 原理，当心肌纤维被前负荷拉伸时，心肌收缩力会增加。然而，前负荷的过度增加会导致肺 / 全身静脉充血症状，而心脏功能不会进一步改善。在 Frank-Starling 曲线的上升支，前负荷与心脏功能呈正相关，但前负荷不能超过心脏失代偿点。

心肌收缩力可以通过正性肌力药物改善。每搏输出量乘以心率等于心输出量。心输出量对抗外周阻力产生血压。泵衰竭患者血压下降与心输出量减少有关。为了维持冠状动脉和脑血流，全身血管阻力反射性增加，以升高血压。全身血管阻力过度增加可以通过增加心室后负荷而导致心功能进一步降低。后负荷定义为左心室射血时的室壁张力，由收缩压和左心室内径决定。

左心室内径与舒张末期容积、收缩压、主动脉血流阻抗或总外周血管阻力有关。然而，休克定义的重点是血流，所以需要更好的测量血流方法。

2. 间接测量血流方法

在许多休克患者中，只需将手放在四肢上，就可以通过阻力增加导致血流不足的肢端湿冷外观来判断血流。最重要的间接判断内脏器官血流供应的临床指标是尿量。

肾脏对血流量的减少的反应，是通过一系列

代偿性改变，以保护自身的灌注。在一定的血压范围内，肾脏可以保持几乎恒定的血流。如果血压降低，肾脏通过自动调节阻力，引起血管床扩张。即使血压下降，这些代偿机制也会通过降低阻力，以保持肾脏血流量恒定。这允许血流量选择性分流到肾血管床上。

实际上，如果患者尿液质量和数量正常，他们不会有休克。

另一个反映血流量供应的重要指标是脑灌注。充足脑血流量是必要的，包括正常的思维活动，意识水平都可用来评价休克患者血流量是否充足。

3. 直接测量血流方法

(1) 中心静脉压：置入中心静脉导管，可以准确测量右房压，有助于区分不同的休克类型。实际测量中，除了在极端情况下，在判断血容量时经常是不准确的，反而在血容量变化值的判断上更有意义，特别是在患者的急性液体复苏中。中心静脉压正常值是 4～12cmH_2O。中心静脉压低于正常值表示静脉系统充盈不足，前负荷减少，通常是由于脱水或低血容量（失血）所致，而中心静脉压高于正常值表示前负荷增加，由于全循环或泵衰竭（如因紧张性气胸、心脏压塞或心肌梗死等病因）引起的心源性休克。

一般来说，如果休克患者同时有全身动脉压低和中心静脉压低，休克是容量衰竭引起的。然而，如果中心静脉压高，动脉压低，休克不是容量衰竭，而是泵衰竭引起的。

(2) 血管通路：中心静脉置管通路通常选择锁骨下静脉、颈内静脉或股静脉。

① 锁骨下静脉通路：锁骨下静脉通路是创伤患者首选的入路，尤其是在颈椎状况不清楚的情况下。因为解剖结构的特点，超声引导可能很困难，所以不需要超声引导。由于置管手术需要无菌操作环境，所以在重症监护病房是一个理想的置管手术环境。锁骨下静脉通路相对安全，导管相关性感染发生率低于其他通路。风险主要包括穿刺动脉和气胸。

② 颈内静脉通路：颈内静脉或颈外静脉通路是麻醉科医生最常用的通路，最好在超声引导下建立。在手术室中，颈内静脉通路容易建立。但是，创伤患者建立颈内静脉通路有很大的危险，尤其是颈椎状况尚未明确情况下，其他通路可能是更好的选择。然而，颈内静脉通路建立有阻塞静脉的风险，特别是在重症监护室清醒的患者中，使得它的应用更加受限，并且患者也有更多的不适感。

③ 股静脉通路：股静脉通路容易建立，特别适合也用于静脉输液。然而，股静脉血栓形成的风险高，且导管相关性感染的风险高，留置时间不应超过 48h。风险包括导管置入腹腔。如果腹腔积血，置管过程中可见血液回抽，可能会对置管过程引起误导，错误地认为置管成功。使用超声引导可以减少导管置入手术的并发症。

(3) 全身动脉血压：全身动脉血压反映了外周血管阻力和心输出量的乘积。测量方法分为直接测量和间接测量。

间接测量血压是使用血压袖带和听诊器来测量收缩压和舒张压。

直接测量血压是将导管置入动脉血管内，直接测量压力。

在全身血管阻力增高的休克患者中，两种测量结果之间通常存在显著差异。在血管阻力增加的患者中，较低的袖带压并不一定意味着低血压。没有认识到这一点可能会导致严重的治疗错误。

不推荐使用肱动脉导管置入，监测动脉血压。因为会引起血栓形成，导致前臂及手缺血。

(4) 动脉压：右循环是一个无瓣膜系统，全部心输出量来自于经过右循环的血量。肺动脉压监测很少用于最初的液体复苏阶段。

(5) 心输出量：心输出量可以用热稀释技术测量[12]。热稀释肺动脉导管末端有一个热敏电阻。当一定容量的低温溶液注入右心房时，它随血流经过热敏电阻，导致温度瞬间下降。分析由此产生的温度曲线，并可计算流过热敏电阻的血流量（即心输出量）。通过测量肺动脉的混合静脉血氧饱和度，可以确定整个循环的氧摄取量。

（四）休克的复苏终点[13]

休克的最终测量一定是细胞水平的。最方便的测量方法是血气分析。PaO_2、$PaCO_2$、pH、碱剩余（base deficit，BD）和动脉乳酸的测定将提供氧输送和能量底物利用的信息。PaO_2 和 $PaCO_2$ 都是动脉血中氧气和二氧化碳的分压。如果 $PaCO_2$ 正常，说明有足够的肺泡通气。CO_2 是人体内最容易扩散的气体之一，不会过量产生或扩散不足。因此，它在血液中的分压直接反映肺泡通气。PaO_2 是血液中的氧分压，而不是氧含量。在血流量未知的情况下，血液中的氧分压并不能告诉我们单位时间内氧气向组织的输送速率。

动脉血气分析的数据可说明细胞代谢和氧利用情况，最重要的是可以反映血流量。pH 是氢离子浓度，可以方便快捷地测定。碱剩余也反映酸碱负荷。然而，pH、碱剩余和碳酸氢根是休克患者细胞代谢的重要指标。

在休克期，代谢发生了根本性的变化。当血流量充足时，葡萄糖和氧在糖代谢过程中产生高能磷酸键用于能量交换。有氧代谢过程会产生两种可以自由扩散的物质——CO_2 和水，两者通过肺和肾排出体外。有氧代谢是充分的，因此，在这个代谢过程中没有任何蓄积产物，从而获得更多的 ATP。

在休克期，当血流量不足时，3～5min 内细胞代谢会转变为无氧酵解。无氧代谢除了产生低效能量外，还会有其他不良后果。在无氧代谢的情况下，能量的获取是以积累氢离子、乳酸和丙酮酸为代价的，这些产物对正常生理有毒害作用。这些无氧代谢的产物可以被看作是“氧债”。体内有一定的缓冲能力，使这种“氧债”在一定范围内积累，但最终必须通过充足的血流量输送走。

酸中毒会造成明显生理代偿结果。随着氢离子的增加，氧合血红蛋白更容易解离；然而，氢离子也有明显的毒性。尽管氢离子有利于氧合血红蛋白的解离，但它不利于氧的输送。儿茶酚胺能加快心率，增加心肌收缩力，从而增加心输出量。然而，儿茶酚胺在 pH 中性或碱性情况下是有生理效应的。因此，pH 酸性使具有减少血流量效应的儿茶酚胺失活。乳酸酸中毒是评估失血量以及重症监护室数小时后液体复苏情况的最好独立因素。

（五）休克后期和多器官功能衰竭综合征

尽管创伤和休克所致脓毒症的主要后果是进展为多器官功能衰竭（见本书其他部分），但是需要回顾休克后发生的并发症，以便对休克的治疗进行讨论。

导致休克死亡的最终原因是能量衰竭，反映在氧气消耗（VO_2）低于 100ml/（min · m^2）。循环不足是导致能量衰竭的原因，再加上内毒素和内源性物质（如有毒氧化物）对细胞氧化磷酸化的损害。

休克时，无论是低血容量性还是脓毒症休克，能量都不足以满足细胞需要。在缺氧和细胞损伤的情况下，丙酮酸转化为乙酰辅酶 A（乙酰基 CoA）进入三羧酸循环的过程受限，导致乳酸蓄积，氧化还原反应衰竭。虽然乳酸通常被肝脏通过糖异生循环用于合成葡萄糖，但肝细胞损伤和循环不足，将导致肝糖异生不足。最终，一旦细胞发生不可逆的损伤，即使改善循环和氧输送也无法纠正乳酸酸中毒。

休克时，因为肝脏脂肪酸 β 氧化生成的酮体减少，导致血浆中游离脂肪酸和三酰甘油的浓度升高，从而抑制血浆中乙酰乙酸与 β- 羟丁酸的比例。

因此，休克期灌注不足的后果是功能逐渐丧失。功能丧失的速度取决于细胞转换代谢能力，即能将替代物质转换为能量的能力、增加血红蛋白摄取氧的能力，以及衰竭细胞和器官的代偿性协作能力，即血流量可以选择性地分流到更重要的器官、系统中。并非所有细胞都对休克同样敏感，也不是所有细胞在血液灌注恢复后，功能恢复都是相同的。当细胞功能受损时，由这些细胞组成的器官储备就会耗竭，出现器官功能受损。进而导致这些器官所组成的系统功能衰竭。多系统功能衰竭相继发生，最终导致机体的崩溃。

（六）休克的治疗

休克复苏的主要目标是早期建立足够的氧输送（oxygen delivery，DO_2）。DO_2 的计算变量是心输出量和动脉氧含量（arterial oxygen content，CaO_2）的乘积。

心输出量与体表面积的比值是心脏指数（cardiac index，CI），乘以 CaO_2，得到氧输送指数（oxygen delivery index，DO_2I）。正常的 DO_2I 约为 450ml/（min · m^2）。

CaO_2 和 DO_2I 的计算公式为：

$$CaO_2(ml \cdot O_2/dl) = [Hb](g/dl) \times 1.38ml \cdot O_2/gHb \times SaO_2(\%) + [PaO_2(mmHg) \times 0.003ml \cdot O_2/mmHg]$$

$$DO_2I\,[ml/(min \cdot m^2)] = CI\,[L/(min \cdot m^2)] \times CaO_2(ml/dl) \times 10dl/L$$

其中：Hb 为血红蛋白；SaO_2 为血氧饱和度；PaO_2 为动脉氧分压；0.003 为血中氧溶解度

早期研究表明，创伤患者的血流动力学是高动力状态。因此提出了基于 DO_2I 的大剂量液体复苏。随后的随机对照试验证实目标导向的大剂量液体复苏并不能改善预后，事实上，这种策略增加了急性冠状动脉综合征、MOF 和死亡。

休克复苏的最佳实践指南来自于“胶水科研基金”大型合作项目的结论，该项目为临床医疗提供了标准的操作流程。休克复苏的“胶水科研基金”项目建议使用 CI ＞ 3.8L/（min · m^2）作为复苏目标 [14]。

治疗开始前，鉴别休克不同病理生理机制非常重要。治疗的最终目的是恢复细胞有氧代谢。这需要恢复充足的含氧血流量（这取决于充足红细胞的氧合，即红细胞压积和心输出量）。还要确保气道通畅，控制通气以防止肺泡通气不足和氧合不足。

恢复最佳循环血容量，使用正性肌力药物和（或）血管加压素提高平均动脉压（mean arterial pressure，MAP），纠正酸碱紊乱和代谢缺陷以及防治脓毒症，对休克患者的治疗至关重要。

1. 氧气疗法

严重创伤、低血容量或脓毒症患者的需氧量可能超过正常值的 2 倍。然而，创伤休克患者通常无法产生所需的额外呼吸力，因此常因组织低氧血症而出现乳酸酸中毒，随后出现呼吸衰竭。轻症患者，氧气面罩就足以维持氧气输送到肺部。危重症患者，则需要气管插管和呼吸机辅助通气。判断患者是否需要气管插管和呼吸机辅助通气是非常重要的。早期插管远比发展为心力衰竭好。

(1) 气管插管的气道指征：气道梗阻；气道保护机制受损。

(2) 气管插管的呼吸指征：呼吸障碍（如脊髓或药物导致瘫痪）；潮气量＜ 5ml/kg。

(3) 机械通气的呼吸指征：供氧不足；FiO_2=40% 时，PaO_2 ＜ 60mmHg（7.9kPa）或者 SpO_2 ＜ 90%；过度通气：呼吸频率≥ 30 次 / 分；$PaCO_2$ ＞ 45mmHg（6kPa）伴有代谢性酸中毒，或者 $PaCO_2$ ＞ 50mmHg（6.6kPa）伴有正常 HCO_3^-。

(4) 气管插管的循环指征：充分液体复苏情况下，收缩压＜ 75mmHg 。

(5) 气管插管的神经系统指征：高位脊髓损伤导致呼吸障碍；昏迷（格拉斯哥昏迷评分＜ 9/15）。

(6) 气管插管的体温指征：核心体温＜ 32℃。

如果建立了呼吸机通气，呼吸的目标值就变得相对具体。

调节呼吸频率，达到 $PaCO_2$ 为 35～40mmHg（4.6～5.3kPa），以避免呼吸性碱中毒和氧离曲线左移，增加血红蛋白与氧的亲和力，并显著降低氧输送到组织，这将需要增加心脏输出量，以维持组织氧合。呼吸性碱中毒还会造成脑血管收缩，进一步减少中枢神经系统氧输送。因此，过度通气和低碳酸血症不再推荐为脑损伤的治疗方法。

动脉 PaO_2 应维持在 80～100mmHg（10.6～13.2kPa），尽可能降低吸入氧浓度。

用力呼吸会增加呼吸肌所需的血液供应，这

就减少了其他重要器官所必需的血流量，同时也会引起乳酸中毒。机械通气有助于纠正乳酸酸中毒。

2. 补液扩容治疗

适合于院内的治疗策略是输注成分血治疗方案。在院前，一些国家也实施这一治疗策略（主要是直升机紧急服务）。如果输注成分血治疗策略是可行的，则乳酸林格液等晶体液不推荐用于创伤患者的初始治疗。

低血压性复苏：1994 年，Bickell 等 [15] 的研究显示，躯干穿刺伤伴低血容量性休克患者，在运输过程中没有静脉输液，与那些接受常规液体复苏的患者比较，在急诊科评估，具有更高的生存率。生存率唯一有差异的是心脏压塞亚组。在动物研究中，静脉输液被证明可以抑制血小板聚集，稀释凝血因子，调节血栓的物理性质，并导致血压升高，而血压升高可以机械性地破坏血凝块。因此，限制液体复苏容量的好处可能是血压降低限制了失血量。然而，在群众创伤中心（非战场创伤中心），钝性伤是最常见的创伤，液体复苏不足会导致器官供血不足，氧输送不足，导致器官进一步损伤，尤其是创伤性脑损伤。因此，虽然理想的液体复苏方案尚不清楚，但对于未控制性出血的患者来说，无论是在战场环境中还是民用环境中，其最佳收缩压应该是 90mmHg，平均动脉压应该是 70mmHg。然而，Schreiber 等的院前研究推荐更低的收缩压，为 70mmHg[16]，创伤患者会获益。对心脏病患者和老年患者需实行更好的治疗方案。

3. 液体复苏治疗通路

静脉输液器材：原则上，对于所有的静脉输液管，输液管的长度越短，直径越大，流速就越快。对于相同管道孔径，中心静脉输液管，流速是降低的。

14G 外周输液管	全速
14G 20cm 中心静脉输液管	流速减少 33%
14G 70cm 中心静脉输液管	流速减少 50%

严重创伤或低血压患者至少需要两条输液通路。在所有低血容量性休克患者中，必须有两条大孔径的外周输液通路。中心静脉导管可用于监测，也可用于输血。监测通路应为中心静脉导管，最好选择锁骨下静脉通路。锁骨下静脉通路更具优势，因为其避免了颈部尚未清创，以及患者头部运动所带来的不良影响。颈内静脉和股静脉通路是不可取的，因为这些通路存在导管固定的问题，以及由于置管位置肢体活动，更容易引起脓毒症。

骨内输液器材：骨内输注是液体直接注入骨髓，提供一个不可折叠的进入静脉系统的通路。骨内输注仅用于紧急情况和战场情况，当静脉输液不能建立行时，可提供液体和药物输注通路。静脉、肌肉和骨内通路比较得出结论：对于儿童，骨内通路明显优于肌肉通路，并且与静脉通路相当 [17]。

成人建立骨内通路所需时间不到 1min，并且可以实现高达 125ml/min 的流速。骨内输液器材仅用于紧急复苏，应在 24h 内去除。

适合的骨内输液器材包括 B.I.G.® gun（Wais Med，Houston，TX，USA）和 EZ-IO®（Vidacare Corp.，San Antonio，TX，USA）。

4. 药物对血压的影响

每搏输出量由心室前负荷、后负荷和心肌收缩力决定。心室前负荷主要受循环血容量影响，但后负荷和心肌收缩力可以通过药物增强。当血压或心脏充盈压力正常或升高时，使用血管扩张药降低全身血管阻力是改善心输出量非常有效的方法，但目前不推荐用于急性创伤。

(1) 去甲肾上腺素：急性创伤的首选正性肌力药物是去甲肾上腺素。它是一种交感神经递质，具有强烈的正性肌力作用。它激活心肌 β 肾上腺素受体和血管 α 肾上腺素受体。它用于以全身血管阻力低，对液体复苏无反应为特点的休克和低血压的治疗。

(2) 肾上腺素：肾上腺素是一种具有 α 和 β 肾上腺素激动活性的天然儿茶酚胺。药理作用复杂，可产生以下心血管反应。

- 增加全身血管阻力。
- 升高收缩压和舒张压。
- 增加心脏电活动。
- 增加冠状动脉和脑血流。
- 增强心肌收缩力。
- 增加心肌耗氧量。

肾上腺素的主要获益作用是外周血管收缩，改善冠状动脉和脑血流。它作为一种正性传导和正性肌力药物。初始剂量为 0.03μg/（kg · min），逐渐增加剂量直至达到理想效果。

(3) 多巴胺：盐酸多巴胺是去甲肾上腺素的化学前体，以剂量依赖的方式刺激多巴胺受体、β_1 肾上腺素受体和 α 肾上腺素受体。小剂量多巴胺［＜ 3μg/（kg · min）］引起脑、肾和肠系膜血管扩张，静脉张力增加。尿量增加，但没有证据表明这对肾脏有任何保护作用。

然而，当剂量超过 10μg/（kg·min）时，α 肾上腺素作用占主导。这导致体循环、肺循环阻力增加，并且由于明显的动脉、内脏，还有静脉收缩，引起心脏前负荷增加，导致增加收缩压而不增加舒张压或心率。

多巴胺用于不伴有低血容量的低血压。

(4) 多巴酚丁胺：多巴酚丁胺是一种合成的拟交感神经胺，通过刺激心肌中的 β_1 和 α_1 肾上腺素受体具有正性肌力作用。多巴酚丁胺引起心输出量增加的同时也导致外周血管阻力降低。剂量小于 10μg/（kg · min）时，多巴酚丁胺比肾上腺素或异丙肾上腺素更不易诱发心动过速。大剂量可能产生心动过速。多巴酚丁胺增加心输出量，并不诱导释放去甲肾上腺素，从而不增加心肌耗氧量。多巴酚丁胺还增加冠状动脉血流量。小剂量多巴酚丁胺也被用作肾脏保护剂。很少有证据支持其单独使用，但作为大剂量肾上腺素的辅助用药，它可用于改善肾脏灌注。

与单用多巴胺相比，多巴酚丁胺和多巴胺联合使用，分别中等剂量［7.5μg/（kg · min）］，在维持动脉压的同时，不增加肺动脉楔压。

（七）休克的预后

休克患者的预后取决于休克的持续时间、潜在病因和重要器官的基础功能。早期发现并积极纠正循环障碍，明确病因并加以纠正，从而缩短病程，以获得最好的预后。

有时，休克对标准治疗没有反应。治疗效果差的休克需要了解持续性生理紊乱的潜在原因。这些可纠正的病因包括如下。

- 因液体复苏不足和对补液试验评估不足而导致的对液体丢失的认识不充分。
- 合并有心脏疾病时，对液体负荷的错误判断。
- 通气不足、肺气压伤、气胸或心脏压塞引起的低氧。
- 未识别或治疗不当的脓毒症。
- 未纠正的酸碱失衡或电解质紊乱。
- 内分泌衰竭，如肾上腺功能不全或甲状腺功能减退。
- 药物中毒。

（八）休克的推荐方案

1. 军事经验

最近伊拉克战争的军事经验显示“损伤控制性复苏”的价值[18]（另见第 6 章“损伤控制”）。军事经验显示损伤控制技术是从损伤发生时就开始应用，尽量缩短创伤和接受医疗的时间间隔，尽量减少使用常规输液、早期应用新鲜全血、早期复苏和早期损伤控制手术来控制出血和感染。全血在军事上的应用降低了成分血治疗带来的风险，也导致生存率提高。根据这一理念，平民休克治疗的方案也发生了变化，尽量减少晶体液复苏（限制性或有限的复苏；不是低血压性复苏）和早期使用血液和血液制品，以尽可能保持正常的凝血功能。

2. 初始复苏

A. 严重创伤患者引起休克［舒张压＜ 90mmHg 和（或）心率＞ 130 次 / 分］，起始阶段认为是失血性休克。治疗目的是通过手术控制出血和损伤控制复苏来控制损伤（另见第 6 章）。

B. 需要持续复苏的严重躯干创伤患者，在时间允许的情况下，应在急诊室放置中心静脉导管。

C. 早期中心静脉压＞ 15mmHg（在大量液体复苏前）提示心源性或心脏压塞性休克。

D. 尽管液体复苏，容量负荷，仍然存在中心静脉压＜ 10mmHg，提示活动性出血。复苏终点尚不确定。目前合理的办法是限制液体复苏（收缩压＜ 90mmHg 和心率＜ 130 次 /min），适度的容量负荷直到出血得以控制。

E. 有创伤性凝血病（trauma induced coagulopathy，TIC）风险的患者应该启动大量输血方案（另见第 5 章中“大出血 / 大量输血”部分）。

（郭　杨　董桂英　郭　维）

第 5 章 创伤输血
Transfusion in Trauma

输血和血液成分是创伤管理的基本组成部分，每年在美国输血的 1300 万单位血液中，约有 40% 用于紧急复苏。尽管如此，为创伤患者使用浓缩红细胞提供理论依据是有限的。

一、输血指征

（一）携氧能力

贫血是血液中携氧能力的降低，其定义为循环红细胞量的减少（女性降至 24ml/kg 以下，男性降至 26ml/kg 以下）。在血红蛋白水平＜7g/dl（4.0mmol/L）时将导致心输出量增加。随着氧气输送量的减少，携氧能力会增加，从而确保组织的持续氧供。如果血液系统和体温正常的人，可以在红细胞损失 80% 的情况下存活。维持 100% 氧合和正常代谢率时，氧气输送以维持足够的组织氧合作用的阈值是血细胞比容为 10%，血红蛋白水平为 3g/dl（1.8mmol/L）。

容量依赖性标志物（如血细胞比容和血红蛋白）是贫血的不敏感指标，因为输液后稀释对其值的影响较大，换言之，它们是相对值。

二、输液

（一）胶体

1. 淀粉溶液

淀粉溶液在活动性出血患者中禁止使用，因为淀粉溶液会耗尽抗血液病Ⅷ因子复合物，并且，因子的消耗和和稀释性凝血病可能使活动性出血患者更容易发生凝血障碍。羟乙基淀粉是钝挫伤后急性肾脏损伤和死亡的独立危险因素。

2. 白蛋白

尽管动物实验表明人类白蛋白可能适用于急性复苏，但尚未对其进行评估。2007 年进行的生理盐水与白蛋白液体评估（saline versus albumin fluid evaluation，SAFE）研究，在重症监护病房中测试了生理盐水与白蛋白的关系，表明白蛋白会导致创伤患者，特别是脑外伤（traumatic brain injury，TBI）患者的死亡率增加。创伤复苏中不常规使用白蛋白[1]。

（二）血液

1. 新鲜全血

人类是依赖于氧气的生物，氧气耗尽会在几分钟之内对机体造成严重的破坏。因此，尽管储存时间较长的血液不能很好地携带氧气，但在失血的患者中，输注红细胞以改善氧气的输送。军事和群众创伤研究的证据表明，新鲜全血在失血患者的复苏和生存中具有优势[2]。基本原理是新鲜全血比纯粹的氧气传输介质具有更多的功能，并可提供以下支持。

- 渗透压（来自血浆）。
- 凝血因子和血小板（platelets，PLT）。
- 温度动态平衡（来自温暖的循环液）。
- 新鲜全血的提供更接近自然比例的红细胞、血浆和血小板，更接近 37℃，以满足放血患者对氧气和渗透压的需求。

500ml 新鲜全血具有以下特点。

- 血细胞比容为 38%～50%。
- 50 000～400 000/mm^3 的全功能血小板。
- 被抗凝血药稀释的 100% 活性的凝血因子。
- 出色的携氧能力。

此外，新鲜红细胞的生存力和流动特性要优于储存的具有代谢耗竭和膜功能障碍的红细胞。但是，新鲜全血通常是不可用的。除非在大量健康、经过预先筛查的年轻血液携带者的军事环境中才可以使用。新鲜全血中凝血因子Ⅴ和Ⅷ的水平在采集后的 24h 中会迅速下降。然后下降速度减慢，7～14 天后达到临床正常水平以下。因为新鲜全血包含这些因素并且在纠正凝血病方面非常有效，因此建议大量输注。其他凝血因子在储存的血液中保持稳定。储存 3 天后，新鲜全血失去了大部分血小板。新鲜全血如果加温，需要在 24h 内输注，如果在 4℃条件下储存 48h，认为仍然是新鲜全血。

2. 包装的红细胞

以前的出血处理方法输注了过多的晶体，从而稀释了天然凝血因子，导致血液凝固不足 [3]。由于以下原因，这种额外的液体加剧了从受伤时刻开始的凝血病。

- 失温的血液和用较冷的液体代替，导致体温下降。
- 灌注不足，导致无氧代谢，乳酸产量增加，pH 降低。

体内的生化反应需要特定且狭窄的温度和 pH 范围才能进行。当组织 pH 低于 7.2 和温度低于 34℃时，即使存在所有凝血因子，凝血级联反应也不会进行。这些因素被称为创伤性凝血功能障碍（trauma induced coagulopathy，TIC），与弥散性血管内凝血功能障碍不同，弥散性血管内凝血功能障碍可在数小时或数天后发生，当时脓毒症加重了创伤的后果。

（三）成分治疗（血小板、新鲜冷冻血浆、冷冻沉淀）

1. 血小板

血小板计数下降的时间要晚于凝血因子的丧失。在温度高于 34℃时，低温对血小板黏附的影响大于对酶的影响，而温度低于 34℃时，低温对凝血的所有方面都有影响。一般认为，血小板输注的适应证如下。

- 预防：如果血小板计数＜ 15 000/mm^3。
- 手术前：血小板计数＜ 50 000/mm^3。
- 活动性出血：血小板计数＜ 10 0000/mm^3。
- 1 单位可使血小板计数增加 10 000/mm^3。

1（5 单位）百万单位单采血小板使血小板计数增加 50 000/mm^3。

2. 新鲜冷冻血浆

大量出血的创伤患者将需要尽早地输注新鲜冰冻血浆。这不同于大多数建议，后者是基于更加可控的情况，并且是基于计算机模拟的新鲜冰冻血浆量来避免过多的血浆稀释而影响止血效果，而新鲜冰冻血浆的数量是计算机模拟的。

当前证据表明，大多数患者每输血 1 单位将需要 1 单位冰冻血浆。1 单位的冰冻血浆也包含了来自其最初提取单位的血液的大部分柠檬酸抗凝剂。1 单位的冰冻血浆含有大约 0.5g 纤维蛋白原和正常水平的促凝剂和抗凝剂。溶剂洗涤剂相关的 / 冷冻干燥的血浆每单位携带的上述物质比冰冻血浆少 20%。潜在的优势如下。

- 它包含了所有的凝血因子，但不是所有的浓度都相同。
- 首选冷沉淀法，除纤维蛋白原、凝血因子和血友病因子外，大多数正常凝血因子含量为 50%。

3. 冷凝蛋白

冷凝蛋白包含纤维蛋白原，抗血友病因子 / Ⅷ因子复合物和纤维蛋白稳定因子ⅩⅢ。并非在所有创伤情况下都需要冷凝蛋白。1 单位（250ml）的冰冻血浆含有 0.5g 纤维蛋白原；1 单位的冷凝蛋白含有 0.25g 纤维蛋白原，但含量为 10ml（而不是 250ml）。因此，在大多数情况下，新鲜冰冻血浆可以满大部分有需求。但是，如果需要迅速输注大量纤维蛋白原，那么冷沉淀是有效的辅助手段。

CRYOSTAT 试验正在进行中：CRYOSTAT-1 是一项可行性研究，表明早期冷沉淀疗法在活动性出血期间可接受的血液纤维蛋白原水平，并且降低了研究中治疗组的死亡率。CRYOSTAT-2 测试早期冷沉淀（入院 90min 内）的效果与标准的输血疗法的比较，将于 2020 年完成。

4. 纤维蛋白原浓缩液

纤维蛋白原浓缩液可用于治疗创伤后获得性低纤维蛋白血症。在相关指南中缺乏关于创伤治疗的有效性和安全性的证据。

三、输血的影响及血制品

储存的浓缩红细胞的效果缺陷与储存时间成正比（美国食品药品管理局当前批准的存储解决方案最多可以存储 42 天），当快速或大量输注，或在危重患者中，这些缺陷具有更大的临床意义。

（一）代谢作用

- 在贮藏过程中，与贮藏有关的 ATP 降低预示着红细胞的变形和存活。
- 储存 7～10 天后，2, 3- 二磷酸甘油酸酯(2, 3-diphosphoglycerate，2, 3-DPG ）发生降解。2, 3-DPG 是一种影响血红蛋白对 O_2 亲和力的酶。储存 7 天后，血红蛋白的 O_2 转运能力下降了 2/3。输注后，添加到浓缩红细胞中的腺嘌呤可以体内恢复 2, 3-DPG 的水平。
- 在储藏过程中，红细胞被破坏后，细胞内蛋白的释放导致氨释放增加。

（二）微团聚体的影响

在输血过程中不再使用微过滤器来清除膜破裂后的微聚集物或红细胞碎片。但是，这仍然是有争议的。微聚集体是根据以下条件创建的。

- 红细胞膜的不稳定性会导致细胞破裂。
- 血沉棕黄层中微聚集体（血小板 / 白细胞 / 纤维蛋白碎片）的数量增加。
- 可发生肺气体交换受损、ARDS 和输血相关肺损伤（transfusion-related lung injury，TRALI）。
- 网状内皮系统（reticulo-endothelial system，RES）抑制。
- 网状内皮系统抑制。
- 血管活性物质的产生。
- 抗原刺激。
- 急性期反应。

（三）高钾血症

随着 Na^+/K^+ 泵效率的降低，血清中的血钾水平升高。输注血液中钾的浓度为＞ 40mmol/L。结果可能出现短暂的高钾血症，但通常不需要纠正。

（四）凝血异常

新鲜的冷冻血浆包含凝血级联反应的所有凝血因子。解冻后的血浆被新鲜冰冻血浆加热到 4℃并保存 5 天，此时间轴基于于因子Ⅴ和因子Ⅷ的生命周期。最近的研究表明，在这个温度下保存的解冻血浆能保持显著的凝血功能长达 14 天。

- 血小板减少和储存血液中因子Ⅴ和Ⅷ的丢失可能导致凝血功能障碍。血小板的半衰期很短，在储存 3～5 天后其功能通常很小。
- 凝血因子Ⅴ和Ⅷ水平在采集后 24h 内迅速下降。随之，下降速度逐渐减缓，直到 7～14 天低于临床正常水平。
- 浓缩红细胞不含血小板，因为血小板通常会从红细胞中分离出来，而且全血在储存 3 天后就会失去大部分血小板。如果血小板计数大于 30 000/mm^3，很少发生自发性出血。如此低的水平是在用 1～2 倍于总血容量的药物替代后出现的，可能是由于稀释所致。尽管如此，人体仍有大量血小板积存在脾、肝和内皮中，这些血小板在需要时会动员。
- 在全血中，血小板可能有助于形成微聚集物，从而找到进入肺部的途径。在密集的红细胞中它们的存在不太明显。由于几个供体捐献了单一的血小板，因此，输血集中的血小板有更大的感染风险。

尽早检测创伤引起的凝血功能障碍是很重要的，传统上使用凝血试验，如凝血酶原时间 / 国际标准化比率（prothrombin time/international ratio，PT/INR）、活化部分凝血酶时间（activated partial thromboplastin time，APTT）、纤维蛋白原浓度和血小板计数。然而，使用常规凝血试验（conventional coagulation test，CCT）监测创伤中血液成分的使用明显缺乏证据支持。越来越多地，通过黏弹性血液静力分析（viscoelastic haemostatic assays，VHA），如血栓弹性成像（TEG 或 RoTEM），指导血液成分的输注。这与外科出血得到控制最为相关；然而，面对持续出血，尽管手术控制，可能需要凭经验给予血液制品。VHA 可在在几分钟内出结果。

（五）其他输血风险

1. 输血传播的感染

• 甲型、乙型、丙型和丁型肝炎。

• HIV 的“窗口期”。

• 巨细胞病毒。

• 输血后 7～10 天可能出现非典型单核细胞增多症和温度波动。

• 疟疾。

• 布鲁菌病。

• 耶尔森菌。

• 梅毒。

2. 溶血性输血反应

• 不相容性：ABO、恒河猴（血型）和其他 26 种表面抗原（筛选这些抗原）。

• 用于非常冷的血液、过热的血液或加压的血液。

• 立即全身反应（血浆）。

3. 免疫并发症

• 严重的不兼容反应（通常是由于管理错误而导致的“错误血液”引起的）。

• 移植物抗宿主病：TRALI。

• 免疫调节：移植和肿瘤患者的报告提供了证据，输血诱导了受体的调节性免疫反应，增加了抑制 T 细胞和辅助 T 细胞的比例。这些变化可能使创伤患者更容易受到感染。

4. 与止血失败有关的因素

• 体温过低：血液在 4℃条件下储存，但人体温度为 37℃，因此人体需要提供 1255kJ 的能量才能将每单位血液加热到体温。

• 酸中毒（柠檬酸和乳酸）。

• 稀释、消耗和减少红细胞和血小板的产生。

• 弥漫性血管内凝血：循环中存在凝血因子和血小板的消耗，这些凝血因子和血小板被困在纤维蛋白沉积而产生的微血管血栓中。

• 外源性：组织凝血活酶，如钝性创伤和手术以及烧伤。

• 内源性：内皮损伤、内毒素、体温过低、缺氧、酸中毒和血小板活化。

• 纤维蛋白溶解。

• 消耗红细胞和血小板。

• 蛋白 C 活化。

尽管上面列举了很多，但关于浓缩红细胞输血风险的证据有限，尽管浓缩红细胞输血是以下情况的独立危险因素。

• 医院感染增加（伤口感染、肺炎、败血症）。

• 多器官功能衰竭和全身炎症反应综合征。

• 重症监护病房和医院住院时间延长，并发症增加和死亡率增加。

• 红细胞输血的预处理白细胞减少了并发症的发生率，一些研究表明减少了感染性并发症。

• 输血与 TRALI 和 ARDS 之间存在关系。

• 输血以及浓缩红细胞和新鲜冰冻血浆增加了创伤患者发生 DVT 的风险。

输血有不良反应，其中一些作用是“不好的”，我们应该在大多数患者中合理和限制使用它。在创伤性出血中，目前还没有好的替代方法，优先平衡输血作为止血复苏的一部分，以确保凝血和氧合。不那么“不好的”的血液可能是新鲜冰冻血浆，它的替代成分输血（相当于全血的重建）。然而，新鲜冰冻血浆在军事范围之外一般不提供，在民事实践中可能难以获得。

四、当前的最佳输血实践

（一）始初反应

1. 积极开展出血的诊断和治疗。

2. 滴定给药液体以保持低于正常血压（低血压复苏），直到控制了出血（见第 6 章）。

3. 测量并密切跟踪血清乳酸和动脉 pH 作为全身灌注状态的指标。

• 如果正常，尝试维持灌注。

• 如果异常，尝试在不升高血压和加重出血的情况下逐步改善。

4. 保持体温正常。

5. 控制机械通气，使氧气饱和度达到 99%～100%，并保持潮气末二氧化碳正常水平。

6. 在控制出血时，目标血红蛋白的目标是 7～9g/dl（4～5.5mmol/L）和正常的凝血酶原时间。考虑在老年患者和患有缺血性疾病的患者中保持较高的血红蛋白浓度。

7. 如果有可能大量输血，从一开始就尽力保持全血的成分。使用早期红细胞、血浆和血小板输注。

目前，血压和心率是现场和急诊科对休克复苏的标准监护指标，当二者与血清乳酸或基值过量（基值不足）相关时也适用。然而，两者都是早期补偿性休克的不敏感标记；为了避免复苏不足和过度复苏，需要替代监测仪来评估组织灌注的充分性。我们面临的挑战是尽早发现那些对早期干预没有反应的患者。盲目和积极的容量负荷，希望血压和心率正常化，而不适当强调控制出血，设置了所谓的血腥恶性循环、腹腔间隔综合征或 MOF 的阶段。

（二）减少输血需求

血液是一种稀缺（且昂贵）的资源，也不是普遍安全的。减少输血的需要是限制并发症的最佳方法。

- 治疗原因，即停止出血，避免体温过低和酸中毒。
- 及时治疗损伤和并发症。没有证据支持使用新鲜冰冻血浆、血小板等预防治疗[5]，然而，在大规模输血中，更换成分变得非常重要。
- 在重症监护室遵循严格的输血原则。一项大型多中心试验证明，采用限制性输血策略和输血阈值为 7g/dl（5mmol/L）血红蛋白的危重患者的死亡率显著降低[6]。然而，这是假设正常血容量，没有持续出血，没有预先存在的心血管疾病或严重的脑损伤。
- 培养抢救细胞功能的能力。

（三）输血阈值

没有Ⅰ级证据表明创伤患者输血的理想指标。一般来说，以下准则适用[7]。

1. 确认血红蛋白低于 7g/dl（5mmol/L）或红细胞压积低于 21% 的危重患者。

2. 如果血红蛋白低于 7g/dl，则宜用浓缩红细胞输血[8]。对于严重心血管疾病患者和外伤患者持续出血或血流动力学不稳定的患者，较高的阈值 8～10g/dl（6～7mmol/L）是合适的，尽管这仍是 TRICC 研究的非循证推论，该研究明确排除了积极出血患者。

3. 如果血红蛋白低于 7g/dl，请评估患者是否存在低血容量。如果发现这种情况，给予静脉输液以达到正常血容量，并重新评估血红蛋白水平。

4. 如果患者没有血容量过低，确定是否有证据显示氧气输送受损。

5. 如果氧气输送受损，可以考虑使用 Vigileo®（Edwards Life Sciences，Irvine，CA）或类似的监测器进行心输出量监测。

6. 如果不存在氧气输送受损的情况，请适当地监测血红蛋白。

（四）输血率

虽然原则在很大程度上倾向于新鲜全血，但在大多数一般情况下，输血是最可行的替代办法。

军事创伤研究表明[9]，将浓缩红细胞、新鲜冰冻血浆、血小板以 1∶1∶1 的比例输注，会危及生命，但唯一的随机临床试验未能在 2h 或 30 天时提高生存率。

然而，红细胞与新鲜冰冻血浆的最佳比例仍然存在争议。目前，红细胞、新鲜冰冻血浆、血小板为 1∶1∶1 的比例似乎是合理的[10, 11]。如果提供单采血小板（通常包含 5 或 6 单位的血小板），这个比例将变为 5∶5∶1 或 6∶6∶1。

（五）增强凝血功能的辅助药物

作为创伤患者复苏的一部分，提供辅助物以增强凝血引起了广泛的兴趣。

1. 重组活性因子Ⅶ（recombinant activated factor Ⅶ，rFⅦa）

人们的兴趣集中在重组活化因子Ⅶa（recombinant activated factor Ⅶa，rⅦa®）

(NovoSeven)。它最初是作为一种治疗血友病的辅助手段而开发的。然而，在它成功地被用于控制创伤患者的出血之后，人们对它的使用产生了很大的兴趣。2005 年的一项大型多中心试验显示[12]，钝伤患者的输血需求减少，并且该药物已被广泛“标示外”使用。2008 年的一项进一步大型试验显示，钝性损伤患者血液制品使用量减少 3.6 单位，但研究样本太小，无法显示死亡率或穿透性损伤的显著性[13]。因此，rFⅦa 没有得到广泛使用，但在某些国家和某些军事情况下仍在使用。合适的建议显示在表 5-1 中。

2. 氨甲环酸

氨甲环酸可用于长期出血（根据经验）或有高纤溶迹象（使用 TEG 或 RoTEM 测量，见下文）。

CRASH-2 试验显示表明使用氨甲环酸可以显著降低死亡率[14]；然而，尽管该试验涉及了非常多的受试者，只有不到一半的患者需要输血红细胞，在那些接受输血的患者中，两组使用了相同数量的血液，而两组的死亡率与其他研究中没有相关性。此外，没有损伤严重程度的比较。在军事背景下使用氨甲环酸的研究表明，凝血和存活率得到了改善，尤其是在那些需要大量输血的患者中（MATTERs 研究）[15]。

但是，最近的一项研究表明，大多数受重伤的患者都发生了纤维蛋白溶解关闭（即变为高凝状态），因此氨甲环酸可能没有效果[16]。当在城市环境中使用并且可以进入主要的创伤中心时，没有显示出明显的益处[17]。氨甲环酸治疗与血管闭塞事件风险增加之间的关联仍然未知。目前以下情况建议使用氨甲环酸。

- 受伤后 3h 内。
- 在 10min 内以 1g 的剂量静脉内给药，然后在 8h 内以 1g 的剂量静脉内给药。
- 在患有严重失血性休克（舒张压＜ 75mmHg）的成年创伤患者中，具有已知的纤维蛋白溶解预测因子或通过 TEG 证实的纤维蛋白溶解（LY30）[18]。

3. 去氨加压素

去氨加压素（Desmopressin，DDAVP）可增强血小板功能，仅适用于继发于血小板抑制药，如阿司匹林、氯吡格雷、替格瑞洛、普拉格雷等，肾或肝衰竭，血友病 A 和血管性血友病的功能性血小板疾病。

表 5-1 重组活化因子Ⅶ在创伤中的使用指南

定义

该指南描述了在大量出血或需要输入大量输血方案的创伤后使用 rFⅦa 作为辅助治疗凝血病的方法。

问题

第 6 和第 12 单位输血完成后，血库将立即发出所需的 rFⅦa 以进行管理。

局限性

rFⅦa 应该仅用于：

- 如果所有的手术出血都得到了控制
- 在活动性出血的存在下
- 在可能的情况下，应该使用血栓弹性成像
- 尽管有新鲜冷冻血浆，但增加的反应时间
- 输血后＞ 6 单位血液
- 如果血小板计数＞ 50000/mm^3
- 如果 pH ＞ 7.2
- 如果温度＞ 34℃

血液标本

弥散性血管内凝血功能筛查：

- 全血细胞计数和血小板
- 纤维蛋白原
- 血栓弹力图或旋转血栓弹力图，或者如果不可用
- 凝血酶原时间、活化部分凝血活酶时间、凝血酶时间、国际标准化比率、D- 二聚体

剂量

rFⅦa 的剂量应为 90μg/kg，但可能高达 120μg/kg：

- 四舍五入至最接近的 1.2mg（例如：一个 75kg 男性接受 75×90μg/kg = 6.75mg rFⅦa。四舍五入至 7.2mg）

如果患者继续出血：

- 从第 1 次给药后 1h 和 3h 后重复给药
- 第 12 单位输血完成后重复剂量

管理终点

第一：

- 停止出血
  或
- 三剂

（六）凝血状态监测：传统检验和黏弹性血液静力分析

理想情况下，血液成分的使用应该在实验室凝血功能测试的指导下进行。这是个性化医疗

概念的一部分，或者在创伤治疗中作为目标导向治疗概念的一部分，只给患者需要的东西，避免不必要的输血。根据基于细胞的模型，血液淤滞被描述为起始、扩增和增殖阶段，从凝块形成到凝块溶解，所有的循环血浆和细胞成分都参与其中。凝血酶的产生对于血凝块发育和强度至关重要。它主要发生在活化的血小板表面，因此，血小板和凝血酶的产生与凝血病的发展密切相关。

1. 传统检验

• INR：外源性。

• 部分凝血活酶时间（partial thromboplastin time，PTT）：内源性。

• D- 二聚体值（纤维蛋白溶解）。

如果经常进行，上述所有方法都具有成本效益，但是将标本加热到体内正常温度 37℃，都是费时的。因此，常规方法不适用于低温创伤的患者，该患者的凝血状态随 pH 和温度的变化而迅速变化。因此，TEG/RoTEM 更有效地覆盖创伤患者的评估需求，并为目标导向止血提供辅助手段。

2. VHA：TEG/RoTEM[19, 20]

VHA 技术的结果是一个可视化或跟踪的概要文件，以及具有参考价值的变量，见图 5–1A、B。简单地说，采集的全血样本放在一个特殊设计的小杯子（大约 1ml）中。杯中悬挂着一根连接到检测器系统的针（TEG 中的扭力线，RoTEM

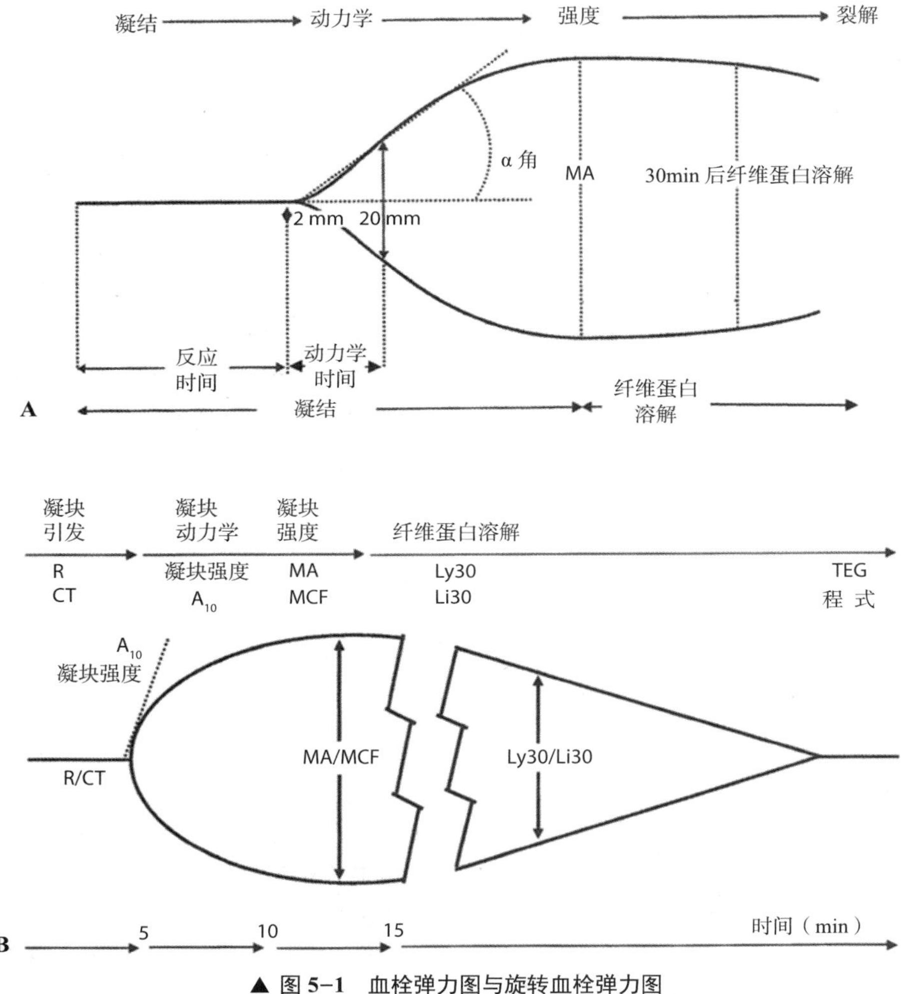

▲ **图 5–1 血栓弹力图与旋转血栓弹力图**

A. 血栓弹力图（TEG）；B. 旋转血栓弹力图（RoTEN）

A_{10}. 10min 后振幅；CT. 凝血时间；R. 反应时间；Ly30/Li30. 30min 后纤维蛋白溶解；MA. 最大振幅；MCF. 最大的凝块硬度

中的光学检测器），杯和针通过杯中（TEG）或针（RoTEM）的运动相互摆动。当杯和针之间形成纤维蛋白串时，在针处检测到杯到针的传输旋转（TEG）或针的旋转阻抗（RoTEM），并产生如图 5-2 所示。标准检测方法是 TEG 中的高岭土激活，RapidTEG® 中的高岭土 + 组织因子，RoTEM 中的 ExTEM 和 InTEM 检测中的组织因子或高岭土激活，这两种技术中都有其他专用检测方法。可以在 TEG 的功能性纤维蛋白原测定法和 RoTEM 的 FibTEM 测定法中评估纤维蛋白原对血栓强度的贡献。VHAs 是一种便携式的床头设备，但在标准化的实验室中由熟练的技术人员运行这些设备有几个优点。

结果可在 3～10min 内以曲线形式显示（图 5-1A 或 B）。可以测量几个参数（表 5-2）。

- R 时间（反应时间）/ 凝血时间：从将血液放入杯中开始直到形成血块的等待时间。
- α 角——凝块强度逐渐增加。
- K 时间（运动时间）：运动时间从反应时间结束处开始，并在曲线的振幅为 20mm 时结束。
- MA（最大振幅）：最大凝块强度。
- Ly30～30min 后的溶栓量，以 MA 的百分比表示。

VHA 允许进行针对目标的止血疗法，从而仅根据需要进行治疗。有关几种国际验证算法之一，请参见表 5-3。此外，可以确定出血是外科手术还是凝结性 / 病理性出血，缺少哪些凝血因子，血小板功能以及纤维蛋白溶解是否正常发展。根据结果，可以合理地输血、凝血因子和其他药物。

TEG 可为复苏过程中的决策提供实质性支持，因为它可提供有关创伤患者凝血状态的实时准确信息，并有助于区分病理异常和可手术纠正的出血。

五、自体输血

术中和术后的血液回收和减少输血的替代方法可显著减少同种异体血的使用。

自体输血消除了不相容的风险和交叉配型的需要；也消除了捐赠者传播疾病的风险。自体输血是一种既安全又经济的方法，既能维持红细胞的量，又能降低对血库的需求。然而，创伤患者的自体血液回收在实践中具有挑战性，因为在创伤患者中，自体输血通常需要收集流入伤口、体腔（尤其是胸部）和引流管的血液。

现代自体输血装置基本上有两种类型。

- 血液采集　采集到的血液，用肝素或柠檬酸盐抗凝，然后通过一个系统进行清洗和离心，然后再回输血液。

滤过后回输的劳动强度较低，可快速提供输血用血。全血含有血小板和蛋白质，完好无损的回输到患者体内，但游离血红蛋白和促凝剂也一

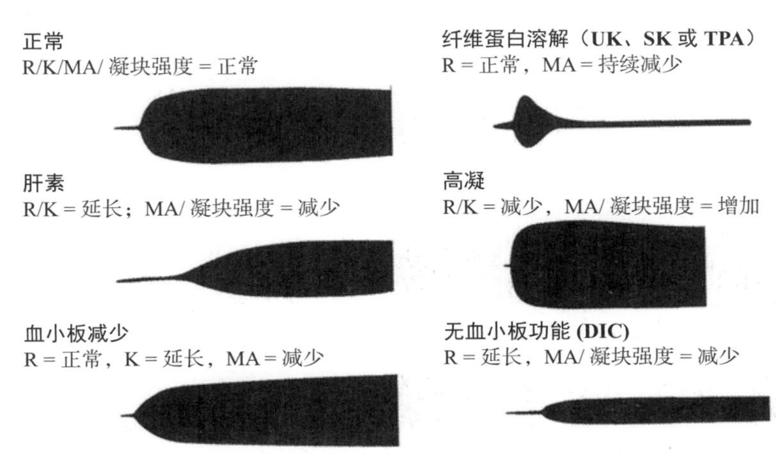

▲ 图 5-2　血栓弹力图的异常外观

DIC. 弥散性血管内凝血病；K. 动力学时间；MA. 最大振幅；R. 反应时间；SK. 链激酶；TPA. 组织纤溶酶原激活剂；UK. 尿激酶

表 5-2 TEG 和 RoTEM 参数解释

测 量	TEG 参数（正常范围）	ROTEM 参数（正常范围）
凝血因子活性	R 时间（3～8min）	CT_{EXTEM}（38～79s） CT_{INTEM}（100～240s）
达到最大血凝强度的动力学	K 时间（1～3mm）	
凝块强度增加率	α 角（55～69°）	$A10_{EXTEM}$（43～65mm）
凝块的最大强度	最大振幅（51～69mm）	MCF_{EXTEM}（50～72mm）
30min 时的纤维蛋白溶解	30min 后纤维蛋白溶解（＜4%）	30min 后纤维蛋白溶解（94%～100%）
纤维蛋白原活性（水平）	FF_{MA}（14～24mm）	FibTEM 最大的凝块硬度（9～16mm）

FF_{MA}. 功能性纤维蛋白原；A_{10}. 10min 后振幅；Fib. 纤维蛋白质；MCF. 最大凝块硬度

表 5-3 基于 TEG 和 ROTEM 的止血产品和药物的目标导向管理

TEG	RoTEM	凝血障碍	治疗方案
R 10～14min	ExTEM CT 80～100s InTEM CT 200～240s	凝血因子↓	FFP 20ml/kg
R ＞ 14min	ExTEM CT ＞ 100s InTEM CT ＞ 240s	凝血因子↓↓	FFP 30ml/kg rFⅦA（请参阅表 5-1）
FF_{MA} 7～14mm	FibTEM MCF 6～9mm	纤维蛋白原↓	FFP 20ml/kg 或 低温沉淀 3ml/kg 或 纤维蛋白原浓缩物 20mg/kg
FF_{MA} 0～7mm	FibTEM MCF 0～6mm	纤维蛋白原↓↓	FFP 30ml/kg 或 低温沉淀 5ml/kg 或 纤维蛋白原浓缩物 30g/kg
K（运动）时间 ＞ 4min	＞ 4min		低温沉淀 5ml/kg 或 纤维蛋白原浓缩物 30mg/kg 或 rFⅦA（请参阅表 5-1）
α 角	＜ 65°		低温沉淀 5ml/kg 或 纤维蛋白原浓缩物 30mg/kg 或 DDAVP
MA 45～49mm 和 FF_{MA} ＞ 14mm	ExTEM A_{10} 35～42mm 并且 FibTEM ≥ 10mm ExTEM MCF ＜ 50mm 并且 FibTEM ≥ 10mm	血小板↓	血小板 5ml/kg
MA ＜ 45mm 和 FF_{MA} ＞ 14mm	ExTEM A_{10} ＜ 35mm 并且 FibTEM ≥ 10mm	血小板↓↓	血小板 10ml/kg
Ly30 ＞ 3（～8）%	ExTEM Li 30 ＜ 94%	高纤蛋白溶解	TXA 10Gm 或 10～20mg/kg
R Hep 的差异 TEG 与标准 TEG R ＞ 2min	透射电镜 CT ＞ 1，25	肝素化	鱼精蛋白 50～100mg 或 FFP 10～20ml/kg

TXA. 氨甲环酸；FFP. 新鲜冷冻血浆；rFⅦA. 重组因子Ⅶa

起被回输到体内。回收的血液中有很大一部分被回输到患者体内，最新的设备不需要将血液与抗凝溶液混合。当使用自体输血装置时，串联的过滤器是必不可少的，这些过滤器可以在收集和回输过程中去除粗颗粒和大的凝聚块，从而减少微栓塞[21]。

- 细胞清洗和离心技术：需要一台机器，通常需要一个技术员作为专一的操作员。后一个要求可能会限制这种设备在日常实践中的实用性。细胞洗涤程序产生悬浮在生理盐水中的红细胞，红细胞比容为55%～60%。该溶液相对不含游离血红蛋白、促凝剂和细菌。然而，已经证实细菌会黏附于血红蛋白分子中的铁粒子，因此洗涤并不能消除感染的风险。

一定程度上，系统越简单，发生问题的可能性就越小。在可选择的情况下，护士、技术人员或麻醉人员可参与自体输血过程。在没有额外人员的紧急情况下，这种参与可能是不可能的。处理回收红细胞的系统可能需要经过培训的技术人员，尤其是在这种技术不经常使用的情况下。

实际上，与腹腔出血相比，由于胸腔内是无菌的，胸腔出血似乎是立即自体输血的理想选择，腹腔出血时内脏损伤和污染可能共存。最简单有效的方法是使用无菌胸腔引流容器。用添加1000U肝素的生理盐水在胸腔引流管的末端形成液体阀门。回收瓶的内容物可以悬挂起来（使用微滤器收集微聚集物）立即静脉回输。

在细菌或肿瘤细胞污染的情况下，一般禁止自体输血，如肠开放、感染的人造血管等，除非没有其他红细胞来源，而且患者有生命危险。然而，有几项研究表明，这种做法可能不像以前认为的那样不合理[22]。

血液细胞回收技术已被证明在某些创伤患者（如脾外伤伴严重失血）成本效益方面是有用的，但需要进一步的研究来阐明适应证。

六、红细胞替代品[23]

理想的浓缩红细胞替代品价格便宜，保质期长，具有普遍的相容性和良好的耐受性，并且具有与血液相同的氧气输送特性。为了找到一种合适的替代品，人们已经做了大量的努力，这种替代品基本上可以作为人工氧气载体来处理。人工氧载体可分为全氟化碳乳液和修饰的血红蛋白溶液。天然血红蛋白分子需要进行修饰，以降低其O_2亲和力，并防止天然α_2–β_2四聚体快速分解为α_2–β_2二聚体。

（一）全氟碳化物

全氟碳化物是一种完全惰性、低黏度但能溶解大量气体的碳–氟化合物。它们不与水混合，因此需要作为乳液生产。与血红蛋白的S形关系不同，它们与O_2呈线性关系；因此，它们的功效依赖于维持较高的PaO_2；然而，全氟碳化物能很好地释放氧气。它们不扩大血管内容积，但是可使网状内皮系统负荷过重，只能少量给予。它们一度被认为是有潜力的，但到目前为止还没有发现比晶体溶液有更多的益处，尤其是不良反应的发生率很高。

（二）血红蛋白溶液

尽管游离血红蛋白可以将氧气从红细胞膜转运出去，但它毒性太大，不适合临床应用。已经开发新技术，以消除对红细胞膜的需要，并创造基于血红蛋白的氧气载体（haemoglobin–based oxygen carrier，HBOC）。

1. 脂质体血红蛋白溶液

这是基于血红蛋白在脂质体中的包封。磷脂和胆固醇在血红蛋白存在下的混合产生一个以血红蛋白为中心的球体。这些脂质体的氧解离曲线与红细胞相似，低黏度和给药可瞬间产生高循环水平的血红蛋白。

氧气载体相关的问题与血管舒缩张力的影响有关，这似乎受到了载体与一氧化氮的相互作用的调节，导致了显著的血管收缩。

2. 聚合血红蛋白溶液（人–过期/牛红细胞）

血红蛋白分子的交联技术已经开发出来，最初是双阿司匹林交联，最近是血红蛋白聚合物。人和牛的血红蛋白都被使用过。

在过去的10年里，人们对合成血红蛋白溶

液的开发进行了大量的研究。牛源性血红蛋白（血红蛋白多聚体）在南非被批准用于临床。目前，这些产品还没有被授权用于创伤患者。

修饰的血红蛋白溶液和聚合氯化铁溶液的 O_2 输运特性有着根本的不同（表 5–3）。血红蛋白溶液的 O_2 解离曲线与血液相似，而聚合氯化铁乳液的特征是氧分压与 O_2 含量呈线性关系。因此，血红蛋白溶液提供与血液相似的氧气传输和卸载特性。这意味着在动脉氧分压相对较低的情况下，大量的氧气被输送。相比之下，聚合氯化铁乳液需要相对较高的动脉氧分压，以最大限度增加 O_2 运输（图 5–2）。

请注意，5% 的氧气可以通过血液和全氟碳化物排出，全氟碳化物的氧气排出比血液输送的氧气排出更彻底（图 5–3 和表 5–4）。

（三）未来发展

最近几年对氧纳米气泡的应用的研究在逆转肿瘤缺氧方面取得了有希望的结果，增强了治疗的有效性。纳米工程可能开辟了目前无法想象的将氧气转移到缺氧组织的新途径。

七、大出血 / 大量输血 [24]

（一）定义

血容量约为 70ml/kg。大量输血被定义为：

- 在不到 6h 内更换 100% 的患者血容量。
- 在 1h 内给予患者 50% 的血容量。

当失血量超过每分钟 150ml 或 20min 内超过血容量的 50% 时，有死亡的危险。每一个创伤单位都应该有一个大规模输血的政策，一旦一个潜在的患者入院，就应该立即启动。

与大量输血的最初阶段密切相关的还有酸中毒、低体温和低钙血症等潜在并发症。低体温（＜ 34℃）会导致血小板封闭，抑制血小板因子的释放，这些因子在内源性凝血途径中很重要。此外，它始终与创伤患者的不良预后相关。由于在现场和急诊室的暴露，以及在室温下储存的复苏液的使用，核心体温经常会在不知不觉中下降。

碳酸氢钠在全身性酸中毒治疗中的应用仍然

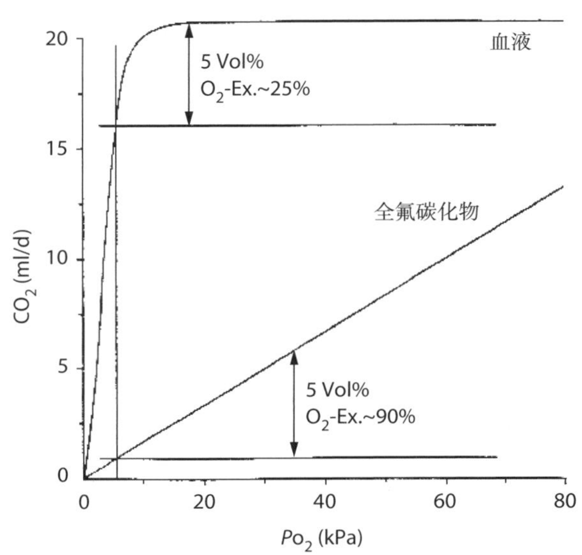

▲ 图 5–3 血红蛋白和全氟碳化物的氧转运特性

表 5–4 基于血红蛋白方案与基于聚合氯化铁方案相比的优缺点

基于血红蛋白方案	基于 PFC 方案
优点 • 携带与释放 O_2 • 少且轻微的不良反应 • 无已知器官毒性	优点 • 携带与释放 O_2 • S 形 O_2 解离曲线 • 为达最大效价 100%FiO_2 不是强制要求 • 易于测量
缺点 • 为达最大效价 100%FiO_2 是强制要求 • 额外的胶体通常是必要的，有潜在的副作用	缺点 • 不良反应 – 血管收缩 – 对实验室方法的干扰（比色法）

存在争议。使用碳酸氢钠可导致氧血红蛋白解离曲线左移，降低组织氧提取，并可能因产生二氧化碳加重细胞内酸中毒。酸中毒性创伤患者使用碳酸氢钠与死亡率增加有关 [25]。

由柠檬酸盐结合离子钙引起的低钙血症直到输血速度超过每分钟 100ml 时才会发生，相当于每 5 分钟 1 单位。血清离子钙水平降低在凝血功能受损前会降低心肌功能。对于心电图显示 QT 间期延长的病例，或者在极少数情况下，对于大量输血期间出现不明原因低血压的病例，或者在血气结果中活性（离子化）分数＞ 1mmol/L 时，应备用葡萄糖酸钙或氯化钙。

（二）大量输血方案

一个包含多个医院科室（外科、血库、重症监护室、麻醉科）的协调行动预案在大出血创伤患者到达时被激活。该方案规定了人员的角色、要采取的措施以及要输血的药物和血液制品。目标就是提高这些患者的生存率。这些预案的基础是最近从现代战场上获得的知识，这极大地改变

表 5-5　大量输血指南

定义

- 在不到 6h 内替换患者 100% 的血容量。
- 在 1h 内给予患者 50% 的血容量替代。

启动

在向患者发放 2 单位压积红细胞后，并在任何 24h 内要求再提供 4 单位或更多血液时，血库将自动激活流程方案。可以使用一项包含脉搏＞ 120/min 和血压＜ 90mmHg 和腹部游离血的前瞻性工具。

也可以由主治医师决定启动流程。

启动流程必须基于入院时可用的标准，而不是基于数小时后计算的参数（如失血），因为此时挽救可能为零。

血液标本

血型鉴定和交叉配型：

- 在任何地方如果有去除白细胞的血液都应该使用。
- 交叉配血（如有）。
- 非配型的 O 型血。

需要以下最基本的血液检查

- 包括血小板的全血计数。
- 凝血酶原时间、活化部分凝血活酶时间、凝血酶时间、国际标准化比值、纤维蛋白原、D- 二聚体、血栓弹力图（TEG）或旋转血栓弹力图（RoTEM）。

每输 6 单位血后，需要：

- 重复基本的血液检查。
- 全套血栓弹力图或旋转血栓弹力图。

避免低温（患者和输液）

- 使用合适的血液加热器。
- 使用合适的取暖装置使患者保持温暖。
- 保持温暖的环境。

血液和血液制品

血库将发出以下产品（作为 2 或 6 单位的“大容量输血包”）的一部分：注意：多个“2 单位包”更可取，因为如果“冷链”完好无损，它们可以退回。

- 使用最新鲜血液的 2 或 6 单位的压积红细胞。
- 2 单位或 6 单位解冻新鲜冰冻血浆。
- 2 单位或 5/6 单位血小板（单采单位，因实验室条件而异）。

或者

- 每 5～6 单位的血液。
- 一个血小板单采单位（“血小板巨单位”）。注：可能是 5 或 6 单位的血小板汇集。

输注

不建议使用微聚集过滤器

一旦开始输注“大输血袋”血液，按 1∶1∶1 的比例输注（红细胞∶新鲜冰冻血浆∶血小板）或 6∶6∶1/5∶5∶1/4∶4∶1（红细胞∶新鲜冰冻血浆∶单采巨血小板单位，取决于对巨血小板单位的当地解释）。每 6 单位红细胞输注后，如果持续出血或需要输血：

- 如果凝血酶原时间或活化部分凝血活酶时间大于正常值的 1.5 倍或根据 TEG/RoTEM，再给予 4 个单位的新鲜冰冻血浆。
- 如果纤维蛋白原＜ 1g/L 或根据血栓弹力图 / 旋转血栓弹力图，给予 10 单位冷沉淀。
- 仅在上述额外剂量的情况下，才给予 10ml 10% 氯化钙。
- 如果血小板计数＜ 75000/mm^3，则至少提供 1 个巨大单位的血小板。

尽快将所有未使用的“大量输血包”送回血库。

（续表）

输血终点
- 任何活动的外科出血已经控制。
- 不再需要红细胞。
- 体温＞ 35℃。
- pH ＞ 7.3。
- 纤维蛋白原＞ 1.5g/L。
- 国际标准化比率优于 1.5，凝血酶原时间小于 16s，活化部分凝血活酶时间＜ 42s。
- 血红蛋白 8～10g/dl（4～6mmol/L）。

了我们管理这些患者的方式（表 5-5）。

八、创伤止血辅助剂

（一）概述

止血物质可用于创伤外科手术后止血，以保护伤口表面。组织黏合剂可单独使用或与其他止血措施结合使用。

使用黏合剂的主要适应证如下。

- 阻止轻微渗血。
- 保护伤口以防止随后出血。

有各种形式的纤维蛋白密封剂适用于治疗损伤，尤其是实质性器官。不同的表现形式使一些适合于浅表出血表面，而另一些则更容易用于深部裂伤。有些是现成可用的，而另一些则是需要耗时准备的。重要的是外科医生要知道有哪些止血剂可用，以及如何和在哪里使用它们。

（二）组织黏合剂

1. 纤维蛋白

在目前可用的黏合剂中，纤维蛋白胶最适合治疗实质器官和腹膜后损伤。也可以从患者自己的血液中制造出自体纤维蛋白（Vivostat system；Vivolution A/S Birkeroed，Denmark）；纤维蛋白用喷雾器喷洒。可以在急诊室抽取所需的血液（125ml），自体黏合剂可以在 30min 内准备好。

纤维蛋白封闭剂是基于纤维蛋白原向纤维蛋白的转化。纤维蛋白通过与成纤维细胞的相互作用促进凝血、组织黏附和伤口愈合。这种反应与血液凝固的最后阶段相同。其中一种异源纤维蛋白是 Tisseel/Tissucol（Baxter Hyland Immuno，Vienna，Austria）。异源纤维蛋白是一种生物双组分黏合剂，具有高浓度的纤维蛋白原和因子 XⅢ，它们与凝血酶和钙一起导致凝血。吸收时间和抗撕裂性取决于胶层的大小和厚度，以及两种成分的含量比例。纤维蛋白密封剂最好与喷雾器或注射器注射系统一起使用，如 Tissomat 喷雾器（Baxter Hyland Immun，Rochester，MN，USA）。

2.TACHOSIL®

TACHOSIL®（Baxter Corporation，Deerfield，IL，美国），是一种固定、即用的组合型胶原蛋白海绵，涂有一层干燥的人类凝血因子纤维蛋白原和凝血酶，方便使用。它最适合于实体器官未处理的表面渗血或密封肺部损伤造成的漏气。欧洲和澳大拉西亚的大多数国家都有它。

3.HEMOPATCH®

类似地，HemoPatch®（Baxter Hyland Immuno，Vienna）最近也已上市。

HemoPatch® 是一种柔软、薄而有弹性的贴片，由多孔的胶原基质组成，有助于凝血，一面涂有一层薄薄的蛋白质结合层［季戊四醇聚乙二醇醚戊二酸四丁二酰亚胺酯 pentaerythritol polyethylene glycol ether tetrasuccinimidyl glutarate（NHS-PEG）］，可通过亲电交联快速黏附（2min 内）。因此，贴片具有双重作用机制，即两种成分相互作用，通过封闭出血表面和启动身体自身的凝血机制来实现止血。贴片可在 6～8 周内被吸收。

4. 胶原蛋白绒

即使在手术止血后，深部实质损伤也需要

一个可吸收的填塞物；这里，胶原蛋白绒布（如 TissoFleece，Baxte，Vienna）是合适的。胶原蛋白绒布由从失活结缔组织中获得的异种胶原纤维组成，可完全吸收。胶原纤维与血液接触时促进血小板聚集。血小板蜕变并释放凝血因子，进而激活止血作用。胶原蛋白的海绵状结构稳定并加强凝血。另一种治疗深部实质损伤的方法是 FloSeal（Baxter Corporation，Deerfield，IL，USA）。

对于轻微渗血，优先使用纤维蛋白胶和胶原绒。使用前，应将出血表面填塞并用温垫压迫几分钟。在取出垫子后，首先只喷空气，然后是短时间的快速喷洒纤维蛋白胶。这就形成了一个没有血液的表面，当纤维蛋白胶喷在上面时，几乎是干的。干燥的表面对于多数纤维蛋白喷雾剂来说是必要的，以确保充分的止血。如果要使用胶原蛋白绒，在绒片上喷上一层薄薄的纤维蛋白，然后将纤维蛋白压在伤口上。按压几分钟后，在绒片上喷洒纤维蛋白胶。纤维蛋白层的厚度取决于损伤的大小和深度。

（三）其他止血辅料

1. 壳聚糖［CELOX（MEDITRADE LTD., CREWE, UK）/HEMCON（HEMCON MEDICAL TECHNOLOGIES, PORTLAND, OR, USA）］

壳聚糖是一种颗粒状产品，由甲壳素从贝类中提取的天然多糖制成。壳聚糖是几丁质的脱乙酰形式。壳聚糖以酸性盐的形式表现出黏着活性。壳聚糖通过与红细胞结合并与液体凝胶形成黏性假凝块来止血。这种反应不放热，已成功用于体腔内。壳聚糖在体内通过酶的作用被分解产生氨基葡萄糖。这种敷料作为护垫或绷带出售。

2. 矿物沸石［QUIKCLOT® (Z-MEDICAL CORPORATION，WALLINGFORD CT，USA)］

矿物沸石，当变湿时，会产生一种放热反应，封闭血管，导致止血。最初的制备是以颗粒的形式出现的，并且非常放热，导致严重的组织损伤。目前的制剂是用袋装的（“茶包”）包装在伤口内，造成的伤害较小。

（郭　杨　赵连泽　高伟波）

第 6 章　损伤控制

Damage Control

一、概述

损伤控制的目标是在生理不稳定时延迟施加额外的手术应激[1]。目标是专注于机体生理，与外科干预的目标一致（特别是止血和控制污染），以复苏目标为首要的损伤控制原则。

损伤控制复苏（damage control resuscitation，DCR）、损伤控制手术（damage control surgery，DCS）和损伤控制骨科（damage control orthopaedics，DCO）是一组经过深思熟虑、先发制人的非传统操作，用于逆转失血、大面积损伤和休克的终末期效应。主要目标是通过直接复苏和分阶段手术来临时处理重大损伤，以便复苏和恢复正常生理。

损伤控制的概念并不新鲜，在肝脏方面早在 100 多年前就被 Pringle 规划好了。然而，由于无法理解潜在的生理学原理，结果是灾难性的。随着时间的推移，这一概念已经演变成现代的更好复苏技术（损伤控制复苏），一种分期剖腹探查术（损伤控制手术），包括进行腹内填塞、控制污染、延迟确定性处理，以及恢复正常生理参数和凝血功能。在脏器填塞失败的情况下（如盆腔出血或软组织破坏），使用辅助手段（如血管造影和栓塞）是有益的。

损伤控制概念不仅局限于腹部，而且扩展到身体的每个体腔以及血管损伤控制。儿童对损伤控制的需要少得多；然而，相对于较小的血容量而较大的表面积，他们更容易出现体温过低。虽然生理参数差别很大，但原理是一样的。另一方面，损伤控制对生理储备下降、发病率和死亡率高的老年人的应用也取得了成功，当对这一群体实施损伤控制时，存活率超过 50%[2]。在转移到大医院之前，损伤控制手术可以在小医院进行。损伤控制手术程序，对适当选择的患者，可以挽救生命，可能必须在任何接受创伤病例的医院开展。

损伤控制也可以应用于普通外科患者的腹腔内灾难，如穿孔性黏液性胰腺炎、缺血或胃肠道出血。损伤控制手术允许快速的损伤源控制，并能够轻松地重新评估源损伤。它还允许在缺血的情况下经常重新评估肠道活力。最后，也可能是最重要的，损伤控制手术降低（但不能消除）腹腔间隔室综合征的发病率（另见第 17 章“十、腹腔间隔室综合征”）。这类患者在最初的复苏过程中经常接受大量的静脉输液，导致肠水肿和腹内压升高。暂时的腹部闭合可以降低这种潜在的破坏性过程的风险。

损害控制原则的应用影响了军事护理和灾害规划。对大规模伤亡情况进行分类的需要，使得简化的手术和损伤控制方法有利于在有限的时间或空间内，最大限度地利用有限的资源救治更多患者。最近的一项前瞻性军事观察研究报告说，在阿富汗，77% 的腹部手术都采用了损伤控制，而且是安全的[3]。研究认为，损伤控制复苏和损伤控制手术是治疗腹部战伤的最佳方法，应在未来军事行动的组织管理中加以考虑。波士顿马拉松爆炸事件等表明，当采用简化的损伤控制手术策略来管理所有患者时，在事件发生后几分钟内医院出现的危重患者激增得到了很好的处理，并取得了良好的效果[4]。

二、损伤控制复苏

处理出血患者的最佳策略现在被称为损伤控制复苏，它是损伤控制手术应用的一个重要辅助手段，它与损伤控制手术并行进行[5]。在第二次世界大战期间，人们注意到，由于失血，血压略有下降，结果有所改善。允许性低血压可减少失血，减少对可能导致稀释性凝血病的额外液体的需要，并避免相关的酸中毒、低体温和凝血紊乱。

损伤控制复苏是对凝血障碍、低体温和酸中毒的一种积极、前瞻性的治疗，这些都表现在严重的损伤和休克时。损伤控制复苏优先级包括以下几个方面[6-8]。

• 允许性高血压复苏仅限于允许器官灌注的压力（“低血压复苏”），而不是达到正常血压。

允许性低血压是一种通过将收缩压限制在维持重要器官灌注所需的最低限度来减少失血的策略。在大量出血的患者中，手术止血前将血压升高到正常水平，可以通过冲脱身体试图止血过程中形成的血块而增加出血。这种策略并不新鲜，在第一次世界大战期间就有报道，当时认为“如果在外科医生准备检查任何可能发生的出血之前压力升高，那么急需的血液可能会流失”。虽然在器官灌注保存方面血压的安全限度尚不清楚，但建议收缩压为 80mmHg，并在伴有严重脑外伤的情况下，平均动脉压应超过 80mmHg。虽然没有确凿的证据证明这些限制，但很明显，为了限制重要器官缺血，应将这种低压维持在尽可能短的时间内。必须强调早期手术止血的重要性和应用损伤控制复苏概念的必要性。

• 在复苏过程中尽量减少晶体的使用和早期使用血液制品 – 通过使用大量输血方案促进（另见第 5 章中“大出血 / 大量输血”部分）。

• 自由使用新鲜冰冻血浆和血小板的血液制品管理策略。

血液成分治疗的最佳比例尚未确定，但已建议比例接近 1∶1∶1。在某些情况下，适当的交叉匹配全血也可以使用。

早期和积极地使用血液和血液制品已显示出改善创伤相关出血性休克后的生存率。丢失的血量应该用血液制品来代替，浓缩红细胞∶新鲜冰冻血浆∶血小板的补充比例接近相等[9, 10]。这样的治疗方案已经显示出改善的结果。数据表明，血浆复苏比晶体复苏更能保持内皮完整性。出血性休克后给予新鲜冰冻血浆具有抗炎特性和潜在的糖萼恢复能力[11]。

• 靶向止血的凝血病靶向治疗，使用黏弹性试验，如 TEG 或 RoTEM，可用于指导治疗。

• 恢复常温。

低于 35℃的低温对创伤剖腹探查术后手术部位感染率有着深远的影响。低温也会对凝血、心输出量和大多数身体器官的功能产生不利影响。

最近 EAST 指南阐述了关于损伤控制复苏的要求[12]（表 6–1）。

建议实施大规模输血方案（massive transfusion protocol，MTP），这将使血液制品随时可用（另见第 5 章）。大规模输血方案的可用性已被证明与器官衰竭的减少和严重创伤后 30 天生存率的提高有关[13]。

三、损伤控制外科

损伤控制复苏是对病情严重不稳定患者实施外科干预最小、手术时间最短的一项外科技术。体温过低、代谢性酸中毒和凝血症（“致命三联症”）通常会在患者遭受大规模组织破坏或严重的血容量损失后表现出来，损伤控制复苏可以降低致命三联症对自身的影响。损伤控制外科主要是挽救生命的外科手术（控制出血和污染），提高患者复苏的成功率，恢复患者的各项生理指标。在重症监护复苏后，患者应尽快送到手术室，进行针对性的手术（如恢复肠道连续性）。虽然处理原则是确定的，具体操作时要非常谨慎，避免过度使用这一概念而造成二次脏器损伤。此外，外科治疗必须是适当的，不能过度，减少炎症的连锁反应、SIRS 和器官功能障碍的发生。

损伤控制可分为五个不同的阶段：从选择患者开始（阶段 1）到潜在的后期腹壁重建（阶段 5）。

（一）阶段 1：患者选择

确定患者需要做损伤控制是非常关键的，接

表 6–1 损伤控制复苏各方面的循证指南

	问 题	指 南
1	对于有严重创伤的成人患者，大规模输血方案 / 损害控制复苏与不采用大规模输血方案 / 损害控制复苏是否可以降低死亡率或减少使用的血液制品总量	对于有严重创伤的成人患者，我们推荐使用大规模输血 / 损伤控制复苏方案，而不是无方案来降低死亡率
2	对于严重创伤的成人患者，血浆与红细胞和血小板与红细胞的高比率与低比率应该用于降低死亡率或使用总血液制品吗	对于严重创伤的成人患者，我们建议将目标对准血浆和血小板与红细胞的高比率，而不是低比率来降低死亡率。在复苏的早期经验阶段，通过输入等量的红细胞、血浆和血小板可以达到最好的效果
3	对于严重创伤的成人患者，是应该使用附加重组因子Ⅶa止血药物还是不使用附加重组因子Ⅶa的药物来降低死亡率、全血用量或大规模用血量？使用重组因子Ⅶa是否增加静脉血栓栓塞率？	对于有严重创伤的成人患者，我们不能推荐使用或不使用重组因子Ⅶa作为止血的辅助手段。我们认为，使用重组因子Ⅶa需要进一步的研究，相对于血液制品的给药，我们要特别注意使用重组因子Ⅶa的最佳剂量和用药时间。与其他止血药物一样，静脉血栓栓塞率需要使用明确的监测方案进行更仔细的评估
4	对于严重创伤的成人患者，是否应该使用止血药附加氨甲环酸与不附加氨甲环酸来降低死亡率、全血用量或大规模用血量；使用氨甲环酸是否会增加静脉血栓栓塞率	目前还没有明确的证据证明氨甲环酸可以降低死亡率。在严重创伤的成人患者中，我们有条件地推荐使用氨甲环酸作为院内止血辅助治疗，而不是不使用氨甲环酸。仅适用于在医院环境下使用氨甲环酸，院前是否建议使用还需要验证。和其他止血药一样药物，静脉血栓栓塞率需要使用明确的监测方案，更仔细地评估

下来就是实施损伤控制手术。所有患者在损伤控制手术前都应进行快速创伤评估和适当的损伤控制复苏。这一阶段的持续时间取决于患者的生理稳定性以及潜在的病理变化，以避免进入手术室后出现病情进步恶化。快速控制外出血是进入手术室的主要指征。

“出血的治疗就是止血……”

任何医院对于创伤或大量紧急手术时的管理，都要求有麻醉、血库和重症监护人员一起实施协议大量输血和止血剂参与的复苏术（参见第5章）。如果可能的话，建议有另外的外科医生协助参与完成。

确定患者进行损伤控制的适应证如下。

- 血流动力学的不稳定性：收缩压＜ 90mmHg 或复苏后无改善
- 体温＜ 35℃
- 代谢不稳定
  - 体温＜ 35℃。
  - pH ＜ 7.2。
  - 剩余碱≥ –5 并且继续恶化。
  - 血清乳酸≥ 5mmol/L。
- 凝血障碍
  - VHA 异常：TEG 或 RoTEM。
  - 凝血酶原时间＞ 16s。
  - 部分凝血活酶时间＞ 60s。
- 外科解剖
  - 危及生命的复杂损伤（如大血管损伤或中度血管损伤伴复杂空腔脏器损伤、复杂的肝损伤、腹膜后骨盆失血松质骨腔的多处渗血）。
  - 预期手术耗时比较长，且对复苏反应欠佳。
  - 没有能力及时进行一个确定性手术。
  - 对其他损伤非手术控制的需求，比如骨盆骨折。
  - 无法预估的腹部切口。
  - 现场环境和（或）资源需求。
  - 需要大规模输血方案的血液需求。
  - 操作时间超过 60min。
- 物流
  - 大量患者 / 大规模伤亡情况。

- 最少的资源
  - 如人员、医疗设备、安全问题。

在患者的新陈代谢变得无法挽救之前，识别这些潜在的情况是至关重要的。采取基于生理条件下损伤控制方法的决定应该首先防止这种代谢恶化的发生。这是在手术干预的开始时就要做出的决定。

在资源允许的情况下，使用杂交手术室可以加快对出血的彻底控制，并可以加强失血患者的损伤控制治疗。

无论在何种环境下，凝血功能障碍都是导致计划手术流产或终止确定性手术的最常见原因。在凝血障碍变得明显之前终止手术是很重要的。

（二）阶段 2：手术出血和污染控制

另见第 9 章“一、腹部创伤手术”。

1. 最初切口

为了允许腹壁的广泛收缩，并能快速看到肝脏、腹部大血管和所有其他腹膜后结构，需要一个非常大的剖腹正中切口。建议两位经验丰富的外科医生实施手术。快速控制最大出血是至关重要的，在有多处出血的时候，手压、填塞和临时结扎都是必要的。每一个患者都是唯一的，然而，处置原则都是首先控制活动性的大出血。

2. 控制出血

操作过程如下（也可以见第 9 章“一、腹部创伤手术”）。

- 阻止动脉和大的静脉出血。不能控制持续出血将导致患者的死亡：
  - 大动脉出血必须通过严格的程序加以控制。一个临时的血管内分流术宜用于指定血管；而结扎术可能会挽救一个大量失血的患者。
  - REBOA 可有效控制探查困难部位的动脉出血，如盆腔、腹膜后或肾脏（另见第 15 章“三、复苏性血管内主动脉球囊阻塞”）。
- 临时性血管内分流（图 6–1）：
  - 使用直径约为被分流血管直径 50% 的管材。
  - 每端留出 3～4cm 的管长。
  - 分流可以是一个直线（线性）分流（图 6–1A），例如，对于髂血管、门静脉等，或者“猪尾”分流（图 6–1B），用于操作比较困难时［如肠系膜上动脉，或一些预计临时活动度比较大的血管（如腘窝处的血管或骨科修复前的股动脉远端

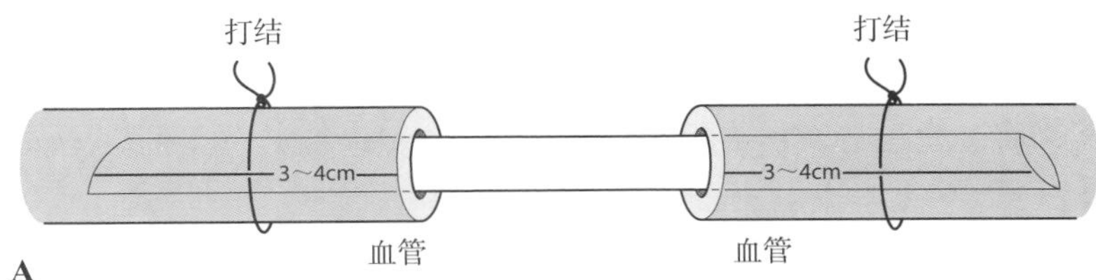

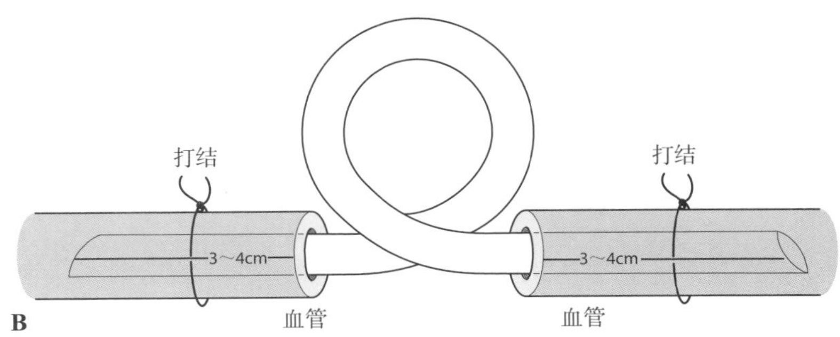

▲ **图 6–1 血管内分流图**

A. 直线式分流；B.“猪尾”式分流

血管）]。

• 使用包装材料填塞。

• 阻断出血器官的流入血管（如普林格尔法治疗肝出血）。

• 探查到的血管的修复或结扎。

• 术中或术后导管引导栓塞。

3. 污染控制（空腔脏器）

• 肠或空腔脏器的损伤可以通过简单的缝合或缝合器应用来控制。

• 损伤的节段可切除。

• 胆道和泌尿生殖系统损伤可以临时用外引流处置（T 管、输尿管造口等）。

• 胰腺损伤应广泛引流和填塞。

在这一阶段避免彻底修复、恢复肠道连续性、造瘘口和创造进食通路。

4. 大量冲洗

在手术结束时，关腹腔前必须用大量的水冲洗干净，往往需要要几升的生理盐水，特别是如果有粪便污染的情况更是如此。冲洗后吸出腹腔所有的液体。

5. 暂时关闭腹部

腹腔应该关闭以防止散热和水分流失，并保护内脏。

当以上任何因素在损伤控制下，或者需要重新手术时，腹腔的延迟闭合是必要的。多发伤的患者，经过长时间的外科手术和为维持血流动力学稳定的大量液体复苏后，往往会发展为组织间质水肿。这可能导致腹壁间室综合征（abdominal compartment syndrome，ACS），也可能使初次关闭腹腔变得困难。此外，严重的肠道或其他污染会增加腹腔内脓毒症的风险，组织损伤的程度可能会对任何修复的可行性制造矛盾；这些情况通常要求重新开腹，因此此时选择暂时关闭腹腔（temporary abdominal closure，TAC）是损伤控制手术的重要一环。

在下列这些情况下，需要暂时关闭腹腔。

• 动作需要非常快的时候。

• 无法承受的手术消耗时。

• 需要将腹部内容物保存在腹腔时。

• 需要允许液体排出时。

• 为了减少败血症概率。

• 促进筋膜的闭合。

腹腔开放时，建议采用真空封闭术。对现有文献的回顾表明负压伤口真空疗法可以提高最终腹腔关闭率，与其他治疗方法相比可改善最终治疗效果，这可能与关腹缝合技术有关（网眼、尼龙搭扣、包式敷料）。

许多临时封闭系统是可用的，其中性价比高的是“三明治技术”，最早由 Schein 在 1986 年[14]描述，并由 Rotundo 和 Schwab 推广[1]。

将一张自黏切口布单（Opsite®–Smith and Nephew，英国伦敦，Steri–Drape® 或 Ioban®–3M 公司，美国圣保罗，美国）平放，并将腹部海绵置于其上。目的是在膜的一侧创建一个不黏的腹部海绵贴着脏器放置。尺寸应足够大，插入时，海绵片将向外侧延伸至结肠旁沟，并从头部和尾部延伸至切口 10cm。将边缘折叠，形成一个复合薄片，一面是膜（即褶皱），另一面是腹部海绵。该膜被用作一个附着层，边缘“塞”在开放鞘的边缘下，直到结肠旁沟，只有该膜与肠道接触。

注意事项见表 6–2。

表 6–2　注意事项

应该做
• 只覆盖海绵的一侧。覆盖两侧会防止渗透液穿过海绵层，从而阻止通畅引流 • 将三明治塑料的一面贴着肠道 • 将三明治做成“钻石”形状，海绵和伤口的顶、底及两侧都接触着
不应该做
• 在密封膜上开洞（缝）。负压吸力会将压力传导到肠的浆膜，有可能形成瘘管 • 负压最高可达 25mmHg。较高的吸力压力直接传导至肠道，吸力可能会超过毛细血管压力 • 目前来讲，最好是不用这些敷料[如 VAC®–Kinetic Concepts Incorporated（KCI），San Antonio，TX，USA or Renasys® – Smith and Nephew，London UK]。由于成本和经常出现的较高的真空负压的原因，这些应在最终封闭伤口时可以考虑应用

如果有明显的浆液性胃液引流，最好通过单独的切口放置一对引流管（如漏斗型鼻胃管或闭式系统吸引引流管），引流头放置在切口的尾部。管子位于切口的两侧，在腹膜边缘下方，海绵的敷料上。采用连续低压真空吸力。

这种装置被应用于皮肤的封闭切口褶皱覆盖，提供了一个封闭的系统（“三明治”；图 6–2 和图 6–3）。

对于暂时的腹部缝合，不应在鞘或皮肤上缝合。

将患者从手术室转到重症监护室的时间是至关重要的。出血和污染必须得到控制才能出手术室，过早的转移会是结果适得其反。另一方面，一旦止血效果良好，就没有必要快速终止手术。

在手术室，必须开始努力逆转所有相关的临床症状，如酸中毒、低体温和缺氧，可能仅通过这些方法就可以改善凝血状态。要留下充分的时间进行检查，然后对腹部损伤进行重新评估，这样可以避免遗漏进一步的损伤或持续的出血。

（三）阶段 3：重症监护室复苏

重症监护室的工作重点如下。

1. 体温恢复

- 采用保温毯、对流毯、加热输液、暖灯、提高室温等被动复温。
- 胸部或腹部灌洗主动复温。

2. 选择性供氧

- 加大容量以恢复循环血容量。
- 血红蛋白升高到 8～10g/dl（80～100g/L）（4～6mmol/L）。
- 监测心输出量。
  - ○ 超声监测心输出装置。
  - ○ 心脏动脉输出量监测仪。
  - ○ 酸中毒纠正至 pH > 7.3。
- 测量和纠正乳酸酸中毒小于 2.5mmol/L。
- 按需要提供肌肉收缩的药物支持，但足够的血液制品复苏更重要。

3. 凝血参数的纠正

- 补充血液成分。
- 凝血功能障碍的评估和正常化。
  - ○ 血凝块的研究。
- TEG 或 RoTEM。

4. 生理指标的改善

- 乳酸清除率。
- SvO_2。
- 尿量。
- 血流动力学。
- 酸血症的纠正。
- 血管内容量充盈后，减少应用正性肌力药物。

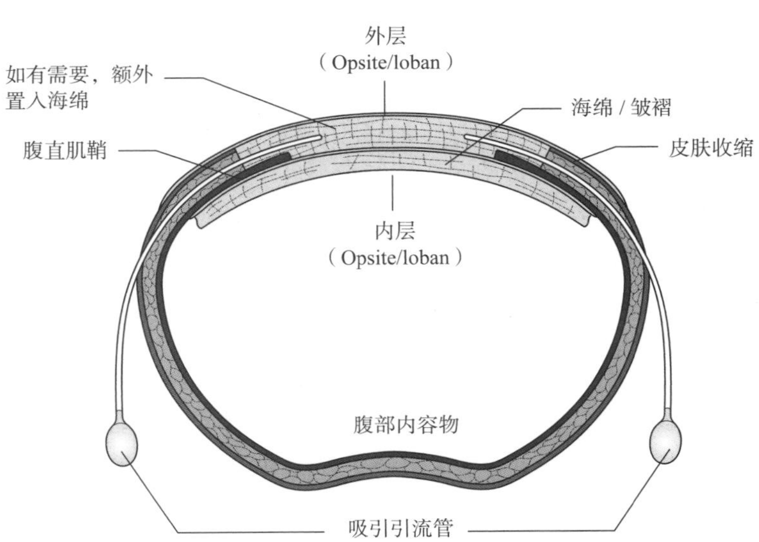

▲ **图 6–2**　三明治技术用于暂时腹部关闭的示意图

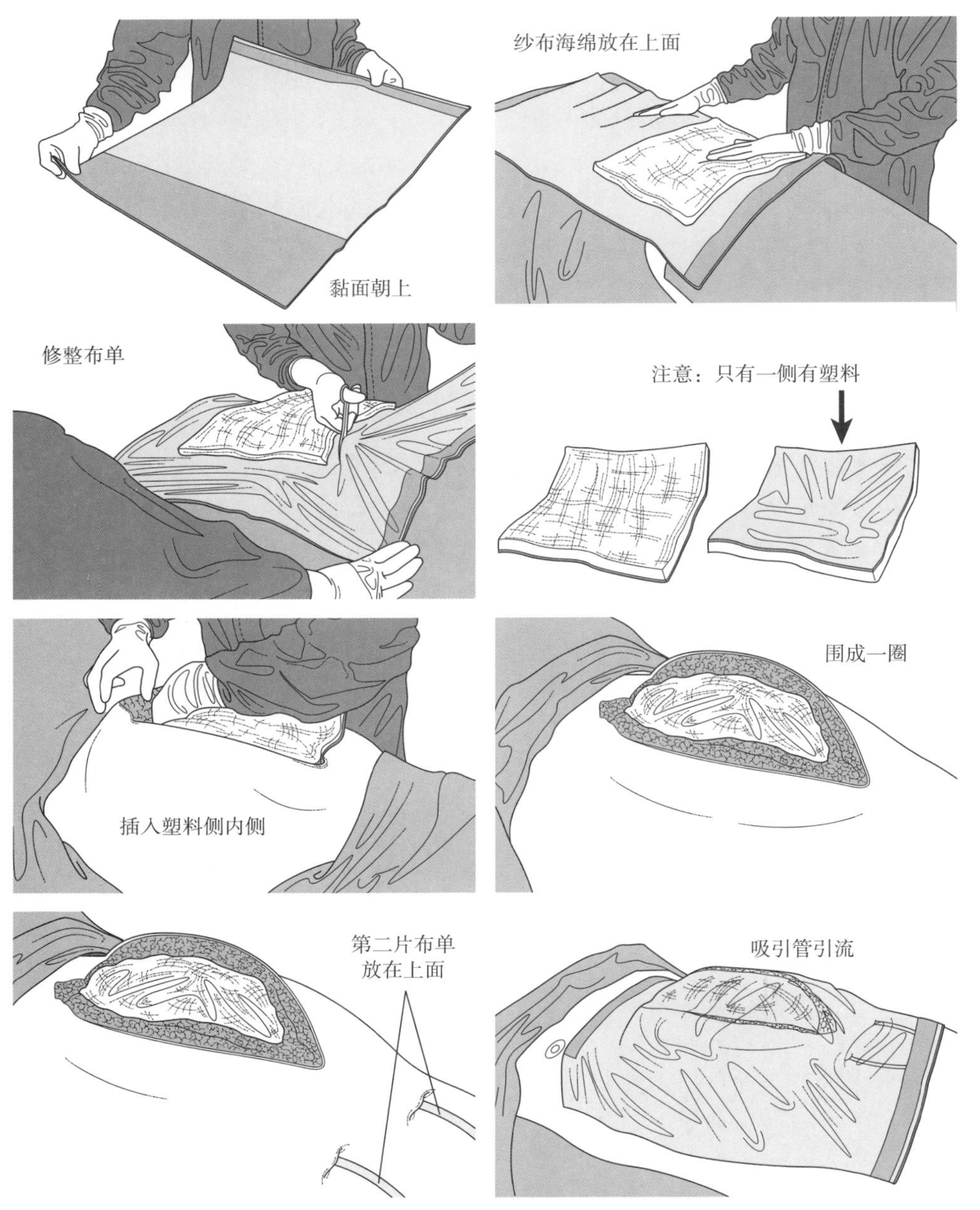

▲ 图 6-3 临时关闭腹腔的“三明治”技术示意图

5. 监测和减少腹内高压和腹腔间隔综合征的发生率（另见第 17 章“十、腹腔间隔室综合征”）

- 测量腹内压。
  - 放置 Foley（膀胱）导管。
  - 留置胃管。

6. 确认额外损伤

- 回顾创伤机制、表现和标准创伤复苏的步骤，以及未完成的诊断和治疗以完成损伤控制。
- 第三次评估。
- 根据需求再次影像评估。
- 回顾病史、合并的损伤和曾用药物。

（四）阶段 4：确定性外科手术

一旦患者的生理状态稳定下来，就会被送回手术室。理想情况下是在 24～48h 内，因为超过 48h 后可能会加重病情；但具体时间由以下方面决定。

- 损伤控制的指征放在第一位。

- 受伤的方式。
- 对以上复苏、复温和生理复苏情况的评价。

尽管纠正了其他参数，但仍有出血的患者需要立即返回手术室或血管造影室。

发展为严重腹间室综合征的患者必须进行早期复查手术，任何进一步的潜在原因都必须纠正。这种情况会发生在腹部暂时关闭的患者身上。

必须尽一切努力将所有患者在第一次手术后 24～36h 内送回手术室。随着时间的延长，如 ARDS、SIRS 和脓毒症出现的概率比较高，并可能影响进一步的手术治疗。

再次剖腹探查手术

再次剖腹手术可能如下。

- 计划。也就是说，在初始操作时就已决定，通常是由于污染、可疑的组织生存能力等原因，用于恢复腹腔内包块或在损伤控制练习后进行进一步的定形手术。
- 有需要时。即出现腹腔内并发症时。在这种情况下，是“当患者没有按照预期进展时”的再次手术。此时如果不采取行动，就可能导致死亡。

再次探查应该是彻底的，对以前未诊断到的损伤要仔细评估。如果患者的生理指标继续恶化，复苏时需要再次注意损伤控制的理念、精简快速的剖腹手术和可能的辅助程序，如血管造影术、骨盆稳定或腹部外受伤的评估。在许多情况下，纠正凝血病都是比较重要的。

如果需要造口（结肠造口或回肠造口），造口应更偏向外侧，位于腋窝前部和中部的肌肉组织之间。因此，需要把腹直肌筋膜和肌肉组织留作将来重建用，并且造口位置远离中线创面，从而最大限度地减少污染。

（五）阶段 5：闭合腹腔

一旦患者完成了确定性手术，没有进一步的手术打算，腹腔可以关闭。多数患者在第一次再次探查或受伤后 7～8 天内筋膜闭合。这在很大程度上取决于患者的具体情况、达到生理稳定的时间用于复苏的液体量，以及持续的损伤。

1. 延迟的腹部关闭

一旦去除临时手术的原因或手术治疗后，就需要延迟闭合腹部伤口了。这通常是可能的间隔 24～48h（或更长时间）。通常，可以使用正常的封闭技术层层封闭腹壁。然而，只有在没有进一步手术的情况下才应该进行，并且应该在没有任何筋膜张力的情况下完成。

如果仰卧麻醉患者腹部脏器在筋膜上方突出，建议进一步采取暂时封闭（真空辅助）的处理。在经过 24～48h 的重症监护和液体复苏后，大多数病例将允许初次筋膜闭合。外科医生和麻醉师都必须意识到关闭腹腔导致腹壁间室综合征的危险，并且必须密切监测腹内压力或呼吸压力。

2. 二期腹部闭合

如果由于各种原因，延期的一期缝合不能实现，那么就有需要接受（但要缩小）导致的问题。腹壁的皮肤和下面的筋膜收缩，因此阻止了一期缝合的实现。在开放腹部的情况下，通常需要进行几次手术以使筋膜在没有张力的情况下安全闭合。目的是实现筋膜闭合，以及随后的皮肤闭合。

可使最后不足最小化或减少不足的方法如下。

- 负压辅助闭合
  - 有成熟的商品辅助闭合材料，能够减少不能一期缝合带来的缺陷，并可以协助关闭腹直肌鞘。其中包括 V.A.C.（Kinetic Concepts Inc.，San Antonio，TX，USA），和 Renasys（Smith and Nephew，London，UK）[15]。
- 仅闭合皮肤
  - 移植物采用 Vicryl® mesh（Johnson and Johnson，New Brunswick，NJ，USA）或 Gore-Tex® 片（W L Gore 和 Associates Inc.，Flagstaff，AZ，USA）或其他合成片。
  - 人类真皮基质（AlloDerm®-LifeCell，Bridgewater，NJ，USA）或猪真皮基质（Permacol – Covidien，Mansfield，MA，

USA）。

○ 厚壁皮肤直接移植于肠颗粒或网片上。

3. 二期闭合伤口

如果延后的一期闭合伤口在几天或一周后不能实现，可以做如下选择：

- 只关闭皮肤，允许形成疝气。
- 生物材料，如人的异体真皮或猪的真皮基质，可早期用于补片，防止疝形成，提供皮肤覆盖。
- 持续的真空辅助临时的腹腔关闭，如 V.A.C.®（Kinetic Concepts Inc., KCI. San Antonio, TX, USA）和 Renasys®（Smith and Nephew, London, UK），直到肠内出现肉芽组织，随后用中厚皮肤移植。
- 如果人工合成的网片留在原位，请用中厚皮或皮瓣移植的方法覆盖皮肤，千万不要只用聚丙烯网片。
- 对于较大的疝，通常需要使用不同的技术重建结构，如成分分离和皮瓣重建。
- Wittmann 修补。
- 现在有许多张力辅助装置可用。

可吸收的聚乙醇酸网状物，如 Vicryl®（Johnson and Johnson, New Brunswick, NJ, USA）可引起最小的组织反应和生长。因此，感染或瘘管形成的风险较低。

如聚四氟乙烯膜（Gore-Tex®–W L Gore and Associates, Flagstaff, AZ, USA），可以引起最小的组织反应和生长，从而减少感染或瘘管形成的风险，但这是相当昂贵的。最近，复合网格显示出了良好的前景。然后，可以在补片上进行皮肤移植（甚至直接在肠道上），在后期可以进行明确的腹壁重建。

然而，如果使用任何补片并将其留在原位，则所产生的缺损将需要用中厚皮片或皮瓣移植覆盖皮肤。

4. 有计划的疝

一个有计划的疝入路的目的是皮肤覆盖随后延迟腹壁重建。制订有计划疝气策略的条件主要有无法聚拢已缩回的腹壁边缘，巨大的组织缺损，有发生腹部第三间室综合征的风险，感染源控制不够充分，前肠瘘及患者营养不良。应用了各种技术。自体中厚皮移植在腹部内脏内容物允许覆盖显露的肠。移植物的成熟需要 6～12 个月，之后移植物的皮肤可以很容易从肠表面去除重建。

桥接网片常被采用，并且可吸收网片是首选。由于感染和瘘管形成率高，不可吸收的网片（聚丙烯网等）已被放弃。

更常见的是执行组件分离。在双侧前直肌的外斜肌部位放置一个大的放松切口。这可以与从后筋膜鞘的腹直肌的活动相结合，从而使疝缺损局部向前延伸。大的腹壁缺损可用带蒂或微血管皮瓣修复。最常用的是阔筋膜张肌（tensor fascia lata, TFL）瓣。

（六）结果

在最近的一项对 88 名损伤控制患者的研究中，Brenner 等报道，63 名幸存者中，81% 的人已经恢复工作并恢复了正常的日常活动[16]。

四、损伤控制骨科[17]

过去，骨科创伤处理标准是病情严重的患者应该将手术推迟 2 周。然而，随着损伤控制手术技术的出现，即使是在危重患者中，通过早期（甚至是临时）固定的损伤控制方法，发病率、术后并发症、住院时间和预后都明显得到改善。骨折处理（可能是因为首先骨折需要大量的能量）在最小化身体对创伤的全身炎症反应方面发挥了很大的作用。

损伤控制骨科的目标是通过有效的骨折稳定来限制持续出血和软组织，同时最大限度地减少额外的物理损伤。注意要遵循正常的损害控制原则，如避免低体温、凝血障碍和酸中毒的三联症，并尽量减少对器官系统（肾、脑等）的继发性损伤。对于长骨骨折和骨盆损伤采用外固定。除了清理伤口和切除坏死组织外，还进行出血手术和筋膜切开术治疗潜在或实际的筋膜室综合征。

（郭　杨　高伟波　张亚军）

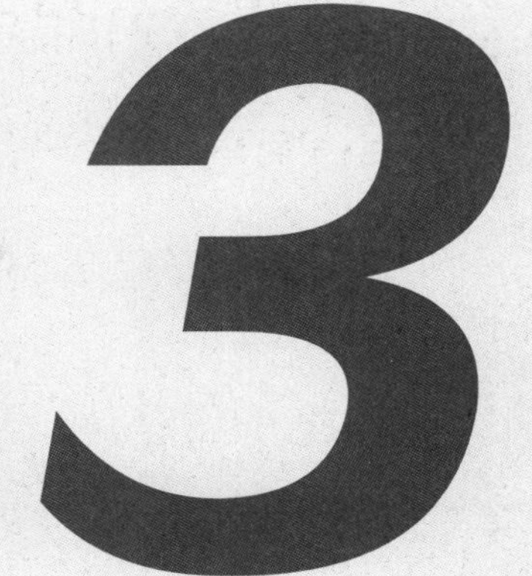

第三篇

解剖及器官系统损伤

Anatomical and organ system injury

第 7 章 颈 部

The Neck

一、概述

颈部分布着很多重要的神经、血管以及呼吸和消化道，故贯通伤的治疗十分棘手，发病率及病死率都较高。

在第二次世界大战之前，颈部贯通伤采用非手术治疗的死亡率高达 15%。因此后来所有穿透颈阔肌的颈部外伤原则上都需要进行手术探查。但是近些年来，许多医学中心质疑了这个观点，认为其中一半的手术探查是没有意义的。

二、治疗原则

（一）基础评估、保障气道

对于存在活动性出血和进展性血肿的典型颈部外伤患者，需要立刻进行手术探查。但在此之前，应按照“ATLS”的原则进行生命体征评估和必要的处理。

颈部贯通伤患者的基础评估中最重要的是早期气道管理。吸氧是至关重要的，首先要应用一些简单的设备保证氧合（如基本的气道开放措施）。

颈部外伤患者由于可能合并有颈椎损伤、喉部外伤和颈部大的血肿而导致插管困难。对于可疑的颈椎损伤需要采取合适的保护措施。对于不稳定型（或潜在不稳定型）颈椎损伤患者至关重要的是要采取颈椎制动。由于颈椎制动将会加大气管内插管的难度，因此如果出现呼吸道风险加剧，应该快速进行风险评估。

对于合并有颈部血肿、解剖移位、血栓脱落、喉部外伤、颈椎损伤的患者，常规插管实施难度较大。这种情况下或许可以考虑气管镜辅助下插管，直视下进入气管将插管放置在位，譬如便携式光导纤维可视喉镜（Glidescope Go®, Verathon, Bothell, WA, USA）。

英国在阿富汗战争中的经验表明，绝大多数患者可以在弹性橡胶的探条或探针帮助下，选用相对小的气管插管管径（如成年男性可以使用 6.5mm 或 7.0mm 的插管直径）快速完成气管插管以及诱导麻醉。但值得注意的是，在这个过程中外科医师应完成消毒准备在侧，以防万一气管插管快速诱导（Rapid Sequence Induction，RSI）失败的话可以及时补救环甲膜穿刺。

同样也可以选择气体诱导麻醉（辅以氯胺酮 10mg 静脉滴注），在患者自主呼吸的情况下进行喉镜下气管内插管。

对于有明确颈部外伤或情况不稳定的患者，应在快速生命体征评估和气道开放后即刻在光线良好、设备充分、保障设施齐备的手术间进行探查。气管切开术不应在急诊室完成，而紧急情况下的环甲膜穿刺也应在 48h 之内转成常规气管切开。

误区：

• 需要警惕一旦血涌入气道的话将会迅速模糊声门区视野。

• 对于可能存在复杂颈部外伤的患者，喉罩给氧并不一定能保障通气道，但是可以在气管内插管或气管切开插管之前尝试应用喉罩给氧。

• 对于存在大的或进展性血肿的患者，应该在颈部解剖尚明的早期就考虑气管内插管。否则的话，无论是环甲膜穿刺还是紧急经皮气管切开（只有当环境不允许且有一定操作经验的情况下才可以选择经皮气管切开）都会变得非常困难，可能会进入血肿区域，或者切开皮肤后大量血液涌入。

- 对于颈部外伤的患者，肌松药需极其小心慎用，常常只作为最后的治疗手段。因为气道只有在患者自主呼吸的情况下才能保持开放，而一旦肌肉松弛可能会导致气道立刻完全阻塞，又加之出血影响视野，顷刻即可丧命。理想状态下，局麻药喷剂一定要在镇静状态下使用，环甲膜穿刺（在伤口下方进行）只在必要情况下考虑。

复杂的气道损伤管理应全程有备选计划，一旦首选方案失败要立刻有备选设备跟上来保障气道。至于选择何种策略，决策应由外科医师、麻醉师、外伤组负责人共同参与，快速制订方案。

环境许可的情况下，紧急环甲膜穿刺不要犹豫。

（二）止血

条件许可的情况下，应采取直接压迫法减少出血。如果颈部伤口没有活动性出血，则尽量不要探查或翻动伤口来清理凝血块。对于存在活动性出血的伤口，可以采取手指压迫止血。若手指压迫无效，可插入 Foley 气囊导管压迫止血。这种方法对于多数颈深部的出血有效。偶尔需要缝合引流管周围的伤口来达到填塞的效果。

误区：止血操作可能会将外向性出血转为颈内内向性隐匿出血，而如果压迫填塞没有到位的话将会进一步加剧压迫气道。因此早期开放气道的重要性远远高于压迫填塞止血。

（三）损伤部位

以便于分类处理颈部伤口，依据解剖颈部可划分为如下区域（图 7–1）。

Ⅰ区，上界环状软骨下缘，下界为胸骨上窝。在这个区域内有大血管、气管、食管、胸导管、上纵隔和肺尖。

Ⅱ区，上界为双侧下颌角水平连线，下界为环状软骨下缘。Ⅱ区内有颈动脉、椎动脉、颈静脉、咽、喉、食管和气管。

Ⅲ区，指的是下颌角到颅底之间，包括咽部、颈动脉和椎动脉的颅外段、颈静脉的分支。

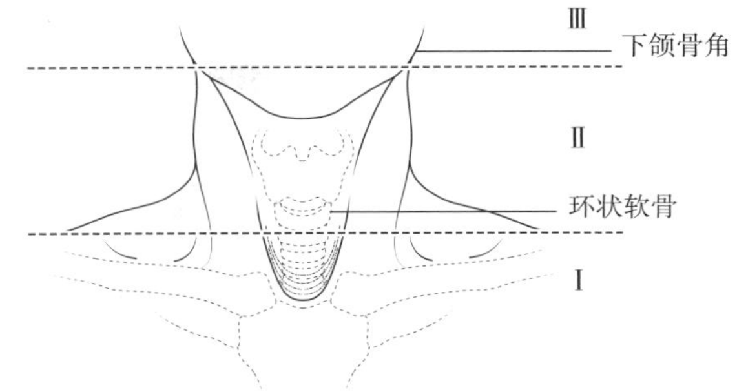

▲ **图 7–1　颈部分区前面观**

Ⅱ区的外伤易于评估和手术显露。在接诊有大量贯通伤的创伤中心，Ⅱ区的外伤甚至可以在没有术前评估的情况下直接进行手术探查。Ⅰ区和Ⅲ区的临床诊断和手术决策则会困难许多。因此，对于生命体征尚且平稳的Ⅰ区、Ⅲ区外伤患者，加快诊疗流程至关重要——确定是否存在外伤，需不需要一些有效的处理（例如，进行动脉栓塞止血），是否应该手术探查，此时颈部外伤分区对于诊疗流程的推进十分有价值。

误区：一个区域内的伤口并不一定意味着损伤只在这个区域内。尽管不太常见，但某个区域内的伤口是可以关联到其他区域损伤的。例如，一个横跨Ⅰ区和Ⅱ区的长刀割伤实际可以损伤到上纵隔。类似的像子弹和弹片经常可以导致跨区域损害，也可以穿越中线，造成对侧损伤。

（四）致病机制

枪伤比刺伤更容易造成大的损伤，因为枪伤的贯通性更强，而且能够由于气穴现象和冲击波的影响，将会破坏到弹道周围的组织。

（五）发病率

颈动脉和颈内静脉是颈部最容易受损的血管。椎动脉由于位于相对受保护的位置，故不太容易受损。喉和气管、咽和食管都是容易受伤的器官，脊髓则不然。不过在全面检查完成之前，任何损伤都不应该轻易除外。

（六）诊断方法

对于不需要立刻手术探查的状态平稳患者，常常需要做一些进一步检查，包括 CT、内镜、造影和气管镜。

1. CT 和 CT 血管造影

目前的 CT 技术手段可以提供三维立体高分辨影像，可作为平稳的颈部贯通伤患者的一个重要检查手段。传统的血管造影已经逐渐被 CT 血管造影所取代。CT 血管造影包括双侧的颈内动脉、颈外动脉，同时也包括椎动脉，3D 重建下效果可能会更好。对于所有的Ⅰ区和Ⅲ区的颈部外伤患者，如果生命体征平稳，都应该进行 CT 血管造影检查。

2. 血管造影

血管造影对于手术显露比较困难的患者，特别是Ⅰ区和Ⅲ区损伤的患者，可以在造影的同时进行治疗，如血管栓塞或是置入血管内支架。而对于Ⅱ区颈部外伤的患者，血管造影的意义在于除外颈动脉损伤，特别是对于已经有一些损伤征象的患者，如血肿、明显的出血史、靠近大血管的伤口。

3. 其他诊断方法

颈部贯通伤的选择性管理包括食管、喉和气管的评估。X 线透视检查利用水溶性对照物的等渗特性（如碘海醇注射液）可以检测出临床上 99% 的食管损伤 [1]。软性内镜检查可以再度提高诊断率。喉镜和气管镜检查可以用于定位或除外下咽和气管损伤。此外，随着气管和支气管的 3D–CT 重建技术取得新进展，在对上述部位的损伤评估中也许可以取代内镜检查。

三、治疗

（一）强制或选择性颈部探查

颈部贯通伤患者的治疗方式选择通常依据于外伤的分区和患者的一般情况。如果伤口没有穿透颈阔肌，患者可以暂时观察。而对于存在血管、呼吸消化道受损可能的颈部贯通伤患者，强制探查更为合适。

遗漏性损伤的高死亡率多由于对脏器损伤的忽视或不积极探查略过的小损伤所致，但实践中使用非治疗性手段的频率远远高于对所有颈部刺伤进行探查。因此，是否对颈部贯通伤进行探查有赖于 CT 评估。

（二）依据于解剖分区的处理

由于Ⅰ区贯通伤可能带来血管损伤或伤及胸廓入口，建议进行血管造影，可以帮助外科医师拟定手术计划。

Ⅱ区外伤如果考虑损伤到椎动脉时可以进行血管造影，建议静脉相同步进行。

Ⅲ区外伤由于血管和颅底的密切关系，同样建议进行血管造影。这些损伤常常可以通过非手术技术或是远离颈部伤口的气囊压迫、血管栓塞来进行处理。

误区：血管造影并不能除外气管和食管的损伤。

四、颈部探查

颈部外伤的手术探查径路由损伤部位或结构来决定。手术探查一定要在装备齐全的手术室，配合以气管内插管的常规麻醉下系统而正规地进行。切忌在急诊室进行盲目或小型探查。

（一）位置

颈部贯通伤的活动性出血应该进行有效控制。没有活动性出血的颈部贯通伤，则不应进行局部的探查、翻动或插管，以免去除血栓后引起难以控制的出血或气道栓塞。术前皮肤的准备应包括整个胸部和肩部，上达下颌角。患者平卧于手术床，双臂固定于两侧，对面部、颈部、前胸部进行消毒铺巾。在允许的情况下头部尽量拉伸旋转到对侧。如果术前评估除外了颈椎损伤，还可以进行垫肩，将颈部充分拉伸和旋转到对侧（图 7–2）。

（二）切口

做切口时永远要先想到最糟糕的情况。切口的选择要保证血管的上游分支也处于术野中，同时要利于开放气道。最常用的选择是沿着胸锁乳突肌前缘做切口，这种切口在近端和远端都容易延伸，可以向下延伸到胸骨切开也可以扩宽至颈对侧（图 7–3）。

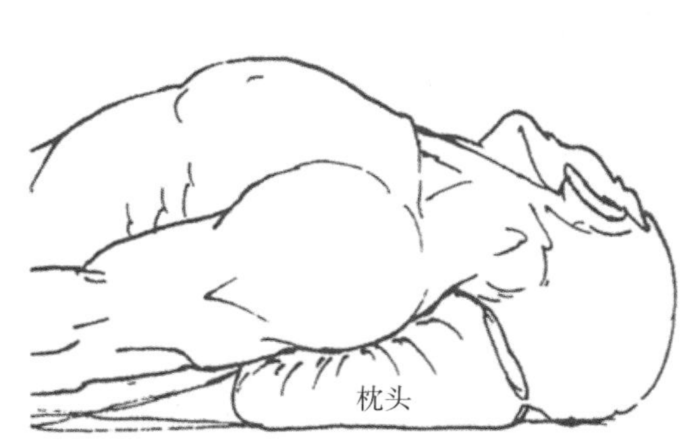

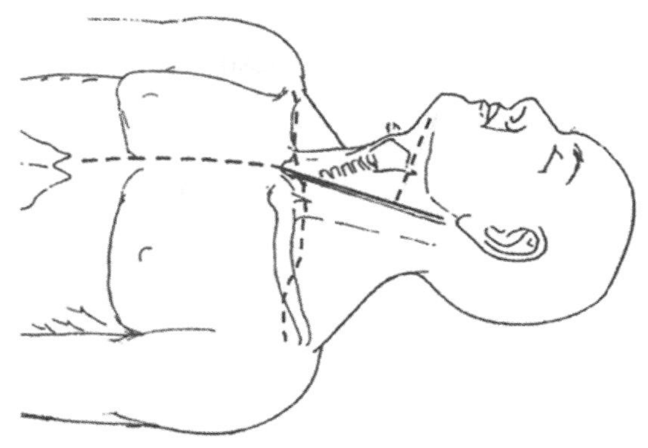

▲ 图 7-2　进行左侧颈部探查术时的患者体位

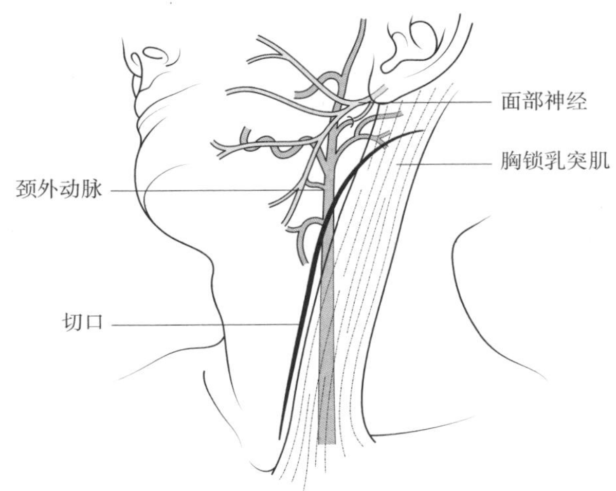

▲ 图 7-3　左侧颈部切口可以达到的部位

沿胸锁乳突肌前缘做切口之后，切开颈阔肌，将胸锁乳突肌拉向旁侧，充分显露颈鞘。颈鞘内有颈内静脉走行，颈内静脉接收来自面静脉的血液。肩胛舌骨肌是唯一斜行横跨颈鞘的肌肉，常常作为术中颈动脉定位的标志。将颈内静脉拉向旁侧可以看到深部的颈动脉以及它发往气管、食管、甲状腺的几个分支。将颈鞘及其内容物拉向中间侧，在颈鞘后方可以看到椎前筋膜和椎动脉，还有在颈长肌表面走行的颈交感神经干。颈长肌将颈交感神经干与颈椎横突分隔开来（图 7-4）。

（三）手术路径

1. Ⅰ区外伤

在颈根部的Ⅰ区血管损伤应积极处理。一般来说，不可控的血肿需要紧急开胸术来寻找近端血管对症处理。对于情况不稳定的患者，可以通过正中胸骨切开术或锁骨上切口延伸实现快速显露。

血管损伤的部位决定了显露方式的选择。对于右侧的大血管损伤，正中胸骨切开术联合锁骨上切口延伸的术野显露较好。对于左侧的损伤，左前外侧开胸术更便于找到近端血管源头。后期的修复也可能需要联合胸骨切开术或是延伸至右侧胸部或上颈部。“开天窗”或者“打地洞”的术式极其不推荐。这些术式将会很难操作，不能实现有效显露，而且明显地增加术后致残性并发症的概率。术中要注意避免损伤膈神经和迷走神经。对于病情平稳通过 CT 确诊血管损伤的患者，可以通过锁骨中 1/3 上方的切口来显露右锁骨下动脉和左锁骨下动脉的远端 2/3。对于锁骨后的血管损伤，可以通过联合锁骨上下切口来处理，不需要切断和切除锁骨。移植物也可以在锁骨下方穿行，注意避免损伤锁骨下静脉。

- 条件允许的情况下，应尽可能地修复颈内静脉。如果存在严重创伤需要扩大清创，应优先选择静脉结扎，不推荐静脉内植入体。
- 椎动脉损伤通常是通过血管造影才能发现。椎动脉损伤首选血管栓塞治疗，极少需要手术修复。手术显露十分困难，可以选择在椎动脉离开锁骨下动脉的起始段进行结扎，或者选用 3 或 4 号的 Fogarty 球囊导管植入管腔，充气后进行压迫止血。必要的情况下球囊导管甚至可以永久留

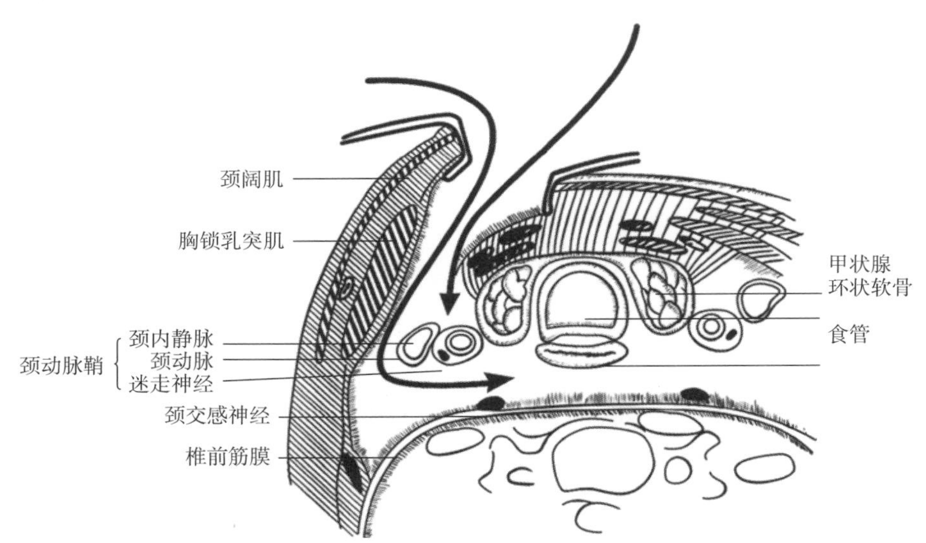

▲ 图 7-4 将颈阔肌及胸锁乳突肌拉向旁侧之后的左侧颈部解剖示意图

存，术后很少会遗留神经损伤。静脉出血一般可以通过伤口周围压迫止血来处理。

许多颈动脉损伤可以通过管腔内支架置入术来治疗。这项技术目前广泛应用于手术难以到达的动脉区域和抗凝有禁忌的情况下。

2. Ⅱ区

Ⅱ区损伤的手术探查切口常选择胸锁乳突肌前缘进入，和颈动脉内膜切除术的切口一致。对于横跨颈部两侧的横贯伤，可以选择延长颈部横切口或者是双侧胸锁乳突肌前缘切口，血管的近端和远端都能达到。如果存在血管活动性出血，可以直接压迫流血区域来进行止血。术后可以选择性应用抗凝治疗，如果没有相关禁忌证，颈动脉损伤可以给予肝素抗凝。颈动脉损伤的患者极少会用到血管分流术，特别是当远端的血管夹位于颈动脉分叉处近端的时候。颈部外伤的修复与其他血管损伤修复无太大差异。

3. Ⅲ区

Ⅲ区的损伤十分靠近颅底，手术探查应极其谨慎。手术路径非常困难，并且在某些罕见情况下，高位的颈内动脉残端根本难以达到。这种损伤的活动性出血需要通过置入临时性或永久性 Fogarty 球囊导管在远端断端充气进行压迫止血，导管会牢固地横跨在该处。一定要注意颈内动脉破损不要造成颅内出血（那就需要神经外科医师了）。

（四）优先顺序

- 在颈部贯通伤的处理中，首位重要的事情是早期开放气道。
- 其次是止血，可以用指压法也可以用 Foley 导管压迫止血。
- 患者生命体征是否平稳，决定了诊疗次序的选择。切忌在没有充分准备的情况下进行手术探查。术野的充分显露至关重要。
- 患者术前的神经受损情况决定了手术方案选择。如果患者术前没有任何神经系统功能障碍，尽量选择血管修复（唯一的例外是当术中发现血流已经完全闭塞，这时候血运的重建反而可能导致远端再造或出血性梗死）。
- 对于术前已经出现神经系统功能障碍的颈动脉损伤患者，是否应该进行手术探查，目前仍存在争议。轻中度的神经系统功能障碍提示已经存在血液逆流，这种情况可以进行血管重建。对于超过 48h 的术前已经出现重度神经系统功能障碍的患者则推荐进行血管结扎，这种情况下没有办法证实是否存在血流逆流。

1. 血管损伤

如果没有相关禁忌证，颈部动脉损伤的患者应该给予 5000～10000U 肝素进行抗凝治疗。由于颈内动脉颈段全程没有任何分支，所以要保证血管内血流通畅才能利于伤口无压力修复。

2. 颈动脉

在显露Ⅰ区的近端颈动脉时，颈动脉被肩胛舌骨肌分为上下两部分。更近端的血管处理可能需要中位胸骨切开术。

在显露Ⅲ区的颈动脉时，需要先结扎甲状腺峡部和面静脉，将颈内静脉和胸锁乳突肌拉向旁侧，要注意保护颈鞘内在颈动脉下方走行的迷走神经。分离过程中可能可以看到自颈动脉分出的枕动脉和颈襻的下级分支。如果想要显露颈总动脉分叉处，需要向上分离至下颌角后方，切断二腹肌后腹。这时一定要注意寻找和保护舌下神经，舌下神经沿颈内动脉和颈外动脉的浅面穿行直达口底，通常可见于二腹肌后腹下缘或深入二腹肌内（图 7–5）。

对于Ⅲ区的颈动脉损伤也可以考虑介入下行血管内支架置入术。

手术修复则需要满足下列条件。

- 经鼻气管插管。因为经口的气管插管固定于上下齿之间，持续张口的同时会妨碍到颈部解剖空间。

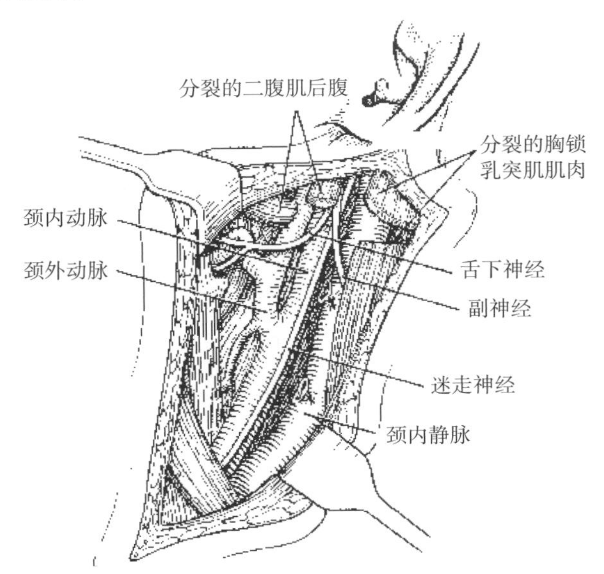

▲ **图 7–5　左侧颈部切断胸锁乳突肌和二腹肌后的解剖示意图**

- 切断胸锁乳突肌可以更好地显露颈内动脉，常选的切开部位是其靠近乳突的起始端。但要注意不要损伤到副神经和舌咽神经。副神经多在乳突下方 3cm 处进入胸锁乳突肌，舌咽神经在颈内动脉的表面走行。
- 如果想要探查更远端的颈内动脉往往需要进行单侧下颌半脱位来分开下颌升支。
- 也可以应用 Langenbeck 牵引器来牵拉下颌骨升支，以更好地显露颈内动脉。
- 必要情况下，可以选择切断茎突舌骨韧带、茎突舌骨肌和茎突咽肌，甚至可以切除茎突。但要注意保护在这些肌肉表面走行的面神经。
- 如果需要显露颈内动脉进入颈动脉管的位置，可以磨除一部分乳突骨质。所幸这种情况极少发生。

3. 气管损伤

气管损伤选用单层可吸收线缝合，大的气管缺损有时需要筋膜进行修补。伤口注意保持干燥。

4. 咽部和食管损伤

颈部探查时常常会忽略食管损伤。下咽和颈段食管损伤也很难在术前得以诊断。尽管黏膜层才是密闭性修补的关键，下咽和食管穿孔仍然要尽可能地进行双层修补。伤口周围需要保持干燥，可以选用鼻饲管。极其严重的食管损伤需要扩大切除清创，必要情况下可以考虑经皮食管造瘘术或咽部造瘘分流术。

（五）中线脏器结构

将颈鞘牵拉向一侧，很容易显露气管、食管和甲状腺。甲状腺上动脉在靠近颈动脉分叉处自颈外动脉分离出来。将前方的甲状腺叶向上牵拉，可以显露后方的气管和食管。食管上括约肌或食管内的鼻饲管可以帮助识别食管。一定要注意保护喉返神经：左侧喉返神经沿着气管食管沟垂直走行，右侧喉返神经从下到上斜行越过气管食管。在食管周围操作的时候这两个神经都很容易受损。中线结构双侧显露往往需要在标准切口上进行横行延伸。

（六）颈根部

颈根部术野可以通过延伸锁骨上切口进行显露。切断胸锁乳突肌的锁骨端，钝性分离锁骨上脂肪垫。锁骨上脂肪垫是固定结构，即使很瘦的人也会存在。由于脂肪垫内有一些小的血管、淋巴结和胸导管，切除存在一定难度。去除脂肪垫后可以显露前斜角肌，膈神经从它侧边穿过。切断前斜角肌，注意保护膈神经，显露锁骨下动脉第二段。锁骨下动脉的远端显露可以通过联合锁骨下切口控制腋动脉近端，或是在中点切断锁骨，切除锁骨下肌肉和韧带来进行。但锁骨一定要保留，不然会导致严重功能障碍。锁骨断端可以使用多纤维强力可吸收线来缝合骨膜，也可以置入一个微型金属板。

（七）衣领切口

这种切口很少应用，除非损伤十分明确地局限于切口范围内。通常对于外伤探查术来说，选择一个便于向近端和远端延伸的切口会更加明智。例如可以利用双侧胸锁乳突肌切口联合成U形，将会非常利于处理双侧的损伤。

也有一些外科医师会选择衣领切口。水平或“衣领”切口可以在甲状腺上方，也可以高于甲状软骨，可以用来显露双侧损伤或是局限于喉和气管的损伤。做水平切口，打开颈阔肌，翻皮瓣，上达甲状软骨上角，下至胸骨上窝。沿颈部中线切开带状肌，分别拉向两侧，显露甲状腺被膜，这时可以选择切断甲状腺峡部来充分显露气管。更高位的喉上水平切口则适合于单纯喉部损伤修复。

（八）椎动脉

椎动脉近端可以通过切断胸锁乳突肌锁骨端来进行显露。松解颈内静脉和颈总动脉，将静脉拉向中线位置，将动脉拉向旁侧，椎动脉近端就在这些结构的深面。椎动脉表面有颈交感神经干的分支，左侧有胸导管。在椎动脉进入骨管之前还有甲状腺下动脉横跨而向浅处走行。

椎动脉远端的显露非常有挑战也很少会用到。将颈鞘内容物拉向前内侧，在损伤平面上方一个横突的位置纵向分离椎前肌肉并向两侧牵拉。用小的咬骨钳打开颈椎横突前面骨质，可以使用一个J形针从横突之间的空隙里将动脉套扎。

进行椎动脉最远端的显露，可以沿肌肉附着处切断胸锁乳突肌乳突端，通过寰椎和枢椎之间进入。在寰椎横突上方切开椎前筋膜，靠近寰椎横突处切断肩胛提肌和颈夹肌，注意保护 C_2 神经根。这时在两个椎骨之间就可以看到椎动脉，可使用J形针结扎。如果可以的话，这部分手术更常由神经外科医师来完成。

病情稳定后逐层缝合颈部切口，通常会放置引流管，来预防血肿和败血症发生。

（张立红　赵一馨）

第 8 章 胸 部

The Chest

一、概述

胸部外伤具有较高的发病率和死亡率，由于很多胸部损伤的发生是继发于缺氧性脑损伤，因此其明确的发生率不是太明确。

相当大比例的死亡几乎是即刻发生的（如在受伤当时），例如，钝性损伤造成创伤性主动脉破裂后的迅速失血或者穿透性损伤造成的大血管破裂引起。

到达医院的胸外伤幸存者中，有些人由于评估的错误或治疗的延误而死在医院。这些患者早期是由于失血，晚期则是由于呼吸功能衰竭、多器官衰竭和脓毒血症而引起死亡。大多数威胁生命的胸部损伤能够由训练有素的医生通过简单有效的技术确诊并且进行简单迅速的治疗。

急诊开胸术（emergency department thoracotomy，EDT）有特殊的适应证，通常适用于穿透性损伤的危重患者。然而，不加选择地使用急诊开胸术，尤其是钝性损伤，并不会改变患者的预后，但会增加医务工作者感染传染病的风险。

胸壁和胸腔脏器的损伤可直接影响氧的转运机制。胸部外伤引起的缺氧及低血容量血症可引起脑外伤患者的继发性损伤或者直接引起脑水肿。

相反，休克和（或）脑损伤可通过影响正常的通气模式或者引起保护性气道反射消失和误吸，继发性加重胸部损伤和低氧血症。

肺是休克和远端组织损伤后继发性损伤的靶器官。外周微循环形成的微小栓子栓塞到肺将导致通气－灌注不匹配和右心衰竭。组织损伤和休克可激活炎症级联反应，引起肺损伤（再灌注损伤）。

二、胸部损伤的类型

胸部损伤分为以下两种类型。

（一）迅速威胁生命的损伤

- 任何原因造成的气道阻塞，包括喉或气管破裂伴阻塞或者大面积面部骨性和软组织损伤。
- 由于张力性气胸，主支气管破裂、开放性气胸或连枷胸而引起的通气障碍。
- 大量血胸或心脏压塞而引起的循环障碍。
- 空气栓塞。

（二）潜在威胁生命的损伤

- 钝性心脏损伤。
- 肺挫伤。
- 气胸。
- 血胸。
- 连枷胸（多根肋骨骨折伴反常胸壁运动）。
- 创伤性主动脉破裂。
- 创伤性膈疝。
- 气管支气管树断裂。
- 食管断裂。

贯穿纵隔的穿透性损伤常常破坏多个纵隔结构，因此其评估和处理更加复杂。

三、胸部损伤的病理生理

众所周知，胸部损伤患者发生的病理生理变化主要是由于以下因素。

- 通气受损。
- 肺泡的气体交换障碍。
- 血流动力学变化引起的循环障碍。
- 填塞或空气栓塞引起的心功能障碍。

接诊胸部损伤患者时必须考虑到所有这些因

素。特别是细胞或组织水平的缺氧是由于组织供氧不足引起的，并伴有酸中毒和相关的高碳酸血症。对胸部损伤的错误评估导致的晚期并发症可直接归因于这些过程。

胸部的穿透性损伤是明显的。例外情况包括由冰锥或弹道碎片造成的小的穿刺伤口。由于肺循环系统压力较低，损伤出血通常不多。但以下情况除外，如损伤胸廓出口供应上肢的大血管，或是损失胸壁体循环来源血管，如肋间或乳内血管。

躯干中部的穿透伤具有很多争议。这需要积极的手术方法，特别是前方的伤口。若伤口在两腋后线之间，且明显穿透腹壁，应行剖腹探查。如果伤口没有明显穿透，一种选择是在局部麻醉下探查伤口，以确定它是否穿透腹膜或横膈膜。如果发生腹膜穿透，则要剖腹探查手术。其他选择包括腹腔镜或胸腔镜以确定膈肌是否损伤，以及清理凝血块（见第9章“三、(二）膈肌”）[1]。

对于上半身穿透性损伤血流动力学不稳定且出血进入胸腔的患者，在初步评估和复苏时应尽早胸腔引流。对于有胸部损伤或怀疑有跨纵隔损伤的濒死患者，可能需要使用双侧胸引管治疗。插入胸引管不需要X线协助，但在插入胸引管后，X线检查有助于确定胸引管的正确位置。

对血流动力学稳定的患者，扩展的创伤超声重点评估（extended focused assessment with sonography in trauma，eFAST）的广泛使用、免费提供以及训练和其他临床医师实施的模式，进一步减少了对胸部创伤的X线片的需求。然而，在急诊科进行的X线检查仍是诊断气胸或血胸的金标准。这些患者最好在放置胸引管之前完成X线检查。进气量的减少可能不是由于气胸引起，尤其是钝性损伤后，可能是由于膈肌破裂，肠或胃占据胸腔，或者仅仅是肺挫伤（这一点很可能被eFAST忽略）。

当需要拔除胸引管时，第四肋间隙的床旁胸部超声检查可以可靠地确定创伤后是否可以安全地拔出胸引管，通过超声检查除外气胸并在4～6h后重复检查以确保无新的气胸出现[2]。

儿科方面的考虑

在儿童和青少年胸部创伤的评估和管理中有几个重要的考虑因素[3]。

- 儿童的肋骨更具有弹性，因此肋骨骨折的存在意味着高能量损伤，相关的头部、胸部和腹部实质器官损伤的发生率更高[4]。
- 儿童心脏穿透性创伤的预后比成人差，且住院存活率低（＜30%）[5]。
- 儿童的胸腺可能非常大，应注意避免对其造成损害。
- 胸骨相对较软，可用一把大剪刀分开。
- 经肋间留置引流管应至少在皮下潜行一个肋间，以利于后期拔管不漏气。患儿可能不会配合Valsalva操作（吸气后屏住呼吸），拔管时压住皮下潜行隧道可防止医源性气胸。

钝性躯干创伤后并发气胸的儿科患者很少见，且多数在急诊行胸部X线片不能被发现。近一半的气胸和大多数的隐匿性气胸可以不采用胸腔引流[6]。在处理严重的小儿胸部创伤时一个重要的问题是对于这个年龄段中非常罕见的创伤性主动脉损伤，用于成人的主动脉支架大小是不合适的。

四、胸部外科应用解剖

将胸腔视为含有内容物的有入口、壁、底部的容器。

（一）胸壁

胸壁包括由肋骨、胸椎、胸骨和前方的锁骨及后方的肩胛骨组成的骨性结构。相关的肌群和血管结构（尤其是肋间血管和胸廓内血管）也是其组成部分。

记住胸部的“安全区”。这是胸腔引流管选择置入的区域。在这个区域胸腔内没有可能被破坏的重要结构；然而需要注意的是要避免损伤肋骨下缘的肋间血管和神经束（图8-1）。

（二）胸腔底部

胸腔的底部是由具有多个裂孔的膈肌构成

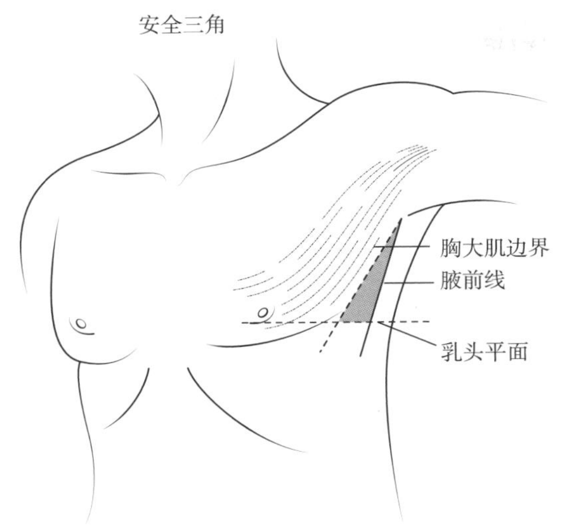

▲ 图 8–1　放置胸腔闭式引流管的胸壁解剖结构

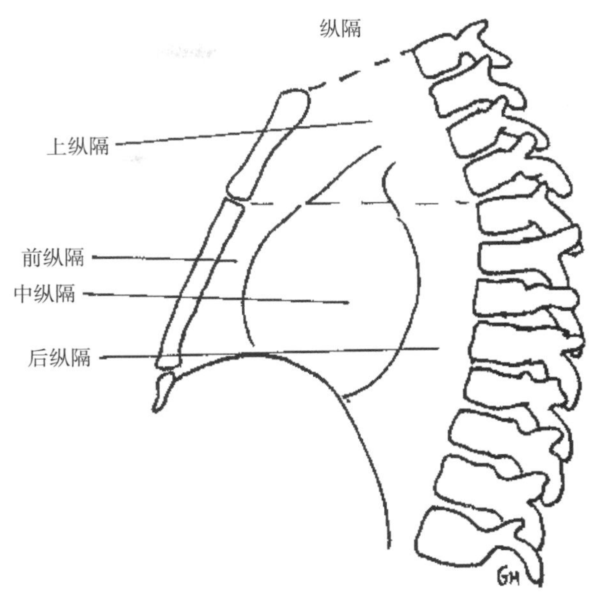

▲ 图 8–2　胸腔内容物

的。膈肌宽大的片状肌肉有巨大的三叶状中央腱，有相应的裂孔通过主动脉、食管和下腔静脉，并由膈神经支配。食管裂孔中有迷走神经。主动脉裂孔中包含奇静脉和胸导管。

在正常呼吸周期，膈肌移动约 2cm，但在深呼吸时它可以移动达 10cm。在最大呼气时，隔膜可能上升到第五肋间隙。因此，第五肋间隙以下的任何损伤都可能涉及腹腔。

（三）胸腔内容物

• 胸膜腔由左右胸膜腔构成并包含左右肺，分别覆有壁层胸膜和脏层胸膜。

• 纵隔及其脏器位于胸腔中央。纵隔本身有前、中、后和上纵隔的分区（图 8–2）。上纵隔与胸部入口和颈部的 Ⅰ 区相连。

• 从功能和实用的角度来看，无论是在损伤评估还是在选择手术入路时，从“两侧胸腔及其各自内容物”的角度来看待胸部是非常有用。图 8–3 和图 8–4 分别举例说明两侧胸腔及其各自的内容物。

1. 气管支气管树

气管起始于第五颈椎水平的环状软骨延伸到第六胸椎上缘的隆突并在此分叉。右主支气管较左支气管更短、更直，角度更小。它位于奇静脉和上腔静脉交界处的下方，右肺动脉的后方。

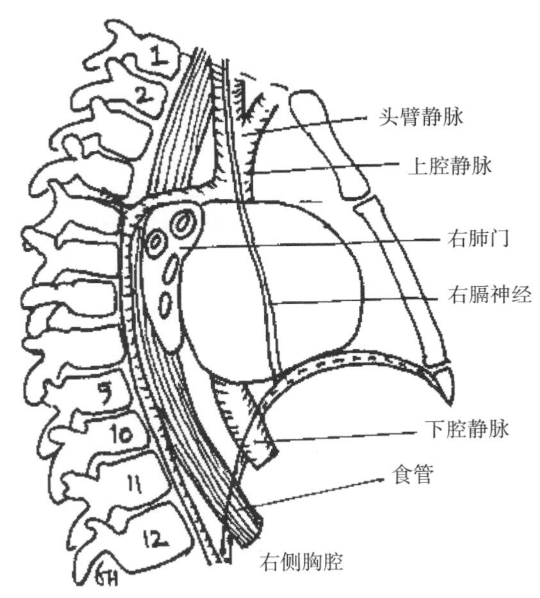

▲ 图 8–3　右侧胸腔和纵隔

2. 肺和胸膜

右肺约占肺总量的 55%，其斜裂和横裂将其分为三个肺叶。左肺由斜裂分为上下肺叶。双肺被分为不同的支气管肺段，与不同的支气管分支相对应，并由相应的肺动脉分支供血。左右肺动脉在各自支气管的前面和肺门上方通过。两侧各有上、下肺静脉，中叶静脉常由上肺静脉引流。

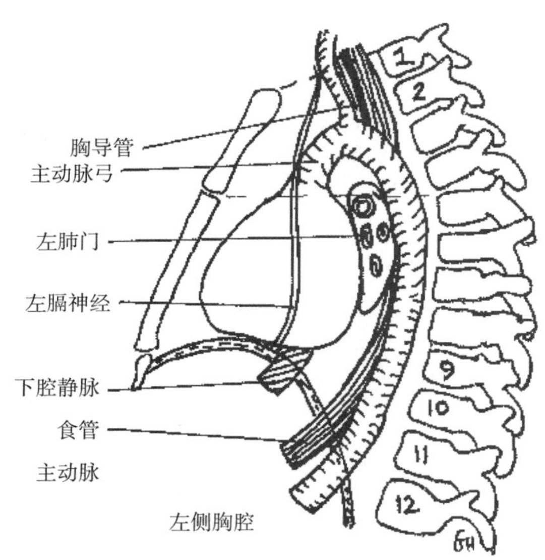

▲ 图 8-4 左侧胸腔和纵隔

胸膜腔由壁层胸膜和脏层胸膜构成。壁层胸膜排列在胸廓的内壁。脏层胸膜紧密地附着在肺表面并在肺门处反折，经纵隔与壁层胸膜相连。

3. 心脏与心包

心脏位于中纵隔，从第三肋软骨水平延伸到剑突胸骨连接处。心脏前表面的大部分是由上方的右心房及心耳和位于下方的右心室构成。主动脉自左心室起始并在左侧形成弓形。肺动脉由右心室肺动脉圆锥发出后至主动脉弓下方分为左右肺动脉。心包是一个牢固的纤维囊，完全覆盖心脏，并与隔膜相连。少于 50ml 或超过 200ml 的血液都可能造成心脏压塞。

4. 主动脉和大血管

胸主动脉分为升主动脉、主动脉弓和降主动脉三部分。无名动脉是主动脉弓的第一个分支，向上向右穿行并位于无名静脉的后面。左侧颈总动脉和左侧锁骨下动脉起源于左侧主动脉弓。

5. 食管

食管长约 25cm，从咽延伸至胃。它从第 6 颈椎开始穿过膈肌止于第 11 胸椎左侧。整个胸段食管被疏松的结缔组织包裹，因此一旦食管破裂感染就会迅速扩散。

6. 胸导管

它位于主动脉的右后方。它位于主动脉和奇静脉之间经膈肌食管裂孔上行，在主动脉的右侧肋间动脉分支前方。它走行于椎体右侧，损伤后可导致右侧乳糜胸。它于左锁骨下静脉和颈内静脉交界处回流入静脉系统。

五、诊断

胸部穿透性损伤在临床上是很明显的。然而，翻转患者以确保检查整个背部是很重要的。翻身检查对于穿透性损伤和钝性损伤患者来说同样重要，它能排除背侧胸部和椎体损伤。

外科医生应当听诊每侧胸部，注意是否有呼吸音的减弱或消失。超声（eFAST）的作用主要是确定患者是否有心包积血，评估是否存在气胸，其准确性高于平卧位的胸部 X 线检查。它也可能优于胸片在液体和肺挫伤方面的鉴别 [8]。

经食管超声心动图是确定血流动力学稳定的患者是否存在心脏压塞的非常有用的辅助手段。

除了稳定的纵隔创伤患者，CT 并不常规用于胸部穿透性损伤的患者。CT 可能在确定因高能量损伤或者霰弹枪爆炸引起的肺挫伤的程度方面有一些作用，但并不是初步复苏和治疗的指征。CT 血管造影对血流动力学稳定的胸廓出口或上胸部穿透性损伤患者非常有用，它可以检查动静脉瘘和假性动脉瘤。

穿透性损伤患者中，胸部 X 线检查仍然是“金标准”，应该尽早进行。把诸如回形针之类的金属物体放在任何损伤类型的胸壁皮肤上进行检查是一个很实用的方法。胸部 X 线检查是穿透性损伤的关键诊断方法，因为它不仅能显示气胸和血胸的存在，还能显示子弹轨迹的投影。此外，投射轨迹经常留下金属碎片，能勾勒出子弹的路径，肺部挫伤的区域是投射轨迹的额外指征。X 线检查亦可用于刺伤。跟踪轨迹可以帮助外科医生确定哪些内脏器官可能受伤以及是否有潜在的膈肌和（或）纵隔的损伤。超声检查不能显示子弹的轨迹。

除非膈肌或腹部脏器的损伤被排除，否则非手术处理躯干中部的损伤是有疑问的。各种不同的方式被用来试图描述和确定这些区域穿透损伤的轨迹，包括增强 CT 扫描和最新的 CT 对比剂增强纤维束成像技术[9]。胸腔镜和腹腔镜均能诊断膈肌穿透性损伤。如果横膈膜被穿透，腹腔镜在评估腹腔脏器方面可能更具优势；然而，在很多方面胸腔镜能更好地评估膈肌，特别是右胸。其缺点是一旦发现损伤，并不能排除相应的腹腔损伤。

六、特殊伤害的处理

非手术处理可用于大多数穿透性胸部损伤。这些患者应在监护设施中观察，以确保血流动力学稳定，监测通气状态和从胸腔引流的出血情况。

非手术治疗失败包括胸腔持续出血和继续发展成凝固血胸的患者。如果有血块存留，建议在伤后 72h 内使用电视胸腔镜（video-assisted thoracoscopy，VATS）清除凝血块[10]。

（一）胸部损伤控制

损伤控制手术可以应用于胸部，通过填塞和临时负压封闭引流技术。生理稳定后可以进行重建。重建通常以肌皮瓣的形式出现，如背阔肌或胸大肌，尤其是当软骨或肋骨必须清除时（另见第 6 章）。

（二）开放性气胸

平民创伤后开放性气胸或严重胸壁损伤的发生率很低（在所有主要胸部损伤中不到 1%）。虽然所有的穿透性伤口在理论上都是开放性的气胸，但胸壁组织起着有效的密封作用。真正的开放性气胸通常与近距离枪击和高能投射物有关。通常有一个大的裂开的伤口并伴有入口处泡沫状的血液。伴随着空气的进入和排出可以听到呼吸音。患者常因缺氧而休克并伴有内脏损伤。

伤口应立即用清洁或无菌敷料封闭，例如凡士林纱布、薄塑料布，三面密封敷料以形成阀门，甚至可以用铝箔作为临时敷料。重要的是要意识到一旦胸部伤口被封闭，立即进行胸腔引流是非常必要的，因为如果有肺实质合并损伤将有转化为张力性气胸的风险。大的裂开的伤口不可避免地需要清创，包括切除失去活力的组织并清除所有异物，包括衣服、枪弹的填充物或者穿透胸部物体的碎片。

伤口彻底清洗和冲洗后，根据缺损的大小可能需要重建。使用合成材料修复胸壁大面积缺损的方法已基本被弃用。相反，背阔肌或胸大肌等肌皮瓣已证实有效，特别是在软骨或肋骨必须清除时。皮瓣能迅速愈合并减少肋骨或肋软骨的感染。如果潜在的肌瓣被损伤破坏，可以放置临时的敷料，患者在重症监护室治疗，然后在 24～48h 内回到手术室进行游离肌皮瓣移植或替代重建。并发症包括了伤口感染和呼吸衰竭，后者通常是由于相关的实质损伤引起的。呼吸窘迫可继发于大的胸壁塌陷。如果胸壁感染，应考虑清创，伤口护理和肌皮瓣。

（三）张力性气胸（血胸 / 气胸）

张力性气胸能危及生命。做出诊断的重要性在于它是急诊科中最容易治疗的危及生命的外科急诊。“单纯的”闭合性气胸没有那么严重，在所有穿透性胸部损伤中约有 20% 发生率。相比之下，30% 的穿透性损伤会出现血胸，40%～50% 的穿透性损伤会出现血气胸。

在嘈杂的急诊室中张力性气胸的诊断比较困难。典型的症状是同侧呼吸音的减弱和叩诊鼓音，气管向对侧移位。其诊断是临床性诊断。对濒死患者应毫不犹豫地进行胸腔引流术。大量的血胸同样会危及生命。

（四）大量血胸

大约 50% 的肺门、大血管或心脏创伤患者在受伤后立即死亡。另外 25% 的患者的存活时间为 5～6min，在城市中心，其中一些患者可能在乘坐快速交通工具到达急救室时还活着。剩下的 25% 能存活超过 30min，这一组患者可能活着来到急诊室，并需要立即诊断和治疗。

大量血胸通常是通过由休克、呼吸窘迫和纵隔移位的存在而诊断的。胸部 X 线或 eFAST 可以确定失血的程度，但大多数情况下，为减轻通气困难的威胁，应立即行胸腔引流术。如果放置胸引管后大量血液涌出，应考虑自体输血。这些简单的设备应该在所有主要的创伤复苏中心都可以使用。自体输血的唯一禁忌证是高度怀疑内脏损伤。较轻血胸通常通过常规胸部 X 线诊断。

大量血胸的治疗关键是恢复血容量。在大约 85% 的大量血胸患者中，损伤来源于体循环血管如肋间动脉或乳内动脉受损，这些患者都需要开胸手术。少数患者是由于肺门或心肌损伤。在大约 15% 的病例中，出血是由于肺组织的深度撕裂伤引起的。这种损伤的治疗方法是缝合肺部撕裂伤，确保控制撕裂深处的出血，在某些情况下可能需要部分肺组织或肺段和肺叶切除。

血胸或大量血胸的并发症几乎都与内脏损伤有关。偶尔会出现因胸腔积血引流不畅导致需胸膜纤维板剥离，需要进行胸腔镜或开胸干预。积极使用两根胸引管能够减少这种并发症的发生率。如果这还不够的话，那么在 72h 内进行早期 VATS 清除残留血块和纤维蛋白可能会获得成功。

（五）气管支气管损伤 [12]

气管支气管树的穿透性损伤并不常见，在所有主要胸部损伤中占不到 2%。气管支气管树破裂表现为大量咯血、气道阻塞、进行性纵隔气肿、皮下气肿、张力性气胸和放置胸管后明显持续漏气。对于相对稳定的患者，纤维支气管镜在诊断、置管、术后气管支气管灌洗及术后气管支气管修复后的随访方面是一种有用的辅助诊断手段。

气管支气管损伤的治疗较简单。如果是远端支气管损伤，可能会有持续几天的漏气，但通常可以通过胸腔引流愈合。然而，如果有持续漏气，或患者经胸腔引流有明显的漏气，则可使用支气管镜检查是否为近端支气管损伤，并可通过后外侧开胸探查受累区域。如果可能的话，可用单线缝合修复支气管。在某些情况下，可能需要肺段切除术或肺叶切除术。

（六）食管损伤

胸段食管的穿透性损伤是很少见的。颈段食管损伤较为常见，通常在颈部Ⅰ区和Ⅱ区损伤时发现。在那些对颈部损伤进行选择性治疗的中心，发现的食管症状通常与吞咽疼痛和吞咽困难有关。患者偶尔会出现后纵隔炎的症状，这是一种严重的情况，即使采取积极和全面的治疗也有很高的死亡率。胸段食管损伤可表现为疼痛、发热、纵隔气肿、经胸腔引流后仍持续气胸，以及口服胃造影剂时胸腔积液伴造影剂外渗。

颈段食管损伤的治疗相对简单。如上所述，通常是在常规探查颈阔肌下的穿透伤口时发现损伤的。一旦发现即予常规缝合处理。在更严重的致死性损伤中，有必要清创缝合并引流以保护吻合口。如果胸段食管损伤发生时间小于 6h 且炎症轻微和坏死组织较少则应进行一期修复。需要进行两层缝合。术后患者继续接受静脉支持和营养补充。围术期的 24h 内可以使用抗生素。

如果损伤在 6～24h 之间，则需要决定是否可以尝试一期缝合，或者引流和营养支持是否是最佳治疗方法。几乎所有超过 24h 的损伤在修复后都不会一期愈合。开放引流、抗生素、营养支持和选择分流是最佳的方案。食管损伤后的并发症包括伤口感染、纵隔炎和脓胸。

最近的非手术内镜下硅涂层扩张支架置入技术应用在某些病例中，尚需要进一步的经验来确定其正确的适应证。若损伤程度达 30～40mm，并有局部食管壁损伤，且位于食管中下 1/3 处，则适用此技术。由于支架未完全密封，因此不适合用于颈部（上 1/3）和胃食管交界处的损伤。一些专家建议在使用支架置入术时同时开胸放置纵隔引流。在选择支架置入术病例时，需要利用造影和内镜检查对损伤准确定位和评估损伤程度。

（七）膈肌损伤

见第 9 章。

（八）肺挫伤 [13]

肺挫伤是肺部剧烈受损的表现，通常与胸部直接创伤、高速投射物和枪弹爆炸有关。病理生理是通气 – 血流受限和分流结果。其解剖结构使肺部损伤的程度在 CT 扫描中很容易量化。

明显的肺挫伤的治疗主要包括循环和个体化的通气支持；辅助治疗包括选择性使用类固醇和利尿药等来防止 SIRS 的发生。

由于可能引起院内感染，机会性感染和耐药菌的发生，通常不使用抗生素。必要时最好每天取痰作革兰染色和行胸部 X 线检查。如果革兰染色显示存在与多核细胞增加相关的病原，则建议使用抗生素。

（九）连枷胸 [13]

传统上，连枷胸的处理是利用正压通气实现内夹板（内部气动稳定）的。这种方法仍然是金标准的处理方法，因为它通过夹板治疗连枷的节段和相关的（往往严重）肺挫伤。

虽然这无疑是在大多数情况下选择的方法，但人们对切开复位内固定治疗多发肋骨骨折的兴趣越来越大。在非对照试验中，切开复位内固定已经显示出相当大的益处，它缩短了机械通气时间从而降低了呼吸机相关性肺炎（ventilator-associated pneumonia，VAP）的风险，并且由于减少了镇痛需求而改善了早期活动（表 8–1）。

（十）肋骨多处骨折固定

连枷胸可以利用钢钉、钢板、金属线、金属杆或最近刚出现的可吸收金属板进行固定。可以通过常规的后外侧胸廓切开术或通过肋骨表面的切口进行显露。

美国东部协会采用 PICO 格式发布了关于肋骨骨折切开复位内固定的指南 [14]（表 8–2 和表 8–3）。

（十一）肺撕裂伤

尽可能保留肺组织是至关重要的，如果需要保守性切除，可采用联合技术，如束切除术、楔形切除、肺段切除术，仅对最严重的患者行肺叶切除术或全肺切除术。目前临床中应用的缝合器很有帮助。

（十二）空气栓塞 [15]

穿透性损伤后发生空气栓塞比较罕见。它发

表 8–1　选择性非手术治疗连枷胸 – 肺挫伤的循证指南

证据级别	推　荐
Ⅰ	没有关于连枷胸 – 肺挫伤处理的建议。
Ⅱ	1. 在复苏过程中，肺动脉导管可能有助于避免液体过多。 2. 应避免仅以克服胸壁不稳定为目的的强制性机械通气。 3. 需要机械通气的连枷胸 – 肺挫伤患者应根据医疗机构和医生偏好给予支持，并尽早脱机。呼气末正压和持续气道正压应包括在通气方案中。 4. 使用最佳的镇痛和积极的胸部物理治疗以减少呼吸衰竭的可能性和随之而来的通气支持。硬膜外导管是重度外伤镇痛的首选方式。 5. 不应使用类固醇治疗肺挫伤。
Ⅲ	1. 对于呼吸处于边缘状态的清醒配合患者，联合最佳的局部麻醉镇痛，可以考虑试行面罩辅助通气。 2. 在创伤人群中没有足够的证据证明椎旁镇痛的有效性。然而，当某些情况下硬膜外镇痛是禁忌时，这种方式可能等同于硬膜外镇痛。 3. 当严重的单侧肺挫伤由于通气分布不均而无法纠正分流或交叉出血时，应考虑单肺通气。 4. 高频振荡通气并没有被证明能改善钝性胸部创伤合并肺挫伤患者的生存率，但在其他通气方式失败的某些病例中已被证明能改善氧合。 5. 利尿药可用于液体静压过负荷的情况，如血流动力学稳定的患者肺毛细血管楔压升高或已知并发充血性心力衰竭的情况。 6. 虽然手术固定连枷胸后的任何结果参数都没有明显改善，但在严重连枷胸无法脱离呼吸机的情况下，由于其他原因需要开胸时，可以考虑采用这种方式。早期骨折固定对患者有益的亚组尚未确定。 7. 没有足够的临床证据推荐用于手术固定肋骨骨折的任何类型的专有植入物。然而，在已有研究中，替代或缠绕装置可能优于髓内钉。 8. 个体化的多学科综合治疗胸壁损伤可能改善结果。

引自 Simon B et al. *J Trauma Acute Care Surg*. 2012. Nov；73（5）：Suppl 4：S351–61.[13]

表 8-2 PICO 格式

P	患者、人群和问题	我该如何描述该患者群体？
I	干预、预后因子或暴露	主要考虑哪种干预、预后因素或暴露？
C	比较或干预（如果合适的话）	干预相比主要的替代方案是什么？
O	你想要衡量或实现的结果	哪些可以完成、衡量、改进或影响？

表 8-3 东部创伤外科协会关于肋骨骨折切开复位内固定指南

PICO	建 议
PICO 问题 1：对于钝性创伤后连枷胸的成人患者，是否应行肋骨骨折切开复位内固定术（对比非手术治疗）以降低死亡率，机械通气时间，ICU 和住院时间；降低肺炎的发生率和气管切口的需要；能否改善疼痛	对于钝性创伤后连枷胸的成人患者，我们有条件地推荐肋骨切开复位内固定以降低死亡率；缩短机械通气时间；重症监护室和住院时间；肺炎和气管切开的发生率。基于现有的证据，我们不能提供控制疼痛的建议
PICO 问题 2：对于钝挫伤后非连枷肋骨骨折的成人患者，是否应行肋骨骨折切开复位内固定术（对比非手术治疗）以降低死亡率和肺炎发生率；缩短机械通气时间，住院时间，改善疼痛控制，如果可以的话，可以减少气管切开的需要吗	对于成人钝性创伤后非连枷肋骨骨折患者，我们不能根据现有的证据对任何结果提出建议

ICU. 重症监护室

生在 4% 的胸外伤中。65% 的病例是由于穿透伤。诊断的关键是要意识到这种可能性。

其病理生理是支气管和肺静脉之间的瘘管形成。那些自主呼吸的患者从肺静脉到支气管会有压力差，这将导致这些患者中约 22% 出现咯血。然而，如果患者有 Valsalva 型呼吸，或在支气管正压插管时，压差从支气管到肺静脉会造成全身空气栓塞。

这些患者表现为以下三种情况之一：局灶性或侧向性神经系统体征，突发的心血管衰竭和获取初始动脉血标本时出现泡沫。如果患者有明显的胸部损伤，没有明显的头部损伤，但有局灶性或偏侧性神经表现，则可认为是空气栓塞。有时可通过眼底检查得到证实，表现为视网膜血管中有空气。如果患者经插管后突然出现不明原因的心血管衰竭且无生命体征，应立即假定其发生了冠状动脉血管的空气栓塞。最后，那些抽取有泡沫的血液样本进行初步血气测定的患者将会出现空气栓塞。

当患者在紧急情况下进入急诊科并进行急诊开胸术时，应始终注意在冠状血管中寻找是否空气。如果发现有空气，应立即夹紧相应肺的肺门，以减少空气进入血管的压力。

空气栓塞最好在手术室立即开胸治疗。对于大多数患者，经左侧或右侧开胸取决于穿透损伤于哪一侧。如果已施行复苏开胸术，如果左侧肺实质没有损伤，则有必要经胸骨延伸至对侧胸部探查。确定性治疗方法是缝合肺脏伤口，在某些情况下可进行肺叶切除术，只有极少数情况下才进行全肺切除术。

对因空气栓塞而出现心搏骤停患者的抢救措施包括心包内心脏按压，向上扪及升主动脉，并用拇指和食指握住升主动脉按压一到两下，这利于将空气推出冠状动脉，从而建立灌注。肾上腺素（epinephrine）1∶100 可以通过静脉注射或经气管插管注射，产生阿尔法效应，将空气排出微循环。一旦肺门被钳夹，应当谨慎地清除左心房、心室及升主动脉内所有的残余空气。这可以防止搬运患者时发生进一步的空气栓塞。

通过积极的诊断和治疗，穿透性损伤继发的空气栓塞患者可以实现高达 55% 的抢救成功率。

（十三）心脏损伤

在城市创伤中心，心脏损伤是穿透伤后最常见的疾病，约占所有胸部损伤的 5%。心脏损伤的诊断通常不难。患者表现为出血、心脏压塞，少数患者出现急性心力衰竭。除了 X 线片上清晰表现的球形心脏外，左侧心界变直还与心包积血的存在有关。由穿透性损伤而引起的心脏压塞患者通常在心脏附近有伤口，并表现出心输出量减少，中心静脉压升高，血压降低，心音降低，脉压变窄，偶尔出现反常脉搏。立即由临床医生进行 eFAST 检查通常有心包积液的证据，但是在无法根据临床体征和 eFAST 确诊心脏压塞的情况下，超声心动图检查能辅助诊断。

所有的心脏损伤最好在手术室内立即进行开胸治疗。对于濒死患者，急诊室开胸手术可以挽救生命。心肌损伤的并发症包括复发性填塞、纵隔炎和心脏切开术后综合征。前者可以通过放置纵隔引流管或在修复后保留部分开放的心包来避免。大多数心脏损伤可通过左前外侧入路开胸术治疗，只有少数通过正中胸骨入路。如果发生了纵隔炎，应重新打开伤口（包括胸骨），并在清创后 4～5 天内进行二次关闭。

另一个并发症是心脏通过心包形成心包疝，它可能阻塞静脉回流并导致猝死。在心脏损伤修复后采用宽松缝合心包的方法可以避免这种情况。

（十四）大血管损伤

大血管受穿透性损伤的报道并不多见。造成这种情况的原因是大血管的广泛损伤会导致胸部立即失血，大多数患者死亡于受伤现场。

穿透性大血管损伤的诊断通常很明显。患者处于休克状态，并且伤及胸廓出口或后纵隔附近。如果病人在复苏后稳定下来，应进行血管造影术以确定损伤的位置。大约 8% 的大血管损伤患者没有临床症状，因此需要注意当伤口靠近大血管区域时需要血管造影。这些患者通常有假性动脉瘤或动静脉瘘。大血管穿透性损伤的治疗大多数可以通过侧方修补来完成，但是损伤较重的患者很难活着到达急诊室[16]。

大血管受伤的并发症包括再出血、假性动脉瘤形成和血栓形成。最严重的并发症是截瘫，其通常发生在钝性损伤后，很少发生在穿透性损伤后，这可能是与脊髓的相关损伤有关，也可能是因为手术时重要的肋间动脉被结扎有关。脊髓对脊髓前动脉（Adamkiewicz 动脉）有节段性血供，应尽一切努力保护肋间血管，特别是那些看起来比正常大的肋间血管，因为这些血管可能构成重要的侧支供血系统。

七、胸腔引流

（一）插入引流管

根据高级创伤生命支持® 所描述的方法放置胸腔引管。置管的位置应位于腋中线、腋前线和通过第 5 肋间的安全三角区内。必须小心避免引流管通过乳房组织或胸大肌放置引流。最佳置管点是在腋前线。

在神志清醒的患者中，将 1% 的利多卡因（lidocaine）注入皮肤中，然后再在皮下注射 20ml 直至胸膜。

充分的局部麻醉至关重要。
目的是阻滞相关的肋间神经。

局部麻醉可能需要 5～10min 才能充分发挥作用。胸部常规消毒铺巾，局部麻醉后在下一肋骨的上方作长约 2cm 的切口（图 8–5）。

用镊子钝性将组织从肋骨上向上提起分离，在肋骨上方穿透胸膜（图 8–6）。这样能避免对肋间神经血管束的损伤。

一旦完成切口，成人用示指探查切口，儿童用小指探查切口。这样可以确保进入胸腔，并对胸膜腔进行有限的探查（图 8–7）。对有轻微粘连的患者（如肺结核），它能使肺组织在引流管的引流途径得到松解。

一旦用手指扩张了通路，就可以插入一根粗的（34 或 36FG）胸腔引管。切口应足够大，以允许手指和导管同时进入，并使引流管通过肺后方向肺尖方向引流（图 8–8）。这能最佳的引流血

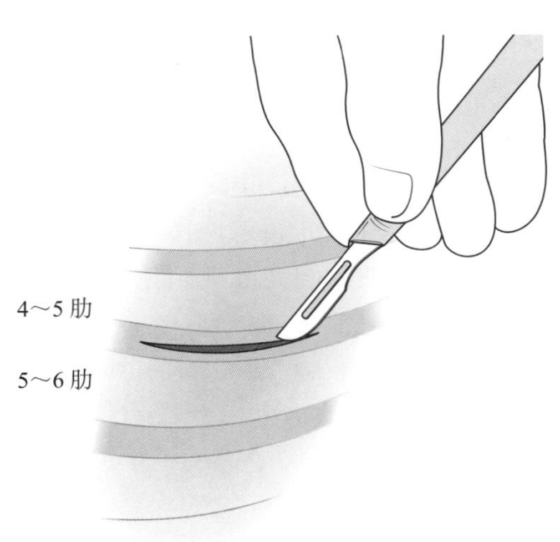

▲ 图 8-5 胸腔引流切口的解剖学位置

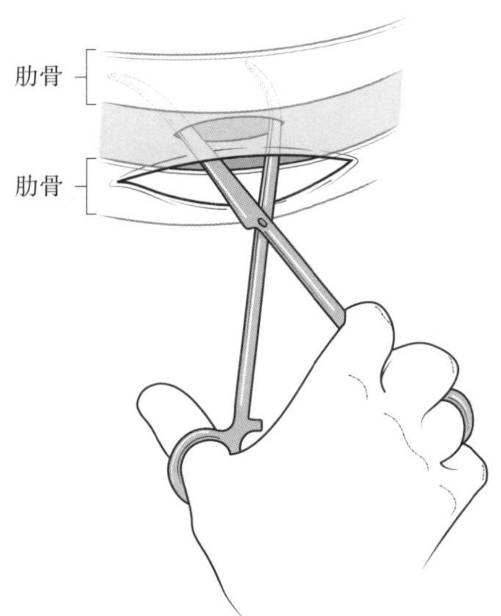

▲ 图 8-6 肋骨上缘钝行分离

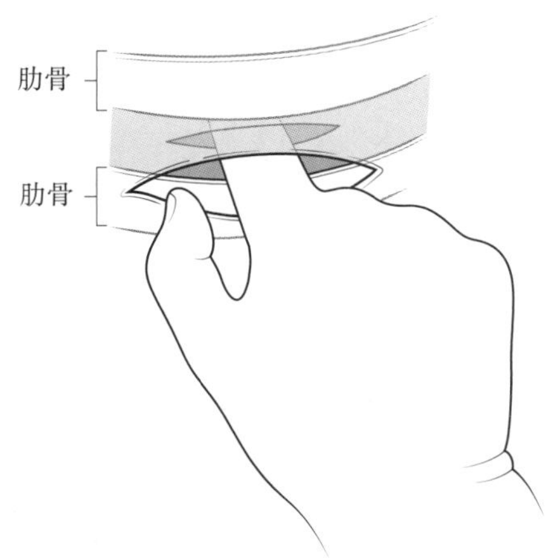

▲ 图 8-7 利用手指分离清除粘连

液和空气。当胸管安置就位后，则按如下方法用 0 号丝线将其固定在胸壁上。

• 在切口中心作一垂直褥式缝合（图 8-9）。在缝线平皮肤水平处先打个单结，然后在缝合线长度一半的地方打个方结（中途结）。在插入胸引管后，在两侧单纯间断缝合两针关闭伤口（图 8-10）。

两侧单纯间断缝合闭合伤口（图 8-10）。

• 然后将缝合线缠绕在胸管上，直至距离“中途结”约 1cm 处，将缝合线穿过垂直褥式缝合线环的下方（图 8-11）。

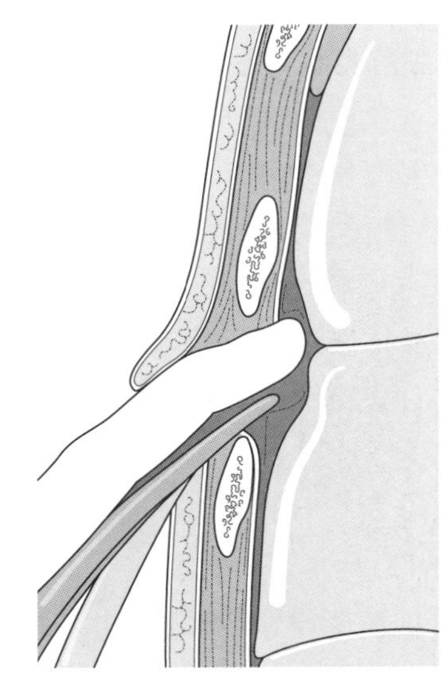

▲ 图 8-8 手指和引流管（用镊子夹住）插入胸腔

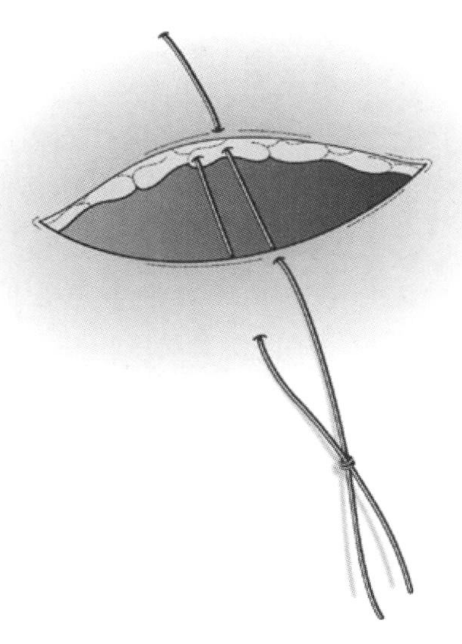

▲ 图 8-9 切口中部行垂直褥式缝合

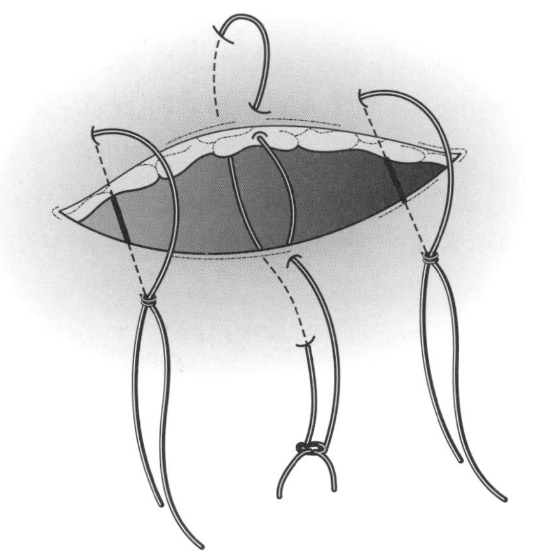

▲ **图 8-10　为了完全闭合切口，需要另行单纯间断缝合**

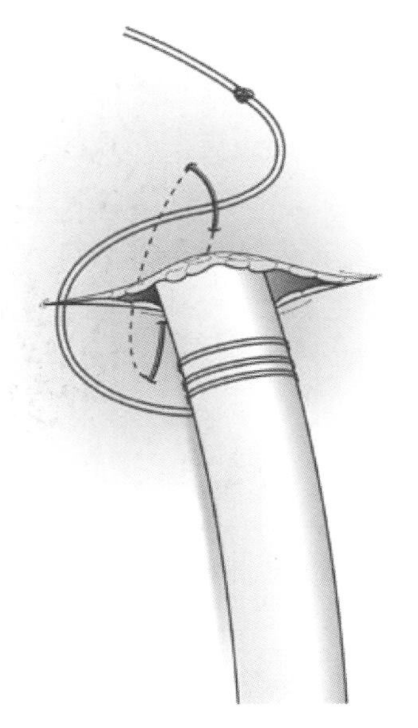

▲ **图 8-11　固定引流管：第一步**

• 在距离皮肤约 1cm 处，将缝线在“中途结”处缠绕系紧固定在胸管上（图 8-12）。

提示：

• 不要使用“荷包缝合”关闭切口，因为这会导致长期的切口疼痛并且效果很差。应该采用垂直褥式缝合。

• 不要“编织”（“罗马凉鞋”式缝合）固定引流管，因为它一旦松了整个固定缝线都会松。固定缝线应绕在引流口同一个平面上（图 8-10）。

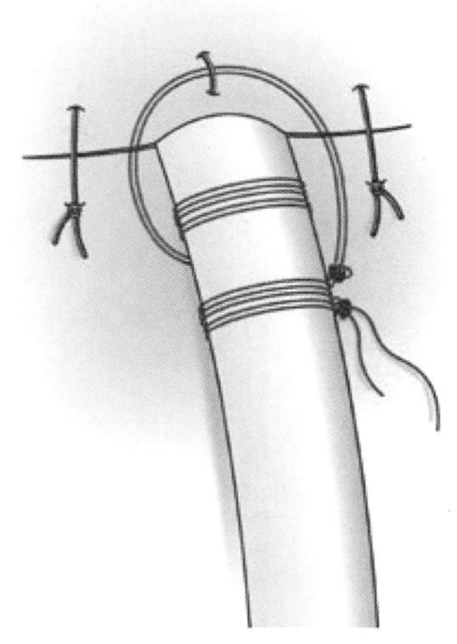

▲ **图 8-12　固定引流管：第二步**

所有连接管都用胶带固定，以防止无意中断开或拔出胸管。

在引流管放置后，谨慎的做法是立即进行胸片或进一步超声检查，以评估空气和血液的引流情况以及引流管的位置。任何原因导致的积血不能引出，需要插入另一根引流管。持续的漏气或出血提示外科医生有明显的内脏损伤，可能需要手术干预。

提示：如果血液持续的引出，外科医生应警惕出血也可能是经膈肌破口进入胸腔的。

（二）拔除引流管

一旦肺复张，就应该拔除引流管。在“中途结”处剪断缝线。松开剩余的缝线，随着管的拔出捏紧皮肤或用凡士林纱布封住皮肤（图 8-13）；收紧并打结固定预置的缝线，关闭切口（图 8-14）。

胸腔引流术的并发症包括引流口感染和脓胸。在严格的无菌操作下，两者的发生率一般在 1% 以下。

有足够的（Ⅰ级和Ⅱ级）数据推荐胸外伤后接受胸腔引流术的患者预防性使用抗生素。数据表明，在施行胸腔引流术时，预防性使用抗生素的创伤患者的肺炎发生率可能会降低，但脓胸的

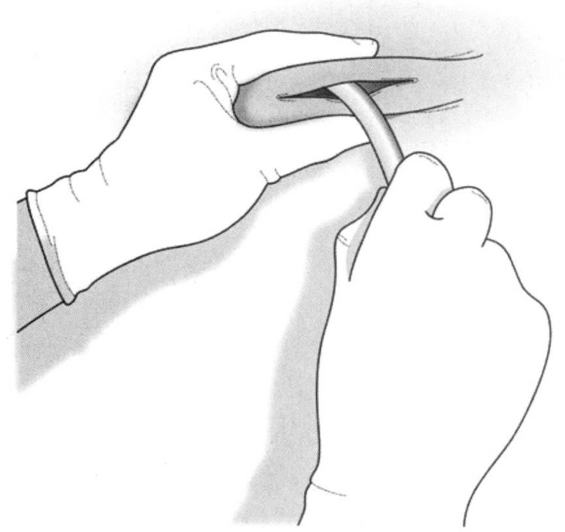

▲ 图 8-13 捏闭伤口并拔除引流管

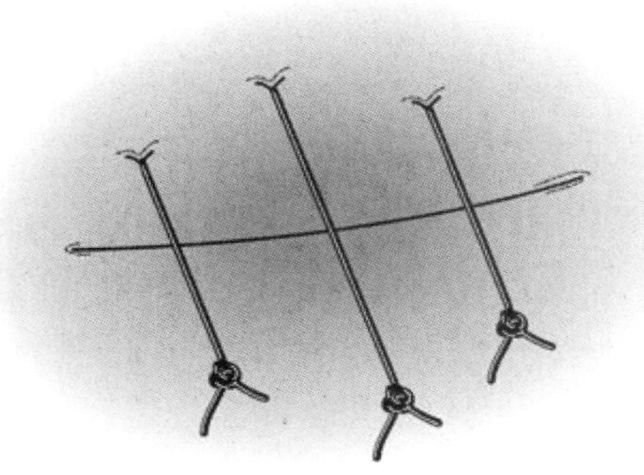

▲ 图 8-14 拔除引流管后的最终效果

发生率不会降低[17]。

常规使用抗生素并不能代替良好的手术技术。

关于负压吸引这个经常被讨论的问题，最近的一项前瞻性研究得出结论，负压吸引对无并发症的创伤性气胸、血胸或血气胸患者没有优势[18]。

八、胸部手术入路

胸部损伤的手术的入路应由以下三个因素决定。

- 每侧胸腔的解剖。
- 患者病情的稳定性。
- 手术指征是急性还是慢性（非急性）。

根据手术指征可以进行有效的区分(表 8-4)。需要指出的是，急性指征包括所有危及生命的紧急情况，而慢性或非急性指征基本上是晚期表现。

目前常用的手术入路如下。

- 前外侧切口。
- 正中胸骨切开。
- 双侧开胸术（蛤壳状切口）。
- 后外侧切口。
- “匚”式切口。

在紧急的情况下，很少采取后三种办法。其中，双侧经胸骨开胸术（“蛤壳式”切口）和“匚”式切口复杂且创伤较大，术后并发症严重，在开胸和关胸方面困难重重。

对于不稳定的患者，取决于可能的损伤，手术入路的选择通常是前外侧切口或正中胸骨切开。对于病情稳定的患者，必须在正确地评估和检查明确损伤的性质后，有计划地选择入路。

如果时间允许，使用（或更换）双腔气管插管是非常有用的，它可实现单肺通气和萎陷，这有时是可以挽救生命的，但需要有经验的麻醉师协助。

表 8-4 胸部手术的适应证

急性指征	慢性指征
心脏压塞	无法评估的凝结性血胸
急性恶化	慢性创伤性膈疝
胸部出口的血管损伤	创伤性房室瘘
胸壁缺损	创伤性心隔或瓣膜病变
气管、食管或大血管损伤的内镜或放射学证据	漏诊的气管支气管损伤或气管食管瘘
大量或持续的血胸	肺内血肿感染
子弹栓塞心脏 / 肺动脉	
纵隔穿透性损伤	

（一）前外侧切口

这是大多数生命体征不稳定患者选择的方法，并用于急诊开胸术（图 8-15）。

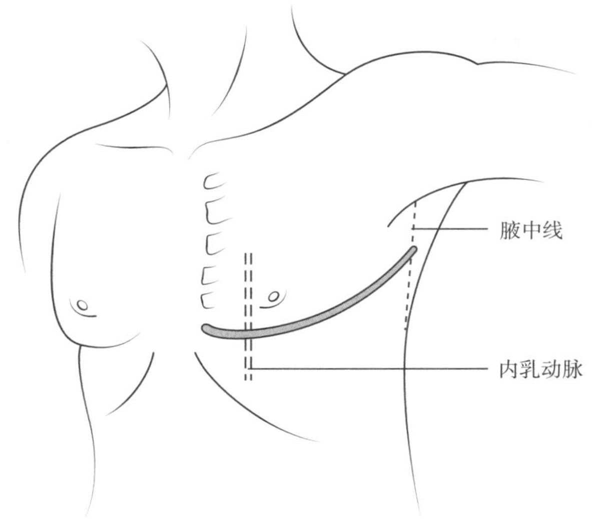

▲ 图 8-15　前外侧的胸廓切开术

- 这种方法允许快速进入伤侧胸腔。
- 患者取仰卧位，无特殊体位和器械要求。
- 它的优点是：
  - 可通过胸骨延伸至对侧胸腔（“蛤壳式”切口或双侧开胸术）。
  - 可以向下延伸形成胸腹切口。

这一入路适用于左侧胸腔任何部位的损伤以及乳头水平以上的右侧胸腔损伤。值得注意的是，右下胸部损伤（即乳头水平以下）通常涉及肝出血；在这些病例中，首先应行正中剖腹探查，只有在没有发现腹腔内出血来源时才进入胸部。

1. 技巧

可将患者稍微向右倾斜；亦可通过使用沙袋或其他支撑物及通过倾斜手术台来实现的。

切口位于第四或第五肋间，从前方的肋骨软骨接合点延伸到后方的腋中线，切口应当沿下一肋骨上缘走行，以免损伤肋间神经血管束。

向下分离肌群至下一肋骨的骨膜处。分离后面的前锯肌和肋间肌的中间。避开斜方肌和胸大肌。应注意切口的前端，这里有乳内动脉，可能被切断。

打开骨膜，留下约 5mm 的袖带状骨膜以用于以后的闭合。然后切开胸膜壁层，注意避开毗邻胸骨边界的乳内动脉。必要时结扎这些血管。

将 Finochietto 拉钩置于远离胸骨的位置（即向外侧放置），撑开肋骨，抽吸后进行胸腔内探查以确定损伤。对于有活动性出血的患者，可以考虑采取自体血回输技术。

注意，如果要打开心包，需注意识别膈神经在心包表面的走行，在隔神经前方约 1cm 处打开心包，以避免损伤膈神经。

2. 关闭伤口

完成确定性操作后，在仔细止血和大量冲洗后，留置一或两根大口径肋间引流管后逐层缝合伤口。

- 肋骨和肋间肌应用可吸收合成缝线缝合。
- 关闭分离的肌肉层减少疼痛和远期功能障碍。
- 常规缝合皮肤。

（二）胸骨正中切口

这个切口适用于颈部底部（Ⅰ区）和胸廓出口以及心脏本身有穿透性损伤的患者。它可以显露心包和心脏、主动脉弓和大血管的根部。它可以向上延伸至颈部（如 Henry 切口），向下延伸至开腹术的中线，或向外侧延伸至锁骨上入路（图 8-16）。它的相对缺点是需要胸骨锯或胸骨凿（Lebsche 型）。此外，术后可能发生罕见但严重的胸骨感染这种并发症，特别是在紧急手术情况下。

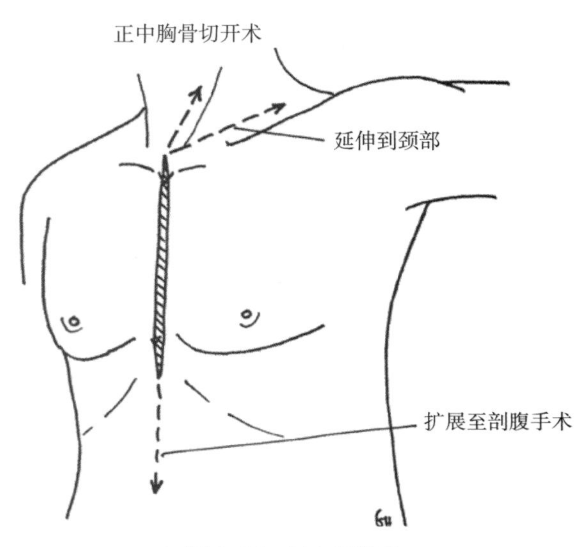

▲ 图 8-16　正中切开术

1. 技术

患者取仰卧位，切口在胸骨上切迹至剑突软骨下方中线处。用手指在胸骨后面、上方和下方清理打开空间。如果剑突软骨较大且突出，则可能需要利用大剪刀切除剑突软骨。

从上方开始向下移动的骨锯（摆锯或 Gigli 线锯）或 Lebsche 刀切割胸骨（胸骨正中）。这是避免意外损害纵隔血管结构的重要点。此外，要注意可能存在的大的横向交通静脉，该静脉可能存在于胸骨上窝的网状疏松组织中，必须加以控制。

2. 关闭

- 心包通常保持打开状态或仅部分关闭。建议使用可吸收的缝合线封闭心包，以免形成粘连。
- 通过上腹部切口引出两个纵隔管引流管。
- 胸骨切开术的闭合用胸骨钢丝线水平缝合或用不可吸收粗缝线环绕缝合（编织线，不可吸收）。
- 关闭腹部白线应采用不可吸收的缝合线。

3. 蛤壳状切口剖胸术

这一入路可以广泛显露双侧胸腔。通常只有当需要进入双侧胸腔时才使用这个切口。

“蛤壳状”本质上是指双侧第 4 或 5 肋间隙开胸术，通过离断胸骨连接，从而可以使胸腔前侧充分显露。用 Gigli 锯、凿子或骨剪切开胸骨（图 8-17）。

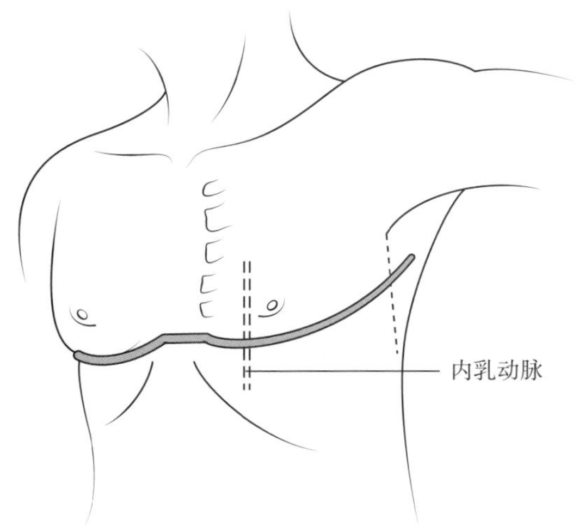

▲ 图 8-17 双侧经胸骨开胸术（“蛤壳式”开胸术）

当需要快速进入对侧胸腔，特别是后侧时，该切口尤其有效，例如：

- 跨纵隔损伤。
- 肺损伤。
- 右胸损伤，但需要控制主动脉。

正如之前提到的，这个切口让我们能够处理大部分的胸部结构。最近的尸体研究表明，蛤壳状切口可以探查大部分胸内器官，但在进入上纵隔血管结构方面，它不如胸骨正中切开术。

提示：结扎乳内动脉是非常重要的，在关闭伤口之前需要确切止血。

蛤壳式切口有很高的并发症发病率，胸骨不愈合的高风险，而且很痛。只有当其他切口很难实现的情况下才应该考虑。恢复较慢，术后发病率高，并且很多功能很难恢复。

4. 后外侧切口

这种方法需要患者取合适的体位，通常用于肺和食道手术。通常不用于紧急情况下。由于要离断后外侧胸壁较大的肌群，并需牵拉肩胛骨，因此开关胸均较费时。

5. “匚”式切口

这个切口被认为是过时的。

九、急诊开胸术

（一）历史

快速的紧急医疗反应时间和院前救治的进展使越来越多的濒死患者能进行复苏。抢救这些患者往往需要立即控制出血，并采取积极的措施使其复苏。在钝性和穿透性损伤后，在希望较小的情况下经常尝试这种治疗，而不了解适应证和后遗症的情况下几乎不可避免地会导致患者的死亡。随着医疗财政需求的增加，传染病传播的风险增加，必须区分真正需要行急诊开胸术治疗和不必要的治疗。

1874 年 Schiff 介绍了开放式心脏按压；1901 年 Rehn 缝合了 1 例右心室心脏压塞的患者。然而，在大多数情况下，急诊开胸术的成功案例有限，因此在接下来的六七十年该技术被禁止使用。20 世纪 70 年代，休斯敦的 Ben Taub 综合医院首次恢复了这种手术用于治疗心脏损伤。它后来被用作出血性腹部创伤患者的暂时性主动脉阻断技术。最近人们对于急诊开胸术技术的热情降低了，尤其是对于钝性创伤有了更多的选择方法，例如 REBOA（另见第 15 章“三、复苏性血管内主动脉球囊阻塞”）。在手术室外进行的所有开胸手术都有极高的死亡率，尤其是在非外科医生操作的情况下。

尽早明确开胸手术的定义是很重要的。

- 濒危患者的急诊开胸术。
  - 控制出血。
  - 控制主动脉流出（主动脉“交叉钳夹”）。
  - 进行胸内心脏按压。
- 计划性复苏开胸术，即在手术室对病情严重恶化患者的出血控制。

对于 EDT，区分以下情况也很重要。

- “没有生命迹象”的患者。
- “无生命体征”患者的心电活动、瞳孔活动和（或）呼吸运动仍然很明显。（这种情况下心脏超声检查非常有帮助。）显然这两种情况下的急诊开胸术结果会有所不同。

（二）目标

在这种情况下急诊开胸术的主要目标如下。

- 缓解心脏压塞。
- 控制胸内的出血。
- 控制空气栓塞或支气管胸膜瘘。
- 可行开放性心脏按压。
- 可暂时阻断降主动脉使血液重新分配到上半身，并可限制膈下出血。

急诊开胸术已被证实在威胁生命的心脏穿透伤中最有效，特别是当存在心脏压塞时。除了孤立的穿透性心脏损伤外，即使在成熟的创伤中心里，其他需要急诊开胸术治疗的患者很少能存活下来。战场上的结果更糟。军事实践中的手术指征与民事中基本相同。

急诊开胸术需要快速使用的尖锐外科器械，并且会显露在患者的血液中，这给正在抢救的外科医生带来了一定的风险。患者血液与外科医生皮肤的接触率约为 20%。必须考虑到“无形的病原体”，如 HIV、丙型肝炎和其他病毒。采用常规的预防措施和选择性地使用急诊开胸术可以将这种风险降到最低。

（三）适应证和禁忌证

一些实例表明，急诊开胸术有明显的好处。这些指征如下。

- 患者有心脏骤停且很可能与单纯胸内损伤有关，特别是穿透性心脏损伤（“可抢救的”伤后心脏骤停）。
- 因心脏压塞、空气栓塞或胸廓出血而导致严重的伤后低血压（血压＜ 60mmHg）患者。

不太明显的好处如下。

- 患者表现为中度损伤后低血压（血压＜ 80mmHg），可能是由于腹主动脉损伤（如上腹壁枪伤）。
- 严重的骨盆骨折
- 活动性腹腔出血。

第一组患者是行急诊开胸术相对适应证的患者。当运用急诊开胸术技术时，必须考虑患者的年龄、已存在的疾病、生命体征和损伤机制以及急诊室与手术室的距离和参与人员。虽然在经验丰富的外科医生的指导下，该手术能获得最佳效果，但在胸部穿透性损伤患者濒死的情况下，急诊医生应毫不犹豫地实施该手术。

下列情况是急诊开胸术的禁忌证。

- 在没有气管插管的情况下进行心肺复苏超过 5min，或进行心肺复苏超过 10min（无论有无气管插管）。
- 在钝性创伤的情况下，现场没有生命迹象或在急诊室内只有无脉搏的心电活动出现。
- 考虑使用心脏超声辅助诊断。

（四）结果

根据损伤机制、损伤部位以及有无生命体征，急诊开胸术的结果有所不同。

急诊开胸术已被证明对 50% 左右的单纯穿透

性心脏损伤后有生命迹象的患者有好处，只对少数无生命迹象的患者有好处（＜ 2%）。对于非心脏穿透伤，有生命迹象和可检测的生命体征时，有 25% 的患者受益，而只有生命迹象的患者受益率为 8%，无生命迹象的患者受益率为 3%。

无论入院时的临床状况如何，需要急诊开胸术抢救的钝性损伤患者只有 1%～2% 能抢救成功。基于这些发现，我们制订了一个决策算法，对急诊开胸术后的结果最具预测性的四个因素。

- 现场没有任何生命迹象。
- 急诊室内没有任何生命迹象。
- 行急诊开胸术时无心脏活动。
- 主动脉封堵后收缩压低于 70mmHg。

在现场，没有心电活动的濒死患者可宣布死亡。那些有心电活动插管进行心肺复苏的患者能被转运到急诊室。如果存在钝性损伤，只有在出现有脉搏搏动的电活动时才能进行急诊开胸术。（所有穿透性创伤的患者均行 EDT。）如果心包腔内没有血液，心脏也不活动，则宣布患者死亡。如上所述，所有其他的都根据受伤的类型进行治疗。那些对主动脉夹闭后有反应且收缩压超过 70mmHg 的腹部损伤患者和所有其他存活的患者都应当迅速送往手术室进行确定性治疗。

（五）终止时机

急诊开胸术是一项“团队项目”。它不应过分延长，但也应有特定的终点。如果损伤得到修复并且患者有反应，则应将其移至手术室进行确定性修复或关胸。

如有下列情况，应终止急诊开胸术。

- 已发生不可修复的心脏损伤。
- 明确病人有严重的颅脑创伤。
- 出现无脉搏的电活动。
- 20min 后收缩压低于 70mmHg。
- 已经出现停搏。

（六）技术

1. 设备要求

施行急诊开胸术所必需的仪器数目及设备种类包括下列各项。

- 手术刀、#20 或 #21 刀片。
- 镊子。
- 合适的牵开器，如 Finochietto 肋骨牵开器或 Balfour 腹部牵开器。
- Lebsche 刀和凿子或 Gigli 胸骨锯。
- 血管夹钳（大号和小号）。
- Mayo 剪。
- Metzenbaum 剪。
- 长针持。
- 心包内除颤器。
- 缝合线，棉签和 Teflon 脱脂棉。
- 皮肤的无菌准备和铺巾。
- 良好的照明。

2. 入路

急诊开胸术有两个基础切口。根据疑似损伤选择最佳切口（创口的出入点、创口轨迹和最可能的诊断），根据需要可采取多种切口延伸方式。

根据 ATLS® 制订的常规方法立即复苏，一旦满足急诊开胸术的适应证应立即行急诊开胸术，不能延误。

提示：如果不满足条件，您的治疗将是徒劳的。

左侧前外侧开胸是最常见的紧急入路。切口位于第五肋间隙，从肋软骨处到腋中线，沿肋骨上缘经肌肉、骨膜和胸膜壁层进胸，注意避免损伤乳内动脉。这个切口可以扩展为双侧切口，需要水平切开胸骨和结扎双侧乳腺内血管。如果需要，它可以很好地进入胸膜腔，心包腔甚至腹腔。切口也可以通过分离胸骨从正中向头端延伸，用于累及纵隔内结构的穿透伤口。对于怀疑有大量失血或空气栓塞的穿透性右胸外伤的低血压患者，可采用同样的右侧切口。如果发现心脏伤口，也可以离断胸骨延长切口。

胸骨正中切开术能最好地显露前纵隔和中纵隔，包括心脏和大血管，通常用于穿透伤口，特别是上胸部乳头之间的伤口。它可以延伸到锁骨上以控制锁骨下和头臂血管的损伤。

十、手术步骤

（一）心脏压塞

- 在膈神经前方纵向打开心包。
- 用刀或剪刀尖切开心包，清理积血和血凝块。
- 重要的是要检查整个心脏以定位出血的来源。
- 处理出血点。
- 手术后关闭心包不是必需的。
- 如果心包关闭，应当引流以避免复发性心脏压塞。

提示：在打开心包之前确定膈神经的位置是很重要的，应于膈神经前方约1cm处打开心包。

（二）心脏损伤

先用手指压迫来控制心室上的心脏出血点，而对心房和大血管上的出血点则通过血管钳夹闭（如Satinsky夹）来控制。

如果心脏还在跳动，修复应该推迟到初步复苏措施完成后。如果它没有跳动，则应在复苏之前缝合。

- 无论如何，首先用手指控制心脏破口，然后再评价损伤情况。
- 使用3–0或4–0不可吸收线缝合并轻柔打结以完成修复。垫片可能会有帮助。
- 在急诊科或手术室进行最终修复之前，Foley导尿管可用于暂时控制出血。最好使用气囊较大的Foley导尿管。对于没有经验的人来说，作为一种临时性的措施，钉皮器可以用于控制出血，这是对心脏的最简便的操作。

提示：

- 如果Foley导尿管球囊从撕裂处拉出，则有扩大损伤的危险。使用30ml的球囊，注意轻柔的牵拉。
- 在冠状动脉附近操作要多加小心。通常采用垂直褥式缝合，但为了避免闭合冠状血管，有时必须在血管下方采用水平褥式缝合。
- 钉合经常会发生撕脱，因此不能作为最终有效的修补方式。

心脏后方的伤口处理更困难，因为需要在闭合伤口前抬起心脏，这可能导致进一步的血流动力学损害。对于大的心室创伤或难以触及的后方伤口，有必要利用手指暂时性阻断出血以利于修复[19-21]。

大部分压力低的静脉损伤和心房损伤可以通过3–0或4–0单丝缝线单纯连续缝合或水平褥式缝合。不必用Teflon补片修补，但有时也可能需要，特别是当周围有挫伤或伤口接近冠状动脉时。如果刺伤或枪伤靠近冠状动脉，必须注意不要缝合血管。可以通过在冠状血管下面的水平褥式缝合来实现，避免结扎冠状血管。

有两种方法可以处理冠状动脉横断损伤。可以在心脏跳动下用6–0或7–0聚丙烯线闭合血管，有时需要放大镜。第二种方法是暂时阻断心脏回血并诱颤后修复冠脉。但是，这两种方法都有较高的手术风险。对创伤患者全身肝素化不是理想的选择，而且在有休克和酸中毒时，很难转复心室颤动。体外循环技术通常用于那些瓣膜、腱索或室间隔受损伤的患者。多数情况下，这些损伤不是即刻致命的，但损伤几小时或几天后会明显加重。

尽管较为严重的心脏钝性损伤需要即刻体外循环和复杂的外科技术进行处理，但大多数早期复苏成功的需要外科干预的心脏钝性损伤患者可以用简单的非体外循环技术处理。

（三）肺出血

- 在恰当的部位行前外侧开胸是最好的探查入路。
- 明确出血部位后，可以用血管钳控制肺门，夹闭阻断肺动脉、静脉和主支气管，或者是夹闭控制受累的肺段。
- 最好在手术室里处理损伤，可以采用局部缝合、肺段切除或者肺创道切开修补术。

肺创道切开修补术是一种用于治疗累及多个肺段的肺组织贯通伤的方法，可以避免肺切除。

这是一种非解剖性的保肺手术，利用直线切割缝合器穿过肺组织贯通伤道，钉合并切开贯通伤道两侧的肺组织，显露并修补伤道内损伤的血管和支气管。

对于广泛的大出血或出血部位不明，或肺实质广泛损伤伴有大量失活组织，可以使用大号血管钳或血管阻断带先阻断控制肺门（阻断肺动脉、肺静脉和主支气管），然后进行确切的外科修补。

空气栓塞可以通过血管钳阻断肺门来控制，空气可以通过细针抽吸抬高的左心室心尖排出。

（四）肺创道切开修补术

- 用于累及多个肺段的损伤，通常是由穿透性损伤造成。这种损伤不太可能进行解剖性切除修补。
- 利用直线切割缝合器穿过肺组织贯通伤道，钉合并切开贯通伤道两侧的肺组织。
- 这一手术方式也有助于胸部的“损伤控制”。

（五）肺叶切除或全肺切除术[22]

- 很少采用这种手术，通常用于控制肺门大出血。
- 尽可能保留肺。
- 采用双腔气管插管。
- 进行肺段切除时，使用GIA缝合器是有帮助的，切缘钉合严密。

（六）开胸主动脉阻断术

这项技术被用于促进氧输送到近端重要结构（心脏和大脑），最大限度满足冠状动脉灌注，并可以限制钝性和穿透性创伤的膈肌下的动脉出血。

在左肺门下方阻断胸主动脉，向上向前牵起左肺，显露出胸主动脉。在直视下解剖纵隔胸膜，从食道前方和椎前筋膜后方钝性分离主动脉。良好显露后即用大血管钳将主动脉阻断。一定要尽可能减少主动脉阻断时间，也就是说，一旦达到有效的心功能和全身动脉压，就应停止阻断，因为一旦超过30min，代谢性损伤就会显著增加。

（七）主动脉损伤

- 大多数主动脉损伤的患者无法活着到达医院。
- 为了避免截瘫，最好进行体外循环。

（八）气管支气管损伤

- 纤维支气管镜检查对评估损伤非常有用。
- 应在理想的条件下进行确切的修复并清除失活的组织。

（九）食管损伤

- 手术修复是必要的。
- 优先选择两层修复（黏膜层和肌肉层）。
- 如果可能的话，应该用自体组织包裹修复。
- 胃造口术比鼻胃管更好，胃应引流排空。
- 可能需要进行颈部食管造口术。

十一、总结

在需要手术的病例中，成功的处理胸部损伤的方法在于“团队合作”，包括良好的麻醉和快速进入胸腔并良好的显露。因此，良好的照明，合适的设备，功能齐全的吸引装置以及团队“稳定、积极但冷静的心态”是提高生存率的保障。

十二、胸部创伤的麻醉

对于胸部创伤，麻醉在制订决策、协助手术以及损伤的鉴别和治疗中都起着重要的作用。胸部贯通伤与钝挫伤的临床表现、治疗和预后有很大差别。它们的共同点是，如果患者能够活着到达医院并得到谨慎的诊治，他们就有一线生存希望。

（一）胸部贯通伤

根据导致贯通伤的原因不同，患者的预后可能极好（刀、低能量子弹），也可能因为重要结构（大血管、心脏）损伤无法修复而极差。

高级创伤生命支持ABC原则应注重心脏压塞、气胸、大量漏气（肺气肿）的征象，并且在二次评估时不应忽略食管破裂等隐匿性损伤的存在。立即检查患者背部是否有伤口（穿入口/穿出口）也十分必要，并用金属标记物标记伤口位置。

胸部贯通伤最常用的治疗方法是置入胸腔闭式引流管。大量漏气提示存在主气道破裂，大量出血提示存在心脏和大血管损伤，引流出食物则提示存在食管或胃损伤。

大量漏气和气道内大出血应立即进行气管插管，可以使用普通单腔气管导管或双腔气管导管（double lumen tube，DLT）。以便进行纤维支气管镜检查来明确破裂部位，并将其与剩余部分气道进行隔离。单腔管可放置于主气道破裂处的远端，双腔气管导管可用于损伤侧的鉴别。单腔管在后期手术时可放置支气管封堵管进行肺隔离。

心脏压塞、严重的心脏或大血管损伤都需要在麻醉下进行紧急的开胸手术治疗，并为快速、大量失血做好应急准备。

（二）胸部钝挫伤

胸部钝挫伤通常由机动车辆撞击所致，也可能是因坠落、重物挤压、爆炸冲击或上述因素综合所致。这种损伤通常是由外向内的：从骨性胸壁和脊柱到肺和纵隔。损伤的严重程度和损伤深度密切相关。肺对纵隔有一定的保护作用。然而有时，尤其在爆炸伤的情况下，当冲击波被吞咽或吸入时，使深部的结构、肺和食管暴露于冲击波的作用下，损伤将由内部扩散到外部。

钝性心脏损伤可导致心脏挫伤或心脏破裂。根据创伤机制和创伤后征象：肋骨骨折、肺挫伤、心律失常、窦性心动过速或异位搏动，应怀疑存在心肌挫伤可能。心肌挫伤可表现为进展性疾病，在这种情况下 12 导联心电图会出现异常，可出现左心室缺血的 ST–T 改变和 q 波征象，所有类型的房室传导阻滞都是心肌水肿的结果；同时应完善超声心动图检查。行经胸或经食管超声心动图检查时，应检查瓣膜是否破裂，并应排除室壁运动异常。发生心源性休克时应考虑使用主动脉内球囊反搏治疗。

大多数死亡都是心室颤动造成的。对于瓣膜损伤可以行手术治疗，对于心肌挫伤只能进行支持治疗。

对于心室游离壁破裂患者，需要使用 eFAST、CT、经胸超声心动图和经食管超声心动图进行快速诊断。开胸手术是治疗单纯心脏损伤最适宜的方法。体外循环将有助于手术进行。

1. 大血管破裂 / 动脉瘤

大血管破裂可由心脏外科医生或介入科医生处理。胸主动脉最常在血管运动受限的动脉韧带处撕裂。应用经食管超声检查并谨慎地控制血压可防止在撕裂处产生剪切应力，这对介入治疗有益。开放手术应遵循与择期手术相同的麻醉管理技术，包括在血管阻断及开放时谨慎使用血管扩张药和强心剂。体外循环可能是必要的。

2. 肺挫伤

肺挫伤是一种进行性的实质性损伤，常伴有连枷胸。在稳定的患者中，早期的胸部 X 线检查无法显示完整的挫伤肺组织；CT 扫描可作为首选检查方法。挫伤是一种由于表面活性物质生成减少而导致的实质性内出血、水肿和肺泡塌陷的综合征。这会导致通气 – 血流比失调、肺内分流和肺顺应性下降。治疗肺挫伤的通气策略可能需要小潮气量、高呼气终末正压、允许性高碳酸血症，并维持最低限度的氧饱和度以避免过高的氧浓度；在实施该通气策略时，麻醉医师应该意识到通气压力主要是施加在健康的肺组织上的。如果不能达到目标氧合水平，可以考虑使用体外膜肺氧合技术（extracorporeal membrane oxygenation，ECMO），以加快减轻肺肿胀和肺泡内出血（参见第 17 章“体外膜肺氧合”）。

3. 主气道破裂

气管或主支气管破裂可能危及生命。留置胸腔闭式引流管会打开通道，使破裂气道内的空气向压力最小的路径流动，远离所支配的肺组织，因此无法进行通气。如果是肺撕脱伤（胸部 X 线片上可见落肺征），直至实现肺隔离前，自主呼吸可能是维持患者存活的唯一方法。

如果出现大量肺气肿并随通气而上升和下降，应立即警惕主气道漏气。肺隔离技术可以通过将气管导管留置在破裂孔远端或进入未破裂的主支气管来实现。纤维支气管镜检查可能有助于确定漏气的部位。还可以选择双腔气管导管或支气管封堵管实现肺隔离。对于大的支气管破裂，快速开胸手术钳夹开放的支气管可以改善通气。

4. 连枷胸

连枷胸可表现为从尚可忍受疼痛到疼痛造成的近乎濒死的呼吸困难。疼痛可以用吗啡治疗，虽然这可能会使呼吸恶化，也可以采用硬膜外镇痛和（或）从持续气道正压通气到气管插管等形式的辅助性通气，这取决于所合并的损伤。手术固定的适应证包括连枷胸、减轻疼痛、减少致残、胸壁畸形或缺损、症状性不愈合、存在其他适应证的开胸手术和开放性骨折。目前，微创手术已经被开创并用于临床。

5. 膈肌损伤

膈肌破裂很容易被漏诊，尤其是右侧被肝覆盖的部位。麻醉管理取决于手术入路选择经胸腔还是腹腔。气管插管前应留置胃管进行胃排空，并采取防止误吸的措施，同时避免使用笑气。如果手术采用胸腔入路，肺隔离技术将有利于手术的进行。

（三）胸部损伤的麻醉处理

当出现严重胸部损伤时，必须做好充分的准备，需要推测可能的手术方式，并制订相应的麻醉方案。是否需要肺隔离技术？使用双腔气管导管更有助于外科医生的操作，但这只是一个相对适应证。绝对适应证包括严重的肺出血、污染、肺脓肿破溃溢出以及必须隔离受损肺部否则无法通气。置入动脉导管以便行动脉血气分析，并应留置大口径静脉套管针。

十三、麻醉注意事项

- 贯通伤通常需胸腔闭式引流治疗。
- 胸部 X 线检查前，应使用金属标记物标记伤口。
- 大量漏气和气道内大出血首选使用普通气管导管进行治疗；最好是插到气道损伤处远端或健侧肺。若麻醉医师在此方面经验丰富，双腔气管导管才可用作首选设备。后期可考虑使用支气管封堵管。
- 多发肋骨骨折或连枷胸表明可能存在肺挫伤，伴有通气 – 血流比失调、肺内分流和肺顺应性降低。治疗包括镇痛、限制液体和通气支持，例如，早期无创呼吸机支持。ECMO 可用于持续性低氧血症的极端情况。
- 钝性心脏损伤可能导致心脏挫伤，伴有心律失常、心脏破裂、瓣膜缺损或冠状血管内膜撕裂。12 导联心电图、肌钙蛋白和超声心动图有助于诊断。
- 介入放射学治疗可不采用全身麻醉和气管插管。
- 存在膈肌破裂时，应留置胃管。
- 使用血液回收设备，尤其是在胸部损伤时。此类损伤失血量可能非常大，而且是未污染的血液，可以作为全血重新输注，或者通过血液回收设备以浓缩红细胞的形式输注。
- 根据各个医疗机构的政策和经验，胸部损伤出血时应考虑自体输血。
- 罕见情况下需要急诊室开胸时，应进行密切沟通以评估心脏功能及其充盈状态。在心脏损伤的缝合过程中，低血压是可以接受的，应避免使用儿茶酚胺。
- 反复多次行血气分析，帮助指导肺保护性通气。
- 不要忽略可能并存的颅脑损伤和颈椎损伤。如果存在合并损伤，需采用与上述不同的通气策略。
- 良好的疼痛管理策略可以降低严重胸部损伤患者的死亡率。

（赵　辉　邓玖旭　姜　华）

第9章 腹部
The Abdomen

一、腹部创伤手术

（一）概述

腹部损伤的延迟诊断和治疗是导致本可预防的钝性损伤或穿透性损伤相关死亡的常见原因。大约 20% 的腹部损伤需要手术治疗。腹部外伤以挫伤为主，但在军事环境下的创伤，以及南非、南美和美国等较大城市的平民创伤主要是穿透性的。

钝性创伤后损伤的诊断是困难的，所以深入了解损伤机制对此是很有帮助的。驾驶员和乘客系安全带可能导致肝、十二指肠或胰腺的钝性损伤，肋骨骨折与肝脾外伤有关。几乎所有的腹部穿透性损伤都应该及时处理，尤其是在低血压的情况下。

误区：

- 血液最初不是腹膜刺激物，因此可能难以估计腹腔内是否存在或存在多少血液。
- 肠鸣音在腹部受伤后可能会持续数小时，或者在轻微外伤后很快消失。因此，该症状并不可靠。

诊断方式取决于损伤的性质。

- 体格检查。
- 超声——创伤腹部超声重点评估（FAST）。
- 计算机断层扫描（CT）（仅对病情稳定的患者）。
- 诊断学腹腔镜探查。
- 诊断性腹腔灌洗。

重要的是，要了解作为复苏过程一部分的腹部手术和腹部创伤的最终外科治疗之间的差异。

- 手术复苏包括“损伤控制性复苏”和“损伤控制性手术”，这意味着外科手术主要是通过止血和防止进一步污染来拯救生命，病人的病生理紊乱明确要求损伤修复（见下文）。
- 确定性外科治疗意味着患者的生理状态允许进行明确的外科修复。

在复苏过程中，应遵循高级创伤生命支持®标准指南，如下。

- 标准 A–B–C–D–E 优先级。
- 鼻胃管或胃管。
- 导尿管。

1. 较困难的腹部损伤复合类型

以下是至少四种复杂的腹部损伤类型。

- 主要肝损伤：处理肝损伤的活动性出血是具有挑战性的。因为 CT 影像的进步，非手术方式治疗成人实体器官损伤成为可能。患有肝损伤的不稳定患者需要紧急剖腹手术，这对普通外科医生有较高的技术要求，适当的松懈和填塞是主要的治疗原则，其次是血管造影栓塞术。如果对比剂填充出现在病情相对稳定患者的 CT 上，情况允许的情况下，可立即进行管造影栓塞术。
- 胰腺十二指肠损伤：由于胰腺和胆管的损伤程度不同，以及胰后血管的可能损伤并不会立即显现，诊断和治疗常常遇到困难。漏诊会导致高发病率和死亡率。
- 主动脉和腔静脉损伤：在腹膜后血肿较大或不断扩大的情况下，进入腹膜后间隙对大血管进行近端和远端控制是比较复杂的。
- 复杂骨盆骨折伴开放性骨盆损伤：这类疾病特别难以治疗，并伴有高死亡率。

**对这些损伤采用损害控制方法
可以显著提高存活率。**

2. 腹膜后腔

腹膜后腔分为中央区域（Ⅰ区）、两个外侧区（Ⅱ区）、骨盆区（Ⅲ区）。

腹膜后结构的损伤死亡率较高，但往往被低估或忽略。出血血管损伤需要快速有效的干预技术。大的腹膜后血肿常常使损伤的确切位置和程度模糊不清。是否探查腹膜后血肿取决于它的位置和外伤史，以及血肿是否搏动或迅速扩大。

必须探查腹膜后中上中线血肿（Ⅰ区）和扩大的外侧血肿，因为可能存在腹部血管损伤，或肾脏、输尿管、肾血管、胰腺、十二指肠和结肠的损伤。由于创伤患者的腹腔内和腹膜后同时发生损伤的概率很高，通常通过腹膜后切口进入腹膜后区域。

如果没有发生血肿扩张、结肠穿孔或输尿管损伤，腹膜后外侧血肿（Ⅱ区）不需要常规检查，出血一般源于肾脏，而且血肿可能不需要手术。

不应探查与骨盆骨折（Ⅲ区）相关的非扩张血肿。骨盆骨折持续出血最好的治疗方法是结合骨盆外固定和血管造影栓塞两种方法。尝试结扎髂内血管这种方法通常是不成功的。如果不能进行血管栓塞，盆腔血肿扩张应予以填充。腹膜外充填比腹腔内充填更有效，适用于因血流动力学不稳定而需要手术的骨盆骨折不稳定患者（见第 10 章）。

3. 穿透性腹部损伤的非手术处理

人们普遍认为，腹部穿刺损伤后，广泛腹膜症或血流动力学不稳定的患者应立即行剖腹手术。在一些有大量腹部穿透性创伤的机构中，某些血液稳定的患者采用非手术治疗（见下文）。

有必要对这些患者进行一系列细致的检查；如果有任何疑虑，就进行剖腹手术。

大多数经非手术治疗的穿透性腹部外伤患者，腹部检查后，如果几乎没有压痛的话，观察 24h 后可以出院。此外，诊断性腹腔镜可被视为评估膈肌撕裂和腹膜穿透的工具，以避免不必要的剖腹手术（另见 15 章）。如果腹腔镜检查结果是阳性的话，就应该进行完整的腔镜检查来探查腹腔是否有其他损伤。

东部创伤外科学会（The Eastern Association for the Surgery of Trauma，EAST）执业管理指南为腹部穿透性损伤的处理提供了以下循证指南（表 9–1）[1]。

表 9–1　处理腹部穿透性创伤的循证指南

Ⅰ	Ⅰ没有循证指南。
Ⅱ	穿透性腹部外伤患者若有血流动力学不稳定或后弥漫性压痛的情况应进行腹部急症手术。
	临床检查不可靠的患者（如严重头部损伤、脊髓损伤、严重中毒或需要镇静或插管）应进行进一步的检查，以确定是否存在腹腔损伤。
	其他情况可以留做初步观察。例如这些患者： 1. 三重造影的腹部盆腔断层扫描（口服、静脉、直肠造影剂）应被大力推广为诊断工具，以辅助初始的处理，因为这种方法可以准确预判是否需要剖腹手术。 2. 有必要进行一系列检查，因为体检可以在腹部穿透性创伤后发现重大损伤。需要延迟剖腹手术的患者会出现腹部体征。 3. 如果出现腹膜炎体征，应进行剖腹手术。 4. 如果出现不明原因的血压下降或红细胞压积降低，需要进一步的检查。
Ⅲ	大多数经非手术治疗的穿透性腹部外伤患者，腹部检查后，极少甚至没有压痛的话，观察 24h 后可以出院。
	患有右上腹部穿透性损伤合并右肺、右膈肌损伤的患者，在生命体征稳定，经过可靠的检查并且腹部压痛几乎没有的情况下，可以安全地对肝脏进行观察。
	有必要对膈肌损伤的患者进行血管造影术以及一系列的探查和治疗，以此作为最初非手术治疗穿透性腹部创伤的辅助。
	没有必要对所有穿透性肾损伤进行强制性探查。

（二）腹部创伤手术

腹部创伤手术不适合胆小的人，无论你对英国童子军运动有何看法，他们的格言“做好准备”用作这个话题是十分贴切的。创伤外科医生必须“做好准备”的是意料之外的状况。创伤不遵循指导指南，穿透性损伤也不遵循可预测的模式，所以从一开始，外科医生就在经历一次过山车式的发现之旅，需要为一切情况做好准备。

手术室的准备和手术前与手术室团队的沟通是至关重要的；解释可能会发生什么以及可能会遇到什么风险是十分必要的。这种沟通必须至少包括麻醉师和手术助理护士，最好是整个手术团队。关于这方面的更多信息可见在第 2 章和附录 E。

腹部创伤手术包括几个基本步骤如下。

- 快速进入。
- 适当（扩大）切口。
- 控制大出血，通过以下方法。
  - 识别所有损伤。
  - 填塞。
  - 直接控制。
- 近端控制（即源控制）。
- 识别损伤。
- 控制污染。
- 重建（如果可能的话）。

1. 术前辅助措施

(1) 抗生素[2, 3]：采用常规单剂量术前静脉注射抗生素进行预防。随后将根据术中情况采取抗生素政策（表 9–2）。

通常推荐的抗生素有第二代头孢菌素，加甲硝唑或阿莫西林 / 克拉维酸。有证据表明，氨基糖苷类不应该用于急性创伤，部分原因是液体的转变需要更高剂量的氨基糖苷类达到适当的最低抑制浓度（minimum inhibitory concentration，MIC），还有部分原因是它们在碱性环境中能发挥最大作用（损伤组织呈酸中毒）（表 9–3）。

给药剂量可以增加 2～3 倍，并在每 10 个单位输血一次后重复上述操作，直到没有进一步的失血。如果腹腔内出血严重，可能需要在手术中加大抗生素的使用剂量，因为稀释了术前剂量。

表 9–2 腹部穿透性创伤的预防性应用抗生素的循证指南

Ⅰ	有足够的Ⅰ类和Ⅱ类数据作为依据，建议术前使用单剂量的广谱有氧和无氧覆盖的预防抗生素作为持续腹部穿透伤外伤患者的护理标准。若无空腔脏器损伤，无须进一步给药
Ⅱ	有足够的Ⅰ类和Ⅱ类数据建议，在出现任何空腔脏器损伤时预防性抗生素仅使用 24h
Ⅲ	目前还没有足够的临床资料来支持减少创伤失血性休克患者污染风险的相关指导方针。血管收缩改变了抗生素的正态分布，导致组织渗透减少。为了解决这个问题，给药剂量可以增加 2～3 倍，并在每 10 个单位输血一次后重复上述操作，直到没有进一步的失血。一旦血流动力学稳定，应根据伤口污染的程度继续使用对专性和兼性厌氧细菌具有极好活性的抗生素。氨基糖苷已被证明在严重损伤的患者表现出次优活性，可能是由于药物分布的药物代谢动力学发生改变

表 9–3 首次在腹部外伤中使用抗生素的预防和经验治疗

没有发现病灶	不加大抗生素的使用剂量
只有出血	不加大抗生素的使用剂量
小肠或胃来源的污染	仅持续 24h 大量腹腔冲洗
大肠来源的轻微污染	仅持续 24h
大肠来源的严重污染	大量腹腔冲洗 24～72h 使用抗生素

(2) 温度控制[4]：温度控制是防止受伤患者出现并发症的根本。将手术室温度提高到高于常规水平来防止患者的体温过低；用电热毯、加热过的静脉输液和麻醉气体来温暖患者。手术室的准备工作应尽可能在患者到达之前就准备好。这些措施包括手术室的暖化、加热静脉输液、加热麻醉气体和激活外部暖化设备，如 Bair Hugger®（3M 公司，美国圣保罗）。

(3) 采血和自体输血：必要时，必须准备用生理盐水和肝素灌注引流系统或细胞保存装置收集血液进行自体输血。

2. 消毒被单

在创伤性剖腹手术中，如果需要，可能需要

扩大切口。因此，所有患者都应做好准备并盖好消毒被单，以便在必要时进入胸腔、腹部和腹股沟（图 9–1）。

3. 切口

当患者和医务人员都做好了准备，麻醉师也向外科医生说明准备就绪，医生应该抓紧时间进入腹腔。在最初的 30～60s 内，需要的是一把锋利的刀，渊博的解剖学知识和足够的勇气！

用手术刀在因腹部创伤而进行剖腹手术的患者切开一个长长的中线切口。这个切口通常是在脐上或脐的左边，以避开镰状韧带。切口从剑突至耻骨，一刀划过，必要时可进一步延伸为胸骨体，或向右或向左延伸为开胸术，以进入肝脏、横膈膜等（图 9–1）。

用解剖刀做一个长长的中线切口，从胸骨剑突到耻骨，一刀划过（最好绕过脐部，它应该已经被清理过），一直到白线。这种切口的优点是它可以很容易地向上延伸到胸骨切开术或右肋下

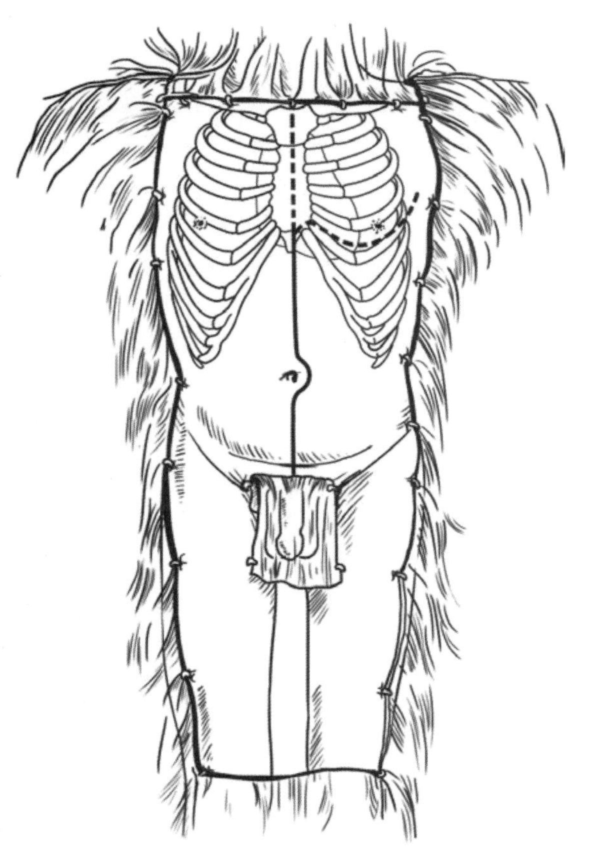

▲ **图 9–1** 腹部探查，显示手术前备皮和盖布的程度

切开术，以治疗右肝叶的严重损伤，尽管在实践中，这种情况很少见。不要浪费时间在伤口边缘出血的小伤口的止血上。这些伤口会自动止血。用纱布擦拭，然后继续。

下一刀应该进入脐上（颅）的白线，这是最快进入腹腔的路径，因为脐瘢痕，腹膜壁在这里与前腹壁融合。这样就不需要把腹膜当作一个单独结构切开。

如上所示，在整个切口完成后，应最后打开腹膜。这主要有两个原因：首先，封闭的腹膜保持了填塞的效果，并保证了切口可见；其次，在大量出血的情况下，避免了浪费时间延长切口。通常情况下，可以用两根手指或梅奥剪迅速打开腹膜，而不需要使用其他任何器械（这可能是危险的）。

误区：在以前做过手术的地方，要快速进入腹腔可能并不容易。这被称为“不利的腹部”，对于外科医生来说，安全进入腹腔而不损伤肠道或其他附着在腹膜下方瘢痕上的结构，是一个极大的技术挑战。“不利的腹部”的确是对外科医生一个进入（腹腔）的困难警告，在这种情况下，可以在开腹前采用左前胸切开主动脉交叉夹住，或逆行血管内球囊阻断主动脉（REBOA），以防止腹部入路困难时出血。

对于血流动力学不稳定或有明显腹部中线手术史的患者，可采用双侧肋下（翻盖式或人字形）切口，从两侧腋前线沿脐上中线横切。

4. 初次手术步骤

快速探查的“创伤剖腹术”用以确定任何其他相关损伤。

(1) 一旦腹部被打开，就会有大量的血液或其他液体流出，Poole 吸引器可以有效地进入腹腔，同时使用大的梅奥剪快速地上下扩展切口，直至皮肤切口的全部范围。不要使用精细的解剖剪刀，如 McIndoe，因为根据以往经验他们钝化严重。把尽可能多的血取出来放进一个接收器里。此时不要使用吸引器，因为吸引器太慢，会有血块堵塞。

(2)取出小肠。对任何明显的大出血部位进行快速探查。评估填塞止血无效的中线结构——主动脉、下腔静脉（inferior vena cava，IVC）和肠系膜，必要时直接加压或近端控制，例如对主动脉。活动性出血必须在进一步开腹前得到控制。

(3)一旦成功进入，就应该用一个小的肾盘或大的药罐将腹腔内的血液和游离物舀出来，然后倒入放在外科医生旁边的一个大金属盆中。这允许麻醉师查看内容物和估计失血量；不要使用吸引器，因为吸引器太慢，而且会有血块堵塞。

(4)将腹部的大部分血液和其他污染物清除到大碗中后，应将干的未折叠的填塞物（为了最大限度地吸收）置入，从疑似大出血的部位开始，向可能性较小的部位转移。腹腔的所有区域都必须填塞，以免遗漏损伤。

(5)使用大而干燥的腹部拭子进行填塞。

- 左膈下。
- 左结肠旁沟。
- 骨盆。
- 右结肠旁沟。
- 肝下囊内。
- 肝脏的上方和外侧。
- 直接用于其他出血部位。

误区：使用干燥的填塞物：干燥的填塞物效果更好，也不会使患者进一步降温。将它们打开，松散地置入上述解剖区域。这种类型的填充物主要是通过清除腹膜腔的未受伤部分的多余血液来确定出血的来源。

不要用手传递锋利的器械：剖腹手术是相对不受控制的。所有的利器（手术刀、针架上的针头等）必须在接收器（如肾盘）中进出手术视野，以最大限度地减少“针刺”的风险。

填塞不能控制动脉出血。

(6)从最不可能出血的部位开始，一次一个地拿出腹部填塞物。然后，按压或挤压被确认为活动性出血的器官或区域。

(7)一确定了大出血的来源，尽管是大致的区域已经被牢固地包裹起来，并按压以确保不再发生进一步的大出血。一旦实现了这种目标，停止手术！

这是让麻醉师了解患者身上必要管路、液体和输血的需求，评估血气、TEG和核心温度，也是与手术团队讨论可能的损伤以及修复、损害控制或“应急”技术的契机。

误区：在这一点上，必须考虑现有可能的选择，如果这些选择严重受限或不存在，那么应该尝试绝对最低限度来简单地控制出血和更严重的污染。创伤大的手术伴随着麻醉很少带来成功的结果。如果可能的话，现在就必须决定是否转移到设备更好的设施机构，或者转移到更高等级的护理区以改善患者的生理功能。患者的生存机会一分一秒地减少，不是因为患者在与凝血症、酸中毒、低温的搏斗了一个多小时之后，因为缺少输血产品或重症监护病房，而是因为外科医生顽固与自负。

5. 进行创伤性剖腹手术

一旦进入腹腔，暂时控制出血，并给予麻醉师一些时间来处理患者的生理需要，就必须处理强制出血源。

重要的是先下手为强。

处理出血的方法取决于出血来源是静脉还是动脉，是否需要进行血管的分流或修复，或是否可以结扎而不产生严重的不利后果。这些技术在关于腹部血管损伤的章节中有所介绍（见下文）。同样，控制来自肠道、胆道和泌尿生殖道（见下文）污染的技术也在相关章节中讨论。

在处理了最主要的危险后，必须对腹腔进行全面探查。虽然每个外科医生的探查方式和顺序各不相同，但重要的是每个外科医生都有自己的每次例行的方式。这里描述了其中一种方式。

由上至下检查膈肌的完整性。在复杂多腔损伤中，它常被遗忘。钝伤和穿透性损伤都可能导致膈肌破裂。

钝性胸部创伤或腹部创伤可导致胸腹压快速升高，并伴有创伤性膈肌破裂。左侧（膈肌）破裂更常见，因为肝右叶（在一定程度上）保护着膈肌的右圆顶。然而，如果右叶有可见性钝性损伤（尤其是肝Ⅶ和肝Ⅷ节段），则需将右三角韧带、冠状韧带及镰状韧带分开，以正确检查右膈肌顶部。

钝性外伤时注意肝后大血肿；如果它没有在逐渐变大，最好不要去管它。

肝左叶很容易看到，必要时可以游离移动，检查其后方的横膈膜。已经进入了左下胸部的小刺伤很容易刺穿膈肌，可能会出现胃缺损或肠循环缺损，导致肠壁坏死，内容物溢入胸腔。这可能出现在胸腔排液，为诊断提供了相关线索。

上腹部内容物很拥挤，损伤很容易被忽略。具体的器官损伤会在相关章节中介绍，这里只会提到一些有用的技巧。

必须检查胃的两侧；即便如此，我们还是很容易忽视一个会为将来埋下隐患的小穿透伤。

如果胃破裂漏气，让麻醉师向鼻胃管中注入一些空气，然后轻轻地挤压胃，看看是否有气泡出现，或者胃内容物是否有胆汁染色。检查胃后表面的一个简单方法是进入大网膜。通常这是可行的，不需要游离血管。

胆囊一旦穿孔而减压，可能被忽略。胆汁染色可能被认为来自肠道，因此应小心仔细检查胆囊的完整性（见下文）。

在创伤性剖腹手术中，人们很少花时间来保留脾脏，但在某些情况下，这很重要，比如在儿童身上。在大多数情况下，脾脏创伤意味着脾切除术，这个过程很快，应该不超过 15min。这将在下文中讨论。

这种方法可以看到胰腺和脾脏血管的上表面。有时可以从胰颈后的脾静脉和肠系膜上静脉的连接处观察门静脉的形成。胰脏头部的检查方法是将十二指肠的第二部分移开，轻轻地将其移向左侧的下腔静脉，在这里可以看到胰脏头部在十二指肠的“C”处。胰脏的下缘在肠系膜的底部显露得最清楚，使整个小肠向上并向右。胰脏尾部在脾门处可见（见下文）。

通过 Kocher 手法将十二指肠移动后，应该评估整个小肠的连续性，将巴布科克（Babcock）或杜瓦尔（Duval）组织钳放在穿孔或分裂处，用脐带或长带子绑起来，迅速阻止污染。如果在相对较短的肠段内有几个洞，它们可能都包括在结环内，或者可以用吻合器快速切除。最好两人同时直视检查肠道。然而，外科医生把肠管传递到助手手中的做法，也可能会导致漏诊。肠系膜与肠壁交界处的小穿孔很难发现，除非仔细检查和（或）探查那里的小血肿。

检查时不要分心，用一双手和两双眼睛集中注意力。

一旦涉及盲肠，可能需要决定是否探查右侧部血肿。如果是钝性创伤导致的，肠道既没有扩张也没有搏动，这一步很可能会被遗忘。如果有穿透性创伤，最保险的做法是探查它，即使它既没有扩张也没有搏动。原因是不能排除对升结肠腹膜后部分的损伤，也不能排除泌尿系管道的损伤。如果两个损伤都存在，则应切除右肾，否则将导致污染性尿瘤和肾脓肿。肠瘘和尿瘘都可能发生。

对结肠进行系统的检查，充分利用可旋转性，注意尽量减少粪便污染。胃结肠大网膜可能需要与胃大弯分开，以看到整个结肠。

直肠部分位于腹膜后，如果要避免更严重的大出血，需要在处理时对与穿透性创伤相关的盆腔血肿做出良好的判断。臀部或会阴的枪伤或刀伤很可能已经穿透了肠道或膀胱，每一处都需要充分评估。导尿管应该已经放置好了，因此不需要在损伤控制时进行进一步的引流，但是如果在直肠检查时发现退指时有染血，那么可以在直肠旁皮肤与坐骨直肠窝之间放置一个槽式流管。

在初次剖腹手术时，在损伤控制前提下不应做造口。优先考虑的是尽量减少手术的时间以止血和阻止进一步的污染，之后的重建手术要等到患者的生理功能就能承受更多手术时进行。

除非患者是孕妇，否则妇科器官不应构成问题，也不可能是出血的主要来源。

膀胱的损伤可能很难诊断，因为导尿管袋中的血液可能来自泌尿系管路的任何地方。如果膀胱基底部被认为受损，而在初次检查中没有发现损伤，可以放置尿道导管和耻骨上导尿管，并在重新检查开腹时处理膀胱双瓣。如果仍未发现损伤部位，则输尿管可能在膀胱入口处或三角区深部受损。通过让麻醉师给患者静脉注射少量的亚甲蓝或呋塞米，可以确定是哪种情况。在不到 1min 的时间内，当观察膀胱三角时，输尿管口会喷出蓝色的尿液，或只是一股强烈的正常颜色的尿液，证明为其或两侧输尿管的缘故。

膀胱、输尿管和肾脏的修补见下文。

大的肠系膜大血肿：分离肠系膜根部和腹膜后的技术是移动整个中肠襻，从横结肠到 Treitz 韧带（十二指肠悬韧带）。用 Kocher 手法从十二指肠开始，沿着这个平面绕过并在结肠的肝曲后方，沿右结肠旁沟向下到盲肠。然后沿着肠系膜根部左侧边缘，在盲肠后面、输尿管和腰大肌前面，再次向上（头侧）。继续解剖，将肠系膜根部从下腔静脉和主动脉剥离，直到十二指肠空肠曲可见，Treitz 韧带附着在其上表面，越过胃后到达隔膜的右脚。

此时，整个中肠襻可能被提离腹腔，放入无菌袋，并暂时地放在患者胸部。重要的是要提醒麻醉师，这一过程中，移位肠可能迅速缺血，如果对肠系膜根部有不适当的牵引，在很短的时间内将导致酸中毒，干扰麻醉剂作用的正常发挥和患者已经紊乱的生理功能。

- 操作迅速而清晰地显示强烈的出血来源是肠系膜血管还是腹膜后。
- 按损伤的致死率处理
  - 主要血管损伤。
  - 腹部实质性脏器大出血。
  - 肠系膜和空腔脏器出血。
  - 腹膜后出血。
  - 污染。

6. 进行明确的填塞

明确填塞

- 使用折叠的干燥的填塞物紧贴器官塞平。
- 不要用塑料覆盖它们，它们会打滑，也会太硬。
- 最好将干燥的擦拭物折叠起来，这样更容易将擦拭物“置入”（腹）腔。
- 将填塞物紧贴器官放平。
- 填塞必须对器官施加足够的力量以填塞压迫止血。
- 填塞只适用于静脉损伤（必须直接控制动脉）。
- 应保留动脉灌注。
- 使用最少的可以达到预期效果的填塞物。

① 肝脏（见下文）：当最初的填塞物从右上腹移除时，可以评估肝脏的损伤。此时谨慎的做法是使用钝性结合锐性的解剖分离方法在肝门处解剖肝胃韧带，以便在肝门处放置血管襻（Rumel 止血带）或血管钳。

只有在必要时才游离肝脏。

肝出血可能需要手动压迫。如果压迫肝脏可以控制出血，出血可能是静脉性的，可以通过明确的治疗性填塞来控制。如果没有，应该使用 Pringle 手法。

如果通过 Pringle 手法控制了出血，外科医生要怀疑肝动脉或门静脉损伤。然后进行肝缝术来控制肝内血管，单独或联合填塞。

如果不能通过使用 Pringle 手法控制出血，可能的出血源是肝静脉或下腔静脉。压迫肝脏后腹壁和隔膜是还有用的，应该进行填塞。

② 脾脏（见下文）：当移除左上腹的填塞时，如果有相关的脾脏出血，应决定是保留还是切除脾脏。

在脾门处放置一个血管钳，可以暂时控制出血。

③ 骨盆（见第 10 章）：如果骨盆可能是出血的主要来源，一旦确认是腹腔外出血，应将腹膜内填充转变为腹膜外的骨盆填充。

7. 特定进入路线

(1) 小网膜囊：抓住胃并向下拉，术者通过小网膜识别出胰腺的小弯曲和上侧面。腹腔动脉和胰腺也可以通过这个途径进入。

(2) 大网膜囊：然后抓住大网膜并向上拉。在大网膜上开窗（通过胃结肠韧带），可以进入胃后的小囊。这样可以很好地显露胰腺体部和尾部，以及十二指肠第一部分的后侧和第二部分的内侧。胰腺的任何损伤都很容易识别。如果胰头有可能受伤，应使用 Kocher 手法。通过右内侧内脏旋转可获得更多的显露。

(3) 游离升结肠（右半结肠）：肝曲向内侧收缩，沿其外侧边界将粘连分隔至盲肠（图 9–2）。

(4) Kocher 手法：Kocher 手法是先将十二指肠的腹膜外附着分离，使十二指肠向内旋转（图 9–3）。十二指肠周围疏松结缔组织被剖开，整个第二部分和第三部分的十二指肠被清晰地显示出来，并通过锐性和钝性结合剖开方式向内侧移动。这个剥离过程一直进行到内侧露出下腔静脉和一部分主动脉。

可以同时检查十二指肠后壁、右肾、肝门和下腔静脉。将十二指肠和胰腺向中线拉开，可以完整显露胰头后侧（图 9–4）。游离 Treitz 韧带可以更好地显露和检查十二指肠的第三和第四部分。

(5) 右内侧内脏旋转[5]：这之前被称为 Cattel–Braasch 手法。

在将右半结肠从肝曲区游离至盲肠，并使用 Kocher 手法后，小肠肠系膜通过从右下腹向 Treitz 韧带的腹膜后附着区锐性切开，逐步将盲肠提起。整个升结肠和盲肠之后向上反折到左上腹部。同样也使用 Kocher 手法。这将显露右后腹膜（图 9–4）。小肠游离是通过从右下腹到 Treitz 韧带的腹膜后附着体的锐性分离来完成的。整个升结肠和盲肠然后向上反折到左上腹部。

随着解剖的深入，整个胰腺的下缘可以被识别出来，可以检查到任何损伤。如果十二指肠周围组织出现严重水肿、裂口或胆汁染色，除非另

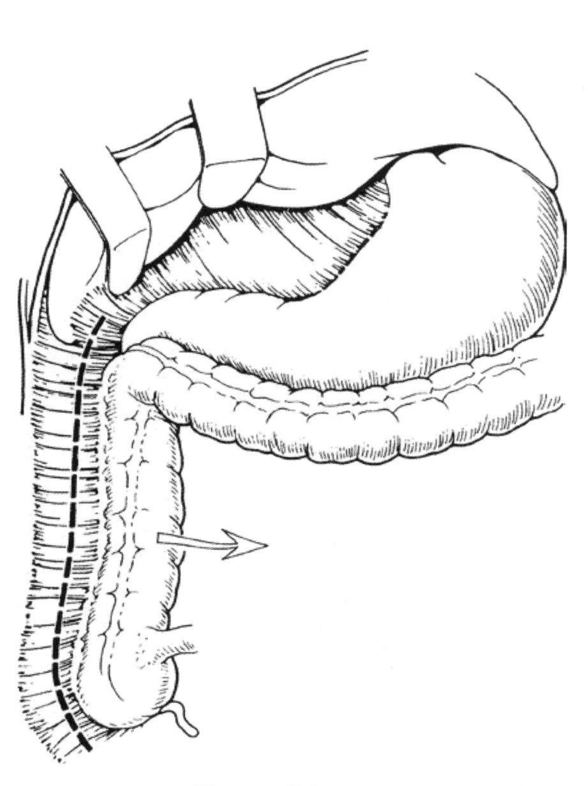

▲ 图 9–2 游离右半结肠

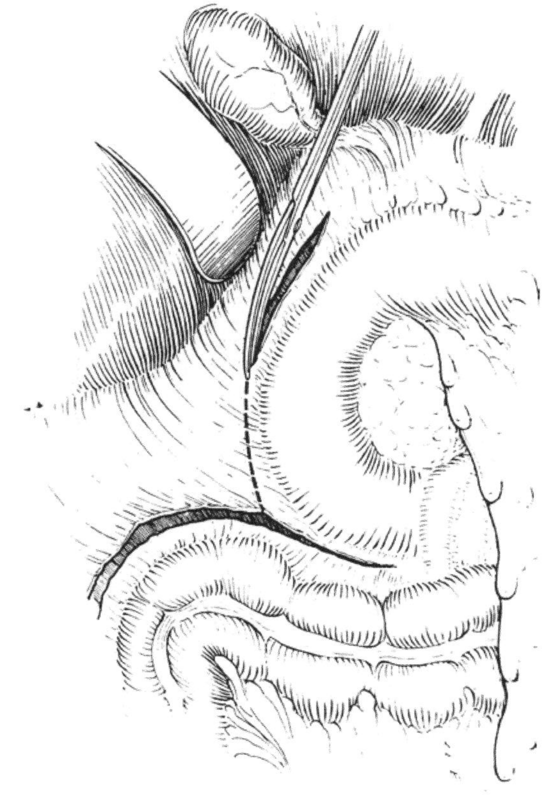

▲ 图 9–3 Kocher 手法

外得到证实，应为十二损伤。为了排除损伤，必须游离整个十二指肠。

这些手法可以完全显露十二指肠的第一至第四部分，以及胰腺头部、颈部和胰腺近端体部。也可方便进入腔静脉和肾血管（图 9-5）。

左侧内侧内脏旋转可以较好地显露主动脉、胰腺远端和胰尾。

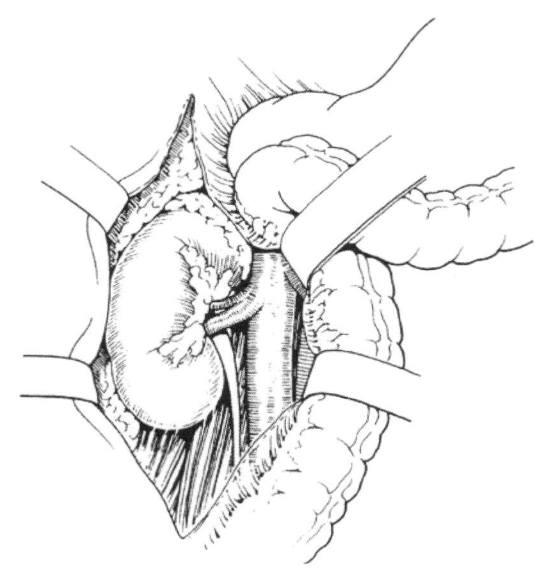

▲ 图 9-4　十二指肠和右半结肠的反折显示右肾和静脉

(6) 左内侧内脏旋转[6]：通过游离脾脏和降结肠，然后将脾脏、降结肠和乙状结肠移至右侧（左内侧内脏旋转），将左侧腹腔内容物的内旋。这样可以检查左肾、腹膜后和胰腺尾部。

游离脾肾韧带，在左结肠旁沟切开腹膜反折，直到乙状结肠水平。左侧脏器与腹膜后区分开并向右侧移动。应注意保持在覆盖肾脏的 Gerota 筋膜前平面。整个腹主动脉的前表面和动脉分支的起源都是通过这种技术显露出来的，包括腹腔干、肠系膜上动脉的起源、髂血管和左肾蒂（图 9-6）。致密的纤维状的肠系膜上神经丛和腹腔神经丛覆盖在近端主动脉上，需要清晰地切开以识别肾动脉和肠系膜上动脉。

如需血管进入肾脏，应在肾脏外侧切开 Gerota 筋膜，将肾脏内侧旋转，可进入肾门及主动脉外侧，必要情况下是可控的。

盆腔血肿不应遵循常规检查。盆腔外固定、盆腔填塞和血管造影栓塞相结合是较好的治疗方法。结扎髂内血管的尝试通常是不成功的。

8. 具体器官治疗技术（另见具体器官）

(1) 肝脏损伤：在部分严重肝损伤的病例中，成功的手术治疗包括去除阻断血供应的坏死组织和切除性清创，这之后肝填塞肝脏，用暖垫压迫损伤区域。在全面探查腹部和治疗其他损伤和出

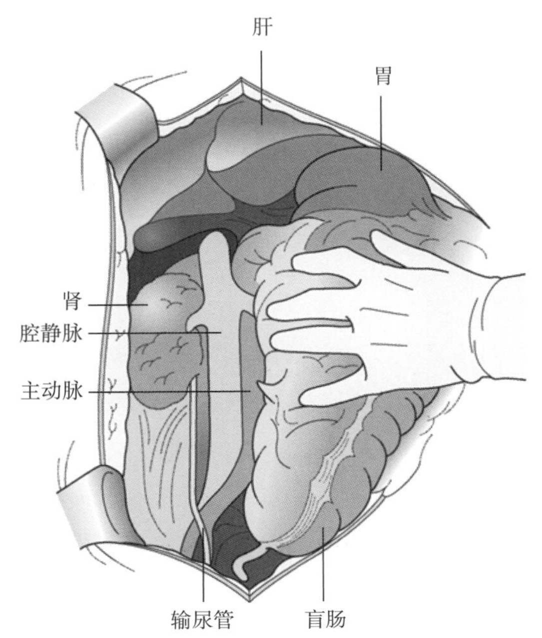

▲ 图 9-5　右内侧内脏旋转

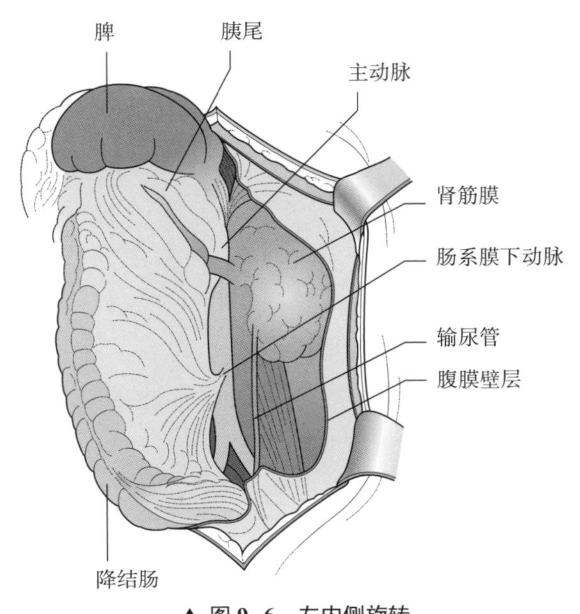

▲ 图 9-6　左内侧旋转

血来源后，移除肝的填塞，用纤维蛋白和胶原蛋白绒密封可以阻止肝脏表面的任何轻微渗出。然而，纤维蛋白胶不能弥补手术技术的不足。

(2) 脾损伤：在可能的情况下，对于病情稳定的患者，外科医生应尽可能保留受损的脾脏进行脾修复。对于保留脾脏，手术方式的选择不仅取决于临床表现，还取决于外科医生的脾脏手术经验和可用的设备。在创伤病例中，保留脾脏不会比脾切除术花费更多的时间。

在使用上述的一种外科技术后，确定性治疗可以通过使用黏合剂来固定切除的边缘或网状覆盖的脾脏组织来完成。将纤维蛋白喷在上面，然后将胶原蛋白绒压在上面几分钟。在去除网片后，一层新的纤维蛋白胶有助于防止再次出血。使用网片时，将胶原蛋白绒、纤维蛋白直接放在损伤的脾脏表面，然后用网片覆盖。然后可以使用额外的纤维蛋白喷剂。

(3) 胰腺损伤：当怀疑胰腺有损伤时，有必要对整个器官进行扩大的探查。当胰腺组织不是太软或太脆时，可以缝合不涉及胰管的实质撕裂。无论是否缝合，治疗此类伤口的一个值得选择的方法是纤维蛋白封闭和胶原蛋白填塞，同时也需要充分引流。

(4) 腹膜后血肿：腹膜后血管损伤可导致不同大小的血肿，这取决于受伤血管的口径和损伤的严重程度。腹膜后血肿可以在手术控制损伤血管后用填充物治疗，然后用导管栓塞。

当患者病情稳定时，可以在 24～48h 后取出填充物。取药后再出血可能需要重新填充。可以通过喷洒在黏合剂上而有效地止住轻微的出血。

（三）腹部闭合

1. 腹部闭合的原则

在完成腹腔内手术后，为缝合做好充分的准备是很重要的。准备工作如下。

- 仔细评估止血和（或）填充的充分性。
- 冲洗及清除腹膜和伤口内的碎片。
- 如有需要，放置适当的引流管。
- 确保仪器完整和纱布计数正确。

手术结束时，腹腔内小肠的复位应谨慎小心。

2. 选择最佳闭合方法

Thal 和 O'Keefe[7] 认为最佳闭合技术的选择是基于五个主要考虑因素如下。

- 患者病情的稳定性（闭合速度的要求）。
- 术前和术中出血量。
- 静脉输液的量。
- 腹腔内和伤口污染程度。
- 患者的营养状况和可能并发的疾病。

这些因素也将决定是否进行再手术，而再手术自然会影响到闭合方法的选择。其他需要考虑的因素包括体温过低、凝血功能障碍和酸中毒，这些都是恢复损害控制策略的指征。

暂时的腹部闭合将在第 6 章进行介绍。

3. 一期闭合

当闭合腹鞘（或筋膜）、皮下组织和皮肤是最佳状态时，一期闭合是可以实现的理想目标；也就是说，患者病情稳定，失血量和容积置换量最小，污染程度很小，没有明显的并发问题，手术已经完成后也没有预期的后续手术。如果在手术结束时对上述情况有任何存疑，最好考虑延迟闭合技术。

目前最常用的技术是使用单丝连续缝合（较好，因为相对快）或间断（不连续）大面积封闭腹膜和鞘。可使用可吸收材料（如 1- 聚对二氧环己酮环）或不可吸收材料（如尼龙、聚丙烯）。铬肠线不是一种合适的材料。

无论使用哪种方法，最重要的技术要点是避免闭合处组织的过度张力。记住 Leaper 等[8] 所说的“1cm–1cm”法则（也就是所谓的“Guildford 手法”；图 9–7）。这使用了 4cm 的材料，每隔 1cm 向前推进。这种间隔似乎可以减少组织中的张力，因此也可以减少对该区域循环的损害，以及使用最小可接受的缝合量。推荐使用 0 或 1 环的聚对二氧环已酮连续缝合。

无论如何都要避免保留缝线。
似乎需要这些的伤口不适合初次缝合。

这样的伤口的闭合可能导致腹腔间隔室综

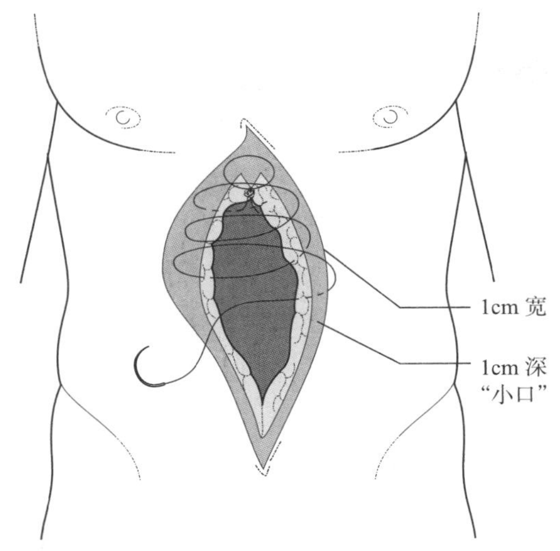

▲ 图 9-7　Guildford 手法

合征；这样的伤口应该保持开放状态，用真空敷料包扎。

在没有或污染最小的情况下，可以使用单丝缝合或缝合器进行皮肤缝合。后者具有速度快的优点，虽然止血能力较弱，但使通过皮肤边缘的引流更大，组织反应更小。

（四）提示和技巧

1. 头灯

即使在设备最精密的手术间，清晰、光线充足的操作视野也不理想。基于这个原因，个人使用的电池驱动的 LED 头灯是创伤外科医生医疗设备的必要补充。在军事战争和条件恶劣的环境中，它是必不可少的，因为它在突发情况下可能会成为唯一可用的光线；停电在发展中国家很常见，发电机会在最不合时宜的时候罢工。头灯是值得投资的，同时还需要大量备用电池。千万不要依靠充电电池

2. 腿架和截石位

对于病情复杂的患者，如果采用截石体位，那么可以将让手术助理护士（或助手）站在患者的两腿之间，可在耻骨处放置一个小 Mayo 台。这样可以让刷手护士看到手术情况，并预测外科医生的需求，或者在手术区不拥挤的情况下再安排一个助手。

腿架应始在涉及或可能涉及会阴损伤的患者中常规准备。对于女性患者，还需要妇科窥镜和牵开器，性能良好的乙状结肠镜和光源应在男性和女性患者中均准备好。

当患者要被置于截石位时，手术助理护士应立即提供无菌绑带。

3. 倾斜手术台

简单的手术径路是所有手术的目标，就像资深外科医生需要帮助有困难的年轻外科医生时，通常会扩大切口以改善手术路径一样，倾斜台带来的手术体验可能会不太舒服或是相对轻松简单。

头高位会将小肠从骨盆向上移动到隔膜下方，在那里可以用一卷纱布将其固定住。如果头高位同时倾斜台向左倾斜，则进入肝右叶和所有相关的胆道解剖就容易得多。如果头高位同时倾斜手术台向右倾斜能为进入脾脏和胃提供手术径路，虽然在这种情况下头低位更有利于膈肌本身的修复。

4. 灵活移动

创伤手术需要一个开放的心态，虽然也需要知道相关的知识，但更重要的是对将要发现的东西没有先入之见，对如何处理这种情况也没有严格的手术方案。这意味着，如果发现意外损伤，外科医生和手术团队必须做好改变体位的准备，或者（例如）站在手术台的另一边或两腿之间，将截石位腿架抬高，使手术在技术上更容易。

未刷手的人员应随时准备协助工作，并重新设置手术灯。后一项工作不应总是派给麻醉师，因为他可能正忙于采取复苏措施。

5. 主动脉按压勺

这种容易自行构建的辅助控制出血的方法是通过在膈脚水平直接向下压在脊柱上的主动脉，用于在横膈下间隙控制腹主动脉。

它的好处是不需要费时费力的处理主动脉夹层和右脚的分离。食管被推向左侧，肝左叶被推向尾部和右侧（冠状韧带可能需要快速分裂），勺子被垂直推向脊柱，压迫主动脉。

该仪器的形状是这样的，杯子的末端边缘被钢丝锯锯去，用砂石打磨后形成光滑的“倒 U 形”。勺子是木制的，它的优点是不会在纸巾上滑动，而且除了助手拿着勺子的部分外没有其他

可活动的地方。因为各种类型的夹钳都会从脊柱的椎体上滑落，不能围住整个主动脉。在这个水平主动脉夹层，为了放置萨二氏夹钳，会使膈动脉和肋间动脉处于危险状态，并在无意中对主动脉后壁造成严重损害，这是难以修复的。

6. 心包开窗术

从腹部通过横膈膜从剑状胸骨直接向后切开进入心包囊，可以快速而容易地进入心包囊。有时通过切除剑突胸骨呈倒V形会更容易，将软骨与后切口连起来。

由于横膈膜中心腱和心包的胚胎来源相同，因此可能出现没有锐性分离的平面或找不到平面。下腔静脉前方、右心房下方的囊内，从那里可以很容易地确定心脏压塞是否存在。

7. 冲洗

解决污染的方式是稀释。

无论腹腔还是胸腔要被冲洗，一个不错的经验法则是考虑使用至少6L的温盐水，然后加倍！

使用杀菌溶液或在冲洗液中添加抗生素没有益处。

如果有通过膈肌孔污染胸腔的情况，肠内容物已经进入胸腔，明智的做法是在径向扩展膈缺损（避免膈神经和血液供应）留下允许通过一只手进入胸腔的大小。这样的话，对胸的灌洗将更加彻底，使用手作为桨，并减少保留肠内容物和随后形成脓肿的可能性。在这种情况下，关闭膈缺损之前，一定要置入一个大的肋间基底引流管，向上延伸至肺门后方。

同样重要的是，要确保所有的腹膜和腹膜后间隙都被充分冲洗，但如果右冠状韧带未被破坏，则不必干扰肝裸区和右肝上间隙。

如果肝脏有穿透性损伤，在没有出血的情况下清洗是不明智的（见下文）。

如果患者的生理功能足够健全，则需要在24h内对腹膜内结肠内容物进行二次检查并进一步冲洗。

8. 引流

在急性、损伤控制的剖腹切开术中没有引流的地方，只有一个例外，也就是胰腺和十二指肠。腹膜中游离的消化酶不利于顺利恢复，建议采用抽吸法。

9. 造瘘

在初期控制损伤的剖腹手术中，没有永久或临时造瘘的必要。在第一个手术中，将使用暂时关闭术，并通过这样或那样的方法“夹/扎/吻合器和滴剂”将任何分裂的肠端封住。即使末端是缺血的，至少在48～72h内不会造成漏液，此时应该已经进行了第二次检查。

如果第二次观察时患者的生理状况仍然不稳定，可能会考虑进行临时造瘘而不是吻合，如果是在持续性低血压或在强心剂发挥作用期间，这可能是非常危险的。这可能需要进行“分别造瘘”，在那里，需吻合的肠管两端将分开在腹壁的不同位置。

重要的是要考虑到护理，即为护理提供便利。因此，在造口周围留出足够的空间，以便应用胶袋和清洗手术伤口。将造口选择在比正常更侧向、更高的位置（头颅方向）。

当下直肠乙状结肠的伤口需要局部切除时，明智的做法是不要覆盖直肠残端，因为这样会造成一个盲区。然后，如果后来患者在病房或重症监护室进一步表现出败血症的迹象，就很难知道是否遗漏了伤口，直肠残端或其他败血症部位导致了患者情况恶化。在手术后的腹部，即使通过CT扫描，也几乎不可能知道直肠残端是否完好，因为腹膜腔和骨盆中不可避免地会有浑浊的液体和术后渗出物。

因此，比较好的做法是把直肠残端打开到剖腹手术切口的较低位置作为造瘘。这可能需要稍微动一下直肠才能实现，但这比在危重患者的骨盆里留下一个活的、蠕动的、盲端的定时炸弹要安全得多。为了安全起见，可留下一根从肛门流出的管子或皱褶的引流管，并缝合到臀部的皮肤上。

进行直肠造瘘的另一个优点是，它使得随后的吻合的结肠直肠很简单。由于对外科医生来说，直肠残端比较容易些，所以不必再去探究盆腔粘连的位置，以免造成进一步的肠穿孔。

10. 暂时关闭

这在本书的其他地方有详细的介绍（见第6章“外科损伤控制”）。

11. 双导管：膀胱损伤

当膀胱损伤需要修复时，最好在矢状面将膀胱切开两瓣（避免损伤膀胱的血供），这样可以从两侧看到损伤。这使得包括膀胱黏膜在内的良性修复得以实施。（像食管一样，膀胱修复的完整性主要取决于良好的黏膜附着。）

一旦实现了这一点，对男性患者，同时放置耻骨上导管和尿道导管可以使处理更安全，也更容易控制。

耻骨上的导管不应该通过双瓣切口进入膀胱，这几乎肯定导致尿瘘，因此，应该通过一个单独的刺入膀胱圆顶的切口将其从膀胱壁取出，并用可吸收材料的荷包线缝合固定。然后通过腹壁上的另一个穿入的切口把它取出来，远离剖腹手术的切口，再次固定在皮肤上。

此外，尿道导管可以让外科医生评估患者的排尿能力，一旦排尿，不影响膀胱修复的完整性。通过这种方法，如果患者无法排空，耻骨上导管就像一个可以释放的安全阀，夹住进行“试验性拔出导管”。通常，需要多几天的耻骨上引流才能使膀胱稳定下来，使尿道恢复正常功能。

一旦患者再次排尿量良好，对排空的膀胱进行排尿后超声确认，便可放心地拔除耻骨上导管。

12. 早期气管造口术

在损害控制情况下，预测生理需求是很重要的。患者处于危重状态，不能轻易忍受多次手术损伤。创伤外科手术，尽管（希望）是可控的，但对患者的生理构成了第二次、第三次甚至第四次“打击”，因此从一开始就对以后的生理需求进行预期是必要的。

在这个范围内，通气支持是很重要的一部分，并且在第一次损伤控制剖腹手术时，就应该讨论未来需要通过气管切开进行的持续气道管理，或者至少在第二次的时候，情况是外科团队在手术室进行气管切开术。如果需要的话，更新的经皮塞尔丁格（Seldinger）气管造口术可以很容易在ICU进行。关键是，手术应尽早进行，不要推迟到患者有大量的支气管分泌物残留和呼吸衰竭，这可能需要进行常规的支气管检查，直到支气管“排干净”，血流气体恢复正常为止。

（五）关于手术助理护士的简要介绍

本书附录E为手术室助理护士提供了单独的简要介绍。

（六）总结

做好事先考虑。
这是所有创伤小组成员的准则：
“对一切都有所准备——
因为所有情况皆有可能。”
剖腹创伤手术是一个团队项目：麻醉医生和手术助理护士必须充分参与并知晓所有决策。

创伤性剖腹手术需要系统地进行。损伤很容易被忽略，基于损伤的复杂性和剖腹手术的方式，漏诊可能带来的灾难性后果要求我们非常小心地排除损伤，仔细检查每一个器官是必要的。

麻醉的注意事项：

- 进行腹部创伤手术的原因有很多。然而，在决策过程中，最重要的是生理紊乱的演化。血管来源的无法控制的出血表明要立即送往手术室。凹陷性内脏损伤可能需要大量时间的调查。实体器官损伤，一般来说，有两种可能。
- 手术团队应该意识到对于生理不稳定的患者，在创伤性剖腹手术后，要经常进行检查。这样就有时间控制出血，恢复一些生理指标，并进行更复杂的损伤调查和程序。生理也会影响治疗选择，例如选择非手术治疗、腹腔镜介入治疗或介入放射治疗。
- 创伤性剖腹手术的麻醉包括基本手术程序和次要手术程序。

基本手术程序包括两个大口径的静脉插管，导引手术的胃管和尿导管，然后是动脉导管和静脉中心导管以及其他监测。这些可以在手术过程中放置，预估患者和手术帘之间的位置。快速注入器当然是必需的，可提供大口径的管线。液体处理应该在维持安全循环参数所需的安全裕度（流失的血液越多，流失的速度越快，你需要的安全度就越大）和过度充盈之间取得平衡，从而导致腹部间隔室综合征。

- 麻醉师应监测生理和凝血情况，并将结果报告给手术团队。必须保持深度肌肉松弛（患者不会很快被拔管）。
- 监控手术区域的安全性：已失血量、止血效果、损伤控制程序的时间、外科医生是否坚持损伤控制，以及在时间允许的情况下组织下一步的治疗程序。
- 腹部创伤手术会对麻醉产生影响。打开腹部会释放以前被压迫血管的大出血。近端和远端控制主动脉或下腔静脉或绞窄肠系膜血流对循环有深远的影响。在膈肌的肝填塞和 Pringle 手法可能阻碍静脉回流。膈肌撕裂导致腹腔内器官移位到胸腔可能会妨碍正常的通气。

二、腹部血管损伤

（一）概述

腹部血管损伤对生命构成严重威胁，而有准备和预案对成功的预后至关重要。同时考虑可能的损伤和外科治疗方法是非常基本的。充分的准备是必要的；也需要一个适当的切口。

能提供所有的大规模输血设备，激活大规模输血方案，确保浓缩红细胞、血浆和血小板快速进入急诊室和手术室是很有帮助的。

腹腔内的大血管损伤最初表现为对复苏措施无反应的失血性休克；由此，迅速手术成为复苏努力的一部分。在穿透性损伤，急诊开胸术和主动脉阻断非常必要。也要考虑使用 REBOA（见第 15 章）阻断主动脉，可以达到类似急诊开胸术[1]（见第 8 章“九、急诊开胸术”）却更微创地控制腹盆腔出血的作用。

然而，对于严重休克的腹部钝性损伤患者，由于其生存率接近于零，急诊开胸手术并不适用。

对于扩张性血肿，必须通过血管的直接或近端控制来进行源头控制，以确保手术成功，外科医生会期望获得高于损伤水平的控制。决策步骤是这样的。

1. 患者是否危险到必须立刻通过开胸控制主动脉地步？

典型情况是，患者在复苏室接受治疗前或即将接受治疗前（GCS 评分下降，潮气末二氧化碳下降，心动过缓），没有有效心脏输出（摸不到中心脉搏），钳夹阻断将切断远端动脉出血，维持脑和冠状动脉血流。

2. 患者的条件是否容许紧急转入手术室确切止血？

该患者需要持续容量复苏来维持连贯的循环输出，并随时有失代偿的可能。

3. 患者的情况是否允许 CT 扫描作为确切手术修复（或转移到介入放射学部门做可修复的损伤栓塞）的前期步骤？

该患者将对初始复苏做出反应，以便他们能够承受 10～15min 的时间，将其转移到 CT 室，扫描、图像采集，然后对图像进行评估。

误区：第三步一定不能被那些对本章所述的外科干预措施不熟悉因而焦虑的人用作推迟外科控制的根据。

（二）腹膜后血肿

血肿是：中央（Ⅰ区）、侧方（Ⅱ区）、盆腔（Ⅲ区）。

1. 中央血肿

中央血肿可以按照尖端是否位于腹腔干上方或下方进一步分类，通过尖端和横结肠系膜位置关系确定。位于该标志物下面（尾侧）的血肿累及主动脉分叉或肠系膜下动脉（inferior mesenteric artery，IMA），大部分经腹膜或左内侧内脏旋转显露，可能不需要搬动脾、肾或胰腺。在上面（头侧）的血肿大多由更具挑战性的近肾或肾上主动脉或肠系膜上动脉（superior mesenteric artery，SMA）或腹腔动脉干损伤导致。

• 如果中央血肿尖端在中线右侧，右侧结肠应当移向中线，包括十二指肠和一头（右内侧内脏翻转）。这样可以显露肾下下腔和主动脉，也有助于显露门静脉。

• 如果中央血肿的尖端在中线左侧，一般观察到的出血主要是动脉，最好从左侧显露损伤，向左内侧翻转内脏可以显露主动脉、腹腔干、肠系膜上动脉、脾动脉和静脉和左肾动脉和静脉。为到达主动脉后壁，肾也要搬动并向肾蒂中线翻转，特别当心不要导致进一步损伤。

2. 外侧血肿

如果没有扩张或搏动，钝性损伤最好保守观察，因为大多数是肾损伤。肾损伤大多可以通过包括选择性栓塞的非外科手术方式处理。而穿透伤，由于邻近组织如输尿管损伤的风险，探查外侧血肿会更安全。外科医生也要确认两侧结肠旁沟的结肠后部没有穿孔。

3. 盆腔血肿

如果患者稳定，在急诊条件下的增强 CT 可以证实大的盆腔血肿伴有血管“显影”提示进行性动脉出血，此时最好立即转运患者栓塞。

• 在剖腹手术中发现的盆腔血肿应考虑患者的稳定性。

• 在生理上稳定或改善的非扩张性血肿患者最好不要干预。

• 扩张性血肿伴患者不稳定必须干预。

(1) 腹膜外盆腔填塞：在钝性创伤（骨盆骨折）的情况下，首先要注意确保骨盆固定器的位置正确，以减少骨盆体积。下一步是进行腹膜外盆腔填塞术（extra-peritoneal pelvic packing，EPP）[2]。止血剂应用于剖腹手术全长切口下 25% 两侧的切开的腹膜边缘。然后从腹膜前平面向两侧扩展，由此进入血肿，用手清除血栓。重要的是直肠后的平面充分游离用 2～3 个大纱垫填塞。同样的手法用于对侧。如果棉垫还是干的，则需要进一步操作。如果湿透则重新填塞。如果尽管如此，仍然发生透湿，则应结扎相应的髂内动脉。只有当腹膜外盆腔填塞术控制了出血，患者才能转运到介入放射室造影，损伤控制性剖腹术后，查看血管完整性和选择性栓塞。一旦用这种方法完全止血，并且患者的血流状态更加稳定，就可以考虑松开骨盆固定器，以防止压疮。可以考虑在手术室使用外固定器或 C 形夹来稳定骨盆，但这并不总是提供足够的后路固定，而且是在有效的骨盆填塞和栓塞之后。

（三）腹部大血管外科入路

1. 切口

患者消毒范围“从胸骨切迹到膝”。近远端控制至关重要，消毒应包括左侧开胸控制胸主动脉，正中开胸控制心包内下腔静脉和腹股沟切口控制髂血管。

2. 内脏内侧翻转（见下文）

主动脉：根据损伤位置不同主动脉控制有不同平面。腹腔干上方可有下列步骤显露。

a. 肝左叶向患者右肩牵拉。

b. 向左髋牵拉胃体。

c. 切开小网膜囊

d. 显示腹膜覆盖在膈脚。

e. 锐性解剖覆膜显露膈肌脚的肌肉纤维。

f. 分开纤维，如此珍珠白的主动脉外膜可见。

g. 向主动脉两侧扩展切口，用以放置直型血管钳（图 9-8）。

误区：钳夹食管而不是主动脉。鉴别：食管在主动脉左侧，可以通过预先留置的鼻胃管鉴别。

肾上主动脉从前路显露困难，特别是在腹腔内干上方血肿覆盖腹腔干和肠系膜上区域的情况下。可以通过左内侧脏器翻转的方法显露，全部腹主动脉和分支的起始部可以用这种技术显露，

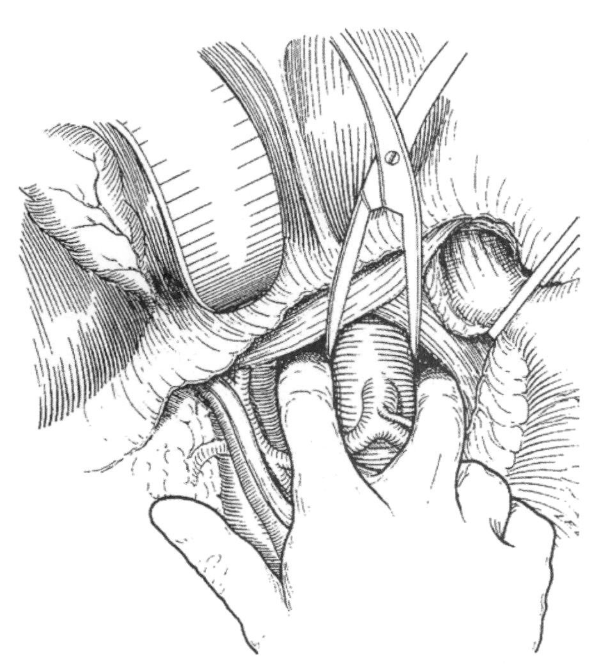

▲ 图 9-8 在膈肌脚通过钳夹阻断控制主动脉

包括腹腔干、肠系膜上动脉起始部、髂血管和左肾蒂。而致密和纤维性的上部系膜和腹腔神经丛覆盖在近段主动脉需要锐性解剖以分离肾和肠系膜上动脉。

误区：由于致密的神经结组织解剖腹腔干和肠系膜上具有挑战性。推荐在进入结肠上中心血肿前控制腹腔干上方的主动脉。可以通过两条路进行：经腹通过小网膜或经腹膜后。后一种途径包括最充分的左内侧内脏翻转（包括肾脏、脾脏和胰腺），从外侧分离左膈肌脚。

远端主动脉可以经腹入路将小肠牵向右侧，横结肠向上和降结肠向左显露。左肾静脉以下的主动脉可以通过其他开其前方的覆膜和向上移走第三和第四部分十二指肠显露。双髂血管可以通过向远端连续解剖显露。输尿管要辨认并仔细保护，尤其是在髂血管分叉部位。

主动脉或腔静脉损伤的治疗通常很简单。广泛裂伤威胁生存，很少需要一直材料修复主动脉。深静脉以下的下腔静脉损伤，如果广泛，必须结扎，虽说侧壁修复更好。深静脉以上的下腔静脉损伤可以用任何方式修补（缝合修补，补片或间置人造血管）因为这个水平的结扎经常无法生存。

3. 腹腔干

左半结肠和脾、胰尾一道反向右侧，以显露主动脉及其分支。腹腔干位于为食管交接部后下方。这一区域的损伤通常被漏诊尤其是刺伤。如果有中央腹膜后血肿，则很可能发生严重的血管损伤。在此情况下，显露血肿前近端血管控制至关重要，无论是从腹部或经过左侧开胸。分离左侧三角韧带和搬动肝左叶外侧段也有帮助。

腹腔干是一个短的树干状血管，通过粘连的神经节组织和左胃、肝、脾血管的分支来源，很难“修复”。这种结构的出血更类似于主动脉前部直接损伤引起的出血，手术控制接近于用 3-0 普理灵缝合一个可识别的出血点，次要目的是维持其分支的灌注。由于肠系膜上动脉和肠系膜下动脉完整，终末器官丢失很少。

胃左和脾动脉可以安全的结扎。只要损伤靠近胃十二指肠动脉，肝总动脉就可以安全地结扎。

4. 肠系膜上动脉 [3]

肠系膜上动脉对小肠的存活至关重要，一定要用传统技术修补。近端可以在肾动脉水平显露，最好通过左侧内脏翻转（图 9-9）更远端，动脉可以在小肠系膜根部显露。

如果缺血节段已经过去或手术室创伤控制程序的一部分，动脉应该转流，用塑料血管转流管（如 Javid™ shunt-Bard Inc.，Temple，AZ，USA），直到可以有效修复 [4]。

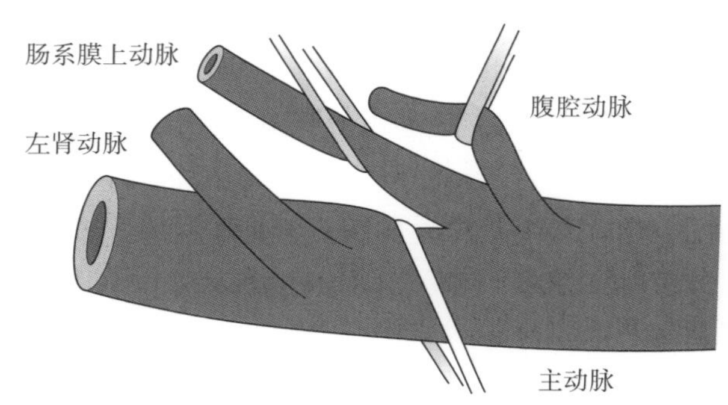

▲ 图 9-9 肠系膜上动脉的解剖

如果不可能修复，需要用人造血管替换，最好把人造血管放在肾动脉以下的主动脉，远离胰腺和潜在瘘的区域[5]。把人造血管近端放的抬高可能导致当肠管送回腹腔时人工血管扭曲导致阻塞。移植物必须裁剪成没有张力，主动脉缝合线必须覆盖以防止主动脉肠瘘。

肠系膜上动脉穿透伤的存活率大约 58%，如果需要复杂的修复会降到 22%[5, 6]。

肠系膜上静脉既可以转流也可以单纯结扎[7]。

5. 肠系膜下动脉

肠系膜下动脉损伤不常见，通常可以结扎。在关腹前要检查结肠的活力，并计划再次手术评估结肠活力。

6. 肾动脉

通过使用标准的肾下主动脉入路显露主动脉上的肾动脉，可以获得初步的血管控制。也可以通过向内侧翻转内脏显露。

修补用标准的血管外科技术。而肾的热缺血耐受性差，钳夹阻断时间超过 45min 将会永久丧失功能。一次，如果是完全的动脉横断伤，肾的活力可疑，保留肾对患者意义不大应考虑早期肾切除。

7. 髂血管

需要近端和远端控制，远端控制可以考虑通过腹股沟切口实现。

通过将小肠向上提出盆腔，可以显露髂血管。左侧推开乙状结肠及其系膜，右侧分离盲肠表面附着的腹膜向中线推开盲肠可以显露血管。

输尿管跨过髂血管分叉一定要确切辨认。

误区：髂总静脉常与髂总动脉后壁紧密相连，试图“吊起”或包围动脉，或将静脉从动脉后移走，以达到控制的目的，可能导致大出血。“刚好足够”的解剖策略是可取的；操作人员可以接触到髂总动脉 / 髂总静脉的前部和两侧，以便在损伤区上方和下方留出足够的空间；有时侧壁钳（如 Satinsky 钳）就足够了。

8. 下腔静脉[8]

(1) 肝上下腔静脉（见下文）：对肝后下腔静脉或肝静脉损伤需要涉及此段。一种经常致命的复合伤，由大量的静脉出血所预示，由肝脏后部发出，不受门静脉三联管钳夹的控制，只受肝脏前部直接向下的压力控制，这样腔静脉就被紧紧地压迫。

在显露和钳夹肾血管以上的下腔静脉后（见下文），同时维持施加对肝的向下压力，冠状韧带要切开以向中下方推移，显露肝上下腔静脉。这个动作是通过分裂膈肌中央腱来帮助的，这样就可以看到穿过心包和膈肌的下腔静脉部分。

剖腹手术切口可以延伸到肋缘到右胸，作为进一步的辅助。或者，可以通过正中开胸打开心包从胸腔显露肝上下腔静脉。或者，外科医生必须通过切开膈肌中央腱或胸骨正中切开并打开心包来完全调动肝脏。

(2) 肝下下腔静脉：肝下腔静脉可通过右内侧内脏旋转术显露（图 9–10；见下文）。

取下肝曲，沿右结肠旁沟切开腹膜反折，使右结肠活动。然后结肠在 Gerota 筋膜前的平面翻向内侧。如果需要更多的显露，可以通过分离肠

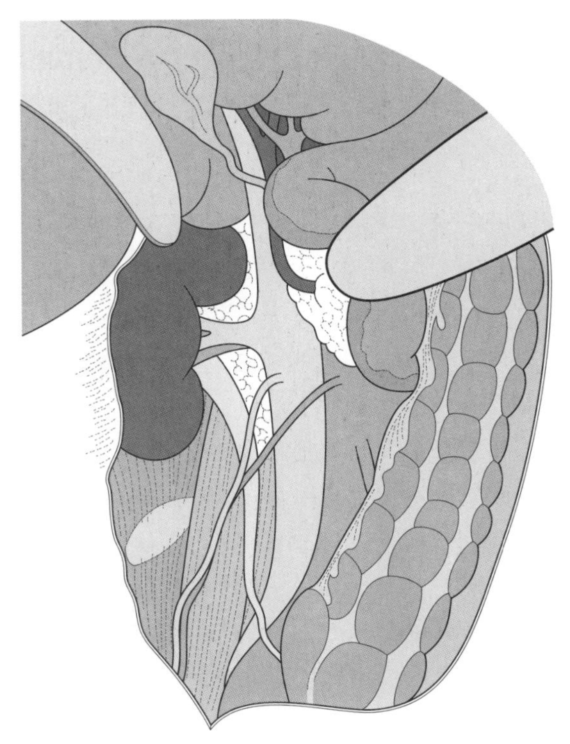

▲ 图 9–10　右内侧翻转内脏显露下腔静脉

系膜下静脉来显露肠系膜根部。执行 Kocher 手法和十二指肠和胰头的内侧移动将显示肝下的腔静脉段，并提供右肾血管蒂的良好显露。

通过使用纱球直接按压损伤上方和下方的下腔静脉，可以达到最佳控制效果（图 9–11）。

如果需要更确切的控制，应使用肾动脉血管夹和放置在肾血管上方（肾上腺）或损伤上方和下方的 Rumel[9] 阻断带的组合（图 9–12）。

下腔静脉后部的损伤应与下腔静脉前部的穿透性损伤同时发生。并不是所有出血的后部伤口都需要修复。

由于多条腰静脉的存在，下腔静脉很难“转动”从后面显露，因此所有损伤均应经腔静脉入路。并非所有非出血性后部伤口都需要修复。

如果是肾下，结扎下腔静脉是可以接受的。

9. 门静脉 [10]

门静脉和胆总管和肝动脉一起在小网膜游离缘（图 9–13）。

门静脉，一般来说，可以通过 Pringle 动作来控制。如果损伤较近，可能有必要反射十二指肠内或分割胰腺。

门静脉应尽早分流，以避免肠静脉高压，这将使进入该区域变得越来越困难。作为损伤控制程序的一部分，支架可以留在原位或进行修复。

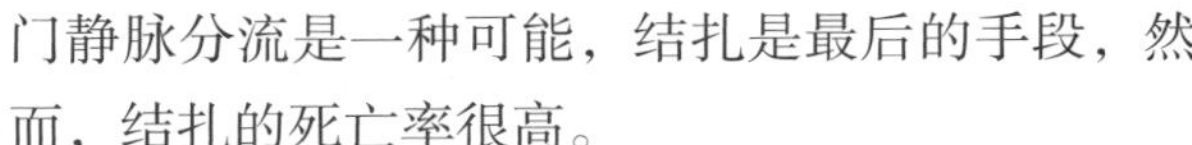
门静脉分流是一种可能，结扎是最后的手段，然而，结扎的死亡率很高。

（四）转流

如果不能修复，或者手术程序被缩短，血管分流将恢复循环。它可以无损伤地快速进行（另见第 6 章“一、概述”）。

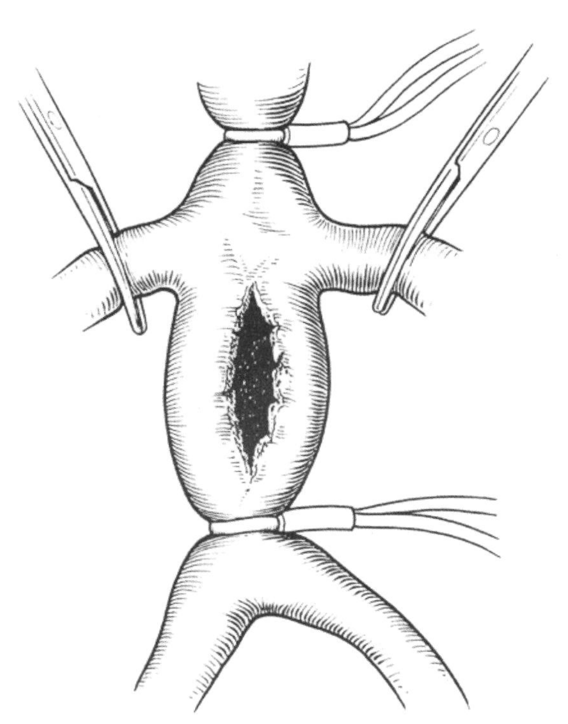

▲ 图 9–12 用阻断钳和两个 Rumel 阻断带控制下腔静脉

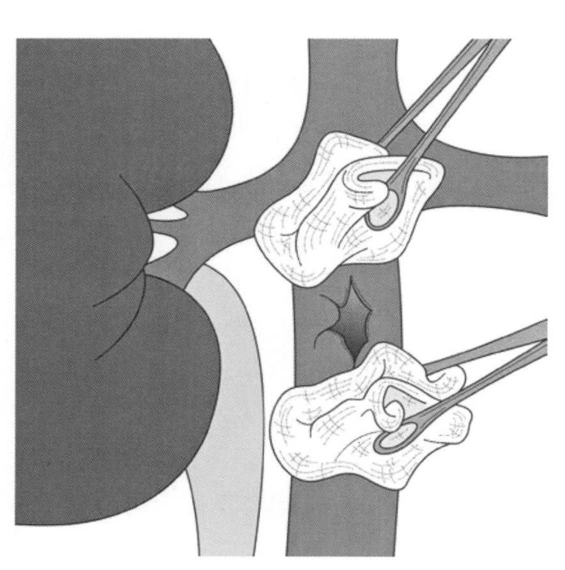

▲ 图 9–11 用纱球控制下腔静脉

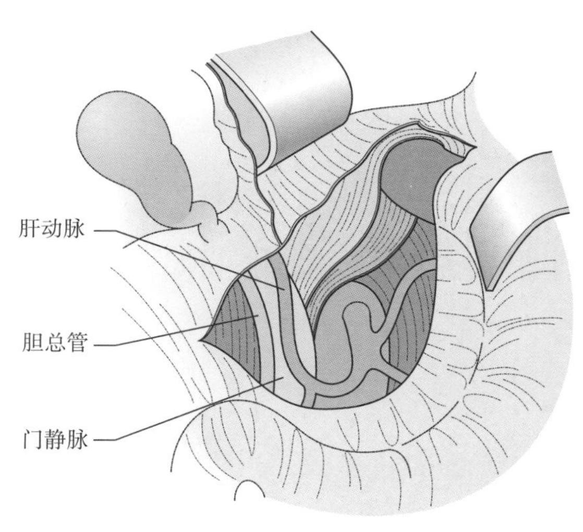

▲ 图 9–13 门静脉入路

如果可以使用 Javid™ 或其他专用转流管，则可以使用这些转流管。然而，如果不是这样的话，可以用合适大小的塑料管，如鼻胃管、气管导管、胸导管等来做转流术。

- 所需长度是缺损长度的 3 倍。
- 所需直径是要转流的血管直径的 2/3。

转流方式如下（图 9–14）。

- 选一个合适口径的塑料管。
- 截取如上述长度，把边缘削成斜角，以便能进入血管。
- 在管子周围扎一段丝线，把它分成 1/3～2/3 的比例。

一旦血管被控制，使用夹钳或 Rumel 阻断带。

- 夹住分流器的一端以防泄漏。
- 将分流管的“长”（2/3）端向上穿入血管，直到转流管到达血管腔内或近端，松开止血带使其过血。
- 用丝线做“把手”，把分流器向远端拉到血管的另一端。用线系好。

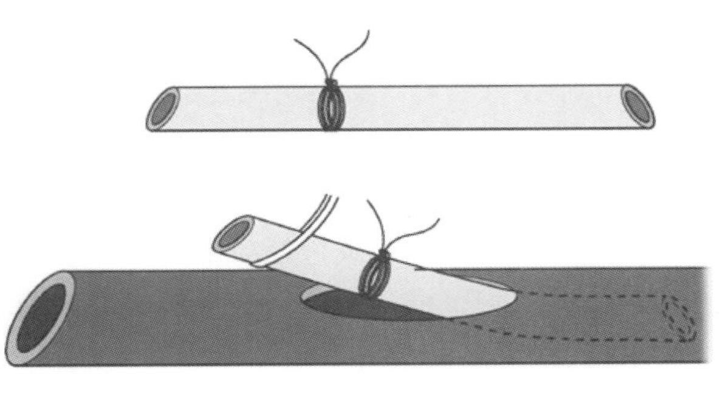

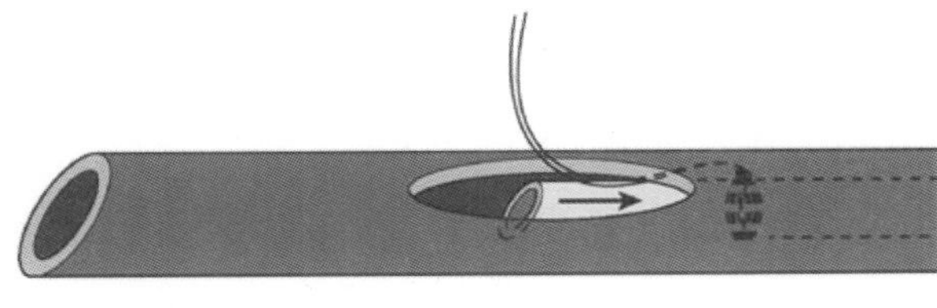

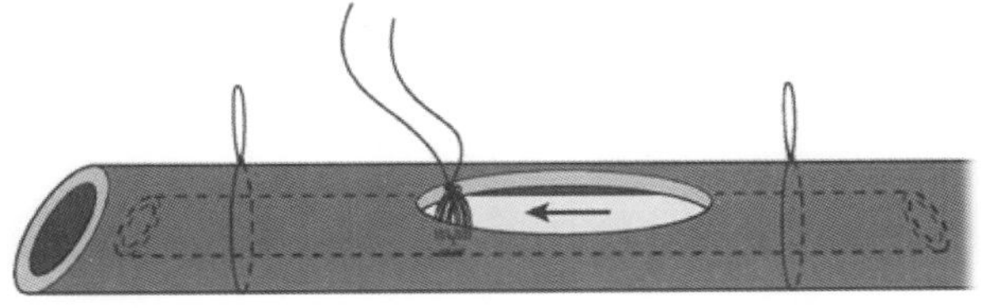

▲ 图 9–14 血管转流管的“制造”和放置示意图

- 由于患者常有凝血障碍，不需要抗凝，而且血流速度本身应能防止血栓形成。转流管可以保留 48～72h。

三、肠道、直肠和横膈

（一）概述

在穿透性损伤中，外科医生必须时刻注意伤口的三维特性，肠切除术后往往需要再次检查是否有漏诊。

在所有创伤后进行剖腹探查的患者中，所有的肠道，包括食管－胃交界处、胃、从 Treitz 韧带到回盲瓣的小肠和从盲肠到直肠的大肠，以及它们的系膜，都应该进行检查（见上文）。

误区：

- 未能检查到膈肌，尤其是在有穿透性损伤的情况下，并且在第 5 肋间间隙以下。
- 术者和助手应该独立检查同一肠段，理想情况下，任何时候都应该仅有一位医生处理肠道，否则可能出现术者和助手都认为对方已经做了检查而造成遗漏的情况。

腹部损伤最常遗漏的部位有：

- 膈肌；
- 食管－胃交界处；
- 沿着胃大弯或者胃小弯的部位（穿透性损伤可能会被这些部位血管的脂肪包膜掩盖）；
- 胃后部以及邻近的胰腺（在小网膜囊损伤的漏诊导致了 1902 年 McKinley 总统的死亡[1]）；
- 小肠（小肠的小的穿透性损伤很容易被遗漏）；
- 腹膜后的结肠和直肠。

（二）膈肌

膈肌将躯干分隔为胸和腹部两部分。尤其是在穿透性损伤中，伤口可能穿过膈肌，并且常常会对医生造成误导。

例如，下胸部伴血胸的刺伤可能是腹腔脏器如肝脏、肾脏、脾损伤后血液通过膈肌流入胸腔导致的。所有的膈肌的损伤得益于早期的诊断和修复。与腹腔相比，胸腔处于负压，这种特性常常会导致腹腔内容物（最常见的是胃和结肠）疝入胸腔。疝可能发生在急性创伤阶段或者延迟到数月至数年之后，并可能导致窒息和（或）张力性胃胸或结肠胸而危及生命。

除非发生疝，否则不能依靠影像学检查诊断膈肌损伤。

在疝的情况下，胸部 X 线片可以显示出半横膈隆起或胸腔内有中空的内脏。在进行 X 线检查之前留置鼻胃管可以显示出左侧胸腔中疝出的胃。CT 有助于分辨胸腔中的空腔脏器和实质性脏器。如果钝性外伤伴急性左半膈疝，必须排除食管爆裂伤（即在胸段食管附近的后纵隔寻找气体）。尽管很罕见，但是遗漏这种损伤可能是致命的。

当膈肌损伤但没有发生疝时，唯一的诊断方法是直接检查。左胸腹区（第五肋间下的胸腔）的穿透性损伤可能与高达 40% 的膈肌缺损有关 [1]。如果患者病情稳定且没有剖腹手术指征，腹腔镜或 VATS 有助于检查膈肌。VATS 对同时处理胸腔积液的患者是有用的，否则更多外科医生选择腹腔镜。然而，如果存在剖腹探查的指征，它仍然比腹腔镜更可取（见第 15 章）。无论缺损大小，如果发现膈肌缺损，腹腔镜或胸腔镜下进行修复都是有意义的。

EAST PICO 指南可供参考（表 9–4 和表 9–5）[2]。

注意右侧胸腹区的穿透性损伤并不需要上述方法，因为肝脏往往起到屏障的作用，这一侧的疝是不常见的。

膈疝在大多数情况下都要求剖腹探查，以排除膈下内脏损伤。

在剖腹手术中膈肌的修复是相对简单的。关键是用两个 Littlewoods 或 Allis 组织钳将撕裂处固定在顶端，并将横膈膜拉出，这将大大有助于膈肌的修复。裂伤可以用不可吸收缝线连续缝合。没有证据表明编织缝线或间断缝合线有区别；但是当处理锯齿状撕裂伤或向两个或三个方向伸展的爆裂性撕裂伤时，间断缝合可能会有帮助。使用合成材料来封闭高速子弹或猎枪造成的大缺陷的情况很少被提及。如果缺陷太大，边缘不能对合时，可以用补片如聚四氟乙烯封闭。理想情况下可以采用经胸入路。

（三）胃

用两把 Babcock 镊子将胃部提起，检查前表面。鼻胃管可协助检查；可以把镊子放在胃管周围，形成一个有用的胃牵开器。小网膜囊应该通过大网膜进入，然后可以抬起胃，以便检查其后表面（以及胰腺体尾部）。

胃周围血管密布，胃的损伤可能导致危及生命的出血。所有损伤都应使用连续、全厚度的 2/0 或 3/0 不可吸收缝线进行修补。简单的胃损伤可以最小限度地清创和闭合；更复杂的胃损伤应该通过非解剖切除来控制，重建要推迟到重新开腹。

如果撕裂伤靠近心包，必须格外小心，以免无意中将心包缝入缝合处。

如果腹腔受到严重污染，那么胸腔也必须彻底清洗干净，可使用大量正常生理盐水冲洗，并放置胸腔引流管。可能有必要扩大膈肌缺损，以便于充分地冲洗胸腔。撕裂伤可向胸壁呈放射状扩大（横切膈肌可分隔膈神经分支），如损伤为外周性，可沿胸壁横行扩大。在冲洗腹腔之前，应关闭膈肌缺损，以避免进一步污染。

膈肌损伤的并发症主要与疝气形成和嵌顿的晚期诊断有关。膈神经麻痹是另一种并发症，但这种情况在穿透伤中并不常见。

误区：在所有的穿透性损伤中，如果在胃的前表面发现一个创伤，在胃的后壁上寻找相应的创伤是很重要的。如果找不到，则应扩大前壁的损伤，从内部检查胃：“穿透孔通常成对进入，一进一出”。应仔细检查胃大弯和胃小弯，其中的小的损伤可能被胃血管的脂肪包膜所掩盖。

表 9-4 PICO 参考格式

P	患者，人群，问题	如何描述患者群体?
I	干预，预后或暴露因素	考虑哪种主要的干预、预后或暴露因素?
C	比较或干预（如果合适的话）	与干预因素相比，主要的替代方案是什么?
O	你想要衡量或实现的结果	什么可以完成、衡量或改进?

表 9-5 膈肌损伤的 PICO 格式

	问 题	指 南
1	对于血流动力学稳定且无腹膜炎（P）的左侧胸腹部刺伤患者，是否应行腹腔镜（I）或计算机断层扫描（C）以降低膈肌损伤（O）的漏诊率?	对于血流动力学稳定且无腹膜炎（P）的左胸腹部刺伤患者，我们有条件地推荐腹腔镜（I）而不是计算机断层扫描（C）以减少膈肌损伤（O）的漏诊率。
2	对于血流动力学稳定且无腹膜炎并且已确认或怀疑右侧膈肌损伤的穿透性胸腹部创伤患者（P），是否应进行手术（I）或非手术（C）处理，以最大限度地减少延迟膈疝治疗的需要和手术相关发病率的风险（手术并发症，LOS，手术部位感染和脓胸）（O）?	在血流动力学稳定的急性膈肌损伤患者中，我们有条件地推荐（P）腹部（I）而不是胸部（C）入路来修复膈肌，以降低死亡率、延迟膈疝、胸腹器官损伤漏诊和手术相关发病率（手术并发症、LOS，手术部位感染和脓胸（O）。
3	在血流动力学稳定并伴急性膈肌损伤的外伤患者中（P），是否应采用腹部（I）或胸部（C）入路修补膈肌，以降低死亡率、延迟膈疝、胸腹部器官损伤漏诊和手术相关发病率（手术并发症、视轴、手术部位感染，还有脓胸（O）?	在血流动力学稳定的急性膈肌损伤患者中，我们有条件地推荐（P）腹部（I）而不是胸部（C）入路来修复膈肌，以降低死亡率、延迟膈疝、胸腹器官损伤漏诊和手术相关发病率（手术并发症、LOS，手术部位感染和脓胸（O）。
4	PICO 4：对于因创伤性膈肌损伤（P）而出现迟发性内脏疝的患者，是否应采用腹（I）或胸（C）入路来降低死亡率和手术相关发病率（手术并发症、手术部位感染、LOS、脓胸）（O）?	对于因创伤性膈肌损伤（P）而出现迟发性内脏疝的患者，我们不建议采用常规腹部（I）或胸部（O）手术入路，以降低死亡率和手术相关发病率（手术并发症、手术部位感染、LOS、脓胸）（O）。
5	PICO 5：对于无须考虑其他腹腔内损伤（P）的急性穿透性膈肌损伤患者，是否应行腹腔镜（I）或开放式（C）修补术，以降低死亡率、延迟膈疝、胸腹部器官损伤漏诊和手术相关发病率（手术并发症，LOS，手术部位感染和脓胸（O）?	对于急性穿透性膈肌损伤而不考虑其他腹腔内脏器损伤（P）的患者，我们有条件地推荐腹腔镜（I）而不是开放（C）修补术，以权衡死亡率、延迟膈疝、胸腹脏器损伤漏诊和手术相关发病率（手术并发症、LOS，手术部位感染和脓胸（O）。

注意：由于人们普遍认为左膈的穿透性损伤需要修复，所以没有制订 PICO 来研究这一问题

（四）十二指肠

应该仔细地从幽门到 Treitz 韧带检查十二指肠。如果十二指肠有血肿，必须进行 Kocher 操作，并检查十二指肠后表面。当检查十二指肠时，Duval 镊有助于提供所需的轻微回缩（见下文）。

（五）小肠

对每一个患者做出的基本决定是损伤控制或明确手术。决定的做出取决于具体情境，即损伤模式、患者的生理状态以及其他候诊患者性质和数量。如果决定“损伤控制”，那么内脏损伤的处理通常很简单。胃通常需要止血并缝合；其余的肠道通常需要切除受损的肠道并吻合。手术应该在二次剖腹探查，当患者处于一个更好的生理状态时进行。

从 Treitz 韧带开始，检查每段小肠，然后翻转检查对侧肠系膜。如果肠道意外脱落，则需要再次从 Treitz 韧带开始检查。

1. 病情稳定的患者

小肠损伤应闭合，以一期修复或切除、一期吻合为宜。当多个伤口彼此靠近时，应考虑一次切除和吻合。不过，要注意的是，应尽可能多地

保留肠道。如果存在多处小伤口（例如，在霰弹枪受伤后），可以使用皮肤缝合器（35W）安全地闭合单个伤口。

2. 病情不稳定的患者

如果患者血流动力学不稳定，则有可能进行损伤控制。肠损伤应采用损伤控制程序进行治疗。当务之急是治疗出血，然后控制感染。小伤口可以使用 35W 皮肤缝合器迅速缝合。对于需要损伤控制的更大范围损伤的患者，使用胃肠吻合器型吻合器或脐带胶带（快速切除损伤部分）对损伤肠管进行简单的近端和远端闭合是防止持续污染的最佳方法。

在此阶段不应进行任何吻合术或任何造口，因为这可能需要时间，并且组织的生存能力是不确定的，并且肠漏要高得多，特别是在伴随污染的情况下。在二次剖腹探查时，评估吻合术的可行性与回肠造口术或结肠造口术的必要性。

误区：在小的穿透性子弹造成的伤口中，例如用散弹枪，很容易漏掉多个直径通常小于 2mm 的创伤。建议在这些情况下，将肠管通过一碗水，这样任何空气泄漏都会显示为气泡。所有此类损伤应在 36～48h 内重新检查，并重复该步骤。

（六）大肠[3, 4]

第二次世界大战期间，由于结肠损伤后的修复或吻合术后并发症导致预后不佳，因此结肠损伤强制进行结肠造口，这种方法在战后的几年中继续实施。1979 年，一项随机试验发现，一期修复术比二次手术并发症更少；但是，在整个试验过程中，大约一半的结肠损伤患者被排除在随机范围之外，并且由于存在可能增加并发症风险的因素（休克、广泛的粪便污染、损伤到手术的长期延迟、破坏性结肠损伤，或多处相关伤害）而必须行结肠造口术。随后的试验和 Meta 分析证实，初次修复和二次手术之间的死亡率没有显著差异；但是，初次修复的并发症发病率显著降低。在考虑最佳的一期手术时，另一个重要的考虑因素是结肠造口还纳的固有发病率；据报道，结肠损伤闭合术后的并发症发生在多达一半的患者中。

根据在一个民间创伤中心的研究，即使结肠损伤很严重，一期修复似乎也是安全的；然而，一项关于破坏性结肠伤口的多中心前瞻性研究证实，如果患者严重受伤，输血量≥ 4 单位，或有严重的与肠损伤相关粪便污染，腹部并发症的可能性更大。值得注意的是，结肠伤口处理的实际手术方法（结肠造口或修补 / 吻合）并不会导致不同的结局。

21 世纪初提出了治疗结肠损伤的实用建议；非破坏性损伤的患者应接受最小范围的清创和一期修复，对结肠破坏性伤口但未合并严重损伤、并发症或大输血的患者，应行切除吻合术；对破坏性伤口、合并严重损伤、有明显内科疾病或输血量大于 6 个单位的患者，应行造口引流。

1. 病情稳定的患者

对于结肠损伤，结肠造口的适应证仍存在争议。受伤时间、血流动力学状态、合并其他器官损伤和污染程度将影响是否进行结肠造口。目前更多的选择是一期修复 / 一期吻合术，结肠造口相对较少。单纯结肠损伤的治疗方法与单纯小肠损伤的治疗方法大致相同，可采用局部清创和一期修复。当小肠和大肠有多处裂伤时，保护性回肠造口术是有帮助的。

2. 病情不稳定的患者

在进行损伤控制程序的不稳定患者中，小伤口可以简单地用 2/0 或 3/0 不可吸收缝线缝合。伤口可以在复查过程中重新检查。

较大的伤口应以与小肠相同的方式进行检查。在（临时）关闭之前，应使用大量温热盐水冲洗所有肉眼可见的污染物。

破坏性结肠损伤应采用切除、缝合或间断性治疗。是否通过吻合术或分流恢复肠道连续性应该根据剖腹术复查的结果判定。在最近的一系列研究中，高达 75% 的结肠损伤患者在接受了损伤控制剖腹术（damage control laparotomy，DCL），并在随后的剖腹手术中进行了吻合术，并发症发生率在可接受范围内。如果损伤控制患者在第一次复查时（通常 48h 内）仍然有严重不适，或者有很大的损伤负担，或者进行了大量输血，建议避免结肠吻合术，并在最终手术时选择结肠造口术。如果造口被认为是对患者最合适的治疗方法，外科医生应该意识到早期结肠造口闭合是安全的。

误区：

- 不稳定患者不应进行造口手术，因为这会延长手术时间，并可能在出现严重损伤的情况下使情况更加复杂。
- 只能在最后一个损伤控制程序中进行造口。
- 造口应该放在侧面（远离皮肤边缘），并在脐的水平。

（七）直肠[5]

外科医生认为直肠有不同的部位：腹膜内上 1/3/ 和腹膜外下 2/3。直肠损伤的诊断可能很困难，而且，低位直肠损伤不在腹腔内，因此很容易漏诊。任何位于下腹、臀部或大腿的穿透性损伤（如臀部的穿透性损伤）都可能与直肠损伤有关。严重的骨盆骨折也会导致直肠损伤。

对直肠损伤需要进行专门的检查；与刚性乙状结肠镜相比，软性乙状结肠镜检查更有可能发现直肠损伤，后者的假阴性率很高。术前 CT（在稳定的患者中）可能有助于观察直肠损伤和（或）提示直肠周围气体和（或）直肠造影剂渗出的直肠损伤的可能性。在这种情况下，CT 还有一个额外的好处，可以显示其他骨盆结构的损伤，如输尿管、膀胱、血管和女性生殖系统结构，这对术前准备非常重要。

腹腔内直肠损伤应清创并修复，最好采用近端转流（乙状结肠环形造口）覆盖。

腹膜外直肠损伤通常难以直接处理，只能通过近端转移治疗。

误区：不要使用常规骶前引流或直肠远端冲洗。这将增加污染或继发感染的风险（表 9–6）。

（八）肠系膜

肠系膜动脉出血应该结扎。一旦肠系膜以这种方式处理，就必须要注意结扎引起的肠缺血。

（九）附加

抗生素

穿透性腹部创伤预防性使用抗生素药物的实践管理指南见上文。

四、肝胆系统

（一）概述

大多数肝损伤都是在外伤 CT 上诊断的，相对无症状，级别较低，不需要手术治疗。高级别

表 9–6　穿透性腹膜外直肠损伤的处理：东方创伤外科协会实践管理指南

	问　题	指　南
1	在非破坏性腹膜外穿透性直肠损伤（P）患者中，是否应该进行近端转流（I）或者直接修复加近端转流（如果可行）（C）以降低并发症的发生率（O）？	尽管证据的总体质量很低，但专家小组认为，对于大多数患者应该高度重视避免死亡和感染性并发症。所有这些因素导致委员会提出了一项有条件的建议。委员会的结论是，遵守一项建议的可取效果可能大于不良影响。因此，对于非破坏性腹膜外穿透性直肠损伤患者，我们有条件地推荐近端转移。
2	在非破坏性腹膜外穿透性直肠损伤（P）患者中，是否应该进行骶前引流（I）或者非骶前引流（C）以降低并发症的发生率（O）？	对于非破坏性腹膜外直肠损伤患者，我们有条件地建议不要常规使用骶前引流管。
3	在非破坏性腹膜外穿透性直肠损伤（P）患者中，是否应进行远端直肠冲洗（I）或非远端直肠冲洗（C）以降低并发症的发生率（O）？	对于非破坏性腹膜外直肠损伤患者，我们有条件地建议不要常规使用骶前引流管。

肝脏病变的手术治疗在技术上是非常具有挑战性的，可能是一次毁灭性的经历。精细的决策、对肝脏解剖结构（包括动脉供应、门静脉供应和肝静脉引流）的深入了解以及先进的手术技术是必不可少的。自从 100 多年前首次描述肝损伤的填塞术以来，通过积极的手术，到技术的改进，以及非手术治疗在大多数损伤中的作用越来越大，肝损伤的治疗方法也发生了变化[1]。

Richardson 和同事在 25 年的时间里处理了大约 1200 例钝性肝损伤。80% 的病例采用非手术治疗。继发性损伤的死亡率从 8% 下降到 2%[2]。他们提出了四个降低肝损伤死亡率的原因。

- 通过填塞和重新手术改进了结果（损坏控制）。
- 使用血管造影和栓塞。
- 大面积肝损伤手术技术进展。
- 接受肝静脉损伤探查的患者数量减少（外科医生没有加重损伤）[1]。

成功的关键是了解患者的生理状态，因为这是手术和非手术入路之间的基本决定因素，而不是解剖损伤分级。

肝脏由一个右半部分和一个左半部分组成，这两部分由 Cantlie 线界定。Cantlie 线从胆囊窝一直延伸到下腔静脉。肝脏被分成八段。段 Ⅰ 是尾状叶，段 Ⅱ～Ⅳ 组成左半肝，右半肝包括段 Ⅴ～Ⅷ（图 9–15）。

肝门内的结构包括肝动脉、门静脉和胆管。门静脉三联征被包裹在 Glisson 包膜的延长部分，因此对损伤相对抵抗。肝门三联征在肝段内。肝主静脉（右、左、中）没有瓣膜，不受 Glisson 囊的保护，在肝段之间走行。

手术室中难以控制的危及生命的出血通常与肝静脉或肝后下腔静脉损伤有关。肝脏通常包绕肝后腔的一部分。肝脏要充分动员以显露出肝后下腔静脉，需要将该附着物分开。肝静脉主干长 8～12cm，大部分为肝内静脉，损伤通常发生在这一部分，可以通过压迫或缝合结扎来控制。肝静脉主干的肝外段长度＜ 2cm，损伤较轻。肝静脉主干肝外部分的损伤通常表现为失血性出血，并具有很高的死亡率[2]。此外，3～11 条肝短静脉直接从肝脏流向下腔静脉，也可能是出血源，如果需要肝切除，必须加以识别和控制。肝短静脉可以很粗，特别是当发现右肝静脉变小时，肝实质可耐受肝动脉分支结扎或栓塞，但胆管不能。胆管依靠肝动脉供血（图 9–16）[3]。了解肝脏解剖是很重要的，因为它解释了钝性损伤后的一些损伤模式。此外，组织弹性的差异也决定了损伤模式。节段性解剖切除术已经有很好的记录，但通常不适用于创伤。

钝性损伤产生的力通常是直接压缩力或剪切力。动脉血管内的弹性组织比肝脏内的其他结构更不容易撕裂。静脉和胆管组织对剪切力有中等

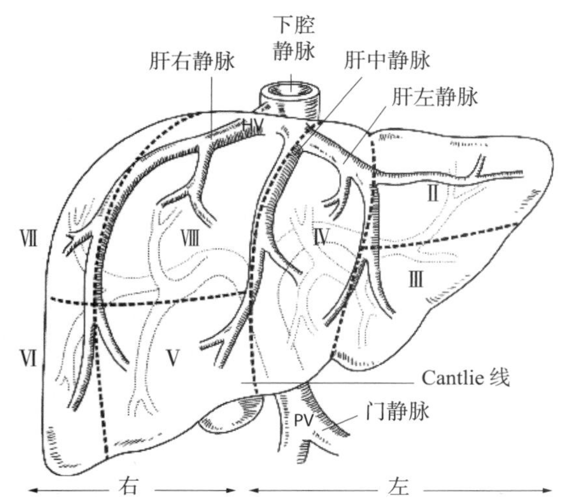

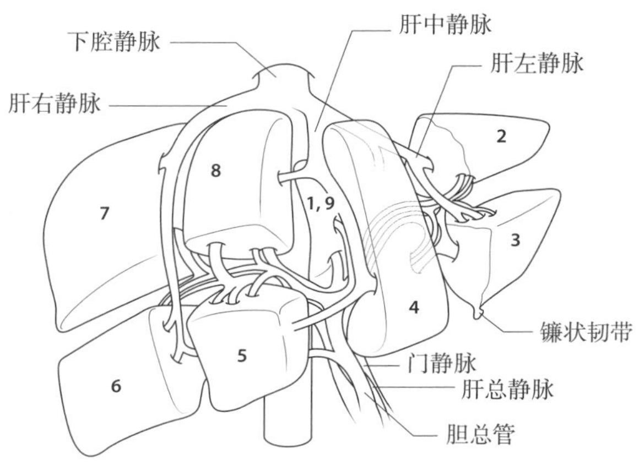

▲ 图 9–15 肝脏解剖，肝脏的各部分分区

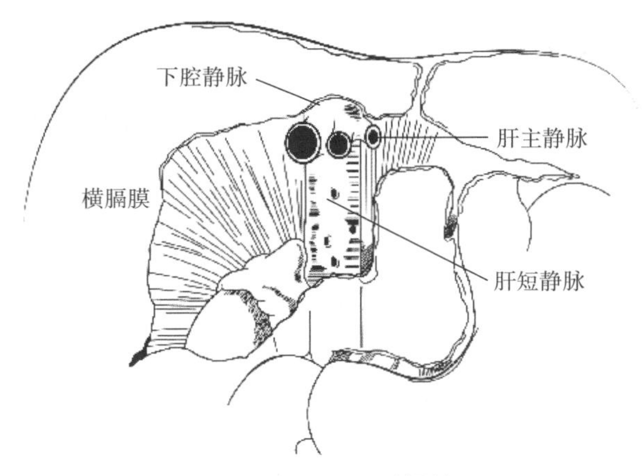

▲ 图 9-16 肝后解剖
图中所示肝主静脉和肝短静脉

抵抗力，而肝实质对剪切力没有抵抗力。因此，肝实质内的损伤倾向于沿着节段性的裂口（记住这是肝静脉主干走行的地方）或直接发生在肝实质内。这会导致来自肝静脉主干和门静脉的分支被剪断。在严重减速损伤和牵引损伤的情况下，肝短静脉的起源可能会从腔静脉撕裂，造成毁灭性出血（这些静脉直径可能高达 1cm）。类似地，尾状叶的小分支直接进入下腔静脉，在下腔静脉表面有线状撕裂的高剪切风险。直接压缩力通常会导致前后向量中节段裂隙之间的撕裂。进入肝实质的水平裂伤此类肝损伤提供了特征性的破裂模式。如果骨折线是平行的，这些被称为“熊爪”型损伤，可能代表肋骨直接被压缩到实质中的位置。如果腹膜腔直接扩张或连续，可能导致大出血。

适当的决策对于取得良好结果至关重要：

- 患者的生理功能确定方案——不稳定的生理状态要手术，而稳定的生理状态并不取决于肝损伤的程度。
- 因严重肝损伤而活动出血的患者必须及时送至手术室，并迅速控制出血。任何延迟都会增加凝血病和死亡的风险。
- 如果需要手术，最简单、最快的止血方法是最合适的。

做一个极简主义者——如果你已经控制了
不稳定患者的肝出血：
停止—填塞—离开手术室。

- 如果无法控制手术出血，请勿中止手术并留下手术室。对于内科原因的出血（凝血病），建议进行损害控制和缩短手术。
- 如果简单的操作不能控制出血，必须迅速决定进行肝修补或切除清创，外科医生必须具备适当的技能来完成这项工作。

（二）复苏

无腹膜炎或其他手术指征的血流动力学稳定的患者一般采用非手术治疗（钝性肝损伤＞80%）。血流动力学不稳定的肝损伤患者需要立即进行手术探查，以达到止血和排除其他出血源的目的。决定手术入路或因血流动力学不稳定而强制手术入路的患者应在完成以下工作后尽快转移到手术室。

在凝血病确定之前考虑早期损伤控制和填塞。
一旦患者失去知觉，凝血障碍，并发生不可逆转的休克，干预通常会失败。
在行动的早期请上级医师帮助。

误区：对于严重的肝损伤，应谨慎考虑使用 REBOA，因为 Ⅰ 区 REBOA 可能会简单地增加肝静脉出血的风险，同时又会延迟转移至手术室。

（三）诊断

控制出血优先于任何诊断程序（包括 CT）。

控制出血的任何延误都会增加死亡率。手术不应因多个急诊程序（如肢体 X 线、不必要的超声检查和血管通路程序）而延误。在患者病情稳定之前，颅脑 CT 应该延迟。低血压显著增加创伤性脑损伤的死亡率。麻醉师可以在手术室继续复苏。

在钝性损伤患者中，可能没有明显的临床症状，如僵硬、扩张，或者可能没有不稳定的生命体征。高达 40% 的严重腹膜出血患者没有明显的体征。在定位钝性损伤部位和血流动力学不稳定的情况下，FAST 可能特别有用，因为腹腔内存在的游离液体将引导在低血压患者中快速进入手术室。对于血流动力学稳定的患者，CT 是一种非常有价值的诊断辅助手段，它使外科医生能够决定是否需要栓塞或手术治疗。由于 FAST 的实用性，目前很少需要诊断性腹腔灌洗，但在钝性创伤环境中，特别是当 CT 检查无法确诊时，还是有必要的。

对稳定患者进行诊断性检查的目的是，帮助确定那些可以安全地进行非手术治疗的患者，协助非手术管理中的决策制订，并作为将来影像学研究中比较的基线。准确、高质量的 CT 增强扫描加强了准确诊断肝损伤的能力。

肝脏的穿透性伤口通常不会出现诊断问题，因为大多数外科医生都主张剖腹手术。使用对比剂进行穿透性肝损伤的 CT 扫描在非常特定的情况下是有用的，在血流动力学稳定的患者怀疑有右上象限的损伤，仅与肝脏隔离。在这种情况下，可以确定损伤的轨迹，描述血管的活性，并帮助决定是非手术治疗还是手术治疗，有无栓塞。

（四）肝损伤程度[4]

美国创伤外科协会的器官损伤评估委员会已经制订了一个肝脏损伤分类等级系统（表 9–7）。

表 9–7　2018 年肝损伤量表修订版

AAST 等级	AIS 严重程度	影像学标准（CT 表现）	术中所见	病理标准
Ⅰ	2	**血肿** • 包膜下血肿＜ 10% • 表面积 **裂伤** • 实质撕裂伤深度＜ 1cm	**血肿** • 包膜下血肿＜ 10% 表面积 **裂伤** • 实质裂伤深度＜ 1cm • 包膜撕裂	**血肿** • 包膜下血肿＜ 10% 表面积 **裂伤** • 实质裂伤＜ 1cm • 包膜撕裂
Ⅱ	2	**血肿** • 包膜下血肿 10%～50% 表面积 • 肾实质内血肿直径＜ 10cm **裂伤** • 裂伤深度 1～3cm，长度＜ 10cm	**血肿** • 包膜下血肿 10%～50% 表面积 • 肾实质内血肿直径＜ 10cm **裂伤** • 深度 1～3cm，长度＞ 10cm	**血肿** • 包膜下血肿 10%～50% 表面积 肾实质内血肿直径＜ 10cm **裂伤** • 裂伤深度 1～3cm，长度＞ 10cm
Ⅲ	3	**血肿** • 包膜下血肿＞ 50% 表面积 • 包膜下或实质性血肿破裂，实质内血肿＞ 10cm **裂伤** • 裂伤深度＞ 3cm • 肝血管损伤或肝实质内活动性出血引起的任何损伤	**血肿** • 包膜下血肿＞ 50% 表面积或扩大； • 破裂的包膜下血肿或实质性血肿＞ 10cm **裂伤** • 裂伤深度＞ 3cm	破裂 • 肝实质破裂累及 25%～75% 的肝叶
Ⅳ	4	**破裂** • 肝实质破裂占肝叶的 25%～75% **血管损伤** • 活动性出血超出肝实质进入腹膜	**破裂** • 肝实质破裂累及 25%～75% 的肝叶	**破裂** • 肝叶实质破坏＞ 75%
Ⅴ	5	**破裂** • 肝实质破裂＞ 75% **血管损伤** • 肝旁静脉损伤包括肝后腔静脉和肝中央主静脉	**破裂** • 肝叶实质破坏＞ 75% **血管损伤** • 肝旁静脉损伤包括肝后腔静脉和肝中央大静脉	**血管损伤** • 肝旁静脉损伤包括肝后腔静脉和肝中央大静脉

血管损伤定义为假性动脉瘤或动静脉瘘，表现为血管造影剂的局灶性聚集，其衰减随延迟成像而减少，血管损伤引起的活动性出血表现为血管造影剂的局灶性或弥漫性，大小或衰减增加处于延迟阶段。血管血栓形成可导致器官梗死。基于对影像，手术或病理标本进行的最高等级评估的等级。可能存在一种以上的肝损伤等级，应按更高的损伤等级进行分类。将多发伤提高一个等级，直到Ⅲ级。

肝损伤的分级是从Ⅰ～Ⅵ，Ⅰ代表浅表撕裂伤和小包膜下损伤，Ⅵ代表从腔静脉撕脱肝脏的血肿。不广泛的孤立性损伤（Ⅰ～Ⅲ级）通常是非手术治疗的；然而，广泛的实质性损伤和涉及肝旁静脉的损伤（Ⅳ和Ⅴ级）可能需要复杂的操作才能成功治疗。肝撕脱伤（六级）通常是致命的。

80% 的钝性肝损伤为Ⅰ～Ⅲ级。Ⅳ和Ⅴ级占钝性肝损伤的 15%～20%，这些患者不稳定，需要剖腹手术来控制出血。一般情况下，如果钝性肝损伤患者的 CT 表现足够稳定，可以非手术治疗。对于真正稳定、无活动性出血的患者，无论肝损伤程度或腹膜出血量如何，一般选择非手术治疗。

（五）管理

传统上，对肝损伤的讨论区分为钝性损伤和穿透性损伤。一般来说，由于肝实质损伤的严重性，钝性肝损伤的死亡率高于穿透性肝损伤。大多数刺伤造成的肝脏损伤相对较小，除非肝静脉、肝内腔静脉或门脉结构等重要结构受损。相比之下，枪伤，特别是高能伤和霰弹枪爆炸可能是毁灭性的。严重钝性损伤引起的严重肝实质损伤（Ⅳ级和Ⅴ级）或肝旁腔静脉损伤具有较高的死亡率，对外科医生来说仍然是最具挑战性的。

1. 包膜下血肿

肝脏包膜下血肿比较少见但很麻烦，当肝脏的实质被钝性损伤破坏时，就会出现这种情况，但 Glisson 包膜仍然完好无损。包膜下血肿的严重程度从肝表面的小水泡到破裂的中央血肿伴有严重出血。肝脏包膜下血肿可能在手术或在 CT 扫描过程中被识别。如果在探查性剖腹手术中发现Ⅰ级或Ⅱ级囊膜下血肿（即占不到肝表面 50% 的未扩张且未破裂的血肿），应将其单独放置。如果血肿被探查到，可能需要有选择性结扎的切口来控制出血血管。

即使有效，仍然必须与较大的裸露表面上的弥散性出血做斗争，并且可能还需要填塞。手术中扩张的血肿（Ⅲ级）可能需要探查。这种病变通常是不受控制的动脉出血的结果，单纯的填塞可能不成功。另一种方法是包裹肝脏以控制静脉出血，关闭腹部，并对出血血管进行肝动脉造影和栓塞。破裂的Ⅲ级和Ⅳ级血肿可采用探查和选择性结扎术进行治疗，无论是否有填塞物（图 9–17）。

2. 非手术管理（NOM）[5, 6]

由于快速超声、螺旋 CT 和介入放射学的不断发展，几乎所有的儿童和 50%～80% 的成人钝性肝损伤都不需要开腹手术（表 9–8）。

非手术治疗的首要因素是血流动力学稳定性。为了确认稳定性，需要经常评估生命体征，监测红细胞压积、乳酸或剩余碱，并根据需要结合 CT 检查。持续出血发生在 1%～4% 的患者。低血压可能发生，通常在肝损伤后 24h 内，但有时几天后。在精心评估的患者中，非手术治疗的失败率极低（1%）。

CT 上造影剂外渗的存在意味着活动性出血，这取决于扫描的阶段。肝动脉受到 Glisson 包膜的保护，虽然穿透伤可单独损伤，但钝性损伤可能伴有肝静脉和门静脉出血。对于孤立性动脉出血，应尽早应用血管造影栓塞治疗。血管造影 / 栓塞术也可在术后用作严重肝损伤的损害控制的一部分。

持续下降的红细胞压积应该通过输血来治疗。如果红细胞压积在 24h 内持续下降，应考虑介入治疗或剖腹手术。

3. 包膜下血肿

肝包膜下血肿是一种罕见但难处理的肝损伤，当肝脏的实质被钝性损伤破坏时，就会出现这种情况，但是 Glisson 包膜仍然完好无损。

包膜下血肿的严重程度从肝表面的小水泡到破裂的中央血肿伴有严重出血。一般在手术中或 CT 扫描过程中被发现。如果在剖腹探查中发现一个Ⅰ级或Ⅱ级包膜下血肿（即占不到肝表面 50% 的血肿未扩张且未破裂），可以暂不处理。如果进行了血肿检查，则可能需要通过选择性结扎切开术以控制血管出血。即使有效，仍然必须面对大面积裸露表面的弥漫性出血，而且可能还需要填塞。手术中血肿逐渐扩大（Ⅲ级）可能需要探查，通常是动脉出血导致的，单纯的填塞可

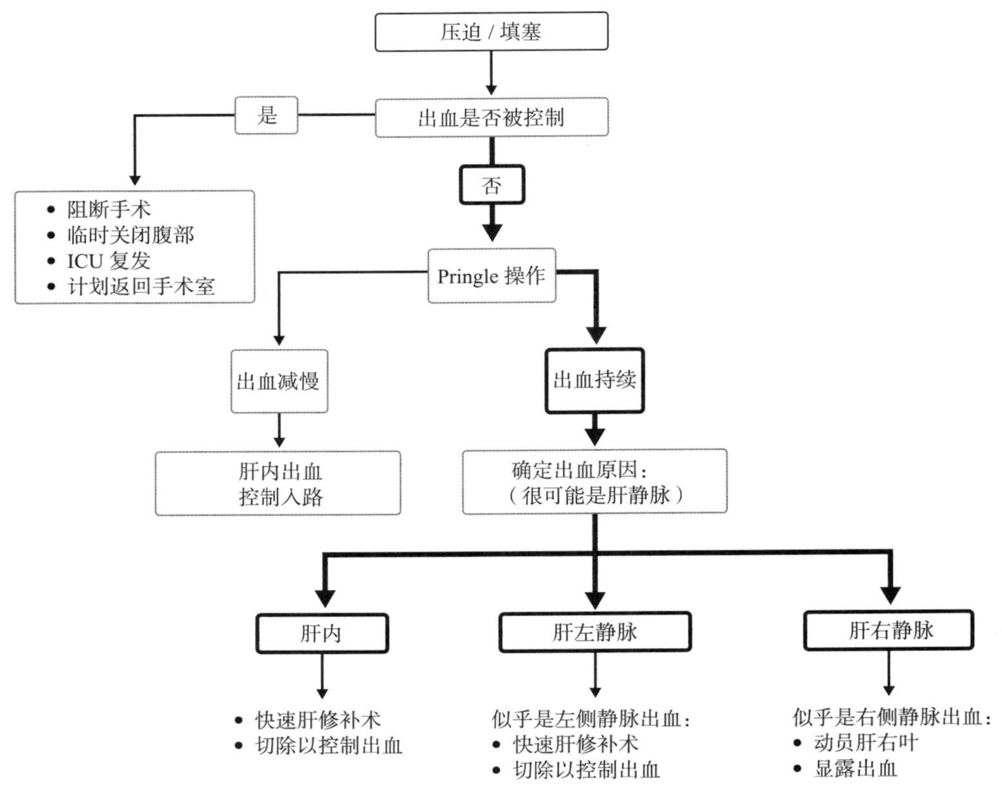

▲ 图 9–17 严重肝外伤手术决策方法

表 9–8 选择性非手术治疗肝损伤的循证指南

证据级别	建 议
Ⅰ	腹部钝挫伤后出现弥漫性腹膜炎或血流动力学不稳定者，应紧急采取剖腹手术。
Ⅱ	1. 血流动力学稳定的患者，伴有孤立的钝性肝损伤且没有腹膜炎，则不建议常规剖腹手术。 2. 对于血流动力学稳定的钝性腹部外伤，无腹膜炎者，应行腹部增强 CT 造影，以确定和评估肝脏损伤的严重程度。 3. 肝脏损伤的严重程度（由 CT 分级或腹膜程度所示）、神经系统状况、年龄＞ 55 岁和（或）是否存在相关损伤，不是血流动力学稳定患者非手术治疗的禁忌证。 4. 血流动力学稳定的患者，腹部 CT 上提示有活动性出血时，应考虑血管造影栓塞术。 5. 在提供监护，连续临床评估和可用于紧急剖腹手术的手术室的环境中，才应考虑非手术治疗肝损伤。
Ⅲ	1. 钝性肝损伤后，临床因素，如持续性全身炎症反应、腹痛加重 / 持续性疼痛，或其他原因不明的血红蛋白下降，应立即复查 CT。 2. 介入方法，如内镜逆行胰胆管造影血管造影、腹腔镜或经皮引流，可能需要处理并发症（胆漏、胆管瘤、胆汁性腹膜炎、肝脓肿、胆汁性腹水和胆汁出血），这些并发症是由于非手术治疗钝性肝损伤而引起的。这在Ⅳ级和Ⅴ级肝损伤中最有必要。 3. 尽管尚未确定安全开始的最佳时机，但对于单纯性钝性肝损伤患者，可采用药物预防措施预防静脉血栓栓塞，而不会增加非手术治疗的失败率。
待解决的问题	1. 血红蛋白测量频率。 2. 监护强度和持续时间。 3. 限制活动的持续时间和强度（住院和出院后）。 4. 重症监护室和医院的最佳住院时间。

引自 Buckman RF Jr. et al. *J Trauma.* 2000 May；48（5）：978–984.

能不成功。另一种方法是填塞肝脏以控制静脉出血，关闭腹部，并对出血血管进行肝动脉造影和栓塞。破裂的Ⅲ级和Ⅳ级血肿可采用探查和选择性结扎，无论是否有填塞。

4. 手术管理

大多数需要手术治疗的损伤仅仅都是通过排空腹腔内游离血液和冲洗腹腔来处理的；有些损伤可能会因为胆汁泄漏而需要引流。然而，25%的肝损伤需要手术治疗，需要直接控制大出血。大多数肝损伤出血本质上是静脉性的，因此可以通过直接压迫和填塞控制。组织密封剂可能是一种有用的辅助材料[7]。必须注意的是，因为腹腔内胆汁的外漏的患者常规放置闭式引流。

（六）手术入路[8-10]

在严重肝损伤的治疗过程中，持续的出血可能会对患者的生命造成直接威胁，而临时的控制出血会给麻醉时间恢复循环血容量。最好在进入腹部后立即用手直接按压肝脏。其目的是通过人工按压恢复正常的解剖结构，然后用进行填塞。

此外，肝脏之外的出血，在钝性和穿透性创伤中很常见。即使肝脏不是出血最重的，暂时控制肝出血而不会造成不必要的失血。必须首先控制最活跃 / 危及生命的出血。

- 肝周填塞。
- Pringle 操作。
- 止血带或肝夹应用。
- 电烙器，Aquamantys® 双极密封器（Medtronic，Minneapolis，MN）或氩束凝固器。
- 止血剂和胶水。
- 肝缝合。
- 肝修补术和非解剖切除术（切除清创术）。

1. 切口

患者处于仰卧位。

- 在上身和下肢周围放置取暖装置。
- 对胸部和腹部进行手术准备和覆盖。
- 必须提供将切口延伸至胸骨切开术或开胸手术所需的器械。
- 从耻骨到剑突的大中线切口是所需的最小切口。在极少数情况下的患者，建议从一开始就采用胸骨切开和中线剖腹手术相结合的方法，以便进行心脏内按压和腔静脉血管控制。
- 如果难以显露下腔静脉、肝静脉或肝右叶，不要犹豫，用右肋下切口延长中线切口。
- 桌上安装的牵开器，如“Omnitract”或 Bookwalter 型自动牵开器极大地方便了操作。应用牵开器将胸腔从头部向前拉，以优化显露。

2. 初始治疗

一旦腹部被打开，腹腔内的血液被抽走，出血得到控制，如果有肝出血的迹象，应首先将肝脏填塞，并迅速检查腹部，排除肝外出血部位。应考虑自体输血。一旦麻醉师有机会恢复血容量，并且控制了肝外损伤导致的止血，就可以处理肝损伤。

在处理肝损伤时，做一个最低限度的治疗，如果病变已经停止出血，在大多数情况下不需要进一步处理。最重要的是，不应进一步探讨非出血性病变。如果需要进一步手术，则必须充分显露和动员肝脏。大多数肝脏损伤不需要对受伤的肝叶进行正式的动员来进行修复或填塞。

非出血性肝不应进一步探查。
对于持续出血的复杂肝脏损伤，
请尽早呼叫上级医师帮助。

3. 出血临时控制技术

- 肝周填塞。
- 肝脏“止血带”。
- 填塞球囊。
- 肝蒂阻断。
- 纤维束切断术、直接缝合结扎术或肝切除术。
- 肝动脉结扎。
- 肝血管分离。
- 控制肝后腔出血的技术。
- Moore–Pilcher 球囊。
- 静脉 – 静脉旁路（非常需要）。

(1) 肝周填塞：填塞的理念已经改变，填塞用来恢复肝脏的解剖关系，其次是作为压缩剂。

用于填塞肝脏伤口的物质不应推入伤口，因为这会加重损伤并导致进一步出血。

肝脏填塞也可以是最终的治疗方法，尤其是双叶损伤，或者在患者出现凝血障碍、体温过低或没有血液来源的情况下争取时间。在没有更复杂技术的专业知识的情况下，肝脏填塞是一种选择。

如果填塞成功，且出血得到控制，则无须采取进一步的措施，必须在患者接受大量输血前，在手术早期做出决定。如果简单的手术不能控制出血，那么就需要更复杂的手术。此外，外科专业知识和速度对于迅速控制出血至关重要。创伤患者接受 10 单位红细胞治疗后的死亡率为 25%，接受 20 单位红细胞治疗后的死亡率为 50%。因此，出血最好控制在 10 个单位之前，当然也要控制在 20 个单位的输血量

在处理严重肝损伤时，失血（而不是时间）是您的“时钟”。

填塞最初是使用大型干燥扁平的腹部包，放置在肝脏的侧面、下部、中间和周围。理想情况下，不必展开这些。仔细放置填塞包能够控制大多数肝静脉损伤引起的出血。通过直接手动压迫恢复肝脏的解剖结构（图 9–18A）。

- 将第一个填塞包放在损伤处，以稳定受损组织。
- 可在肝脏和横膈膜之间、后部和侧面以及肝脏和前胸壁之间放置额外的填塞包。
- 在肝穹隆和膈肌之间放置多个包没有好处，这只会起到抬高膈肌的作用。
- 从肝门侧面包裹肝脏下表面。这会使肝右叶侧向移动（图 9–18B）。
- 然后在肋下缘和右叶前表面之间向后填塞肝脏。肝脏的填塞不应太紧，以免压迫腔静脉，减少静脉回流。

如有必要，可通过分割肝韧带动员肝脏，直到出血得到控制（见上文）。为了控制大面积右叶损伤引起的大出血，应使用最少数量的止血包以达到止血效果。

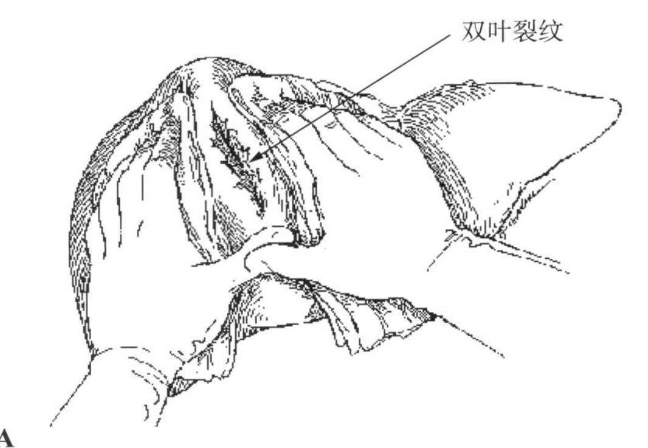

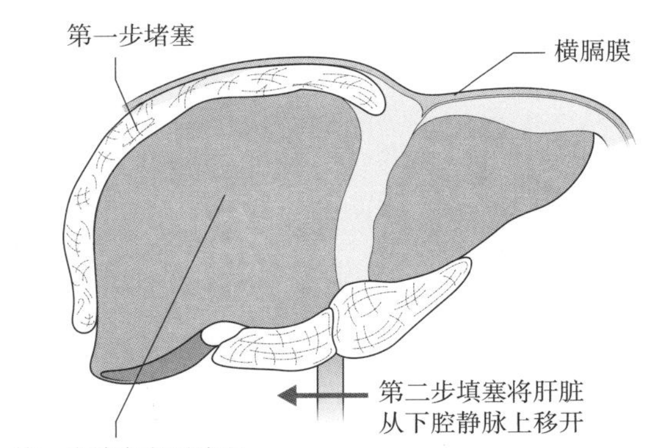

▲ **图 9–18 肝脏填塞**

A. 手动修复肝脏的解剖；B. 肝脏的最后填塞

成功填塞肝脏的关键因素是：

- 使用干燥的腹部敷料。湿敷料吸收性较差，加剧体温过低。
- “折叠”使用，因为分层更容易使它们获得均匀的压力。
- 确保敷料包含透射线标记。
- 不要用塑料覆盖，因为它们无法固定位置。

在填塞期间，需要建立更多的静脉通道和其他监测装置。防止低温，并采取纠正措施。到血流动力学稳定性后，取出填塞物，并迅速评估对肝脏的损伤。首先要考虑的是控制出血，其次是控制污染。如果出血已经停止，则无须进一步治疗。如果出血控制不明确，应用损伤控制技术，明确肝脏的填塞。

- 考虑损伤控制手术后的血管造影和栓塞。
- 填塞物最好在 24～72h 内取出。如果过早取出，出血可能会复发。肝周感染的高风险是由于填塞超过 72h 而导致的。

• 应小心取下填塞，以避免进一步出血。

• 如果没有出血，则可以不使用填塞，并且放置封闭式引流管。

• 应切除坏死组织。

肝损伤的填塞可能会遇到两种并发症。首先，紧密的包装压迫下腔静脉，减少静脉回流，减少右心室充盈；低血容量患者可能无法忍受由此导致的心输出量下降。其次，肝周填塞迫使右膈肌向上移动，损害其运动；这可能导致气道压力增加和潮气量减少。

如果压迫和填塞不成功，则需要直接进入出血血管并直接缝合结扎。这通常需要扩大伤口，以便接近和观察出血点。在这种过程中，这需要有能力的助手可以通过直接压缩来暂时控制出血。临时夹闭肝门（Pringle's manoeuvre）也是一种有用的辅助措施。其他辅助措施包括阻断静脉或动脉流入某一节段或肺叶（少于所有肝损伤的 1%），止血剂，如结晶牛胶原蛋白、纤维蛋白黏合剂、凝胶泡沫，以及使用氩激光或谐波手术刀。

(2) 肝止血带：当肝左叶出血时，更容易缝合主动出血的肝脏。如果无法做到这一点，则一旦动员了出血叶，便可以将 Penrose 管缠绕在肝脏周围，靠近左叶和右叶之间的解剖区域。将管子拉伸至出血停止，并通过夹紧管子保持张力。止血带很难使用，如果放在受伤部位，止血带容易滑落或撕裂软组织。另一种选择是使用肝夹，然而，这种装置的应用受到肝脏大小和形状变化的阻碍。肝左外侧阶段出血可通过使用吻合器来控制。

(3) 牵引填塞气囊[11]：这些可以用于止血，包括刺伤或枪伤。气球被穿过肠道并充气，从里到外填塞出血。气囊穿过管道并充气，从里到外填塞出血。气囊可以选择使用 Penrose 橡胶管，也可以选择安全套和鼻胃管。食道静脉曲张填塞术是一种理想的选择。

(4)Pringle 手法：Pringle 手法经常被用来辅助填塞，以暂时控制出血。当遇到危及生命的肝脏出血时，应手动压迫肝蒂。Pringle 手法主要是通过网膜孔阻断肝蒂，肝脏应该像上述那样填塞。最好从左侧阻断肝蒂，具体方法是：于肝蒂左侧切开小网膜置入软阻断钳，经过网膜孔在肝蒂左侧进行阻断。这种方法的优点是避免了对肝蒂内结构的损伤，并保证了第一次将夹钳正确放置。肝蒂可以夹闭长达 1h。然而，这只适用于血流动力学稳定的患者。对于低血压患者，间歇夹闭比持续夹闭缺血更少；每次夹闭保持 10min，夹闭之间再灌注 5min。夹钳应尽快更换为 Rumel 止血器。

Pringle 策略是治疗和诊断。如果用 Pringle 方法阻止肝脏内出血，出血来自肝动脉或门静脉的分支，这些出血部位应该得到控制。如果肝门钳夹后持续出血，出血源一般来自肝静脉或肝后腔静脉，或不太常见的变异的左、右叶动脉供血。

①控制肝脏深部出血：有时可能需要扩大肝脏损伤范围才能控制深部的出血，最好使用"'手指分离术'手法"，当在肝脏内进行深部治疗时，血管会变大。

②手指分离术：为了提供上述通路，"手指分离术"穿过正常肝组织，到达损伤血管的实质深处。正常的肝包膜是用透热疗法或手术刀"划伤"的。然后，正常的肝组织在拇指和食指之间被轻轻挤压，搓开正常的实质组织，只留下完整的血管供结扎或剪断。避免用力挤压肝组织，因为这可能会破坏肝血管系统，增加出血。

③吻合器：吻合器提供了一种更快的方法来切除 / 分离肝实质。用血管负荷吻合器是最好的。Ligasure®（Johnson and Johnson，Brunswick，NJ，USA）或同等产品也可用于快速分离肝实质。

与任何肝脏手术一样，在进行这些操作时，一定要保护正常 / 未受保护的血管和胆管。肝脏解剖知识至关重要。

切部分或一个叶时，不要越过 Cantlie 线。

(5) 肝缝线：常规不建议缝合肝实质以控制更多的浅表撕裂伤，这些撕裂伤持续出血，但如果其他方法无效，则可以使用。但是，如果肝包膜已因损伤而脱落，则缝在肝包膜的缝合线的效果会大大降低。

肝脏通常用大弯针缝合，缝合线为2-0。大直径防止缝线穿过Glisson包膜。有时，这可能会挽救生命。另一方面，可能导致更深的损伤，导致出血，脓肿或胆汁瘤。对于浅裂伤，可使用简单的连续缝合线来修复。对于较深的裂伤，间断的水平缝合线可以平行于损伤边缘，并系在肝包膜上。缝合的危险在于，缝合线绑得太紧可能会切断活肝实质的血液供应，导致坏死。静脉出血的大多数都可以用实质内缝合来处理。

误区：确保止血的最佳方法是确保受损的肝脏解剖结构得以“重建”，受伤的表面相互接触。最好通过精心填塞进行处理。

(6) 肝切除术[8, 12]：有时解剖切除会产生很好的效果，但是在创伤失控的情况下，死亡率超过50%。

解剖肝叶切除术应保留给以下患者。

- 左叶外侧段广泛损伤，不可能双手按压。
- 延迟肺叶切除术患者，最初的填充物控制了出血，但部分肝段不能存活。
- 几乎游离的肝段。
- 取出填塞时肝失活。

(7) 肝分流：心房分流术的设计是为了实现肝血管的隔离，同时仍然允许一些来自膈下的静脉血通过分流术流入右心房。分流术可以从上方通过左心耳引入，也可以从下方通过大隐静脉和股静脉的连接处入。

这种方法的死亡率仍然很高，而且不再广泛使用。

4. 肝脏动员

一般来说，对于大多数损伤，不需要调动肝脏；损伤可以在不需要完全动员的情况下得到处理。然而，在某些情况下，特别是肝脏上面或后侧面受伤时，需要进行动员。

确保手术台上安置的自持式牵开器（Omnitract®，Bookwalter®，Rochard®，etc.）像头侧和前向上提起肋缘。向前提胸（远离手术台）对于充分显露是至关重要的。由于右肋下缘和后部附着物，肝右叶的进入会受到限制。如果不能立即使用自持式牵开器，可以先用Morris牵开器抬高肋缘，然后用Kelly或Deaver牵开器。右三角韧带和冠状韧带用剪刀或烧灼法分开。避免进入膈肌或肝实质。这通常可以在直视下完成，但对于较大的损伤，可以从患者左侧盲目完成。冠状动脉上韧带分开，避开右肝静脉外侧壁。韧带分开后，肝脏的右叶可以向内侧旋转进入手术区域。右肝动员期间突然发作或加重出血证明肝静脉或肝后腔损伤，并要求立即更换动员肝并进行损伤控制填塞。

直视下，将左三角韧带分开，可使左叶易于活动，避免损伤左膈下静脉和左肝静脉。

误区：如果肝后血肿明显，应避免肝右叶旋转，除非有明确的指征，并有足够的专业知识。填塞和转运到上级医院可能是一个更安全的选择。

如果需要显露肝静脉和肝后腔静脉的连接处，则可通过胸骨正中切开术或沿肋下外侧延长术来扩大腹部中线切口，心包和膈肌可以在下腔静脉的方向上分开。对于不稳定的患者，更快速的途径是通过腹部中央隔膜/心包进入肝上下腔静脉，然后通过心内途径进入。

5. 肝脏阻断

肝血管阻断是通过阻塞进入肝脏的血管来完成的。

- 在横膈膜处夹持主动脉。
- 执行Pringle操作。
- 将下腔静脉夹在右肾上方（肝下/肾上）。
- 将下腔静脉夹在肝脏上方（肝上）。

阻断的时间限制在30min左右。这项技术并不简单，最好由有经验的人来完成。在预定择期手术的患者中，这项技术成功率很高，但在创伤患者中，结果却令人失望。

通过十二指肠的Kocher旋转，进入肾上腺、肝下下腔静脉，然后在直视下夹紧下腔静脉。

通过动员悬吊韧带进入肝上膈下下腔静脉，具体方法为轻轻地将右肝叶向尾、前、中方向拉动，然后在右侧的肝穹隆上应用弯曲的血管夹，在膈裂孔处夹闭下腔静脉。

在某些情况下，更容易控制横膈膜上方的肝上静脉。

心包内控制下腔静脉：尽可能在膈心包上开一个小洞。小心操作以避免伤害心脏（图 9–19A）。从胸骨的后侧切开心包。用钳子或手指保护心脏，用电灼或剪刀将中央隔膜往后分开。当接近下腔静脉进入心包时，向患者右侧弯曲。左手使心脏向头侧抬起。血管夹放置在下腔静脉上 [8]（图 9–19B）。

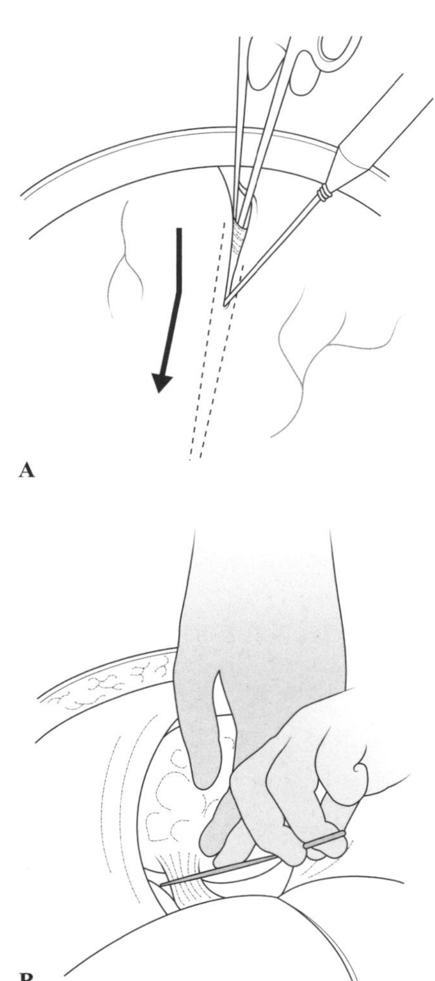

▲ 图 9–19　心包内控制下腔静脉

A. 隔膜的分裂；B. 夹紧隔膜上方的肝上下腔静脉

（七）肝周引流

一些前瞻性和回顾性研究表明，使用 Penrose 或深部引流比使用闭式吸引管或完全不使用引流管有更高的腹腔内感染风险。如果要使用引流管，最好使用闭式引流装置。

误区：最初接受肝周填塞治疗的患者也可能需要引流，但是，考虑到患者将在接下来的 36～48h 内返回手术室，因此在最初的损伤控制中并采用引流。

术后胆漏的最佳治疗是预防。通常不会这样做。理想情况下，作为严重肝损伤最终手术的常规部分（通常是损伤控制后的复查手术），应行胆管造影。胆管造影确定了胆管解剖结构，并且可以在手术室中识别出严重的胆管损伤。通过胆囊管残端（胆囊切除术）的导管间断地注射生理盐水，以识别和观察漏液的胆管。

（八）并发症

肝损伤患者的总死亡率约为 10%。最常见的死因是失血，其次是多器官功能障碍综合征和颅内损伤。

- 发病率和死亡率与伤害等级和修复复杂程度成正比。
- 钝性外伤引起的肝损伤的死亡率高于穿透性外伤引起的死亡率。
- 感染性并发症多见于穿透性创伤。

术后出血发生在肝损伤患者中的比例很小。病因可能是凝血障碍或漏诊血管损伤（通常是动脉损伤）。在术后大多数持续性出血的情况下，患者最好回到手术室，行动脉造影和栓塞术。如果凝血研究表明凝血障碍是术后出血的可能原因，那么纠正凝血障碍必须是策略的关键部分。

肝周感染发生在严重肝损伤的患者中不到 5%。它们在穿透性损伤患者中比钝性损伤患者更常见，可能是因为肠道污染的频率更高。体温升高和白细胞计数上升提示腹腔内感染。在没有肺炎、尿路感染的情况下，应进行腹部 CT 检查，并进行静脉和上消化道造影。

许多肝周感染（但不是坏死性肝）可以通过 CT 或超声引导下引流治疗。在难治性病例中，尤其是对于后部感染，右十二肋骨切除术仍然是一种极好的方法。

胆管瘤是被感染的胆汁的局部集合。最好在放射学指导下经皮引流。如果胆汁被感染，应将其视为脓肿并引流。如果是无菌的，它将最终被吸收。

胆汁性腹水是由大胆管破裂引起的，需要再次手术和建立适当的引流系统。即使可以确定胆漏的来源，也很难对受损导管进行初步修复。最好等到建立牢固的瘘管连通并充分引流。在某些情况下，通过内镜逆行胰胆管造影（endoscopic retrograde cholangiopancreatography，ERCP）和乳头切开术（电切开术）进行十二指肠引流或支架置入可能是有益的。胆汁性腹水继发感染可导致胆汁性腹膜炎，可能需要剖腹或腹腔镜紧急引流，并适当使用抗生素。

在严重肝损伤患者中，胆瘘发生率高达 15%。它们通常没有什么影响，通常没有特别的治疗。在极少数情况下，伴有膈肌损伤的患者会形成瘘管与胸腔内结构的连通，导致支气管胆管或胸膜胆管瘘。由于胆道和胸腔之间的压差，这些瘘管大多必须手术闭合。

肝损伤后出血的治疗通常没有控制每一根出血血管，假性动脉瘤也可能发生。当假性动脉瘤扩大时，它可能破裂进入肝实质、胆管或邻近的门静脉分支。门静脉破裂可导致门静脉高压症伴静脉曲张出血。这两种并发症都很少见，最好通过肝动脉造影和栓塞治疗。

（九）肝后腔静脉损伤

大约 2% 的肝损伤是复杂的，主要表现为肝静脉结构、门静脉三联体、肝内腔静脉的损伤，这些损伤是双叶的，或者由于低温和凝血障碍而难以控制。肝静脉或肝后腔静脉损伤可通过以下方式处理。

- 直接压迫（可能需要延长裂口）。
- 心房分流。
- 暂时夹闭肝门、suprarenal cava，和 suprahepatic cava（见上文）。
- 静脉 – 静脉旁路（Heaney 技术）。
- 填塞。

有些患者可以直接压迫和控制肝静脉损伤。严重的肝损伤需要手动压迫，同时需要内侧旋转和收缩，这是一项困难的动作。理想情况下，手术室里现在有两名经验丰富的外科医生。在这种情况下，高年资的外科医生应该是直接加压，而助手配合缝合肝静脉或静脉。

充分的显露、有经验的外科医生、良好的麻醉和充足的配血是抢救这些患者的必要条件。

然而，在许多情况下，尤其是钝性损伤，作为损伤控制的一部分，填塞肝脏来控制腔静脉出血，最终的治疗可以在后续进行。可以通过临时夹闭肝门，肾上腺静脉和肝上下腔静脉来进行肝血管隔离（见上文）。这需要有相当的经验麻醉师和外科医生，能够迅速处理问题。

静脉转流术已经成功地应用于肝移植手术中，并且使用新的无肝素泵和导管。

肝双叶损伤，还是可以简单地争取时间，如果患者出现凝血障碍、体温过低或没有血液来源。

（十）肝门损伤[13]

如果肝门有血肿，则门脉三联征血管的损伤可能性很高，通常与胆总管损伤有关。

关键是获得控制出血源。

- 在进入血肿之前，先做一个 Pringle 操作，最好是用臂部止血带。
- 首先用手指按压，然后用血管夹控制门静脉出血。不要盲目夹紧！
- 在确定胆总管之前，不要进行缝合或结扎。
- 如有疑问，分流门静脉。
- 必要时可结扎肝动脉。

肝门的损伤也会导致失血过多。肝总动脉、肝右动脉和肝左动脉通常可以通过简单的结扎来处理。肝实质（通过门静脉血流）而不是胆管（取决于动脉血流）对肝动脉结扎或栓塞耐受性良好。

左或右门静脉损伤可结扎。据报道，门静脉主干结扎术是成功的，但分流是损伤控制的一部分，建议尽可能进行后续修复。

应按照标准损伤控制顺序去除填塞（当患者体温恢复，适当输血、血流动力学和呼吸参数已正常化）；建议在取出填塞后放置外侧和内侧吸引管，因为胆漏是比较常见的。

（十一）胆管和胆囊损伤[14, 15]

肝外胆管损伤虽然少见，但可由穿透性或钝性损伤引起。该诊断通常是在剖腹手术治疗相关损伤时，发现上腹部胆汁的积聚。

（十二）麻醉注意事项

- 建立足够的上肢大口径血管通路并启动复苏液。如果患者严重低血压，应尽早优先输注血液制品。避免晶体过多灌输。
- 避免膈下静脉注射，因为这可能加剧肝脏或下腔静脉出血。
- 启动大出血（大量输血）方案。
- 严重肝损伤时，应特别谨慎考虑 REBOA，因为Ⅰ区 REBOA 可能会增加肝静脉出血的风险，同时延迟转移到手术室。
- 患者的生理学状态驱动决策，生理不稳定需要手术，而稳定的生理状态则不考虑肝脏损伤的程度。
- 因严重肝损伤有活动性出血的患者必须立即送往手术室，并迅速控制出血。任何延误都会增加凝血病和死亡率的风险。
- 肝损伤患者的复苏最好与手术同时进行。
- 当外科医生填塞肝脏时，监测静脉回流，以避免填塞物堵塞下腔静脉。

胆管损伤可分为胆囊管与胆总管汇合处以下和胆囊管上方。外伤后胆总管损伤的治疗会很复杂，因其体积小、壁薄。

对于下胆管损伤（位于胆囊管以下的损伤），当损伤很小时，可以放置 T 型管修复损伤部位（就像在胆总管中探查结石一样）。如果十二指肠没有受伤，可以进行胆总管十二指肠吻合术。如果十二指肠损伤，或有组织丢失，可以使用改良的 Carrel 补片。钝性损伤可在胰腺上缘切断胆总管。最好采用 Roux-en-Y 肝空肠吻合术。

胆囊管与胆总管汇合处和肝实质之间的高位胆管损伤，建议采用肝空肠吻合术进行内引流。此外，可将 Roux-en-Y 末端放置于皮下，以便在出现胆道狭窄时可经皮置管进行吻合口扩张。

左、右肝管损伤的治疗更加困难。如果只有一条肝管受伤，一个合理的方法是结扎它并处理感染或肝叶萎缩，而不是试图修复。如果两个肝管都损伤了，每个肝管都应用小导管将胆汁引流至体外。一旦患者恢复到足够的程度，延迟修复在选择性条件下进行 Roux-en-Y 肝空肠吻合术。

五、脾

（一）概述

在过去，脾损伤的传统治疗方法是切脾。然而，随着非手术治疗（non-operative management，NOM）在儿童身上的成功，以及人们意识到脾功能的重要性，受此启发，治疗策略已经发生转变。现在，脾损伤的治疗，尽管要考虑脾损伤分级、患者年龄、伴随损伤及医疗机构的专业资源，但其主要依据还是看患者的血流动力学状态。

（二）解剖

脾动脉是腹腔干的一个分支，其为脾提供主要的血液供应。脾动脉发出上极动脉，后者又进一步分出胃短动脉。脾动脉也发出上、下终末分支进入脾门。脾动脉和脾静脉被包裹在胰腺上缘里。

脾有三条悬韧带维持脾和膈肌（脾膈韧带）、左肾（脾肾韧带）和结肠脾区（脾结肠韧带）的固有关系。脾胃韧带内走行胃短动脉。这些附件使脾在快速减速中面临撕裂的风险。此外，脾也比较脆弱，可能会因覆盖脾的肋骨撞击而受损。

（三）诊断

1. 临床表现

患者可能会主诉左上腹疼痛或左肩牵涉痛，并且可能有局部压痛。可能会出现低血容量的征象（心动过速或低血压）。

2. 超声

超声诊断具有很大的优势，在急诊室复苏时就可以进行超声检查。腹部创伤超声重点评估可以探测到脾周和结肠旁沟中的游离液体，进而提示脾损伤。超声不能提示是否有正在进行的活动性动脉出血。

3. CT 扫描

对于血流动力学稳定的腹部钝性伤患者，CT 扫描是发现脾损伤并对其进行分级的首选诊断方法。CT 能够显示脾的实质性病变和任何的积血，并且 CT 上的明显强化能够提示是否仍存在活动性出血。如果存在活动性出血，且条件允许的话，应考虑行栓塞性血管造影。

（四）脾损伤量表 [1]

尽管美国创伤外科协会制订的器官损伤量表是基于影像学研究、剖腹探查、腹腔镜检查或尸检评估，但它仍然是最准确的损伤评估（表 9–9）。

血管损伤定义为假性动脉瘤或动静脉瘘，表现为血管造影剂的局灶性聚集，并随着延迟成像的进行，其信号强度逐渐减弱。血管损伤引起的活动性出血表现为血管造影剂的局灶性或弥散性分布，在延迟相时，其大小逐渐增加或信号强度逐渐减弱。血管内血栓形成会导致器官梗死。

基于影像学、术中或术后病理标本，按照最高等级评估进行分级。

如果脾损伤分级涉及 1 种以上，应按照其较高的损伤分级对其进行归类。

对于多发伤患者，其损伤分级直接升至Ⅲ级。

（五）治疗

1. 非手术治疗 [2]

关于使用非手术治疗方法治疗儿童脾钝性伤，已有很多报道，其保脾率超过 90%。受儿童非手术治疗取得成功的影响，对于血流动力学稳定的脾损伤成年患者，也有使用非手术治疗的类似趋势。非手术治疗的优势包括：避免了非治疗性开腹手术及其相关的费用和并发症发生率，腹腔内并发症发生率更低，降低了输血风险。

复苏和完成创伤检查后，血流动力学稳定的患者将进一步接受 CT 扫描。Ⅰ、Ⅱ或Ⅲ级脾损伤患者，其没有需要手术干预的相关的腹腔内损伤，并且针对其并发症，均可以进行密切观察，这些患者显然可以使用非手术治疗。然而，随着成人脾损伤分级的升高，使用非手术治疗治疗脾损伤的失败率也随之升高。入院时就必须排除相关的损伤 [3]。

如果条件允许的话，血管造影栓塞是非手术治疗的一个非常有用的补充 [4, 5]。其适应证包括正在进行的出血并伴有血红蛋白水平明显下降、心动过速，或 CT 上显示脾外或脾内有造影剂外渗以及假性动脉瘤形成。

对于分级较高的脾损伤患者，使用非手术治疗时应当密切监测，以尽早地发现任何需要干预的征象。然而，没有证据表明卧床休息或限制活动是有益的。此外，对于没有临床征象的患者，几乎没有证据支持使用 CT 扫描来动态监测疾病进展 [6]。

非手术治疗的优点包括：避免了非治疗性开腹手术（及其相关的成本和并发症发生率）、腹腔内并发症更少、降低了输血风险。非手术治疗后出现脾迟发性再出血的风险较低，据报道为 1%～8%。对于分级较高的脾损伤（Ⅳ/Ⅴ级），如果使用非手术治疗，则更有可能发生脾再出血。然而，据报道，对于Ⅳ和Ⅴ级成人脾损伤患者，通过脾动脉预防性栓塞性血管造影，能够使非手术治疗的成功率达到 96%（表 9–10）[3]。

2. 手术治疗

对于血流动力学不稳定的脾损伤患者，需要进行手术治疗。大部分因脾出血而需要手术的患者，尽管其希望保脾，但还是得接受切脾手术。

当出现以下情况时，非手术治疗是禁忌，此时，需要行急诊开放性外科干预 [7]。

表 9-9　脾损伤量表 2018 修订版

AAST 分级	AIS 严重程度	影像学标准（CT 结果）	术中所见	病理学标准
Ⅰ	2	**血肿** • 被膜下血肿累及＜ 10% 的表面区域 **撕裂** • 实质撕裂深度＜ 1cm	**血肿** • 被膜下血肿累及＜ 10% 的表面区域 **撕裂** • 实质撕裂深度＜ 1cm • 被膜撕裂	**血肿** • 被膜下血肿累及＜ 10% 的表面区域 **撕裂** • 实质撕裂深度＜ 1cm • 被膜撕裂
Ⅱ	2	**血肿** • 被膜下血肿累及 10%～50% 的表面区域；实质内血肿直径＜ 5cm **撕裂** • 撕裂深度 1～3cm	**血肿** • 被膜下血肿累及 10%～50% 的表面区域；实质内血肿直径＜ 5cm **撕裂** • 撕裂深度 1～3cm	**血肿** • 被膜下血肿累及 10%～50% 的表面区域；实质内血肿直径＜ 5cm **撕裂** • 撕裂深度 1～3cm
Ⅲ	3	**血肿** • 被膜下血肿累及＞ 50% 的表面区域；破裂的被膜下或实质内血肿直径≥ 5cm **撕裂** • 实质撕裂深度＞ 3cm • 存在脾实质内血管损伤或活动性出血	**血肿** • 被膜下血肿累及＞ 50% 的表面区域；破裂的被膜下或实质内血肿直径≥ 5cm **撕裂** • 撕裂深度＞ 3cm	**血肿** • 被膜下血肿累及＞ 50% 的表面区域；破裂的被膜下或实质内血肿直径≥ 5cm **撕裂** • 实质撕裂深度＞ 3cm
Ⅳ	4	**撕裂** • 实质撕裂累及脾段血管或脾门血管，影响脾血供范围＞ 25% **结构紊乱** • 存在脾血管损伤或活动性出血尚局限在脾被膜内	**撕裂** • 实质撕裂累及脾段血管或脾门血管，影响脾血供范围＞ 25%	**撕裂** • 实质撕裂累及脾段血管或脾门血管，影响脾血供范围＞ 25%
Ⅴ	5	**血管损伤** • 存在脾血管损伤，并伴有活动性出血，出血范围超出脾脏到达腹膜 **结构紊乱** • 脾脏破碎	**血管损伤** • 脾门处血管损伤，从而使脾失血供 **结构紊乱** • 脾脏破碎	**血管损伤** • 脾门处血管损伤，从而使脾失血供 **结构紊乱** • 脾脏破碎

血管损伤被定义为假性动脉瘤或动静脉瘘，并表现为血管对比的焦点集合，随着延迟成像的衰减而减小。血管损伤引起的活动性出血表现为血管对比，局灶性或弥漫性，在延迟期增加大小或衰减。血管血栓形成或导致器官梗死。基本影像学、手术或病理标本的最高等级评估的分级。脾损伤可能存在一个以上分级，应按较高损伤等级分类。多处受伤可提高一级至三级

• 血流动力学不稳定。

• 同时合并需要进行手术的腹部空腔脏器损伤或相关的腹腔内损伤。

• 有持续性脾出血的证据。

• 患者血容量置换 50% 以上。

（六）外科方法

脾创伤的手术入路，最好是做长的正中切口。手术时，在直视下对脾进行操作。儿童患者也应使用正中切口，而不是肋缘下切口，因为如果腹腔内其他结构受到损伤的话，正中切口可以更好地对整个腹腔进行操作。

外科医生站在患者右侧时最容易对脾进行操作。可以将手术床稍微向右旋转。在直视下对脾进行操作。必须格外地小心，轻柔地操作，以免拉扯脾脏、撕开脾背膜或将脾背膜从脾下极剥离

表 9–10 脾损伤选择性非手术治疗的循证指南

证据分级	建 议
Ⅰ	腹部钝性伤后患有弥漫性腹膜炎或血流动力学不稳定的患者，应行急诊剖腹探查手术。
Ⅱ	1. 血流动力学稳定且不伴有腹膜炎的患者（单纯脾损伤），不建议常规行剖腹探查手术。 2. 血流动力学稳定的患者，脾损伤严重程度（CT 提示或腹腔积血程度提示）、神经系统状况、年龄> 55 岁和（或）存在伴随损伤，这些因素不是尝试非手术治疗的禁忌。 3. 血流动力学正常且不伴有腹膜炎的腹部钝性伤患者，应进行腹部 CT 增强扫描，以识别和评估脾损伤的严重程度。 4. 按照美国创伤外科协会分级，大于Ⅲ级的损伤、CT 示一过性的对比增强、中度腹腔积血或有持续性脾出血证据的患者，应考虑行血管造影。 5. 脾损伤的非手术治疗应仅限于：医疗设施能够提供监测、连续性临床评估、可供急诊剖腹探查的手术室。
Ⅲ	1. 对于脾钝性伤患者，有些临床因素会提示：可能需要复查影像学检查，如持续的全身性炎症反应、腹痛加重 / 持续性腹痛或血色素不明原因地下降。 2. 仅凭 CT 片上的一过性的对比增强，不是进行手术或血管造影介入治疗的绝对指征。在这些患者的临床治疗过程中，还要考虑诸如患者年龄、脾损伤分级和低血压等因素。 3. 迟发性出血风险较高的患者，血管造影既可作为非手术治疗的一种补充，也可用于识别血管畸形（如假性动脉瘤，其存在迟发性出血的风险）。 4. 单纯脾钝性伤患者，可使用药物来预防静脉血栓栓塞，而不会增加非手术治疗的失败率，尽管药物预防的最佳安全时机仍未确定。
待解决的问题	1. 血红蛋白检测的频率。 2. 腹部检查的频率。 3. 心电监测的强度和持续时间。 4. 是否存在输血后无效果，进而需要考虑手术或血管造影干预? 5. 重新开始经口进食的时间。 6. 限制活动的持续时间和强度（包括住院期间和出院后）。 7. 最适住院时间（包括重症监护病房和院内）。 8. 重复性影像检查的必要性。 9. 脾损伤后，深静脉血栓形成（DVT）的药物预防何时开始? 10. 严重损伤或栓塞损伤患者，其切脾后应接种疫苗吗? 11. 脾栓塞术后，是否存在免疫缺陷?

引自 Stassen NA et al. *J Trauma*. 2012；73（5）：S294–300. Available from：www.east.org（accessed online January 2015）.

时使最初的轻度脾损伤加重。

操作者的非优势手向内侧牵拉，可以对脾膈、脾肾和脾肠韧带进行操作。

- 将脾轻柔地向上方和向内侧牵拉，然后将脾肾韧带和脾结肠韧带切断。
- 然后将脾轻轻地向下方牵拉，在脾和膈肌之间靠近脾的位置，用剪刀将脾膈韧带剪断。
- 胃大弯和脾之间的胃短血管必须结扎后剪断。这些血管必须在远离胃大弯侧的位置剪断，因为如果剪断的位置离胃本身太近的话，可能会导致胃的缺血性坏死。
- 将脾向前方牵拉，然后在脾床上放置几块纱垫，以使其保持前倾，进而对其进行检视。

如果合并其他严重损伤、血流动力学不稳定或者脾门处受损的话，应进行常规的切脾手术。对于血流动力学稳定的患者，如果没有合并其他威胁生命的损伤，应考虑保脾。

1. 脾非活动性出血

如果没有脾活动性出血，可不用处理脾脏。

2. 仅脾表面出血

通过人为地加压、填充、电凝、氩气刀或纤维蛋白黏合剂 + 胶原蛋白覆盖物，通常就能使这种出血止住了。

3. 脾轻微撕裂伤

使用可吸收缝线（含或不含特氟龙脱脂棉）也许能将其缝合。这种缝合颇为耗时，并且对创伤患者来说几乎没有益处。对于表浅的撕裂伤，最好使用纤维蛋白黏合剂和胶原填塞剂来进行治疗。最好在手术刚开始时就采取这些措施，并且在填塞物外面对脾进行压迫。手术完成后，可以在不移动胶原蛋白覆盖物的情况下，将压迫去除。

4. 脾裂伤

如果撕裂位置很深，并且累及脾的凹面和凸面，则最好使用网状脾修补术来保脾。如果撕裂仅累及脾的一极或一半，则应将相应的血管结扎，然后进行部分切脾手术。但由于技术方面的问题，这些技术已很少使用。

5. 部分切脾

在创伤患者中很少使用这种手术。仅脾单极受累及的损伤，可以通过部分切脾手术治疗。切脾前，应先游离脾脏。在许多情况下，闭合器切除使得保脾成为可能，并且这种方法可以很好地替代缝合式部分切脾手术或脾修补术。其最大优点是：简单易行、器械本身很实用，以及手术时间更短、输血更少。

6. 网片包裹

如果可以的话，将脾包裹在可吸收网片中以达到填塞止血的目的。

网片脾修补术的前提条件是：脾能完全游离和往上掀。应使用可吸收网片（如 Vicryl®）。

7. 切脾

如果存在其他严重损伤，并且伴随血流动力学不稳定或脾门处持续受损，应仔细地游离脾脏，然后进行常规的切脾手术。

脾蒂的入路可以是前入路或后入路。必须注意避免损伤胰尾，后者与脾门的位置很近。

8. 引流

切脾后，脾床处不常规放置引流。如果胰尾损伤的话，在其累及区域放置闭式负压引流。

（七）转归

- 有许多文献报道，对于血流动力学稳定的患者，使用非手术治疗的成功率很高。使用非手术治疗后，脾迟发性再出血的风险较低，据报道其范围为1%～8%。
- 在手术治疗的患者中，可能会出现膈下脓肿，但这可以通过经皮穿刺引流进行治疗。
- 不管是非手术治疗还是手术治疗的患者，胸腔积液、肺不张和肺炎并不少见。
- 如果形成假性动脉瘤，可通过栓塞术成功治疗。
- 切脾后，虽然发生脾切除术后凶险性感染的风险很小，但这种风险对患者来说却是终生存在的。应当告知患者术后存在免疫系统缺陷的可能，并鼓励患者接种最新的肺炎球菌和流感疫苗。与其他人群相比，这类患者更容易感染疟疾[8, 9]。切脾后接种疫苗指南见表9-11。

（八）切脾术后机会性感染

如果脾被切除或其血运被阻断，会导致功能性无脾，这种脾功能的丧失，会使患者面临高风险的切脾术后机会性感染，其致病菌包括肺炎链球菌、B型流感嗜血杆菌和脑膜炎奈瑟菌等。据估计，这类患者的发病率为0.05%～2%，有报道其死亡率高达50%。

六、胰腺

（一）概述

对大部分外科医生来说，胰腺损伤和胰十二指肠复合伤仍然是个难题，尽管在该领域内取得了进展并且涌现出了复杂的技术方案，但其仍然具有很高的发病率和死亡率。在全世界范围内，随着穿透伤的增加，以及枪伤能量的增加，使得胰腺损伤变得更加常见。所有腹部损伤患者，即使最初没有相应的体征，也要考虑到胰腺损伤的可能。胰腺位于腹膜后，因此，胰腺损伤后通常不会出现腹膜炎。要想尽早识别胰腺损伤，需要具有高度怀疑的精神、敏锐的临床嗅觉及进行激进的影像学检查才行。

胰腺和十二指肠是外科手术中难以显露的区域，当这些脏器受到严重损伤时，会对手术医生构

表 9-11 切脾后接种疫苗指南

证 据	建 议
1级	不需要
2级	• 非选择性切脾患者，应在切脾后至少14天或出院时接种疫苗 • 无脾患者，应以适当的时间间隔，再次接种各个疫苗
3级	• 一旦诊断为无脾或免疫功能低下（脾脏完整但无功能），这类患者应尽快接种疫苗 • 如果成人患者有接种疫苗的指征，应接种以下五种疫苗： 　◦ 既往无肺炎球菌疫苗接种史：接种肺炎球菌结合疫苗（PCV13），然后≥8周后再接种多价肺炎球菌疫苗（PPSV23） 　◦ 既往接种过PPSV23疫苗：接种PPSV23后≥1年时，接种PCV13 　◦ MenACWY（Menactra®），2剂法，至少间隔两个月 　◦ 在0、2和6个月时接种MenB-FHbp（3剂法），或接种MenB-04C（2剂法），后者至少间隔1个月 　◦ 乙型流感嗜血杆菌b疫苗（HibTITER） • 儿童接种疫苗时，应参照推荐的儿童使用剂量和疫苗类型；2岁以下儿童，要特殊考虑

疫 苗	剂量(ml)	途 径	再接种
13价肺炎球菌疫苗（PCV13，Prevnar 13）	0.5	肌内注射	不需要
23价肺炎球菌疫苗（PPSV23，Pneumovax®）	0.5	肌内注射或皮下注射	5年时再接种1次
脑膜炎球菌－白喉结合疫苗（MENACWY）	0.5	肌内注射	2个月时接种1次，以后每5年接种1次
血清型B脑膜炎球菌疫苗（MENB-FHbp）	0.5	肌内注射	2个月和6个月时各接种1次 ge
血清群B脑膜炎球菌疫苗（MENB-4C）	0.5	肌内注射	1个月后再接种1次
嗜血杆菌b结合疫苗	0.5	肌内注射	不需要

成重大的挑战。尽管胰腺位于腹膜后，这意味着其损伤比较常见，但也正是因其位置隐匿，从而导致诊断困难、诊断延迟，以及并发症发生率的增加。

根据损伤的严重程度、损伤位置和胰管的完整性，胰腺损伤的治疗也因人而异（从简单的引流到非常复杂的操作）。术中对胰管进行准确的检视尤其具有挑战性。更为严重的是，胰腺创伤合并邻近脏器（十二指肠、肾脏、肝脏）和大血管损伤的发生率较高，这些因素推高了其发病率和死亡率[1]。

患者生理状态可能在不断地变化，外科医生必须始终对其保持足够的认识，并且，为了挽救患者生命，有可能要放弃有技术难度的确定性修复手术，对此也要有所准备。

（二）解剖

胰腺位于幽门水平，跨过第1、2腰椎。胰腺起自十二指肠直达脾门，长约15cm，宽约3cm，厚达1.5cm。胰头位于十二指肠形成的凹面内，并与十二指肠共享血供。

胰腺与上腹部血管的解剖关系密切。胰腺位于下腔静脉、右肾血管和左肾静脉的前方。胰腺钩突环绕肠系膜上动静脉，而胰体位于主动脉肾上部分和左肾血管前方。胰尾与脾门和左肾关系密切，胰尾位于脾动静脉前方，脾动脉在胰腺上缘曲折走行。

胰头、胰体和胰尾有几个已命名的动脉分支，在切脾时必须将这些分支结扎。研究表明，脾动脉有7～10个分支，脾静脉有13～22个分支进入胰腺。

（三）损伤机制

1. 钝性伤

胰腺处于相对受保护的位置，这意味着胰

腺损伤需要很高的致伤能量。大部分胰腺损伤是因机动车事故中碰撞能量经方向盘直接作用于上腹部（胃部或季肋部）所致。这种力量会导致腹膜后脏器压向脊柱，进而导致胰腺不同程度的损伤，如胰腺挫伤甚至胰体完全横断。

2. 穿透伤

随着穿透伤的发生率不断升高，胰腺损伤的概率也随之增大。刀刺伤只能沿其轨迹损伤组织，但是在枪伤中，子弹的穿透及其压力波会导致更大范围的损伤。因此，对于任何靠近胰腺的穿透伤，必须全面地评估胰腺及胰管有无损伤。在胰腺创伤中，有 15% 的病例会发生胰管损伤，其通常是穿透伤导致的结果。

（四）诊断

胰腺位于腹膜后中央区域，这使得胰腺创伤的诊断富有挑战性：往往直到进行剖腹探查手术，外科医生才会怀疑胰腺损伤，这对于存在威胁生命的血管和其他腹腔内脏器损伤患者来说尤其如此。近年来，一直存在着关于“主胰管的完整性是否需要准确评估”的争论。Bradley[2] 认为，未能识别或延迟识别胰管损伤，会导致患者的死亡率和发病率升高。结合先前的研究结果（如果漏诊了胰管损伤，晚期并发症发生率会增加 [3]），并对这些结果进行回顾后，我们发现，评估胰管的重要性是显而易见的。

1. 临床评估

单纯胰腺损伤患者，即使胰管完全横断，其初始的临床表现也许是无症状的或仅有轻微的体征，因此，仍然必须要始终警惕胰腺损伤的可能性。需要指出的是，对于胰腺损伤来说，其临床检查是不可靠的。

2. 血清淀粉酶和血清脂肪酶

不管是腹部钝性伤还是穿透伤患者，其血清淀粉酶和脂肪酶的水平均与胰腺损伤无关。Biffl[4] 对腹部钝性伤患者的血清淀粉酶进行总结后发现，血清淀粉酶对胰腺损伤的阳性预测值为 10%、阴性预测值为 95%。最近研究表明，胰腺损伤超过 3h 以上时测量血清淀粉酶和脂肪酶，其对胰腺损伤的预测值准确性可能会有所提高 [5]。目前来说，血清淀粉酶对胰腺损伤早期评估的意义不大。血清脂肪酶在预测胰腺创伤的作用，尽管受到人们越来越多的关注，但到目前为止，尚没有这方面的数据支持，此外，血清脂肪酶水平也不能用于除外胰腺损伤。

3. 超声

胰腺位置靠后，这使得几乎无法对其进行诊断性超声检查。

4. 诊断性腹腔灌洗

诊断性腹腔灌洗已基本被其他方法取代了。胰腺位于腹膜后，这使得诊断性腹腔灌洗在预测单纯胰腺损伤方面不够准确。然而，可能会有很多与胰腺损伤伴随的相关损伤，如果在这种情况下进行腹腔灌洗，并检查灌洗液中淀粉酶水平的话，那么腹腔灌洗可能是有诊断价值的。

5. CT

CT 扫描被认为是评估腹膜后脏器的最佳检查方法。血流动力学稳定的患者，对其进行 CT 增强扫描的灵敏度和特异度高达 80%。然而，尤其是在胰腺损伤的早期阶段，CT 扫描可能会漏诊或者低估胰腺损伤的严重程度 [6]，因此，即使早期的 CT 扫描显示正常，也不能除外胰腺损伤，此外，如果患者有持续症状的话，复查 CT 扫描也许有助于提高其诊断能力。

6. ERCP

在研究胰腺损伤时，通常将其分为两个时相，ERCP 可能会在其中起着某些作用 [7]。

(1) 急性期评估：极少数单纯胰腺创伤患者，其最初的表现可能是没有临床征象的。使用 ERCP 研究急性期胰管损伤是没有实际意义的，因为在胰腺损伤的急性期，大多数患者的病情不是很稳定，并且无法摆放相应的体位以进行 ERCP。尽管胰管置管本身可引起胰腺炎，但对于那些保守治疗效果不佳并且怀疑胰管损伤的患者，ERCP 却可以提供有关胰管系统的细节信息。目前，关于“ERCP 下放置胰管支架在胰管损伤中的作用”的讨论有增无减，但支持此观点的文献数量仍然十分有限。

(2) 延迟期评估：在胰腺损伤数月至数年以后，少数患者会出现腹膜后积液或胰瘘的症状。磁共振胰胆管造影（magnetic resonance cholangiopancreatography，MRCP）或许可用于急性期研究，但 ERCP 可用于评估胰管的完整性以及行胰管支架置入。

7. MRCP

非急性胰腺损伤时，MRCP 是评估胰胆管树的主要手段。MRCP 不能用于胰腺损伤的早期评估，但对于胰腺损伤后形成并发症（如假性囊肿或胰瘘）的患者，MRCP 可用于评估其胰管损伤[8]。胰管完整或轻度损伤的患者，可以经保守治疗成功治愈，因此，与 ERCP 相比，MRCP 可以更好地对可疑胰腺损伤患者进行筛查。有些学者认为，胰管完整（或轻微损伤）的患者以及胰管严重狭窄或梗阻的患者，如果对其进行内镜介入诊疗，不能使其获益，而使用 MRCP 对这些患者进行筛查，其作用会日渐明显。

8. 术中胰腺造影

术中胰管造影一直受到重视，尤其在无法通过检查来评估胰管的完整性时。然而，按照 Subramanian 等的观点，对于涉及胰管的大部分胰腺损伤，花费数分钟时间使用高倍放大镜简单地检查损伤区域，能够清楚地发现有无胰漏[9]。准确地评估胰管的损伤程度，将有助于降低其并发症的发生率、指导最佳的手术方案，并在确定不涉及其他损伤的情况下，使得选择不甚激进的治疗方案成为可能。然而，因为正常患者的胰管系统很细小，所以经常找不到胰管系统。因此，经十二指肠胰管置管、胰尾处胰管远端置管或经针道胆囊胆管造影，使得侵入性的术中检查不再有吸引力并且很少被采用。

术中超声可用于协助诊断胰腺实质或胰管裂伤[10]。

9. 手术评估

术中评估胰腺时，需要将其完全显露。中腹部的腹膜后血肿，必须对其进行彻底地检查；如果腹腔内有胆汁着色，必须进行全面的术中评估，以发现胰腺或十二指肠损伤。在这种情况下，必须考虑到胰管损伤的可能，直至排除该诊断为止。

如果 Oddi 括约肌和胆道远端完好，应尝试保留胰头和胰颈。通常情况下，通过胰远端切除＋切脾来治疗胰体损伤。如果是涉及胰管和 Oddi 括约肌的胰头损伤，则必须考虑行 Whipple 手术。在严重胰腺创伤患者中，Whipple 术后患者死亡率依然较高，因此，目前有减少手术操作的趋势。对于创伤医生来说，这些损伤仍然具有很大的挑战性。必须熟知处理十二指肠和胰腺的各种操作，以便彻底地探查和识别任何可能的损伤。

（五）胰腺损伤量表

由美国创伤外科协会（American Association for the Surgery of Trauma，AAST）制订的胰腺损伤量表[11]，已经被常规处置胰腺创伤的大部分机构所接受（表 9–12）。

（六）治疗

1. 非手术治疗

对于单纯胰腺钝性伤，通过 ERCP 排除胰管损伤，然后进行非手术治疗，这种方法正日益受到人们的欢迎。最近有报道在胰腺损伤早期使用 ERCP 来识别胰腺钝性伤，以及通过经十二指肠乳头支架置入的方法（有时）治疗胰腺钝性伤，其结果令人受到鼓舞[12, 13]，通过这种方法可以减少胰腺相关并发症的发生率以及非手术治疗的失败率。胰管支架可用于治疗近端胰瘘，但可能会因胰管长期狭窄而导致并发症，此外，在胰腺损伤的急性期，进行胰管支架置入会有潜在的危险，其可能会使必要的剖腹手术和胰腺确定性修复被延迟[14]。胰管位于壶腹部以远的部分比较细小，因此，不常在该位置置入支架[15]。最近研究表明，内镜介入治疗胰瘘和假性囊肿，要比治疗主胰管狭窄成功得多[9, 15]。

低级（Ⅰ级和Ⅱ级）胰十二指肠钝性伤，使用非手术治疗比较安全，尽管其偶尔也会失败。尽管 CT 扫描已经取得了进展，但漏诊事件仍不断发生，但其似乎并未对多数患者造成不良的后

表 9-12　胰腺损伤量表

分级[a]	损伤类型	损伤描述
Ⅰ	血 肿 撕 裂	不伴胰管损伤的轻微挫伤 不伴胰管损伤的表浅撕裂
Ⅱ	血 肿 撕 裂	不伴胰管损伤或组织丢失的大的挫伤 不伴胰管损伤或组织丢失的大的撕裂
Ⅲ	撕 裂	伴有胰管损伤的胰腺远端横断或实质损伤
Ⅳ	撕 裂	涉及壶腹部的胰腺近端[b]横断或实质损伤
Ⅴ	撕 裂	胰头结构严重紊乱

另请参见附录 B
a. 多发伤患者，其分级升高至Ⅲ级
b. 胰腺近端是指胰腺位于肠系膜上动静脉右侧的部分

果[16]。对于胰体和胰尾的胰管损伤，由于胰腺远端切除术的致病率和死亡率相对较低，已对目前大受欢迎的保守治疗提出了挑战。

2. 手术治疗

有许多的胰腺损伤，只有在 CT 扫描后或在术中才能得以证实。外科手术通常是因为患者出现体征（如腹膜炎），而且在剖腹探查时会发现胰腺损伤。通常情况下，会有十二指肠、肠系膜等部位的伴随损伤。

（七）外科入路

1. 切口和探查（见上文）

胰腺创伤的手术入路为：做长的腹部正中切口。

胰腺穿透伤是比较明显的。在穿透伤中，一旦腹膜后脏器受累及，外科医生就必须彻底地探查中腹部区域。

在胰腺钝性伤的诊断方面，存在的问题更多。胰腺是腹膜后脏器，因此，可能不会出现前腹腔的体征。如果急救人员能够提供车辆方向盘柱弯折的信息，或者患者可以给出上腹部遭受创伤的病史，那么可能会对胰腺损伤的诊断有所帮助。

为了对胰腺进行全面的评估，必须从前面和后面检视胰腺。为了检视胰腺的前表面，需将胃结肠韧带剪断，然后打开小网膜囊。将 Kocher 术式的切口延长以游离十二指肠，进而充分地显露胰头、钩突和胰腺后面。对于胰尾损伤，需要游离脾和左半结肠，以使胰腺内翻，并显露脾的血管。离断 Treitz 韧带、并显露十二指肠的第四部分和十二指肠空肠曲，进而对胰腺下缘进行操作。对于胰腺的任何实质性血肿，均应进行彻底地探查（包括血肿处冲洗），以除外可能的胰管损伤。

(1) 经小网膜囊入路：抓住胃并将其向下牵拉，使术者得以通过小网膜囊来识别胃小弯和胰腺。通常情况下，可以通过该入路来识别腹腔干和胰体。然后抓住大网膜并将其向上牵拉。在大网膜上开窗，然后术者将手伸进位于胃后方的小网膜囊中。该入路可以充分显露整个胰体和胰尾，进而很容易地识别胰腺的任何损伤。

(2) 十二指肠旋转（Kocher 切口）：如果胰头可能损伤的话，使用 Kocher 切口。钝性分离十二指肠周围松散的蜂窝组织，再次确认十二指肠的整个第二和第三部分，然后将其移向内侧。就这样，沿内侧一路游离，以显露下腔静脉和主动脉的部分。通过将十二指肠和胰腺向前中线翻转，可以对胰头后表面进行彻底地检视。

(3) 内脏右内侧旋转：通过内脏右内侧旋转，

来检视胰腺近端下缘。内脏右内侧旋转方法：将升结肠向下牵拉，然后将盲肠、回肠末端和肠系膜移向中线。然后将整个升结肠和盲肠向左上腹部翻转。这样可以很好地显露整个腔静脉、主动脉以及十二指肠的第三和第四部分。

(4) 内脏左内侧旋转：游离左侧的降结肠、脾和胰尾。将这些内脏向内侧旋转，然后检视胰尾和胰腺的后面、底面。

这些操作可以充分显露十二指肠的第一、二、三、四部分以及胰头、胰颈、胰体和胰尾。

当怀疑胰腺损伤时，需扩大整个胰腺的探查范围。不涉及胰管的胰腺实质撕裂伤，如果组织不是太软、太脆，可以将其进行缝合。不论是否使用缝线，治疗此类撕裂伤的一个有效方法是：使用纤维蛋白封接和胶原蛋白填塞，此外，充分的引流也是必不可少的。

2. 胰腺损伤：外科决策

(1) 胰腺挫伤和实质损伤：大部分胰腺损伤为相对较小的胰腺撕裂和挫伤（AAST 分级为Ⅰ级和Ⅱ级）。如果胰管结构明显紊乱，应将其结扎，并进行胰腺远端切除，如果患者病情不稳定，应该联合脾切除术。

误区：胰腺实质损伤（AAST 分级为 Ⅰ级和Ⅱ级），为了止血而将其缝合，只会导致胰腺组织坏死。

(2) 单纯引流：不涉及胰管的胰尾和胰体损伤，可以进行引流和止血，这已成为标准做法。应使用负压引流，因为使用封闭式负压系统，可以减少腹腔内脓肿形成，并减少引流管周皮肤腐蚀的发生[18]。

(3) 胰腺远端切除：位于肠系膜上血管左侧的胰腺实质损伤（AAST 分级为Ⅱ级或Ⅲ级）最为多见，不管胰管受累程度如何，都可选择胰腺远端切除。游离胰腺和结扎血管后，可使用缝线闭合胰腺残端并单独结扎胰管，或者也可使用闭合器闭合胰腺残端。引流管应置于胰腺切断处，因为术后胰瘘的发生率为 14%。在此，还是推荐使用负压引流。

误区：应避免使用直线切割闭合器（GIA 型），因切缘与细小闭合钉之间的边界不够安全。要使用断端闭合器（TA 型），在闭合器外侧、切缘附近保留 5mm 宽的组织。

大部分学者认为，在通常情况下，将肠系膜上血管左侧的胰腺切除后，剩余的胰腺组织足以使胰岛素依赖型糖尿病的发生率低至可接受的水平。而切除超过 80% 的胰腺组织，会增加罹患成人型糖尿病的风险。

(4) 保留脾脏的胰腺远端切除：在选择性的胰腺远端切除手术中，应尽可能地保留脾脏。但是，这种做法仅限于患者的血流动力学稳定并且只有胰腺损伤的罕见情况下。

误区：这种术式存在技术上的问题，如需要将胰腺与脾血管游离开，同时需要结扎大量的分支血管，因此，这种术式不能用于不稳定的多发伤患者。当考虑这种术式时，外科医生应考虑到：这样做会花费额外的手术时间，并且患者接受长时间手术后，会带来一系列的相关问题，但通常术后发生 OPSI 的风险较小，因此，外科医生必须在这些因素之间进行权衡。

(5) 胰管损伤：胰头和十二指肠复合伤。

最让外科医生感到棘手的是胰头损伤，尤其是合并或涉及十二指肠的胰头损伤。胰十二指肠切除术（Whipple 手术），通常针对胰头毁损或十二指肠和胰头血供受损的患者。通常很难去评估这类损伤，所以，往往需要进行损伤控制性手术，并且保留所有可能存活的胰腺组织。

严重的胰十二指肠复合伤仅占这些脏器损伤的不到 10%，并且其通常与腹腔内多脏器损伤（尤其是腔静脉损伤）有关[19]。这些损伤通常是穿透伤所导致的。胆道造影可以显示胆总管远端和壶腹部的完整性、提示十二指肠损伤的严重程度，进而决定术式。如果胰管和壶腹部是完整的，则只需要进行简单的修复 + 引流 + 幽门旷置。这种手术需要在损伤处附近进行充分的封闭式（负压）引流。不建议放置胆总管引流。

(6) 损伤控制：重度胰腺或胰十二指肠损伤（AAST 分级为Ⅳ级和Ⅴ级）患者，其病情不稳定，难以在初次剖腹探查时经受得住复杂的重建手术。我们推荐快速地止血、防止细菌污染以及放置引流和填塞物，以进行损伤控制。将引流管直接放置在胰管中可能会有所帮助，既可以用来引流，还可以在随后的手术中方便游离胰管。在进行确定性手术之前，需要进行损伤控制性剖腹探查，然后再经过一段时间的重症监护和持续、积极的复苏，以纠正生理异常、重建胃肠道储备。

(7) 幽门旷置[17]：幽门旷置已被广泛用于治疗不伴有壶腹部或胆总管受损的严重胰十二指肠复合伤。这种术式的基本原理是减少由胃酸和十二指肠充盈所引起的胰腺外分泌刺激。该术式能将原流经受损十二指肠的内容物暂时分流。手术时，最好通过切开胃，并使用可缓慢吸收的缝线。另一种替代方法是跨幽门的 TA 吻合器。（注意：因 GIA 型吻合器采用整体式切断，所以不能使用这种吻合器）（图 9-20）。

对比研究发现，90%～95% 的患者会在术后 2～3 周内出现幽门重新开放，进而使得胃肠道内容物得以流经该解剖通道。使用胃空肠吻合术对胃进行减压[21]。一旦幽门开放，胃空肠吻合口通常会自动闭合。最近，关于是否需要使用该术式存在着争议，因为使用鼻胃管和质子泵抑制药同样有效[20]。尽管该术式仍然存在争议，但对于Ⅲ级和Ⅳ级的胰十二指肠复合伤来说，幽门旷置仍然是个可用的选择。

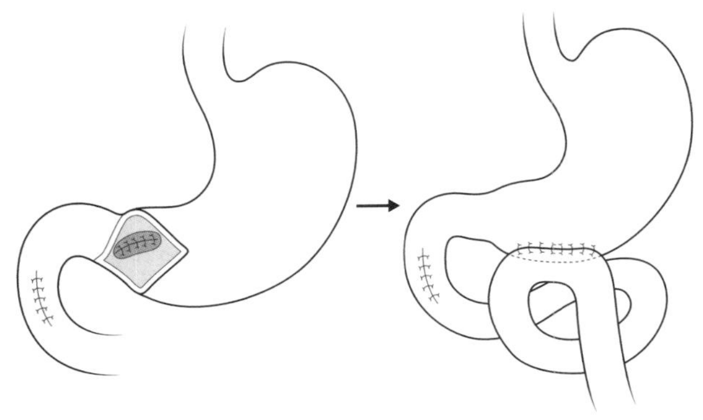

▲ 图 9-20 幽门旷置和胃旁路术

(8) T 管引流：在累及十二指肠第二部分的复合伤中，有些外科医生主张，在关闭伤口前放置 T 管。这样可以保证充分的引流，并且使得形成的瘘管可控。

(9) 胰十二指肠切除术（Whipple's 术）：只有在创伤患者没有其他选择的情况下，才会考虑使用该手术方式[22]，并且，在复合伤患者中，需要该术式治疗的不到 10%。通过控制出血、防止肠污染、结扎胆总管和胰管进行损伤控制，这是该术式的基本原则。胰十二指肠切除术的适应证包括：胰十二指肠复合体大部毁损、十二指肠失血供以及（有时）涉及壶腹部或胆总管远端的十二指肠第二部分的广泛损伤。

Whipple 术式（最初用于治疗壶腹癌[23]）仅适用于该类型损伤中的极少数病情稳定的患者。应评估胰腺损伤的性质和严重程度，此外，如果合并血管损伤，患者常伴有血流动力学不稳定，因此，外科医生必须对最初损伤进行损伤控制，并将正式的胰十二指肠吻合重建手术向后推迟，直至患者血流动力学稳定。该术式的治疗效果因人而异，如果将腹膜后血管损伤的患者也包括在内，其死亡率接近 50%。最近，针对接受损伤控制手术或分期 Whipple 术式的复杂胰十二指肠创伤患者以及钝性伤患者，开展了迄今为止最大的系列研究，这些研究报道的住院患者死亡率为 13%[24]。

在这些严重损伤的治疗过程中，损伤控制是必不可少的。据 Krige 等报道，在胰腺创伤（穿透伤和伴随血管损伤）中使用损伤控制手术后，其救治成功率为 45%[25, 26]。

针对胰十二指肠切除术在创伤中的作用，Walt[27] 于 1996 年对其所做的总结十分到位：最后，选择 Whipple 术式与否，这是个问题。在涉及胰腺、十二指肠和胆总管的严重毁损伤中，必须进行胰十二指肠切除。实际上，大部分损伤可能是由致伤暴力导致的。在少数患者中，当情况紧急时，患者的整体生理状态和损伤范围就成了决定手术与否的关键性因素。对处于濒死边缘的患者来说，胰十二指肠切除术是令人绝望的，而通过引流、全肠外营养和细致、整体的护理，将能够挽救更多的患者，尽管这部分患者的总数很少。

（八）其他

1. 生长抑素及其类似物

在急性胰腺炎患者中，生长抑素及其类似物奥曲肽已被用于减少其胰腺的外分泌。尽管有Meta分析报道，但生长抑素及其类似物的作用尚未明确。Buchler等[28]报道，在中度至重度的胰腺炎患者中，使用生长抑素后，患者的并发症发生率略有降低（但不明显），然而，这个结论却并没有被格拉斯哥的Imrie团队认可[29]，后者发现生长抑素并不能使患者获益。

然而，关于奥曲肽在胰腺创伤中的作用，相关的回顾性研究结论不同。目前的证据表明，不建议在创伤患者中使用生长抑素，对此，还需要进行1级循证研究。

2. 营养支持

在确定性手术中，应考虑是否需要营养支持。胰腺损伤可能会导致很长时间的胃肠梗阻和胰腺并发症，进而可能会妨碍经胃进食。可使用经空肠造口进食，但这会导致相关的技术性并发症。有时可放置一根较长的鼻空肠营养管，将其放置在十二指肠空肠曲以远处，进而提供一种非侵入性的替代方法。经腹壁行空肠造口和放置营养管，营养管尖端位于十二指肠空肠曲以远15～30cm处，进而允许患者早期经肠内进食。我们推荐要素膳食，后者对胰腺的刺激性较小，并且其瘘输出量并不比全胃肠外营养的多。全胃肠外营养的费用十分昂贵，但如果无法将营养管放置在十二指肠空肠曲以远处，还是可以使用全胃肠外营养支持的。

（九）儿童胰腺损伤

在儿童腹部钝性伤病例中，胰腺损伤占比高达10%，通常是车把致伤。这些胰腺损伤分级较高的儿童，是应该进行手术治疗还是保守治疗（目前在治疗儿童实质脏器损伤时比较盛行）一直存在着争议。在大多数情况下还是使用非手术治疗方法，尽管非手术治疗策略存在相当大的差异[30]。然而，对于伴有胰体/胰尾横断的儿童患者，越来越多的医生建议进行胰腺远端切除，以改善患者的总体预后。

（十）并发症

胰腺损伤的死亡率高达19%。早期死亡源于合并的腹腔内血管和其他脏器损伤，晚期死亡源于败血症和全身性炎症反应综合征。胰腺损伤的术后并发症发生率高达42%，并且随着胰腺损伤程度的增加，其并发症的发生率也随之增加。如果胰腺损伤合并有其他损伤，其并发症的发生率接近62%。

然而，大多数的并发症是可以治疗的或是自限性的，并且可以通过准确地评估胰管是否受损来加以避免。胰腺损伤的并发症可以分为早期并发症和术后发生的晚期并发症。

1. 早期并发症

(1) 胰腺炎：大约7%的患者术后会发生胰腺炎。其可表现为淀粉酶的一过性升高，也可表现为暴发性出血性胰腺炎。幸运的是，在大多数情况下，这些胰腺炎的转归都是好的，通过肠道休息和营养支持后，大部分胰腺炎都会好转。

(2) 胰瘘：术后最常见的并发症是发生胰瘘，当胰腺损伤累及胰管时，胰瘘的发生率会增加，并且，在复合伤中，胰瘘的发生率可以高达37%。大部分的胰瘘液量很少（每天少于200ml），并且，如果有充分的外部引流，大部分的胰瘘都是自限性的。然而，高流量的胰瘘（每天＞7000ml），可能需要通过手术干预来闭合胰瘘，或者在营养支持的条件下，延长引流时间。胰瘘的治疗包括早期充分的营养支持（推荐经空肠造口给予远端肠内营养）、充分的引流，以及针对已确诊的胰管损伤，经十二指肠乳头置入胰管支架。

(3) 脓肿形成：大部分的脓肿位于胰腺周围，并伴有其他脏器（尤其是肝脏和肠道）损伤。真正的胰腺脓肿并不常见，并且通常源于坏死组织清创不够充分。因此，单纯的经皮引流通常是不够的，还需要行进一步的清创术。

2. 晚期并发症

(1) 假性囊肿：准确地诊断和手术治疗胰腺损伤后，假性囊肿形成的发生率为 2%～3%。准确地评估胰管状态将决定治疗方法，如果胰管是完整的，使用经皮引流就有可能会获得成功。然而，对于伴有胰管结构紊乱的假性囊肿，使用经皮引流并不能将其治愈，因为经皮引流会使假性囊肿转化为慢性瘘管。目前的治疗方法包括囊肿胃造口（开放手术或在内镜下），内镜下胰管内支架置入或囊肿切除。

(2) 外分泌和内分泌缺陷：肠系膜血管远端的胰腺切除术后，通常会留下足够的胰腺组织，足以维持充分的外分泌和内分泌功能，有研究表明，剩余 10%～20% 的胰腺组织通常够用。功能性胰腺组织保留较少的手术患者，其需要补充外源性的内分泌和外分泌酶。

（十一）基于循证指南的经验总结 [31, 32]

表 9–13 总结了胰腺创伤的循证指南。

七、十二指肠

（一）概述

十二指肠损伤为外科医生带来了显著的挑战，并且如果干预不当会引发十分严重的后果。每天流经十二指肠的消化液总量超过 6L，因此十二指肠瘘可以导致严重的水电解质平衡，另外大量的活化后的消化酶释放入腹腔及腹膜后区域也能够危及生命。

胰腺和十二指肠位于上腹部腹膜后，位于此位置可以在腹部得到很好的保护。因为这些器官位于腹膜后，所以它们的病变通常不会表现为腹膜炎征象，并且症状表现会延迟。因此，为了证实上述任一器官的损伤，往往需其他的相关损伤的佐证。如果发生了前方的穿刺伤，可能常常伴随胃、小肠、横结肠、肝脏、脾脏或者肾脏的损伤。后方的穿刺伤能够都损伤十二指肠，并且在不产生腹膜炎的情况下可以引起腹膜后的污染，所以这方面的相关诊断指标需要完善。如果发生钝性损伤，则常常出现低位胸椎和高位腰椎的损伤。这时候临床上应当高度怀疑，以及积极的影像学检查，以确定这些器官的损伤在早期的表现。

术前对于十二指肠的单纯损伤很难进行诊断，并且也没有一种方法可以降低十二指肠修复时缝线裂开的风险。因此，外科医生常常因术前检查局限而在几种手术方式之间艰难取舍。学习手术方式的选择以及每种方式应用的最佳时机对于患者的获益是非常重要的 [1]。

（二）受伤机制

1. 穿刺伤

在暴力事件发生较多的国家当中，穿刺伤是导致十二指肠损伤发生的最主要的因素。由于十二指肠位于腹膜后，并且接近其他脏器和主要血管结构，所以单独十二指肠穿透伤不常见。是否需要腹部探查通常是由相关损伤决定的，并且通常是在手术室才能诊断十二指肠损伤。

2. 钝性伤

相比穿刺伤，十二指肠钝性伤发生率更低且更难诊断，它可以孤立发生或者合并胰腺损伤。通常在十二指肠在脊柱和方向盘或车把之间突然受压导致此类损伤，或者有其他力量施加于十二指肠时也可发生。这些损伤可能与 L_1～L_2 椎体压缩或分离性骨折——Chance 骨折有关。被脚踢或击打上腹部中部时此类伤较常见。更少见的是在减速伤中，十二指肠在第三和第四部分的交汇处撕裂。这些损伤发生在十二指肠的游离部分（腹膜内）和固定部分（腹膜后）部分。基于损伤机制和体格检查而高度怀疑此类损伤，可以进一步指导诊断。

3. 儿科方面的考虑

一项最近的多中心研究发现，2 岁以下的孩子十二指肠损伤一般与儿童虐待有关，而 5 岁以上则常常因为意外创伤。

（三）诊断

1. 临床表现

孤立性十二指肠损伤的临床表现在严重危及

表 9-13 针对胰腺创伤的基于 EAST 循证指南的经验总结

PICO 格式	
P	患者、人口或问题
I	干预、预后因素或显露
C	比较或干预（如果合适的话）
O	想要测量或取得的结果
PICO	**建 议**
PICO 问题 1：CT 扫描证实为Ⅰ / Ⅱ级胰腺损伤的成人患者（P），应选择手术干预（I）还是非手术治疗（C）？	通过 CT 扫描诊断为Ⅰ / Ⅱ级胰腺损伤的患者，我们选择性地推荐非手术治疗。非手术治疗并发症发生率较低。如果不确定胰管是否完整，可通过其他的检查（如 ERCP 或 MRCP）来进一步评估胰管，因为这些检查可能有助于修正胰腺损伤分级，并因此改变原先推荐的治疗计划。
PICO 问题 2：CT 扫描证实为Ⅲ / Ⅳ级胰腺损伤的成人患者（P），应选择手术干预（I）还是非手术治疗（C）？	通过 CT 扫描诊断为Ⅲ / Ⅳ级胰腺损伤的患者，我们选择性地推荐手术治疗。尽管两组患者（手术 *vs* 非手术）在任何单一结局方面没有统计学上的显著差异，但我们团队认为，非手术治疗后，其并发症发生率呈现增加的趋势。非手术治疗后治疗失败的发生比较常见，并且，推迟手术可能会导致并发症甚至死亡。
PICO 问题 3：术中发现为Ⅰ / Ⅱ级胰腺损伤的成人患者（P），应选择胰腺切除（I）还是非切除治疗（C）？	Ⅰ / Ⅱ级胰腺损伤需要手术的患者，我们选择性地推荐胰腺非切除治疗。我们的汇总数据分析表明，在这类人群中，胰腺相关因素导致的死亡率通常较低，而在胰腺切除治疗组中，腹腔内脓肿的形成要明显更多些。
PICO 问题 4：术中发现为Ⅲ / Ⅳ级胰腺损伤的成人患者（P），应选择胰腺切除（I）还是非切除治疗（C）？	Ⅲ / Ⅳ级胰腺损伤需要手术的患者，我们选择性地推荐胰腺切除治疗。在两组患者中（切除 *vs* 不切除），并发症都很常见。我们的汇总数据分析表明，胰瘘的形成与选择非切除治疗策略有关。在非切除治疗组中，胰腺相关的死亡率更高，但因死亡率报告不完整和数据偏倚，这个结论可能存在着问题。因现有数据的质量非常低，所以这个建议是条件性的。
PICO 问题 5：胰头完全紊乱（Ⅴ级）的成人患者（P），应选择胰十二指肠切除术（I）还是除胰十二指肠切除术以外的外科治疗（C）？	没有建议。关于这个主题的文献报道十分有限而且陈旧。手术和复苏策略已取得明显进展，包括：损伤控制方法和早期液体平衡复苏，这使得我们在解释现有文献时感到能力有限。Ⅴ级胰腺损伤的致病率极高，并且其术中和术后即刻的死亡率很高。
PICO 问题 6：接受手术的胰腺创伤成人患者（P），应常规使用奥曲肽（I）来预防胰瘘还是不使用奥曲肽（C）？	对于创伤性胰腺损伤患者，我们选择性地不建议常规使用奥曲肽来预防术后胰瘘。虽然数据有限，但汇总数据显示，两组（使用奥曲肽 *vs* 不使用奥曲肽）结果并无差异。我们团队小组委员会推荐使用侵入性小（药物除外）的治疗策略，且治疗结局并无差异。
PICO 问题 7：接受胰腺远端切除的成人患者（P），应选择常规的切脾（I）还是保脾治疗（C）？	没有建议。在过去，仅对病情稳定的患者考虑保脾治疗，但现有数据不支持其中的任何一个治疗方案（切脾 *vs* 保脾）。如果怀疑患者的病情不稳定或外科医生保脾能力受质疑的话，那么胰腺远端切除＋切脾是一个合理的选择。

生命的腹膜炎发展之前可能比较轻微。在大多数腹膜后穿孔中，开始时只有轻微的上腹部压痛伴有进行性体温升高、心动过速和偶发的呕吐。数小时后，十二指肠内容物可能渗出腹膜腔，引起腹膜炎的发生；或伴有后侧刀刺伤，肠内容物从伤口渗出。如果十二指肠内容物溢出到网膜囊，则通常会被包裹局限，有时也可以通过网膜孔漏出一部分，可导致弥漫性腹膜炎[2]。

2. 血清淀粉酶与血清脂肪酶

理论上，十二指肠穿孔与淀粉酶和其他消化酶的漏出有关，并且血清淀粉酶浓度测定可能有助于十二指肠钝性伤的诊断。然而，该试验缺乏敏感性。十二指肠位于腹膜后，漏出的淀粉酶浓度是可变的，并且淀粉酶浓度通常在伤后数小时到数天还可以增加。虽然连续测定血清淀粉酶优于单次测定，但灵敏度仍较差，而且就算连续测定，也会有不可避免的延迟。如果入院时血清淀粉酶水平升高，则仔细查找十二指肠破裂是必要的。然而，正常淀粉酶水平也不能排除十二指肠损伤[3]。

虽然脂肪酶在十二指肠损伤中的作用尚不清楚，但目前许多地方使用脂肪酶作为胰腺损伤的标记物，研究表明脂肪酶在胰腺损伤和腹部损伤中可能比淀粉酶更敏感。

3. 诊断性腹腔灌洗与超声检查

与胰腺一样，十二指肠位于腹膜后腔，因此超声或诊断性腹膜灌洗都不可靠。如果需要的话，应测定灌洗液中的淀粉酶水平。

4. 放射学检查

(1) CT：CT 扫描是诊断十二指肠损伤的首选方法。它对少量的腹膜后空气、血液或腹膜后血管的存在非常敏感[4]。十二指肠损伤后造影剂外溢，儿童尤甚[5]，但成人的可靠性不高，具有争议。若有肠壁增厚或出血，但无造影剂外渗，应用泛影葡胺进行造影。如果结果仍然正常，则在患者的情况允许下，应该进行钡剂造影。

(2) 对比剂造影检查：上消化道系列使用水溶性对比剂可以在 50% 的十二指肠穿孔患者显示阳性结果，使用胃肠道对比剂，患者右侧卧位进行透视检查。如果没有发现造影剂泄漏，则继续将患者置于仰卧位和左侧位的位置。如果胃肠道对比剂造影检查是阴性的，进行钡餐造影更容易检测小穿孔。上消化道造影在患者疑似有壁内血肿的十二指肠中也有表现（见下文），可以看到血肿完全阻塞的经典的“弹簧征”[6]。

(3) 诊断性腹腔镜检查：在十二指肠损伤检查中，诊断性腹腔镜检查效果并未给传统检查方法带来任何提高。事实上，因为其解剖位置，腹腔镜诊断在这些病例中确定损伤的效果并不好[7]。

（四）十二指肠损伤程度

十二指肠损伤分型见表 9–14[8]。

（五）管理

对于不明显的或不明确的影像学特征，但是高度怀疑十二指肠损伤，剖腹探查还是最终的诊断标准[9]。

大多数十二指肠损伤可以用简单的方法处理修复。更复杂的损伤可能需要更多复杂的技术。“高风险”十二指肠损伤修补后缝线开裂发生率高，所以治疗应包括十二指肠分流。所有十二指肠全层撕裂的处理应包括十二指肠肠周充分引流。胰十二指肠切除术仅适用于没有其他治疗选择的时候。损伤控制应高于破坏性重建。

（六）手术方法

虽然对研究目的有用，但它的特性与以下十二指肠损伤的几个简单方面相比，分级系统不那么重要。

- 与 Vater 壶腹的解剖关系。
- 受伤的特征（单纯裂伤还是肠壁损毁）。
- 累及十二指肠周围程度。

表 9–14 十二指肠损伤分型

分型[a]	损伤类型	损伤描述
Ⅰ	血肿、裂伤	单发的十二指肠壁内血肿或十二指肠肠壁部分破裂、肠壁未穿孔
Ⅱ	血肿、裂伤	多发肠壁血肿或小于周径 50% 的肠管破裂
Ⅲ	裂伤	十二指肠第二部分破裂介于肠管周径的 50%～75% 或第一、三、四部分破裂介于肠管周径的 50%～100%
Ⅳ	裂伤	十二指肠第二部分破裂超过肠管周径的 75% 或发生 Vater 壶腹及远端胆总管损伤
Ⅴ	血管裂伤	胰头十二指肠结构的广泛损伤或十二指肠供应血管的严重毁损

十二指肠损伤分型（另见附录 B）

a. 多发伤可提高 1～3 级

• 胆管、胰腺、重要大血管的相关损伤。

手术时机也十分重要，因为手术和损伤距离 24h 以上 [7]，死亡率可以达到 11%～40%（见上文）。

除了用 Kocher 术式显露十二指肠的第二部分，内侧内脏旋转可用于显露整个十二指肠第三部分。另外，将 Treitz 韧带剪断可使十二指肠第四部分游离，然后轻柔地用右手示指解剖十二指肠水平部后方的无血管平面。结合这种方法和 Kocher 术式可以让两指在后方相遇，排除十二指肠横向部分的后穿孔。

从实践的角度来看，十二指肠可以被分成一个“上部”部分，其中包括第一部分和第二部分，以及另一个“较低”的部分包括第三部分和第四部分。“上层”部分有复杂的解剖结构胆总管、括约肌和幽门。诊断其损伤需要明确的操作方法（胆道造影和直接目视检查），修复损伤需要复杂的技术。第一部分和第二部分十二指肠与胰头紧密相连并且依赖胰头附近的血液供应；因此，任何损伤的诊断和处理比较复杂，除非涉及整个“C”环和胰头，都不主张切除。“较低”的部分涉及十二指肠的第三和第四部分，通常可以像小肠一样进行诊断和治疗，受伤的处理相对简单，包括清创、闭合、切除、吻合。

1. 壁内血肿

这是一种罕见的十二指肠钝性创伤，最常见于儿童上腹部单独受力，可能是因为儿童腹壁肌肉相对柔韧，一半的情况下是由虐待儿童导致的。

血肿发生在十二指肠的黏膜下或浆膜下。而且十二指肠未穿孔，这种血肿可导致梗阻的，胃出口梗阻的症状可达 48h。血红蛋白的分解使血肿内高渗，由此液体可向内转移，导致血肿进行性增大，从而导致梗阻。诊断可通过增强 CT 扫描或上消化道造影检查，表现为“弹簧征”或“硬币堆积征” [6]。

此种创伤的处理通常考虑非手术治疗，如果可以排除相关损伤，通过保守治疗即可获得最佳的效果 [10] 胃内残余血肿体积将慢慢减少，最终允许正常进食。如果没有改善，患者应该进行剖腹探查手术排除是否存在十二指肠穿孔或胰头损伤，可能是其他病因导致十二指肠梗阻。

对于早期剖腹探查发现的壁内血肿的治疗方案是有争议的。一种选择是打开浆膜，取出血肿不损伤黏膜，仔细修复肠壁。但这可能会将十二指肠壁的局部撕裂转变为全层撕裂。另一种选择是仔细检查十二指肠排除穿孔，保持壁内血肿完整，并在术后进行鼻胃管减压。

2. 十二指肠裂伤

绝大多数十二指肠穿孔和撕裂可以通过简单的外科手术处理。对于穿透性损伤尤其如此，从受伤到操作的时间间隔通常很短。另一方面，术后修补口裂开，并发症发生率增加，甚至导致死亡的这种高风险病例非常少。所谓的高风险的伤情，指的是合并胰腺损伤；钝性或枪弹性损伤；累及超过 75% 的十二指肠壁，损伤十二指肠第一或第二部分，时间间隔长，受伤和修复之间的时间间隔超过 24h；胆总管损伤等。针对这些高危损伤，可以通过一些辅助手术程序来减少十二指肠裂开的发生率缝合线。

最近，进一步的证据支持简化手术方法对治疗这些损伤比起运用复杂的技术解决来说更加有效 [11]。下面介绍了十二指肠损伤的修复方法以及减少缝线开裂的辅助方法。

3. 修复穿孔

大多数十二指肠损伤可通过一层或两层的一起缝合修复。修复时应尽可能横向缝合，避免腔内狭窄。应避免过度扭转肠管。如果十二指肠损伤环周不超过 50%，则纵向损伤的肠管可以通过横向缝合。

如果一期闭合会损伤肠管管腔，那么有一些方法可以用来预防，对十二指肠推荐了几种替代方法。带蒂黏膜移植，作为一种十二指肠肠壁大片缺损的关闭方法，建议使用空肠段或胃体的岛状黏膜瓣。另一种选择是使用空肠浆膜补片封闭十二指肠缺损，将空肠襻的浆膜缝合到十二指肠缺损的边缘。虽然在实验研究中令人振奋，但这两种方法的临床应用都受到限制，没有有利的结果，并有缝合口漏的情况的报道[12]。

4. 十二指肠完全横断

首选的修复方法通常是在适当的清创和十二指肠游离后，先将十二指肠两端吻合。这通常发生在十二指肠第一、第三或第四部分的损伤，在此处游离技术上并不困难。然而，如果大量的组织缺失，十二指肠基本不可能在不产生张力的情况下缝合。如果是这种情况，而十二指肠的第一段发生了完全的横切，建议施行胃窦切除并关闭十二指肠残端，并进行 Bilroth Ⅱ式吻合，如果发生在远端，达到 Vater 壶腹的水平，那么可以封闭十二指肠远端残端，进行 Roux-en-Y 吻合 .

十二指肠的第二部分的游离受到与胰头共享血液供应的限制。十二指肠端侧吻合的 Roux-en-Y 是手术的选择。当十二指肠其他部分的大面积缺损不可行时，这也可作为一种手术治疗的替代方法。

所有十二指肠损伤都应进行外引流，因为它能及早发现和控制十二指肠瘘。引流最好用简单、柔软的硅胶管构成闭式系统，管口放置在吻合口附近。

5. 十二指肠转流

在高风险十二指肠损伤中，修补十二指肠后缝线裂开的发生率较高。为了保护十二指肠的修补口，可以采用胃空肠吻合术转移含有蛋白水解酶的胃肠道内容物。这一做法也将使处理潜在的十二指肠瘘更容易。尽管在某些病例中起到作用，但这一方法的作用有待进一步证实。

6. 十二指肠憩室

这包括远端 Bilroth Ⅱ型胃切除术，关闭十二指肠残端，在十二指肠放置减压导管，十二指肠吻合口大量引流。行迷走神经干切断术和胆道引流术也可以实施。但是切除一个正常的远端胃对患者没有获益。除非有大量的破坏和组织损失，而且没有其他可行的方法，否则不建议采用这种方法。

7. 三联管减压[14]

导管减压术是最早的技术，在 1954 年被描述，用于十二指肠的减压和十二指肠内容物的转移，以保持十二指吻合口的完整性。为了保护十二指肠的修补口，可以采用管式十二指肠造口术，即使用 Witzel 技术，通过十二指肠外侧壁的单独切口插入一根管，以确保移除管后孔的密封。在十二指肠损伤中，采用了三联造口术，包括胃造口管减压胃，逆行空肠造口减压十二指肠，以及顺行空肠造口喂食患者。

最初关于该技术能有效降低十二指肠缝合口发生率，但是最近的报道并没有这方面的证据[13]。这项技术的缺点是在胃肠道中形成几个新的穿孔，空肠造口管不能有效地为十二指肠减压，以及常见的并发症包括减压管脱落或被患者拔脱。因此建议在损伤控制的最后阶段，如果不需要再进行探查，则在术中放置鼻胃管进行肠内营养。

8. 幽门部切除（见上文）

胰十二指肠切除术（Whipple 手术）：只有在没有其他选择的情况下，再利用此种方法治疗十二指肠损伤。应以控制出血和肠道污染、控制胆胰管结扎为原则[14, 15]。重建应在 48h 内或患者病情稳定时进行。广泛的胆内或胰内胆管损伤往往需要分期胰十二指肠切除术。较小范围的局部损伤可以采用腔内支架植入术、括约肌成形术或壶腹再植术。

八、泌尿生殖系统

（一）概述

泌尿生殖器官损伤是指肾脏、输尿管、膀胱和尿道，也包括妊娠期和非妊娠期女性生殖器官，以及男性的阴茎、阴囊和睾丸的损伤。

古希腊诗人荷马创作的史诗《伊利亚特》，以及希波克拉底和古罗马最著名的医学大师盖伦对膀胱贯通伤造成的死亡都曾经有过描述。Evans 和 Fowler 在 1905 年证明，通过剖腹手术对膀胱进行修复，使贯通腹腔的膀胱损伤死亡率从 100% 降低至 28%。16 世纪法国现代外科之父 Ambroise Paré 医生观察到肾脏枪伤的患者往往死于血尿和败血症，直到 1884 年肾切除术才成为肾损伤的推荐治疗方法。

血尿是泌尿器官损伤的主要临床表现，但是严重的泌尿器官创伤也可无血尿症状，因此需根据局部受伤的具体情况，以及腹部和骨盆损伤的情况来判断是否存在泌尿器官的损伤。

（二）肾脏损伤

在腹部钝性或贯通性损伤的患者中，肾脏损伤的发生率高达 10%，多数为钝性损伤。严重的肾脏损伤通常合并腹部其他器官的损伤，贯通性肾脏损伤患者中的 80% 和钝性肾脏损伤中的 75% 同时伴有多个器官的损伤。

血尿的定义为每高倍视野有 5 个以上的红细胞，肾损伤患者中超过 95% 的有血尿（肉眼和镜下），但是没有血尿也不能排除有严重肾损伤的可能。

1. 诊断

首先要确认患者是否有肉眼血尿，其次通过尿常规化验确认是否有镜下血尿。

误区：高达 30% 的严重肾损伤患者没有血尿，而大多数腹部创伤患者即便没有肾脏损伤也会出现镜下血尿。

无论是钝性还是贯通性的损伤，患者的血流动力学改变（生命指征）决定着临床处理方法。

(1) 循环不稳定的患者：对循环不稳定的患者原则上应立即手术治疗。

(2) 循环稳定的患者：在诊断肾脏损伤的影像学检查中，CT 已经取代了静脉尿路造影，成为判断肾脏损伤的主要方法。选择多时相、双重（动脉和静脉期）或三重对比（动脉、静脉和排泄期）的 CT 扫描多能明确诊断。即便如此，也有可能会对肾脏损伤的分级出现错误的判断，尤其是在非血管性的Ⅳ级损伤和损伤后肾动脉血栓形成的病例容易判断失误，甚至选择了错误的非手术治疗方法。

已经证明，肾周血肿的大小与肾脏损伤的程度密切相关，在没有相应的影像学检查设备的情况下，观察肾周血肿的大小具有重要的临床意义。

超声造影也可显示肾脏内的活动性出血。

此外，多普勒超声可以显示动 – 静脉瘘和活动性的肾内出血。

(3) 贯通性肾脏损伤：各创伤救治中心必须遵循公认的评估方法对肾脏损伤程度进行评估，静脉肾盂造影（intravenous pyelogram，IVP）/ 断层可以直观地显示肾脏形态，发现可疑时进行肾动脉造影，或直接进行腹部增强 CT 检查。

(4) 钝性肾脏损伤：上述的检查也适用于儿童，儿童可不必做尿常规化验。当成人出现肉眼血尿，且动脉收缩压低于 90mmHg 提示有肾脏损伤。

2. 肾脏损伤评估量表（表 9–15）

3. 处理

(1) 循环不稳定的患者：剖腹探查能明确休克的原因是否就是由肾脏损伤造成，如果在肾区出现腹膜后大血肿，先不要处理肾脏，而是在手术台上行静脉肾盂造影检查，评估两个肾脏的功能，然后再探查伤肾，如果肾脏损伤严重，用纱布压迫伤处，控制出血，再将伤肾切除。

如果病情危重，不能去放射科行 CT 检查，可在急诊室进行单剂量静脉肾盂造影，静脉注射造影剂 2ml/kg 体重，10min 后拍一张腹部平片。

(2) 循环稳定的患者。

① 非手术处理。近年来，由于血管介入技术的日益成熟，可以选择肾动脉栓塞取代手术治疗。

在最近的一篇综述报告中，总结了 97 例肾脏损伤的病例，72 例为钝性闭合伤，25 例为开放性贯通伤。在 72 例钝性闭合伤中只有 5 例（7%）接受了急诊的肾切除术，另有 3 例（4%）接受了肾修补手术和（或）肾血管支架植入术，89% 的患者采取保守治疗。25 例开放性贯通伤的患者中，8 例（31%）行肾切除术，1 例行部分肾切除术，2 例行肾修补术。开放性贯通伤往往伤情严重，出血难以控制，多需做肾切除术。

血液循环持续不稳定的患者，即便没有肾周大血肿，也应做静脉肾盂造影检查，以排除肾动脉血栓形成，需手术进行肾修补或肾切除术。

表 9–15　肾脏损伤评估量表（2018 年修订版）

AAST 损伤分级	AIS 严重程度分级	影像学特点（CT 表现）	手术所见	病理特点
Ⅰ	2	**血肿** • 肾被膜下血肿和（或）肾实质挫伤，没有肾实质裂伤	**血肿** • 没有膨出的肾被膜下血肿和（或）肾实质挫伤，没有肾实质裂伤	**血肿** • 肾被膜下血肿和（或）肾实质挫伤，没有肾实质裂伤
Ⅱ	2	**血肿** • 肾被膜下血肿局限于 Gerota 筋膜内 **裂伤** • 肾实质裂伤：深度≤ 1cm，无尿外渗	**血肿** • 肾被膜下血肿占肾实质 10%～50%，直径＜ 5cm **裂伤** • 肾实质裂伤：深度＜ 1cm，无尿外渗	**血肿** • 肾被膜下血肿占肾实质 10%～50%，直径＜ 5cm **裂伤** • 肾实质裂伤：＜ 1cm 深，无尿外渗
Ⅲ	3	**裂伤** • 肾实质裂伤：深度＞ 1cm，无集合系统破裂和尿外渗 • 肾脏活动性出血和血管的损伤局限于 Gerota 筋膜内	**裂伤** • 肾实质裂伤：深度＞ 1cm，无集合系统破裂或尿外渗	**裂伤** • 肾实质裂伤：深度＞ 1cm，无集合系统破裂或尿外渗
Ⅳ	4	**裂伤** • 肾实质裂伤累及集合系统伴尿外渗 **破坏范围** • 肾盂裂伤或肾盂输尿管完全断裂 • 肾段动、静脉的损伤 • 活动性出血超出 Gerota 筋膜进入腹膜后或腹腔 • 部分或完全的肾血管栓塞而无活动性出血	**裂伤** • 肾实质裂伤累及集合系统伴尿外渗 **破坏范围** • 肾盂裂伤或肾盂输尿管完全破裂 • 肾段动、静脉的损伤 • 活动性出血超出 Gerota 筋膜进入腹膜后或腹腔 • 部分或完全的肾血管栓塞而无活动性出血	**裂伤** • 肾实质裂伤累及集合系统 **破坏范围** • 肾盂裂伤或肾盂输尿管完全断裂 • 肾段动、静脉的损伤 • 活动性出血超出 Gerota 筋膜进入腹膜后或腹腔 • 部分或完全的肾血管栓塞而无活动性出血
Ⅴ	5	**血管损伤** • 肾动脉主干，静脉断裂或肾门的撕脱，肾脏血流断供伴活动性出血 **破坏范围** • 肾脏碎裂伤伴肾脏结构消失	**血管损伤** • 肾动脉主干，静脉断裂或肾门的撕脱，肾脏血流断供伴活动性出血 **破坏范围** • 肾脏碎裂伤伴肾脏结构消失	**血管损伤** • 肾动脉主干，静脉断裂或肾门的撕脱。肾脏血流断供伴活动性出血 **破坏范围** • 肾脏碎裂伤伴肾脏结构消失

引自 Kozar RA et al. *J Trauma Acute Care Surg*. 2018 December；85（6）：1119–1122.
肾血管损伤包括假性动脉瘤和动静脉瘘，表现为造影剂的局部聚集并随着时间延迟造影剂变浅淡
血管损伤的出血表现为局灶性或弥漫性造影剂外渗，范围不断增大，延迟相衰减，血管血栓可导致器官梗死
分级评估是按照 CT 表现，手术所见和病理标本的最高级别确定
多处肾脏损伤应按损伤的最高级别进行分类
双侧损伤提高 1～3 个级别

一半以上的肾脏锐器刺伤和 1/3 的肾脏枪伤也可采取非手术治疗。

根据肾脏损伤的严重程度选择治疗方法，多数是不需要手术治疗的[1, 2]。

② 1 级和 2 级的肾损伤。1 级和 2 级的肾损伤占大多数，通常不需要手术治疗。

③ 3 级的肾损伤。肾脏损伤有皮质延伸至髓质裂伤或集合系统的严重撕裂伤，或多或少地有尿外渗，需要引流尿外渗。

④ 4 级的肾损伤。这类损伤是“灾难性”的，

包括肾碎裂伤和累及肾蒂血管的损伤，通常需肾切除手术治疗。钝性肾蒂损伤是由于高处坠落的减速作用，使肾动脉主干内膜撕裂并广泛的血栓形成。

这种损伤往往伤情严重，
随时会出现大出血的危险，
不应考虑保留肾脏，尽快行肾切除术。

⑤ 5 级的肾损伤。肾盂 – 输尿管连接部损伤罕见，多为钝性损伤造成，其损伤机制是突然减速（高处坠落）的牵拉力引起。由于 1/3 的患者没有血尿，诊断可能会被延误。肾盂 – 输尿管连接部损伤分为两种：撕脱伤（完全横断）和撕裂伤（不完全断裂），通常需做肾切除术。

4. 外科手术

手术入路应选择腹部正中切口，即便是孤立肾的损伤也应如此，主要是考虑有腹部其他脏器损伤的可能，该切口便于探查全部腹腔脏器。

手术步骤通常是先探查腹腔其他脏器有无损伤，然后再探查肾脏。如果可能的话，在打开 Gerota 筋膜之前，先控制肾蒂血管。

肾脏锐器刺伤应直接探查伤肾并进行处理，这样做更加快捷、安全。左侧的手术步骤一般是直接控制肾蒂血管，而后打开 Gerota 筋膜和肾脏进行探查；右侧则需先将结肠肝区向左下方游离，然后在十二指肠外侧游离进入后腹膜，尽量游离十二指肠降部（Kocher's manoeuvre），在其深面就能很好地控制主动脉、下腔静脉和肾蒂血管。

于主动脉和下腔静脉之间可以找到右肾动脉（图 9–21）。在下腔静脉外侧分离右肾动脉有可能漏掉肾动脉的分支。在主动脉和下腔静脉之间控制右肾动脉就不用打开 Gerota 筋膜而加重出血。右肾静脉在右半结肠和十二指肠反折的后面很容易控制。手术中应积极显露和控制右肾动脉，在控制了右肾动脉的情况下就可以进行右肾的修复手术，右肾静脉不像左肾静脉有肾上腺中央静脉和性腺静脉的回流，可以不用显露和控制。

打开主动脉表面的腹膜，在主动脉前壁就能看到左肾静脉。显露后腹腔间隙，向两侧游离扩大手术野，在肠系膜下静脉的上方，主动脉外侧向上分离就能找到左肾动脉。左肾静脉在主动脉的表面跨过，位于左肾动脉起点的下方（图 9–22 和图 9–23）。

显露左肾动脉以下有两种改良的操作方法。

• 结扎左肾静脉上方的肾上腺、下方的性腺以及腰静脉，增加左肾静脉活动度，显露左肾动脉就容易。

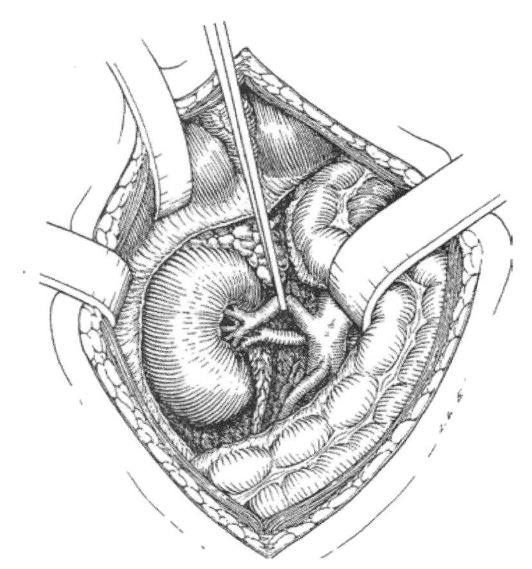

▲ 图 9–21 显露右肾及动脉

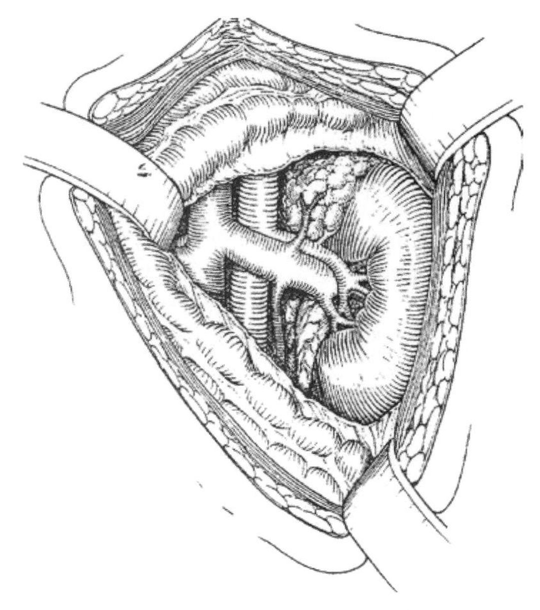

▲ 图 9–22 显露左肾及动脉

• 在靠近下腔静脉的肾静脉根部切断、结扎左肾静脉，再显露左肾动脉就变得容易。因为左肾静脉上有肾上腺、性腺以及腰静脉的回流，于根部结扎，不会影响肾脏静脉的回流（图 9–24）。

控制左侧肾蒂血管后，可切开 Gerota 筋膜，尽可能地清除血肿。必须注意不要将肾被膜从肾实质上剥离，因为这可能会导致大出血。接下来的步骤就是检查伤肾严重程度、清除血肿、修补缝合肾脏，并放置肾周引流管（图 9–25）。

在肾脏修复手术中不要反复阻断肾动脉，反复多次阻断会影响肾功能，一般肾脏热缺血时间控制在 1h 以内，术中在肾周用冰袋冷却肾脏可以适当延长热缺血时间。

手术的步骤包括打开 Gerota 筋膜、对伤肾创面进行清创、缝合或肾部分切除，这些步骤操作最多用 30min。肾盂集合系统用可吸收缝线缝合，以防止尿液外渗。循环稳定的患者中，只有不到 10% 的需要行肾切除术。

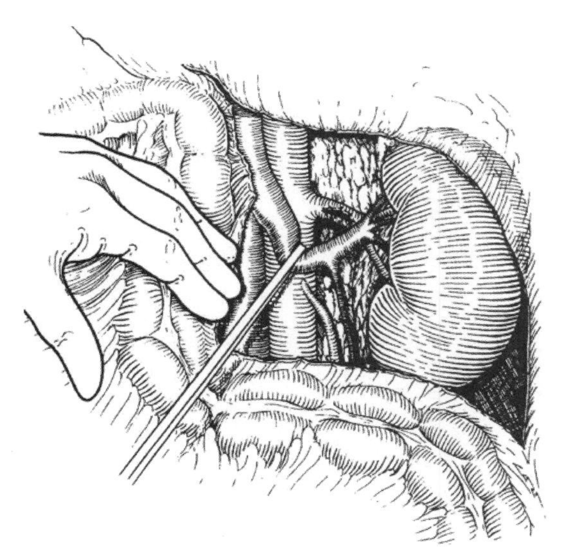

▲ 图 9–23　显露左侧肾静脉

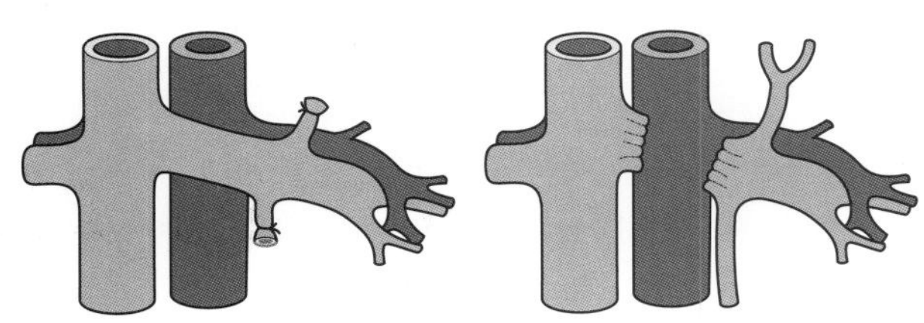

▲ 图 9–24　左肾静脉的结扎处理

可将肾被膜、大网膜、人工网状织物等覆盖并缝合于肾脏创面，再把肾脏放回 Gerota 筋膜内，尽量用吸引器将手术野血肿清理干净。

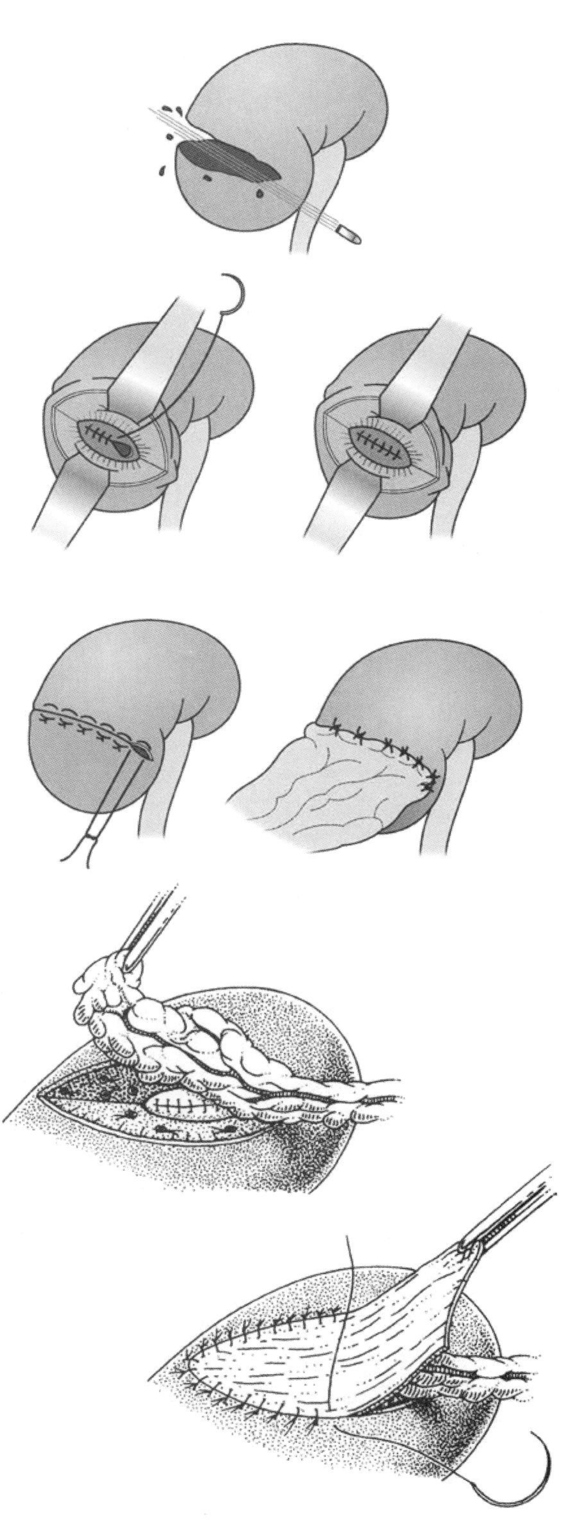

▲ 图 9–25　肾脏修复手术步骤

严重肾外伤合并尿外渗时，肾造瘘或输尿管支架置入可在手术中实施，也可根据具体情况在手术结束时进行。

5. 辅助材料

• 垫衬材料：如果肾脏创面缝合不满意，也不要将缝线拉得过紧，以免肾实质被勒出豁口，可以在缝合的地方垫衬生物材料，但不是必需的。

• 密封胶：肾损伤中尿外渗常见，如果集合系统缝合不满意，可以用组织密封胶弥补。

• 引流管：无论是肾切除还是肾修复手术，必须留置负压引流管，引流局部的尿液和血肿。

6. 术后并发症的处理

保守治疗最常见的并发症有尿囊肿、尿囊肿继发感染、肾周脓肿和迟发性出血，若诊断明确，应采取穿刺引流、输尿管支架管置入以及肾动脉造影 / 栓塞进行处理。

即便伤肾脏碎裂成几块，引流肾周尿囊肿也能促进恢复，避免败血症的发生。

高血压（Page 肾）是一种罕见的晚期并发症 [4]。

小贴士：Page 肾即肾外伤后，由于增厚的肾周围瘢痕压迫，肾实质受压缺血，经肾素 – 血管紧张素轴的反馈调节最终导致高血压。

（三）输尿管损伤

输尿管损伤常常容易漏诊，往往出现并发症或肾功能恶化时才被发现。

1. 诊断

输尿管损伤有 50% 的病例甚至都没有镜下血尿。输尿管损伤主要是贯通伤造成，而输尿管撕脱和断裂多发生在钝性损伤，特别是儿童容易发生。如果高度怀疑输尿管损伤应该行大剂量静脉肾盂造影，但也有漏诊的可能。术中静脉或输尿管内注射靛胭脂或亚甲蓝可以帮助诊断和及时发现。

2. 手术治疗

首先是在显露腹膜后大血管的同时就能显露双侧的输尿管。输尿管损伤罕见，通常见于开放性的贯通伤，外伤的部位非常明确，只需对局部升结肠或降结肠后面进行探查就能够发现。输尿管血供少，应尽量减少对输尿管周围组织的分离。靠近肾脏的输尿管损伤，手术中的显露是将周围脏器移向内侧，与前述的显露肾脏方法相同。靠近膀胱附近的输尿管损伤可以打开盆腔腹膜进行探查。

(1) 循环不稳定的患者：循环不稳定的患者首先要处理危及生命的器官损伤，而后再探查和处理输尿管的损伤，理想的情况是在手术台上进行静脉肾盂造影明确诊断。

输尿管损伤不会危及生命，最初的紧急的抢救手术可以不必顾及输尿管的修复，简单的留置输尿管支架管或将输尿管断端结扎，不需特殊处理，待日后专门进行输尿管的修复手术。输尿管损伤的误诊和漏诊直接影响到修复手术能否成功。结扎输尿管后应立即行经皮肾穿刺造瘘。

循环不稳定的患者若伴有结肠损伤，尤其是需要结肠切除术的患者，行肾切除手术也是正确的选择。

(2) 循环稳定的患者：病情稳定且输尿管损伤的部位组织新鲜，行单纯间断的对端缝合，并留置双 J 管（图 9–26）。

输尿管支架（双 J 管）留置 4～6 周比较安全，如果是锐器伤，清创范围小，可不用留置输尿管支架，但在枪伤中则必须留置，留置输尿管支架能够减少和避免尿外渗。

肾盂 – 输尿管连接部及其附近的损伤也以同样的方式进行处理，但需要同时行肾造瘘术。

输尿管损伤部位在骨盆内，最好采用输尿管 – 膀胱抗反流的再植手术。

也有一些特殊的修复方法，包括于结肠后方将伤侧的输尿管与对侧输尿管进行端 – 侧吻合和用膀胱瓣代替下端输尿管，与近端输尿管进行吻合。

损伤导致输尿管长段缺失，不能与对侧输尿管进行吻合的情况下，可行输尿管皮肤造口术，如果局部损伤严重也可以考虑肾切除，这种情况

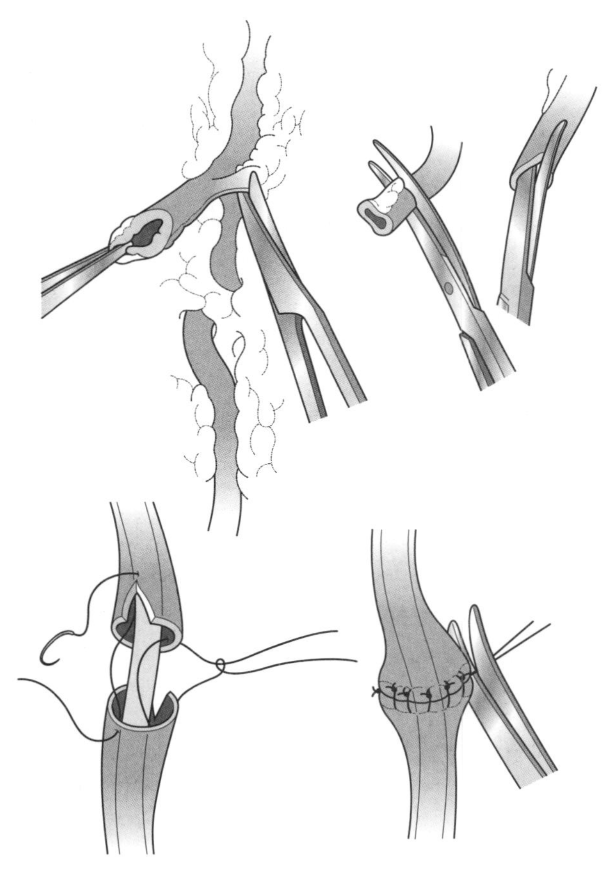

▲ 图 9-26　输尿管缝合技术

极其少见。

术后通常要留置尿管和耻骨上膀胱造瘘，于腹膜后输尿管吻合处放置引流管。

3. 并发症

并发症包括因输尿管术后狭窄引起的肾积水、吻合口漏液和尿囊肿继发感染，这些情况常见于漏诊的病例，需穿刺引流处理。

（四）膀胱损伤

主要由钝性损伤引起，约 8% 的骨盆骨折伴有膀胱损伤。贯通伤是由枪伤、刺伤和医源性损伤造成，也可见于骨科骨盆手术造成。

1. 诊断

膀胱损伤的症状和体征各有不同，常表现为不能排尿、肉眼血尿和腹痛。几乎所有的患者都有血尿。腹部压痛部位往往弥漫、不固定。

腹膜内膀胱损伤可有血肌酐、尿素升高和血钠降低，这些变化见于伤后一段时间才出现。血肌酐升高是由于尿液经腹膜吸收所致。

超声和 CT 可显示腹腔内有游离液体、膀胱内有血块。注意膀胱的形状与充盈状态和超声探头的下压深浅有关。在腹部 CT 检查的同时做膀胱造影可以鉴别腹膜内和腹膜外的膀胱破裂。

膀胱造影在急诊室是首选的诊断方法，将稀释的造影剂经导尿管注入膀胱，注入的造影剂能够使膀胱充盈（7ml/kg 体重），同时要拍正位和侧位 X 线片，排空造影剂后再次拍片。一般注入稀释造影剂的量至少 350ml。

膀胱造影时如果 X 线片上能够看到肠襻和腹膜的轮廓，则提示为腹膜内膀胱破裂；而沿骨盆边缘能看到造影剂，或在阴囊、闭孔等区域能看到造影剂，则提示为腹膜外膀胱破裂。

2. 处理

腹膜内膀胱破裂应急诊手术治疗，一部分腹膜外膀胱破裂可以保守治疗，若保守治疗失败再行手术。绝大多数膀胱贯通伤需要立即手术。

非手术治疗：无论是留置导尿还是耻骨上穿刺造瘘都要选择较粗的管，留置时间不少于 2 周。钝性损伤大多为腹膜外膀胱破裂，上述处理多能愈合，日后行膀胱造影仍显示有造影剂渗漏，再行手术治疗。膀胱颈损伤、骨盆骨折的碎片刺破进入膀胱、尿液感染和同时伴有女性生殖器官的损伤都不适合非手术的保守治疗。手术中探查腹部其他器官损伤的同时，实施膀胱破裂的修补手术非常简单，但如果盆腔内有大血肿，修补手术中尽量不要干扰血肿，以免加重出血。

3. 手术治疗

膀胱修补手术简单，用可吸收缝线修补，术后并发症很少。

为了避免手术过程中干扰盆腔血肿而加重出血，手术的入路应该选择下腹正中切口，先进入腹腔，再切开膀胱，在膀胱内进行修补。如果是枪伤，膀胱必有两处伤口，必须仔细探查确定，必要时需扩大膀胱的切口便于探查，同样应在膀胱腔内进行修补手术。腹膜外的膀胱破裂采用单层荷包缝合即可，而腹膜内破裂则应分层缝合。

如果膀胱与后尿道离断，患者处于休克状

态，尿少以及尿液外漏到盆腔，膀胱充盈不好，耻骨上膀胱穿刺造瘘就非常困难，推荐的方法是在超声引导下，将单腔的深静脉导管置入膀胱，注入温盐水将膀胱充盈，同样在超声引导下行耻骨上膀胱穿刺造瘘。

在所有病例中，必须确认两个输尿管开口的位置和喷尿情况。如果缝合位置靠近输尿管开口，应放置输尿管支架。

无论导尿管还是耻骨上膀胱造瘘管都应选较粗的，有些患者需留置导尿管同时也做膀胱造瘘。膀胱造瘘管应从腹膜外引出，耻骨后间隙放置引流管。多数病例在 10～14 天后做膀胱造影，然后拔除耻骨后引流管。

（五）尿道损伤

尿道损伤在所有泌尿生殖系器官损伤中后遗症最为严重，如尿失禁、勃起障碍和尿道狭窄，应尽早解决这些问题。

1. 诊断

骨盆骨折伴有尿道口溢血，提示有尿道损伤可能。钝性损伤往往会引起后尿道断裂。

在插入导尿管之前必须进行直肠指诊，前列腺位置上浮表明有尿道断裂。女性尿道断裂非常罕见。

一旦怀疑尿道断裂，可采用以下两种方法进行诊断。

- 用一条细的导尿管，从尿道口插入，越过舟状窝，注入造影剂后拍斜位 X 线片。
- 有一点尤其重要，盆腔血肿提示可能有复合伤，更好的方法是急诊不用处理尿道断裂，而是等膀胱充盈能够触摸得到的时候行耻骨上膀胱穿刺造瘘。在病情得到控制的情况下，再行膀胱造影和尿道膀胱镜检查。

2. 处理

耻骨上膀胱造瘘：最主要的是立即行膀胱造瘘，引流尿液。可以开放手术造瘘或者是在剖腹探查手术时顺便做膀胱造瘘，也可以行耻骨上膀胱穿刺造瘘。开放手术的单独膀胱造瘘应选择下腹部低位的正中切口。经腹腔行膀胱造瘘可以避免干扰盆腔的血肿，在复合伤的剖腹探查手术时做膀胱造瘘也要遵循同样的原则。

耻骨上膀胱穿刺造瘘有专门穿刺套装。该操作需要膀胱充盈状态下进行，并在超声引导下操作。如果膀胱充盈不满意，可以在超声引导下将较细的深静脉的导管穿刺进入膀胱，注入生理盐水，使膀胱充盈后再行膀胱穿刺造瘘。

3. 尿道断裂

尿道损伤常伴有骨盆骨折，尤其是耻骨上支有移位的骨折，尿道损伤的临床表现为尿道口溢血、血尿和前列腺移位，没有这些表现也不能排除尿道损伤。

男性尿道分为两部分。

- 后尿道由前列腺尿道和膜部尿道组成，损伤的部位是在尿道膜部，即前列腺尖端与盆底筋膜之间。
- 骨盆骨折容易造成膜部尿道的损伤，因为耻骨前列腺韧带固定前列腺尖部（膜部尿道的位置），当骨盆骨折时，韧带会对膜部尿道施加剪切力，造成尿道膜部的损伤。
- 膜部尿道的远端为前尿道，大部分前尿道游离度大，不容易受伤，只有会阴部的尿道球部容易受伤，通常见于骑跨伤。

尿道损伤的传统治疗方法是耻骨上膀胱造瘘引流尿液，然后转诊到有专科的医院行尿道重建手术。有些专家推荐用尿道镜和经膀胱的软镜行双镜联合手术，恢复尿道的连续性，一般在伤后 1 周内进行。

前尿道损伤后期常伴有尿道狭窄。

尿道修复。

对下列情况建议立即手术治疗。

- 后尿道损伤和大部分前尿道的开放性损伤。
- 直肠损伤和膀胱颈损伤合并有后尿道损伤。
- 尿道断裂的两个断端距离大。
- 阴茎折断。

对于前尿道损伤，建议采用精确的对端吻合术；而对于膜部尿道损伤，首先实施导尿，留置导尿管支撑 3～4 周即可。若导尿不成功则需行尿道会师手术，或者通过用尿道镜和经膀胱的软镜行双镜联合手术，留置导尿管恢复尿道的连续性。

仅仅是耻骨上膀胱造瘘的患者，应在伤后 3 个月复查，再进行尿道修复手术。

尿道损伤一期恢复尿道连续性的处理比延期的手术修复效果好，当盆腔有大的血肿时，建议在损伤后第 8～10 天进行延期修复。

（六）阴囊外伤

1. 诊断

阴囊超声检查最常用于睾丸钝性损伤的诊断，并能对睾丸扭转、破裂和血肿进行鉴别。

2. 处理

阴囊血供非常好，一般的外伤通常只需清创缝合。

如果睾丸鞘膜破裂，应尽量切除被外伤挤出来的曲细精管，缝合关闭睾丸鞘膜，以免日后出现机体产生抗精抗体的自身免疫反应。

阴囊皮肤缺失伴睾丸外露，这种情况有时候在烧伤后的患者能够见到，通常可以通过在大腿内侧转移皮瓣进行修补，对睾丸影响不大。

（七）女性生殖器官外伤和性侵犯的损伤

女性生殖器官外伤通过局部体检和阴道窥器检查可明确诊断，并要排除是否合并尿道和肛门直肠的损伤。必须仔细询问相关病史，所有的检查必须获得的患者和家属的知情同意。

所有性侵犯所致的外伤报告都应由医生填写，尽可能避免漏诊，并最低限度地减少患者的精神创伤。

处理：外阴和阴道的裂伤可以在局麻或全麻下缝合，阴道内纱布填压 24h 后取出，以减轻局部水肿。

在剖腹探查手术的处理中，包括盆腔受伤器官的缝合、子宫和（或）卵巢切除术等。应用催产素可以减少子宫出血。结肠损伤应结肠造口，避免污染所引起的继发感染。

除此之外，对被性侵的患者应给予心理方面的关心和疏导。

被性侵的患者应在受伤后 3h 内实施抗病毒治疗，效果更好，同时也要根据标准流程方案，采取措施预防性传播疾病和妊娠。被性侵的患者血液检测包括 HIV、乙型肝炎、血常规、肝肾功能等；以便后续的随访，并监测 HIV 的状态。

（八）妊娠子宫的损伤

必须按照最新的创伤生命支持指南的推荐对母亲和胎儿进行积极救治。需要手术时，应选择腹部正中切口。如果只是胎儿宫内死亡最好行引产处理（另见第 14 章“妊娠期创伤”）。

（申占龙　李　明　张学民　张大方
饶　锋　陈　博　黄晓波）

第 10 章　骨　盆

The Pelvis

骨盆骨折由低能量或者高能量损伤引起，包含骨盆环骨折和髋臼骨折，主要是钝性损伤。高能量损伤时，合并其他脏器损伤的可能性为65%，通常累及腹部和盆腔脏器。在血流动力学不稳定的严重骨盆骨折患者中，发生相关损伤的风险为90%，发生盆腔外出血的风险为50%，腹腔内出血的风险为30%。

盆腔出血作为“隐藏性出血源”之一，其严重程度仍被低估，或完全忽略。急性期死亡的主要原因是出血，随后是血肿和盆腔软组织感染及相关的多器官功能衰竭。骨盆骨折的总死亡率为5%～16%，入院时低血容量休克患者的死亡率上升到30%。开放性骨盆骨折是由高能量损伤引起，死亡率高达50%。严重的骨盆骨折常被称为“致命骨折”。

需要明确以下三个问题。

- 患者出现大出血的风险是否很高？
- 出血的来源是什么？
- 如何止血？

根据ATLS的原则，确定骨盆损伤的出血来源是初次评估的一个强制性步骤。早期eFAST和骨盆X线检查将指导初步决策。不稳定骨盆环骨折的识别及使用外部加压装置稳定和（或）减少骨盆容积可能是挽救生命的手段，必须在急诊室完成。严重骨盆损伤的救治需要一个多学科团队，包括受过创伤训练的外科医生、麻醉师、介入放射科医生和骨科医生。如果没有足够的经验，应考虑在患者情况允许的情况下尽早将患者转院到具有必要专业知识的机构。根据个人情况做出决定，需要考虑患者的状况、受伤机制、可用资源和处理这些复杂损伤的经验。

骨盆损伤的标准治疗方案已经被证明可以降低死亡率，并且应该在每个治疗骨盆损伤的医院中实施。

一、解剖

骨盆的外科解剖是了解骨盆损伤的关键。

- 骨盆入口是一个非常坚固的圆形结构，但如果对其施加足够的力，通常会在多个点出现骨折。因此，单纯的骨盆环前部或后部骨折是不常见的，需要寻找骨盆环对侧的损伤。
- 导致骨盆环骨折的外力也会引起周围器官损伤。
- 盆腔分为真骨盆和假骨盆，真骨盆是指骨盆缘以下由骨盆结构围成的空间，位于骨盆入口和盆底之间。
- 大部分骨盆出血源于真骨盆。髂外血管位于假性骨盆内，很少因髂骨翼和髋臼骨折引起大出血。
- 骨盆有丰富的侧支血供，尤其是骶骨和回肠后部。骨盆的松质骨也有很好的血液供应。盆腔出血85%以上是静脉源性出血，主要来自骨折部位。但是，严重骨盆损伤合并血流动力学不稳定患者中，动脉性出血发生率高（> 50%）。外科医生治疗的重点是骨折、动脉出血和静脉出血。
- 尸检显示，盆腔血肿可容纳3000ml以上血液。但是，在严重骨盆骨折的情况下，如果腹膜后间室破坏，外部骨屏障不稳定，血肿可向上延伸至纵隔（“烟囱效应”）。如果盆底破裂，血肿可向下延伸至大腿内侧。
- 所有的髂血管、坐骨神经根，包括腰骶神经，输尿管横穿骶髂关节，该关节损伤可引起严重出血，有时可引起髂血管动静脉阻塞和神经麻痹。幸运的是，输尿管损伤很少见。

• 骨盆器官（膀胱、直肠和女性生殖器官）以及腹部器官（假性骨盆中结肠和小肠的一部分）在受到伤害时容易受到剪切力和挤压力的作用。

• 除了钝性挤压伤外，膀胱也可能因骨折穿透而破裂。

• 骨盆还有髋臼，髋臼是将重量转移到腿部的主要结构。不了解损伤机制或治疗不当将导致严重残疾。

二、分型

目前有两种最常用的分类系统：基于作用力的方向和位置（Young–Burgess 分型），或骨折类型可以判断骨盆环的稳定性（Tile 分型）。不同的分类系统都是基于骨折稳定程度，并且与出血风险密切相关。然而，没有哪一种骨折类型可以排除大出血。在实际应用中，这两个系统之间没有显示出显著差异[1]。

（一）Tile 分型[2]

Tile 分型是最常用的方法之一，它将骨折分为三种主要类型（A_1～C_3）。根据骨盆环骨折的严重程度，使用 Tile 分型法可将骨盆环骨折分为三种亚型。

1. A 型：完全稳定

骨盆后环完整，很少与大出血有关。然而，在极少数病例中严重的髂骨翼骨折脱位可导致大出血。A 型骨折包含单独的髂骨翼或耻骨支骨折，主要由直接挤压引起（图 10–1）。这些都是稳定的骨折，可以进行保守治疗（图 10–2）。

2. B 型：垂直稳定，旋转不稳定

B 型骨折分为外旋不稳定（B_1）和内旋不稳定（B_2）（有时一侧内旋不稳定而另一侧外旋不稳定 B_3）。

B_1 型：这是最常见的骨折类型，也称为“开书样”骨折。由于骨盆前环损伤［耻骨联合分离和（或）耻骨上、下支骨折］合并后环骶髂关节前或后韧带的断裂，出现水平（外旋转）不稳定。B1 型骨折对骶骨本身的影响很小。骨盆容积增大会导致大出血。由于存在旋转，下尿道、直肠、阴道损伤及严重的软组织损伤在这些病例中很常见。需要内部或外部稳定。

B_2 型：发生率较低，属于侧方挤压型损伤，导致骨盆环内旋不稳定，后方骶骨出现压缩，主要损伤在耻骨支。前方的骨折块可以导致膀胱穿孔，骨盆膈软组织严重撕裂伤可引起低血容量休克；在这些病例中，可看到下泌尿生殖道和直肠损伤。

B_3 型：这是 B_1 和 B_2 复合型损伤。

3. C 型：旋转及垂直均不稳定

由于骨盆前后骨折和（或）脱位（骶髂关节完全破坏或移位的骶骨垂直性骨折），骨盆存在完全的水平和垂直不稳定。高处坠落以及机动车碰撞中仪表板撞击产生的前后向剪切力会导致此类骨折（耻骨联合分离或耻骨支骨折合并骶髂关节完全断裂或移位的骶骨垂直性骨折）。C 型骨折可累及一侧骨盆（C_1 或 C_2）或双侧骨盆（C_3），由强大的机械暴力引起。由于骨盆后环剪切性脱位，大动脉出血的风险最高。C 型骨折是所有骨盆骨折中最常见的致死性骨折。严重的脱位会使盆腔器官（膀胱、尿道、直肠、阴道、坐骨神经和股神经）处于高风险状态。极端加速 / 减速力也会增加腹腔内和腹膜后器官剪切损伤的风险（肠、肠系膜、肾动脉）。

4. 自杀者骨折（JUMPER 骨折）

JUMPER 骨折是一种特殊类型的 C 型骨盆环骨折。骨盆环后部的完整性，以及腰椎到骨盆的完整性都完全消失了（也称为“脊柱骨盆分离”）。这种损伤的显著特点是骨盆前环通常没有破裂，这使得普通的 X 线片很难识别。高处坠落时双脚着地会导致 JUMPER 骨折。当脚接触地面时，骨盆停止向下移动，但身体其他部位没有，导致脊柱和骶骨内侧部分（正好位于下腰椎的下方）骨折并向下“推”入骨盆（图 10–1）。这种损伤可能有出血，经常影响坐骨神经和骶神经，导致马尾综合征。准确诊断需要 CT。

5. 髋臼骨折

髋臼骨折不涉及骨盆后环的完整性。但有些

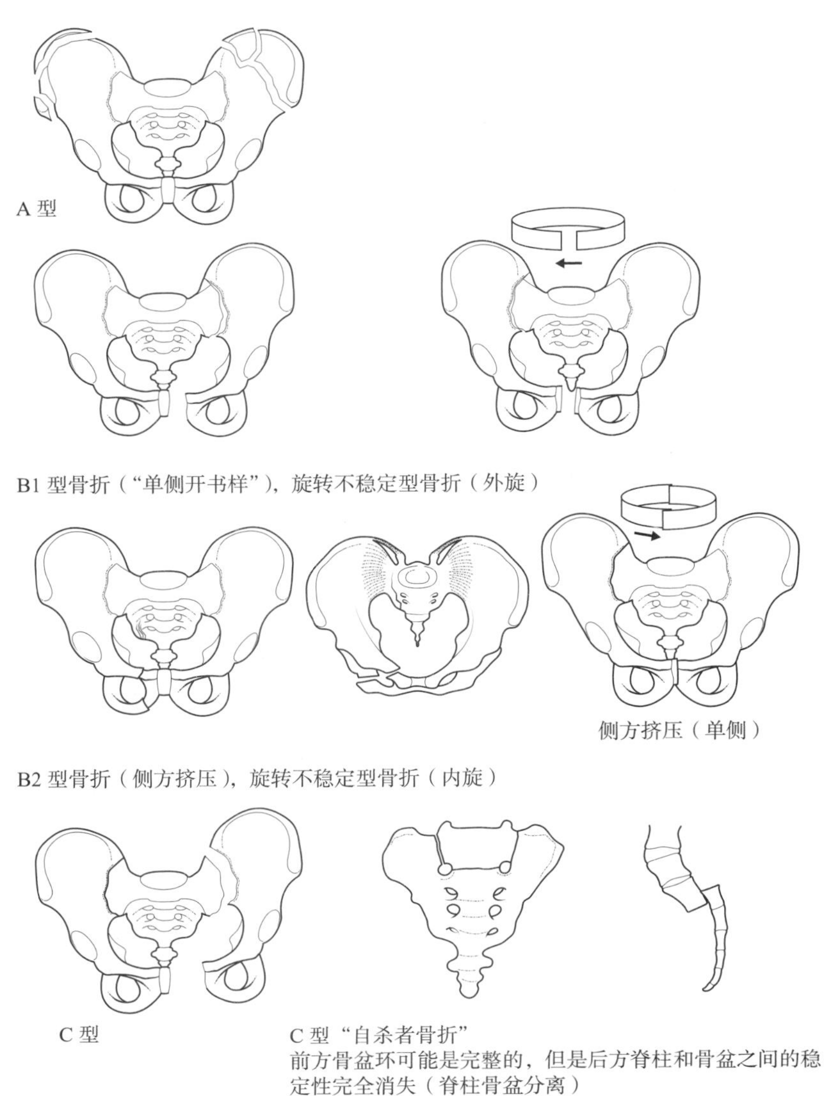

▲ 图 10-1　骨盆骨折 Tile 分型

髋臼骨折易误诊，并容易与骨盆环损伤混淆，尤其是髂骨翼的主骨折块累及骶髂关节附近时。髋臼骨折相关的大出血是罕见的，很少涉及主要的髂内血管。但是，髋臼骨折严重脱位也可能累及髂外血管，导致出血或钝性动脉损伤并血栓形成。

6. 混合型骨折

在某些情况下存在混合型骨盆骨折，包括骨盆环和髋臼。骨盆环和髋臼骨折都是单独分类的，这些混合型骨折并没有分类。临床上，移位最明显的位置最可能是出血来源。

（二）Young-Burgess 分型 [3]

该分型主要基于造成损伤的力的方向：前后挤压Ⅱ型和Ⅲ型，侧方挤压Ⅲ型和垂直剪切型骨折的特征是主要韧带断裂。垂直剪切型骨折由垂直暴力引起，而复合机制骨折包括骨盆环破裂，但不属于任何一类。

1. 前后挤压（1、2、3 型）

• 1 型：稳定性损伤，伴有耻骨联合的分离（＜ 2.5cm），没有后方稳定结构的损伤。

• 2 型：旋转不稳定性损伤，耻骨联合分离（＞ 2.5cm）和骶髂前韧带断裂。

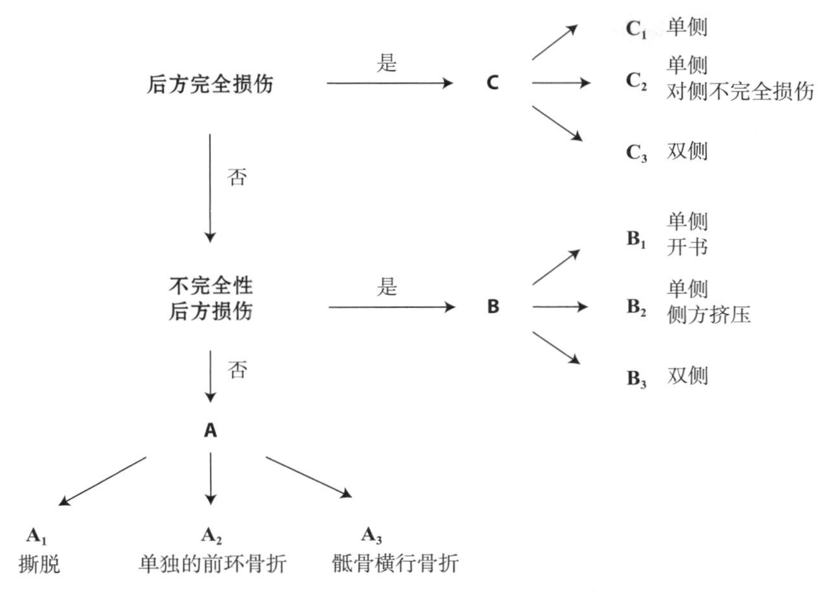

▲ 图 10-2 骨盆骨折 Tile 分型总结

- 3 型：旋转和垂直不稳定损伤，耻骨联合分离（＞2.5cm 分离）和骶髂关节前后韧带完全断裂（图 10-3 和图 10-4）。

2. 侧方挤压（1、2、3 型）

- 1 型：稳定性损伤，包括耻骨支骨折和同侧骶骨的稳定性压缩骨折。轻微或无内旋畸形。
- 2 型：旋转不稳定性损伤，包括耻骨支骨折、后方不稳定性骨折 / 同侧骶髂关节脱位，伤侧半骨盆内旋畸形。典型的 2 型表现为经髂骨 – 骶骨（新月形）骨折脱位。
- 3 型：旋转和垂直不稳定性损伤，伴有同侧和对侧后环结构损伤（“吹风样骨盆”）。

3. 垂直剪切

垂直剪切型损伤包括耻骨联合完全破坏（伴有或不伴有耻骨支骨折）和骶髂关节完全断裂（伴有或不伴有髂骨翼和骶骨骨折）。伤侧骨盆受到外旋和垂直方向的力量，导致旋转和垂直不稳定。

4. 混合机制

上述类型的混合，伴有血流动力学不稳定。

三、临床检查与诊断

如果遵循 ATLS 指南，骨盆骨折应易于识别（沿骶髂关节至耻骨联合的骨盆边缘进行临床触诊，对于不能行走的钝性损伤患者，常规行胸部 X 线和骨盆 X 线检查）。在没有 X 线设备的情况下，从骶髂关节到耻骨联合的骨盆边缘轻轻的双手触诊来进行体格检查。髂前上棘高度在 C 型损伤中有差异。任何明显的触诊空虚或肿胀都表明骨盆环损伤。在没有这些症状的情况下，可以用双手轻轻地侧向和前后挤压骨盆（不要分离！）。任何感觉到的不稳定都表明存在严重的骨盆不稳，伴有危及生命的出血，需要采取适当的措施。但是，没有临床不稳定并不能排除不稳定骨盆骨折。1/3 的骨盆环骨折的创伤患者在到达医院时存在循环不稳定。为了排除这些患者的腹腔内出血，需要 eFAST。骨盆骨折相关的腹膜内膀胱破裂导致腹腔积液。然而，超声并不能区分血和尿。

检查皮肤可发现腹股沟、会阴或骶骨区有开放性伤口，说明是开放性骨盆骨折，骨折畸形明显。如果发现会阴损伤或血尿，在患者一般状况允许的情况下，从下往上对泌尿道进行放射学评估（逆行性尿路造影，随后进行膀胱造影或 CT 膀胱造影，然后酌情进行排泄性尿路造影）。查体时发现尿道口滴血，表明可能存在尿道断裂。没有足够的证据证明，轻轻地试图插入一个 Foley 导管，尿道部分断裂会转变为完全断

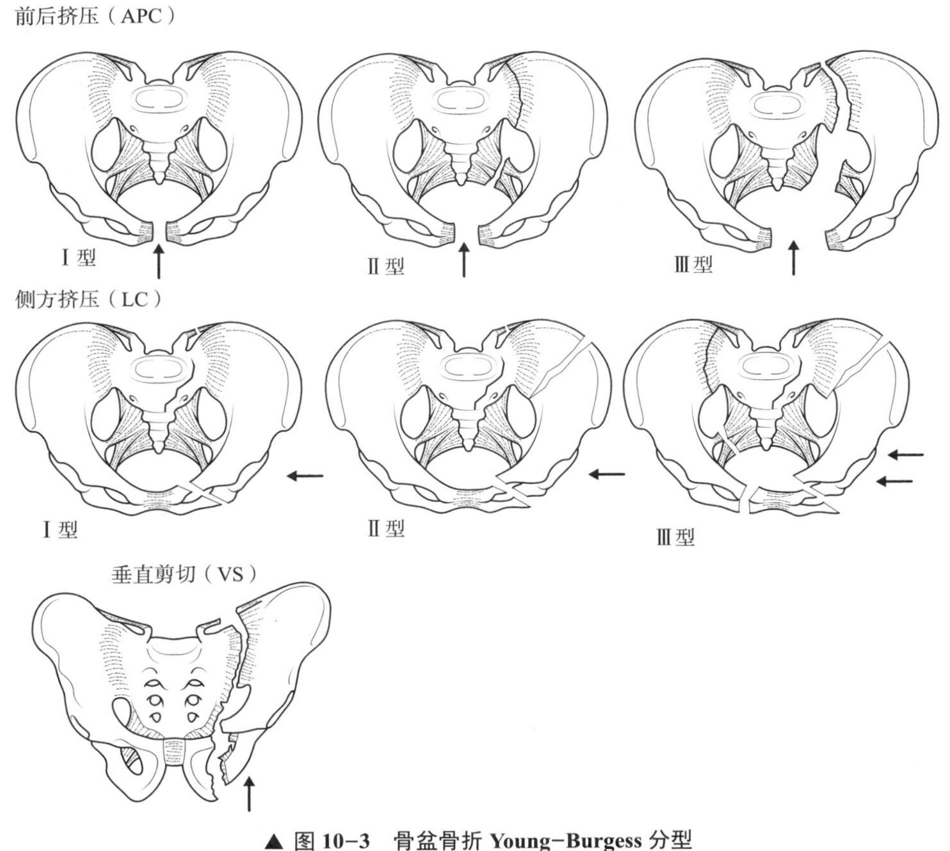

▲ 图 10-3 骨盆骨折 Young-Burgess 分型

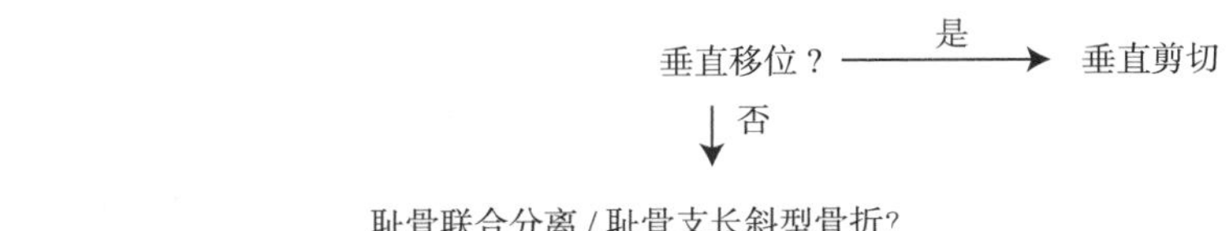

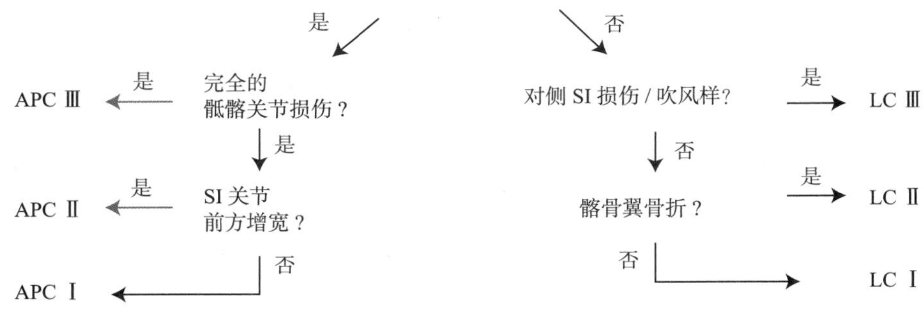

不适合？ → 混合型

▲ 图 10-4 骨盆骨折 Young-Burgess 分型总结

裂。如果不能很容易地通过导尿管并流出干净的尿液，则必须进行尿路造影。尿道口有血液或高位前列腺时应该提高警惕性，请操作熟练的人非常小心地插入尿管。如果不能很容易地通过导尿管，需要行膀胱尿道造影来确定可疑的尿道损伤。如果有阻力，应该行耻骨上膀胱造瘘。

检查肛门可以发现括约肌撕裂。肛门指诊（女性，阴道检查）可能显示直肠内有血和（或）

直肠壁不连续，表明直肠裂伤，阴道也有类似情况。男性患者触诊前列腺；前列腺高位提示尿道完全撕裂。对会阴区、肛门括约肌、股神经和坐骨神经进行全面的神经检查。

对于血流动力学稳定的患者，CT 扫描是首选的诊断方法，而 CT 血管造影尤其有帮助。

四、复苏

骨盆骨折患者复苏重点与标准没有区别。这些损伤会导致血流动力学不稳定，抢救者应该控制这种情况。管理基于血流动力学状态。由于骨盆有继续出血的可能，这些患者需要紧急控制出血。目前，大多数治疗方案依赖骨盆稳定和介入放射治疗，单独或联合使用。对于血流动力学极不稳定的患者，或血管造影不可用时，需要采取其他的损伤控制手段。

由于骨盆出血通常与创伤性凝血病有关，早期血液和凝血因子替代治疗是必需的。对此类患者，应常规进行 VHA。容量复苏应以血液和血液制品为基础，以防止进一步稀释性凝血病。

（一）血流动力学正常患者

通常损伤部位需要外固定或切开复位内固定，以增加骨盆的稳定性、降低残疾。这类患者治疗不是非常紧急，如果是单纯的骨盆骨折，可以行急诊手术或者在创伤后 1 周左右进行手术。

（二）血流动力学稳定患者（短暂反应）

对初次容量复苏有反应的患者需要对骨盆环进行外固定，增加稳定性。骨盆环的外固定有几种主要方法。

- 使用医院床单或者特殊的装置，如骨盆带或者创伤性骨盆矫形装置（traumatic pelvic orthotic device，T–POD），环绕骨盆进行外部加压。此类装置应用于急诊室或院前阶段。
- 外部加压装置易于放置，如床单或创伤性骨盆矫形装置，但与外固定架或 C 形钳相比，它们对骨盆的稳定性较差。此外，进入腹部或股动脉的途径也受到限制。此外，重症监护室护理也受到这些装置的阻碍。因此，外科医生应该考虑在手术室内将床单或创伤性骨盆矫形装置更换为外固定架。
- 外固定架可应用于髂骨翼或髋臼上区域（髂前下棘）。后者在技术上更难，但是它使骨盆环更加稳定。
- C 形钳应用于骶髂关节附近，可以有效地闭合骨盆后环。如果出现髂骨后侧骨折，使用 C 形钳比较困难，甚至不能使用。在使用 C 形钳之前，需要进行骨盆 X 线检查，以排除 C 形钳入钉点附近的髂骨骨折（图 10–5）。

如果患者在外固定术后仍有出血，则需要采取其他的止血措施，如介入性血管造影或盆腔填塞（见下文）。

误区：加压装置不能放置得太低，也不能太高。以股骨大转子为中心，加压之前内旋双下肢。这样才能优化力的传导，力量从髋臼至骨盆中央，同时挤压骨盆环的前部和后部。

（三）血流动力学不稳定患者（无反应）

严重骨盆骨折患者可能对任何液体复苏或血液制品复苏无反应。这些患者容易迅速失血，需要立即采取措施控制出血。

如果认为出血是动脉性出血，尤其是 CT 扫描中发现造影剂外渗，则有指征使用 REBOA 作为一种暂时性止血手段，直到可以进行血管栓塞（另见第 16 章“四、经验和教训”）。

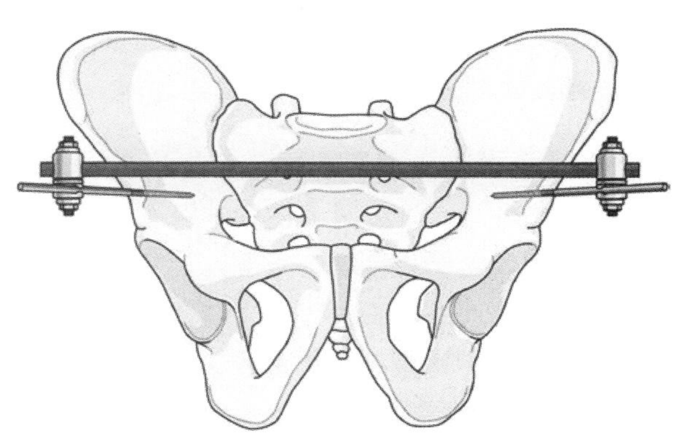

▲ 图 10–5 骨盆外固定架

• 治疗的目的是通过临时手段减少盆腔出血，并找到可能的出血部位。

• 如前所述，使用骨盆带或床单是治疗的第一步。对于C型骨折，C形钳可能是有益的，而且可以迅速应用。然而，快速而正确地应用骨盆带比花费太多的时间在C形钳上更好[4]。

• 骨盆X线检查有助于骨盆带的使用。骨盆X线可以显示骨折移位的方向，指导骨盆带的用力方向。

• 血管栓塞或REBOA时需要进入腹股沟区（一般是股动脉）。使用骨盆带时会阻挡这个区域，但是可以重新调整骨盆带的位置。血管栓塞或REBOA植入过程中，需要稳定不稳定的骨盆环。

• 根据可以使用的资源，腹膜外盆腔填塞或介入性血管栓塞是控制出血的下一个手段。如果没有其他迫切需要外科干预的损伤，而且在短时间内可使用，可以选择骨盆血管栓塞术。在栓塞的整个过程中能够进行全面的复苏，因此，血管造影地点过远或造影空间太小并不适合这类患者。

• 如果患者接受了CT检查，发现造影剂外漏，最有效的治疗手段是血管栓塞。

• 如果血流动力学没有改善，血管栓塞应优先于盆腔填塞[5]。盆腔填塞对主要动脉出血基本无效，但会减少盆腔容积和填塞静脉出血。80%～90%的骨盆出血来源于静脉，因此在几乎所有动脉出血的病例中，都伴随有静脉出血。

• 血管栓塞和盆腔填塞这两项技术相互补充。

骨盆填塞之后，如果存在持续性出血，可能需要进行血管栓塞，反之亦然。

• 对于血流动力学极不稳定的患者（“处于极端状态的患者”），钳夹胸主动脉可以暂时性稳定血流动力学，减少动脉性骨盆出血，为液体复苏争取时间。

• REBOA可用于近端出血控制（分叉水平的Ⅲ区），或同时用于出血控制和复苏支持（胸主动脉水平的Ⅰ区）。

• REBOA可作为严重骨盆创伤患者确定性止血治疗之前的桥接治疗手段。

误区：REBOA以及夹闭胸主动脉并不会止血，只是为其他治疗手段争取了时间。使用REBOA时，需要计划好下一步止血治疗措施，并在之后立即执行。

五、外固定

传统的外固定不能提供足够的稳定性或加压作用。一般情况下，外固定架最适合前后挤压和侧方挤压型骨折，骨盆C形钳最适合垂直剪切型骨折。手术入路如下。

（一）髂嵴入路

这种方法无须透视成像，是急诊室外固定的首选方法；技术要求较低，可以迅速完成，但是失效率较高。

（二）髋臼上入路

这需要在C型臂透视引导下完成，需要可透视的骨科手术床，入钉点更精确。它的主要好处是具有更高的抗失败能力，因为固定针通过更坚固的骨质，通常情况下只需要一枚针。

（三）骨盆C形钳

骨盆C形钳应用于骶髂关节水平接近骨盆最大直径的位置，能够更有效地行骨盆加压。使用骨盆C形钳的技术难度更大，而且不是所有的创伤中心都开展此项技术。

六、剖腹探查术

如果患者循环极不稳定或其他损伤需要手术治疗，或无法尽快或者无法行血管造影，谨慎的做法是行剖腹探查手术，用于止血或排除腹腔内出血。在这种情况下，腹部切口的下缘位于脐下几厘米。如果出血的主要来源是骨盆，出现较大或持续扩大的盆腔血肿时，考虑在完整腹膜的情况下行腹膜外填塞，而且最好先进行这项操作（即在剖腹手术之前）。骨盆填塞对固定的骨盆环最有效（外固定）。如果盆腔出血持续存在，可能需要探查并直接缝合或结扎主要损伤血管。

对于不稳定的患者，必须排除其他腹腔内出血的可能。考虑损伤控制手术（另见第 6 章）。

- 使用负压技术（三明治）暂时关闭腹壁更好。
- 在损伤控制性手术后应进行血管造影，以通过栓塞出血血管来控制任何残留的盆腔出血。应考虑腹膜外盆腔填塞。

对于较稳定的患者，如果出血持续存在，则探查骨盆并填塞该区域，缝合或结扎主要损伤血管，修复解剖结构（膀胱和直肠），根据需要行膀胱造瘘术和（或）结肠造瘘术。如果在这个阶段有必要和可能，对于非复杂性骨折类型，如耻骨联合分离，可以进行骨盆环内固定。所有复杂类型的骨折均需外固定。

在最初的出血得到控制后，一般的损伤控制性手术原则适用于腹膜外盆腔填塞术，当患者生理功能恢复后（36～48h），患者被送回手术室进行确定性手术。

误区：需要注意的是，骨盆填塞物留在体内的时间越长，盆腔脓毒症的风险就越大。确定的骨盆内固定术最好尽早进行，但时机显然取决于患者的一般情况。

正式的治疗流程已经被证明可以降低骨盆损伤的死亡率，并且应该在每个治疗骨盆损伤的医院中实施。

开放性骨盆骨折平均需要 15U 血液。为避免稀释性凝血病，应制订大输血方案。容量复苏只是治疗出血性休克的一种辅助手段，最重要的是止血。VHA 在监测和纠正任何可能出现的凝血障碍方面是非常宝贵的。

七、腹膜外填塞

80%～90% 盆腔出血是静脉性出血，来源于骨盆周围的多个静脉丛。这种出血不能通过动脉栓塞来控制。骨盆环稳定之后，正确实施的腹膜外盆腔填塞术能够控制静脉和部分动脉出血。在最有效的填塞技术中，填塞是在真骨盆中完成的。

1985 年，Pohleman[6] 首次对 EPP 进行了描述，Ertel[7] 于 2001 年 7 月、Smith[8] 于 2005 年进一步描述了该技术。最初的技术更激进，但目前是沿骨盆缘填塞髂外血管的下方或者内侧。

世界急诊外科学会（World Society of Emergency Surgery，WSES）[9] 指南建议首选盆腔填塞术（尽管推荐水平较低），而 EAST 指南建议血管栓塞术是治疗骨盆出血的首选方法 [10]。对照研究并不会提供更多的证据。因此，当地创伤系统中必要资源的可用性将影响外科医生在这方面的决定。

如果出血来源有疑问，FSAT 或诊断性腹腔灌洗结果为阳性，则最好进行剖腹探查治疗或排除腹腔内出血。如果盆腔血肿较大或扩大，应沿着腹膜边缘，从中线进入腹膜前间隙，进行腹膜外盆腔填塞（图 10–6）。

如果排除了其他出血来源，腹膜外盆腔填塞术可以经耻骨上下腹正中切口完成，不进入腹腔。

腹膜外填塞技术 [11, 12]

患者取仰卧位，为提供足够的稳定性，可以使用前方外固定架（在双侧髋臼上方分别植入 1 枚斯氏针）或者 C 形钳。

- 耻骨上正中切口，长约 5cm，显露腹直肌前鞘。
- 从中线分开前鞘，直到可以直接触诊到耻骨联合（已到达腹膜前平面），注意保护膀胱预防其损伤。从耻骨联合，沿着骨盆边缘向两侧、向后到达骶髂关节（首先感觉到骨不连续）。首先处理大出血侧（最常见的是骶髂关节分离一侧）。
- 将膀胱和直肠推向对侧，然后钝性分离至盆底，避免损伤该区域的血管和神经。
- 从后侧开始填塞该空间，从骶骨尖端的远端开始，然后向上向前填塞。
- 在另一侧重复该步骤。

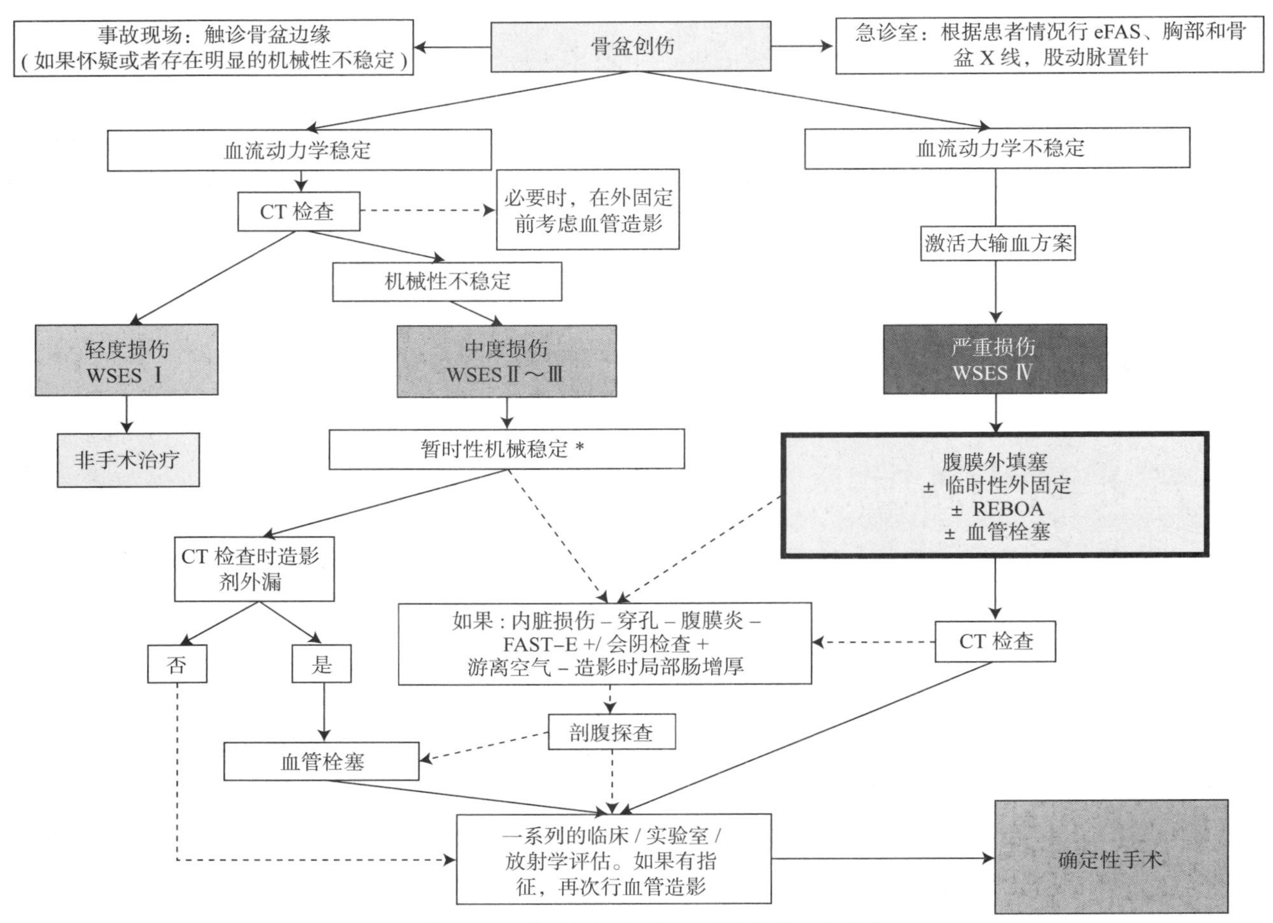

▲ 图 10–6 世界急诊外科学会骨盆骨折处理指南

• 有效地填塞骨盆，也能解决动脉出血。这需要加压填塞。如果骨盆和盆底完整，一侧能够容纳三个大的腹部棉垫。在严重骨盆骨折中，有效的填塞可能需要更多棉垫（超过 10 包并不罕见）。填塞的数量由空间和填塞的力量决定。

• 闭合采用标准的损伤控制手术技术，包括负压吸引装置。

因为在腹部，应该在 24～48h 后取出填塞物。

八、合并损伤

只有在患者血流动力学稳定后，才能处理相关的损伤。合并其他部位出血的情况下，骨盆和其他部位的出血控制干预顺序取决于外科医生的个人选择。通常情况下，首先处理出血最明显的位置。

（一）头部外伤

头外伤是最常见的严重的合并损伤。值得注意的是，在复苏和管理过程中，“C” 先于 “D”：CT 扫描和神经外科手术必须等待血流动力学稳定，只有在损伤控制手术后才能实现血流动力学稳定。

（二）腹部损伤

这些症状经常被盆腔疼痛所掩盖。腹膜后血肿可穿透腹膜腔，导致 eFAST 或诊断性腹腔灌洗的结果呈假阳性。对于骨盆骨折，CT 扫描是病情稳定患者的首选诊断方法。在其他患者中，超声是首选。如果进行诊断性腹腔灌洗，穿刺点应在脐上方，因为可能进入累及前腹壁的腹膜外血肿。合并腹腔内损伤时，可以更积极地进行剖腹探查。

（三）膀胱损伤（另见第 9 章）

膀胱损伤是骨盆骨折最常见的合并伤。区分腹膜外和腹腔内膀胱损伤很重要。腹腔内膀胱损伤需要一期手术修复，腹膜外膀胱损伤可非手术治疗（通过耻骨上膀胱造瘘）。

（四）尿道损伤（见第 9 章）

尿道损伤应保守治疗。对于稳定的患者，采用尿道会师术行尿道一期修复，这样后遗症较少。大多数患者需要耻骨上膀胱造瘘术（最好在超声波引导下）和二期尿道修复。如果患者需要进入手术室进行腹膜外填塞，很简单的方法是将导尿管经尿道口插入受损区域，然后在直视下进入膀胱。

采用两个膀胱镜也能在早期（2～7 天）对齐尿道的两个断端，这可以显著降低尿道狭窄的发生率以及尿道扩张术的需求率。如果患者不稳定，而且不需要进行其他手术，可能需要耻骨上膀胱造瘘术和延迟尿道修复术。在骨盆骨折需要固定的情况下，与尿道损伤有关的脓毒症并不常见[13]。

（五）肛肠损伤[14]

肛门和直肠的损伤根据括约肌和肛门直肠黏膜的损伤程度来处理。表浅的损伤只需要清创和包扎。深部损伤需要结肠造瘘。

肛门括约肌修复最好留给专家，但反复清创和早期缝合皮肤和黏膜会降低感染及瘢痕形成。

误区：不需要骶前引流，可能会激惹神经丛。由于将粪便冲洗到盆腔会导致盆腔感染，因此对直肠的渐进式机械清洗（冲洗）的益处存在疑问。

（六）阴道损伤

所有阴道损伤都应在全身麻醉下探查。阴道裂伤的处理方法如下。

- 高位病变应修复并闭合。
- 应在患者病情稳定后对低位损伤进行包扎处理。

九、开放性骨盆骨折

开放性复杂骨盆骨折是所有损伤中最难治疗的。最初，它们可以造成灾难性的大出血，后来可能与严重的盆腔脓毒症和远处多器官衰竭有关。

（一）诊断

对于骨盆骨折且血流动力学稳定的患者，应迅速进行骨盆平片、3D CT 扫描和 CT 血管造影等检查。直肠和阴道的损伤必须进行评估。

（二）手术

所有开放性（复合性）骨盆骨折患者应在进行必要的诊断检查后立即送往手术室。暂时控制盆腔出血的方法是填塞开放性伤口，然后决定是否进行盆腔动脉造影（15% 的病例为阳性），或迅速进行前环骨盆外固定架固定，并考虑是否进行后环固定。这些决定是根据患者的个体情况做出的，考虑到患者的状况、损伤机制以及外科医生处理这些复杂损伤的经验。进一步的诊断可以继续进行，但是应记住：盆腔内出血的风险很高，可能合并骨盆区域其他的损伤。

根据受伤部位，可能需要结肠造瘘术，以防止受伤后伤口污染。一般来说，所有涉及会阴和肛周区域的损伤都应该进行结肠造口术。然而，在损伤控制阶段，污染必须得到控制（如有必要，通过临时闭塞），结肠造瘘应该推迟到患者的生理状况恢复正常。

十、总结

血流动力学正常的患者可以在受伤后数小时内进行不稳定骨折固定，并控制相关损伤。

- 只有在患者血流动力学稳定后，才能处理相关损伤。
- 损伤控制可能是不稳定患者唯一可用的选择。
- 骨盆环的外部稳定是所有治疗的基础。
- 使用大输血方案纠正凝血功能障碍和恢复血容量是第二步，也是腹膜后形成稳定血块的先决条件。
- 如有必要，可通过血管栓塞或腹膜外填塞进一步控制出血。
- 如有可能，应在打开腹部前进行腹膜外填塞。
- 填塞控制静脉和部分动脉出血，而血管栓塞仅处理动脉出血。

（黄　伟）

第 11 章　肢体创伤

Extremity Trauma

一、概述

肢体损伤通常看起来很严重，约占钝器损伤患者的 85%，但很少对生命或肢体造成威胁。然而，在某些情况下，这种损伤具有重大意义。

骨折可以单独发生，也可以作为多发伤的一部分。主要在军事环境中，由于枪伤和爆炸引起的灾难性的外部出血，将直接导致失血性休克。在“c–A–B–C”概念中，在院前甚至在稳定呼吸之前，循环稳定（“c”）需应用止血带控制。多发性骨折，特别是股骨干骨折，也会导致低血容量休克。必须牢记这种可能性：有多处长骨骨折与血管损伤相关，且不可见，但正在发生出血。在这种情况下，直接控制出血是不可能的，及时和适当地应用止血带可以争取时间来稳定患者和治疗其他危及生命的伤害。

二、四肢严重损伤的处理

必须优先进行初步检查和复苏。

1. 救命

- 注意持续的外部出血并加以控制（压力绷带、止血带）。
- 排除其他出血源。

2. 肢体抢救

- 评估肢体损伤，仔细记录远端灌注。
- 尽早让骨科和整形外科医师参与。
- 进行筋膜切开术。
- 恢复受损的循环。
- 用无菌敷料覆盖开放性伤口，并给予破伤风类毒素和抗生素预防。
- 清除失活组织。
- 恢复骨骼稳定性。
- 实现临时伤口闭合。
- 开始康复。

误区：重要的是要记住，骨折不是一个与伴随它的软组织损伤分离的实体，它只是涉及骨骼的软组织损伤的延伸，处理原则是相同的。

骨折是指存在骨折的软组织损伤。（未知）

在过去的 20 年中，对个体损伤有了更好的了解，在诊断评估和外科手术（允许肢体血管重建、复杂骨折的稳定和软组织重建）方面取得了技术进步，药物治疗和康复治疗使挽救肢体的尝试频率增加。然而，在其中一些患者中，保肢术可能带来有害结果，与高病死率和不良预后相关，尽管最初成功，但往往需要延迟截肢（27%～70%）。在这些情况下，早期或原发性切除甚至可能是有益的。尤其是在老年人中，明显的并发症（糖尿病、预先存在的肢体缺血、吸烟）也应包括在决策中。

肢体损伤的处理仍然是一个棘手的问题，应该是多学科的，涉及骨科、血管科、整形外科和重建外科以及康复专家的综合技能。不良的综合管理往往会导致更多的并发症，增加治疗的持续时间，对患者的预后不利。最终，截肢或修复的决定往往是一个困难的决定，如果可能的话，最好与一位资深同事商议。如果进行一次截肢，康复的费用和时间往往比进行冗长和重复的手术要少，结果仍然是持续疼痛的衰弱、麻木或连枷肢体。成功的保肢取决于患者的整体功能和满意度。

三、肢体血管损伤的处理

血管损伤占四肢穿透性损伤的 25%～35%。

最近，双相扫描能起到有用的筛选作用。除极不重要的内膜损伤和远端动脉损伤外，大多数肢体血管损伤应予以修复。

穿透伤后肢体动脉损伤在军事冲突或民用创伤中心较为常见。大多数外周动脉损伤发生在下肢的股动脉和腘动脉。远端脉搏消失、单侧四肢冷或苍白是血管损伤最明显的征象。它可以通过多普勒超声和缺乏信号的脉搏血氧测定得到证实。然而，在严重低血容量休克（收缩压＜ 60mmHg）的急性期，评价血管损伤并不容易。初步检查和复苏后，应再次评估肢体。其他的血管损伤征象包括扩张性或搏动性血肿、假性贫血、动静脉瘘持续杂音、肢体进行性肿胀、不明原因的缺血或功能障碍。这些患者中有相当大比例没有显示血管损伤的体征；因此，提倡常规的进一步调查。

周围血管损伤最常见的原因是穿透性损伤，包括从简单的穿刺伤到高能导弹造成的损伤。脉搏正常不排除血管损伤：10% 的严重血管损伤没有物理表现。穿透性创伤也包括医源性损伤，如经皮导管对周围动脉进行诊断、进入监测，甚至 REBOA。当针头或导管取出动脉硬化斑块或使内膜升高时，血管可能血栓形成，导致肢体急性缺血。因此，关键是要对损伤机制和血管结构的接近性保持高度的怀疑。

最近，血管的双重扫描被证明是一个有用的辅助手段来确定是否有动脉造影。双重阳性扫描是有价值的，但阴性扫描不排除血管损伤。双功正位扫描或远端脉搏踝臂指数小于 0.9 是动脉造影和可能手术的强制性指征。

确定可疑血管损伤的金标准仍然是 CT 动脉造影。然而，对于不稳定且需要紧急剖腹或胸廓切开的病人，不应进行动脉造影。动脉造影应延迟至复苏和治疗危及生命的紧急情况后。

如有疑问，应作血管造影。

钝性损伤也可能导致周围血管损伤，其中剪切损伤是最常见的原因。挫伤或挤压伤可引起动脉跨膜或部分破裂，导致内膜压力升高和壁内血肿形成。钝性损伤，如膝关节后脱位，可导致大血管完全断裂。钝性创伤也可能通过在血管附近产生大血肿间接导致血管闭塞。这些血肿可能导致动脉痉挛、扭曲或室间隔综合征，干扰动脉血流。

原则上，在进行明确的血管修复之前，修复骨骼是明智的。然而，如果缺血是存在的，可能是灾难性的。优先。应使用以下协议。

- 对缺血的初步评估。
- 血管探查。
- 如有需要，可行筋膜切开术，以防有任何疑问。
- 静脉和动脉的临时支架。
- 骨骼损伤的临时骨科固定。
- 血管损伤的确定性修复。

四肢损伤的控制应与腹部损伤的控制相同。如果对生存能力有怀疑，伤口不应该闭合。

当遇到血管损伤时，外科医生有 5 种选择，即血管可以修复、替换（移植）、结扎（和旁路）、支架或分流。

根据要分流的血管的大小，可以用静脉管、鼻胃管、胆道 T 管甚至胸腔引流管制造腔内分流。商业制造的分流器（通常用于颈动脉手术）已经上市，而其他的分流器则是专门用于外伤的。基本上，分流器系在受损血管上，并在近、远侧牢固结扎（不需要肝素化），这就为其他损伤控制程序在维持肢体灌注的同时采取预防措施留出了时间。在可能的情况下，如果动脉和静脉都受损，就应该进行分流。如果不可能的话，应该把静脉结扎。这些分流装置可以安全地放置 24h 甚至更长时间；目前还没有关于这方面的对照试验报道。

一些损伤复合物应引起对血管损伤的特别怀疑，如肱骨皮质上骨折、膝关节后脱位和高能冲击关节周围骨折。存在可触及的脉搏并不排除动脉损伤，与对侧未受伤肢体相比，测量的多普勒压力相差 10%，应进行紧急血管造影。这并不难做到，这项技术在其他地方也有很好的描述。如果损伤程度已知，则需要进行脉搏缺失检查；如果损伤程度未知，则需要进行血管造影检查。

修复，特别是损伤血管的移植物替换，只能由有能力的人尝试，并且只能在软组织的生存能力没有疑问的肢体上进行（筋膜切开后）。在失血过多的患者中，结扎可以作为最终的一种手段，肢体的存活率往往令人惊讶。跛行疼痛可以稍后处理。在损伤控制和创伤手术中，额外的解剖旁路是没有位置的。在某些地区，血管内支架正迅速成为一种可供选择的方法（例如创伤性主动脉破裂），但需要的设备和专业知识可能并不总是可用的。

EAST 于 2002 年首次公布了此类创伤的评估和治疗指南。自此，穿透性下肢动脉损伤的治疗有了新的进展。表 11–1 给出了当前的指导原则。

化学性血管损伤

由于医源性损伤和动脉内注射违禁药物，血管化学损伤的频率增加。这些药物可引起强烈的血管痉挛或直接损伤血管壁，常伴有剧烈疼痛和远端缺血。

化学性血管损伤可通过动脉内或静脉注射 10000 单位肝素来预防远端血栓形成。尽管其唯一的实验效果是防止儿茶酚胺从血管壁释放，利舍平（0.5mg）也被推荐，其他的血管扩张药和链激酶也被尝试过，但结果不一。一个可靠的组合是在 500ml 哈特曼溶液（林格乳酸盐）中加入 5000U 肝素，其中加入 80mg 罂粟碱以对抗动脉

表 11–1 EAST 下肢动脉损伤治疗指南

证据水平	建 议
Ⅰ	当需要影像学检查时，CT 血管成像可作为下肢穿透性血管损伤的初步诊断研究。
Ⅱ	1. 对有动脉损伤征象（脉象缺损、搏动性出血、淤血、震颤、扩张性血肿）的患者应进行手术探查。在这种情况下不需要做动脉造影，除非患者有相关的骨骼或霰弹枪损伤。动脉损伤的肢体应在 6h 内恢复灌注，以最大限度地挽救肢体。 2. 体检结果异常和（或）踝臂指数＜ 0.9 的患者（无血管损伤征象）应进一步评估，排除血管损伤。 3. 体检结果正常且踝臂指数＞ 0.9 的患者可出院（无须入院的其他损伤）。
Ⅲ	1. 在手压不成功的穿透性下肢创伤出血病例中，止血带可作为控制出血的临时辅助手段，直到最终修复为止。 2. 使用暂时的血管内分流可用于恢复复合血管创伤（Gustilo Ⅲ C 骨折）的动脉流动，以促进整形外科手术期间肢体灌注。 3. 在损伤控制情况下，当患者的生理状态或手术能力阻止最终修复时，可指示暂时的血管内分流，以促进肢体灌注。 4. 没有数据支持腹股沟下创伤后血管内治疗的常规应用。 5. 胫骨深支血管栓塞是可以接受的，没有数据支持优先使用弹簧圈或 2– 氰基丙烯酸正丁酯胶。 6. 双功超声无创多普勒压力监测在确认或排除动脉损伤中的作用尚不明确。这些研究可能对有血管损伤或邻近损伤征象的患者有一定作用。 7. 无症状非闭塞性动脉损伤的非手术观察是可以接受的。 8. 非手术联盟管理的隐匿性和无症状性非闭塞性动脉损伤修复，随后需要修复，可在不显著增加发病率的情况下完成。 9. 简单的动脉修复比移植好。如果需要完全修复，静脉移植似乎是最好的选择。然而，聚四氟乙烯也是一种可接受的导管。 10. 聚四氟乙烯可用于污染现场。应努力获得软组织覆盖。 11. 如果没有记录的远端血流，可以导航胫骨血管。 12. 早期下肢四室筋膜切开术应在有相关损伤或长时间缺血的情况下大量应用。如果不执行，应密切监测腔室压力。 13. 近距离动脉造影仅适用于散弹枪伤患者。 14. 动脉修复后应作动脉造影。
待解决的问题	无

引自 Fox N et al. *J Trauma Acute Care Surg.* 2012；73（5）Supplement 4：S315–S320.[1]

痉挛。每 30min 静脉注射 20～30ml，或以每小时 1100U 肝素的速度静脉注射。

四、挤压综合征

严重受伤的四肢都会有与之相关的挤压综合征，除非是用电锯或砍刀之类的锋利工具进行外伤性截肢。因此，必须注意室间隔综合征和（或）肌红蛋白尿的发展。

五、开放性骨折的治疗

败血症是开放性骨折愈合的持续威胁。感染的危险因素如下。

- 损伤的严重程度（尤其是四肢软组织包膜的损伤）。
- 污染类型。
- 从受伤到手术治疗的延迟（＞ 6h）。
- 未使用预防性抗生素。
- 不合适的伤口清洗。
- 骨结构缺乏覆盖。
- 受污染和挫伤的伤口闭合不当（包括一次伤口闭合）。

（一）损伤严重程度（Gustilo 分型）[2]

表 11–2　Gustilo 分型

骨折分级	描　述
Ⅰ级	• 伤口小于 1cm，软组织损伤小 • 伤口床很干净 • 骨损伤简单，粉碎性小
Ⅱ级	• 伤口大于 1cm，软组织中度损伤 • 伤病床中度污染 • 骨折有中度粉碎
Ⅲ级	断裂后，自动分类为Ⅲ型 – 节段性骨折伴移位 – 骨折伴骨干节段性丢失 – 骨折伴血管损伤需要修复 – 农场伤害或高度污染的伤口 – 高速枪伤 – 快速移动车辆的压碎力导致的断裂
ⅢA 级	• 伤口大于 10cm，有破碎的组织和污染 • 软组织覆盖骨通常是可能的 • 伤口败血症发生率为 ±4%
ⅢB 级	• 伤口大于 10cm，有组织压碎和污染；有骨膜剥离和骨显露，通常与污染有关 • 软组织损伤广泛 – 覆盖不足，需要局部或游离皮瓣 • 伤口败血症发生率为 ±52%
ⅢC 级	• 有严重血管损伤的骨折，需要进行修复以保肢；大的软组织损伤不一定是严重的 • 伤口败血症发生率 ±42% • 骨折可以用残肢严重程度评分来分类。在某些情况下，有必要考虑膝下截肢

引自 Gustilo RB et al. *J Trauma* 1984 August; 24:742–746.[2]

（二）败血症和抗生素

脓毒症是一种持续的愈合威胁，其主要危险因素包括损伤的严重程度，从损伤到外科治疗的延迟，未能使用预防性抗感染药物和伤口闭合不当。

早期预防性使用抗生素很重要，但必须认识到，抗生素是适当伤口护理的辅助手段。Thomas 夹板的引入和对外科伤口护理需求的进一步了解，使第一次世界大战期间股骨开放性骨折的死亡率从 80% 降至 16%[3]，Truetta 报道 1069 例开放性骨折的脓毒性采用积极的伤口切除和清创、骨折复位、石膏固定和开放创伤的策略，死亡率为 0.6%，如果在第一周内完成，通过重建手术（包括游离皮瓣）覆盖骨的二次软组织治疗效果最好[4]。

最近的共识指南（东方创伤外科协会指南）建议，对于一级和二级骨折，在伤口闭合 24h 后停止使用抗生素。对于三级伤口，抗血栓药应在受伤后持续使用 72h，或在伤口软组织覆盖后不超过 24h，以先发生者为准。对金黄色葡萄球菌有效的药物似乎足够用于 Gustilo 分类为Ⅰ级和Ⅱ级骨折的骨折；然而，扩大革兰阴性的覆盖范围可能对Ⅲ级损伤有益[5]。

（三）静脉血栓栓塞

深静脉血栓预防仍然是严重肢体损伤患者治疗的重要组成部分。理想情况下，应同时使用机械和化学方法[6]。

（四）多发伤患者的骨骼固定时机

大多数比较研究表明，对于单独损伤和多系统损伤，早期确定固定骨折（在48h内）可以降低创伤后呼吸损害的风险。也有证据表明，早期固定有利于降低死亡率、机械通气时间、血栓栓塞事件和费用。没有证据表明早期固定改变伴有头部损伤的患者的预后。对于多处损伤的患者，早期固定骨折的优势受到了挑战。

EAST指南提出以下建议：

对于开放性或闭合性股骨骨折的创伤患者，我们建议早期（< 24h）开放复位和骨折内固定。这项建议是有条件的，证据的强度很低。

股骨骨折的早期稳定显示出一种趋势（统计上不明显），即感染风险、死亡率和室性心动过速降低。因此，专家组的结论是，在大多数患者中，股骨骨折早期稳定的理想效果可能大于不理想效果。有条件推荐（证据质量低）[7]。

早期外固定作为损伤控制矫形术的一部分可以避免一些风险。在需要进行损伤控制手术的情况下，分期入路在急性期进行暂时固定，然后再进行彻底的重建。股骨、胫骨和肱骨等长骨骨折可以用单侧框架固定。关节周围骨折最初可以用桥接外固定治疗。当发生骨缺损时，针的位置取决于桡神经等相关结构的解剖。

1. 呼吸功能不全[8]

骨科损伤后常发生呼吸功能不全。肢体损伤可能是多系统损伤的一部分，包括头部、胸部和其他损伤。缺氧、低血压和组织损伤为患者的炎症反应提供了一个初始“打击”；骨折的手术治疗是可改变的继发性损伤。此外，创伤后脂肪栓塞涉及骨科损伤后出现的呼吸损害，特别是髓内钉后。

在严重胸部创伤的情况下，即使在血流动力学稳定的情况下，也应考虑通过外固定来控制损伤。

2. 头部损伤

在大约5%的腿部长骨骨折中，患者由于血流动力学不稳定、颅内压升高或其他问题而出现生理不稳定。在这种情况下，临时固定是很有吸引力的。虽然一些研究表明早期钉入股骨骨折对伴有头部损伤的患者可能是有害的，但没有令人信服的证据表明早期长骨稳定对轻度、中度或重度脑损伤患者可增强或恶化预后[9]。然而，应避免耗时的程序，并应考虑对骨科创伤采用分阶段的方法早期转移到重症监护病房。

六、大面积肢体创伤：生命与肢体

某些骨骼损伤的性质表明，身体承受着巨大的力量，应促使外科医生寻找其他相关损伤。其他肢体损伤，主要表现为广泛软组织损伤的挤压伤，伴随的血管或神经损伤，以及严重的骨断裂，这些都对生命或肢体构成了其他威胁，本课题就是以这些为重点。

尽管在处理这些损伤方面取得了巨大进展，截肢率也随之下降，但仍有一小部分患者出现“四肢损伤”，由高能量转移或挤压机制产生，其中血管破裂，伴有严重开放性骨折和中度软组织丢失。这些伤害最常在健康的人处于有酬工作的青壮年时发生，并可导致不同程度的功能和情感残疾。

主要肢体损伤及其并发症的分类有很多种方法，这些评分系统在本章末尾可以找到。

严重下肢骨折的抢救是一项极具挑战性的工作。即使手术组成功地保留了肢体，但由于肌肉和神经损伤的残余效应、骨丢失和慢性感染的存在，其功能结果也可能不令人满意。残肢抢救的失败消耗了资源，并与患者的病态和高昂的住院费用有关。

许多下肢损伤严重程度评分系统已经开发出来，以帮助外科团队做出截肢或挽救肢体的初步决定[10]。然而，最近的前瞻性研究表明，在做出这些重要决定时，仅依靠评分系统是值得注意的。

评分体系

1. 肢体损伤综合征指数

Gregory等[11]提出了肢体损伤综合征指数

(mangled extremity syndrome index，MESI)(表 11–3)。损伤按表皮、神经、血管和骨损伤分类。积分系统量化损伤严重程度、血管重建延迟、缺血、患者年龄、既往疾病以及患者是否休克。

表 11–3 肢体损伤综合征指数

标 准	评 分
损伤严重评分	
• < 25	1
• 25～50	2
• > 50	3
皮外伤	
• 截断伤	1
• 挤压 / 烧伤	2
• 撕脱脱套伤	3
神经损伤	
• 挫伤	1
• 横断	2
• 撕脱伤	3
血管损伤	
• 静脉切断	1
• 动脉切断	1
• 动脉栓塞	2
• 动脉撕脱	3
骨损伤	
• 简单	1
• 分段	2
• 粉碎	3
• 骨缺损 < 6cm	4
• 关节	5
• 关节内骨缺损 > 6cm	6
• 延误手术时间	1 分/ 小时 > 6h
年龄（岁）	
• < 40	0
• 40—50	1
50—60	2
> 60	3
基础病	1
休克	2

评分< 20（译者注：原著有误，已修改）。可预期功能性肢体挽救；评分> 20，挽救肢体是不可能的

2. 预测救助指标体系

Howe 等 [12] 提出了一个预测指标，包括动脉损伤程度、骨损伤程度、肌肉损伤程度和温缺血时间间隔（表 11–4）。附加损伤和休克等变量不能预测截肢。在这些患者中，43% 接受了截肢手术，其中腘下损伤的截肢率最高（80%）。

3. 肢体损伤严重程度评分

Johansen 等 [13] 描述了肢体损伤严重程度评分（mangled extremity severity score，MESS）(表 11–5)，其特征是骨骼和软组织损伤、热缺血时间、休克的存在和患者的年龄，作为解决哪些患者需要截肢的困境的手段。如果 MESS 值大于 7，则预测截肢。

表 11–4 预计救助指标体系

标 准	评 分
动脉损伤等级	
• 腘动脉以上	1
• 腘动脉	2
• 腘动脉以下	3
骨损伤等级	
• 轻度	1
• 中度	2
• 重度	3
肌肉损伤等级	
• 轻度	1
• 中度	2
• 重度	3

（续表）

标　准	评　分
从损伤至手术的时间（h）	
• ＜ 6	0
• 6～12	2
• ＞ 12	4

挽救：评分 ＜ 7；截肢：评分 ＞ 8

表 11–5　肢体损伤严重程度评分

因　素	评　分
骨 / 软组织损伤	
• 低能量（刀刺、骨折、枪伤）	1
• 中度能量（开放或多发骨折）	2
• 高能量（猎枪 或 军用枪伤）	3
• 非常高能量（以上损伤加严重污染）	4
肢体缺血	
• 脉搏减少或消失但灌注正常	1[a]
• 无肺，毛细血管充盈减少	2[a]
• 患者很冷静，瘫痪，不吃药，麻木	3[a]
休克	
• 动脉压 ＞ 90mmHg	0
• 动脉压偶尔 ＜ 90mmHg	1
• 动脉压持续 ＜ 90mmHg	2
年龄（岁）	
• ＜ 30	0
• 30—50	1
• ＞ 50	2

a. 如果持续 6h 以上的缺血，数值翻倍总分 ＞ 7 提示截肢

在 25 年后的另一篇论文中，作者们提出，虽然当时 MESS ＞ 7 预示着截肢，但护理的进步意味着这个数字必须重新评估[14]。

4. NISSA 评分系统

McNamara 等[15]对 MESS 进行了回顾性评估。已经有人试图通过在评分系统中包括神经损伤，并通过分离 MESS 的软组织和骨骼损伤成分来解决对 MESS 的批评。其结果是 NISSA（神经损伤、缺血、软组织损伤 / 污染、骨骼损伤、休克 / 血压、年龄）评分系统（表 11–6），被认为比 MESS 更敏感、更特异。

表 11–6　NISSSA 评分系统

因　素	评　分
神经损伤	
• 知觉	0
• 失去背部	1
• 部分足底	2
• 完全足底	3
缺血	
• 无	0
• 轻度	1[a]
• 中度	2[a]
• 重度	3[a]
软组织损伤 / 污染	
• 低	0
• 中	1
• 高	2
• 严重	3
骨骼损伤	
• 低能量	0
• 中能量	1
• 高能量	2
• 非常高能量	3
休克 / 血压	
• 血压正常的	0
• 短暂低血压	1
• 持续低血压	2
年龄（岁）	
• ＜ 30	0
• 30—50	1
• ＞ 50	2

a. 如果缺血时间大于 6h，数值翻倍总分＞ 11 提示截肢

误区：当复苏外科医生面对不稳定的多发性创伤患者时，评分系统显然有其局限性。因此，这些评分系统并没有被普遍接受。在此背景下，它们在重复性、预后价值和治疗计划方面存在缺陷。这些因素可能导致不适当的尝试挽救肢体，当相关的生命和危及肢体的伤害可能被忽视，如果注意力主要集中在抢救受伤的肢体，或截肢时，可能抢救。有使用这些评分系统的经验。

综上所述，决定是主要截肢还是进行保肢并继续计划好的重复性手术是很复杂的。应避免不太可能成功的长期抢救尝试，特别是对于四肢麻木和可预见的功能衰竭的患者。评分系统只能作为决策的指导。每个相关创伤参数的相对重要性（除了延长的、温暖的缺血时间或严重的、多器官创伤患者的生命危险）仍然是值得怀疑的预测。

七、骨筋膜室综合征 [16-18]

室间隔综合征可能发生在肢体损伤后，有或无血管损伤。肢体闭合筋膜间隙内的压力增加会损害肌肉。早临床诊治是对于预防严重的发病率很重要。

“5Ps”（疼痛、感觉异常、麻痹、苍白和无脉搏）被描述为经典症状，但不可靠，尤其是晚期参数。疼痛，主动运动时的疼痛，肌肉被动伸展时的疼痛应该引起注意。在昏迷或瘫痪和镇静的患者中，根本不能监测临床症状。

腔室综合征在肢体创伤或缺血后发生相对较常见，有或无血管损伤。需要强调的是，再灌注在血管修复后，起着重要作用。因此，经典的临床表现可能在血管修复之前就消失了。一旦诊断为筋膜间室综合征，应立即进行筋膜切开术。这适用于上肢和下肢。

当对诊断存在疑问时，使用 Stryker® 等设备（Stryker，Kalamazoo，MI）测量腔室内压力 [19] 是非常有价值的。这在无法进行体检的情况下尤其有用，如昏迷患者和重症监护、镇静和通风的患者。必须强调的是，尽管存在室间隔综合征，但在多普勒上仍可以看到或记录到脉搏。重要的是，在同一位置（例如，在胫骨结节下方 2cm 和外侧的胫前肌）对两条小腿进行测量，以便进行比较。

小腿是最常见的部位，但在挤压伤和高能撞击中，也可发生在膝盖以上的腿和上肢，尤其是前臂。

八、筋膜切开

如果对筋膜间室综合征是否严重有疑问，应行筋膜切开术。

当存在明显的动脉损伤或怀疑室内高压时，必须在动脉探查前进行筋膜切开术。

（一）小腿筋膜切开术

全面和充分的筋膜切开术至关重要，可以释放下肢所有四个隔室（图 11-1）。

小腿减压有几种技术。

- 两个切口，四室筋膜切开术。
- 单切口筋膜切开术。
- 腓骨切除。
- 浅筋膜切开术

误区：在外伤中，没有单切口或小切口筋膜切开的地方，没有腓骨切除的地方。

1. 两个切口：四间室筋膜切开 [20]

必须把皮肤打开，以便能很好地看到下面的筋膜。将整个筋膜切开是非常重要的，这只能在直视下完成。必须注意不要损伤大隐静脉，大

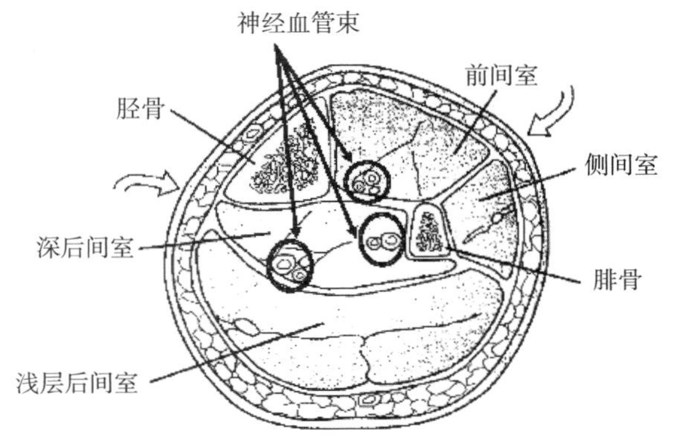

▲ 图 11-1 小腿横截面，显示隔间

隐静脉可能是受伤腿静脉回流的主要系统。在外侧，应识别并保留腓总神经分支。

两大切口为外侧切口和内侧切口。

外侧切口包括以下几种。

- 外侧切口开始于腓骨前外侧，在头下2～3cm处。
- 收回皮肤。
- 在中隔中点做横向切口（图 11–2）。
- 用弯曲的剪刀剪断隔膜两侧的筋膜。

误区：在外侧，腓总神经沿整个外侧延伸至外踝以上 2cm 处，应予以识别和保存。

内侧切口包括以下几种。

- 在胫骨粗隆内侧和下方 2cm 处做一个长长的后内侧切口，沿着整个小腿，胫骨后缘后2～3cm处，远至胫骨内缘后内踝上方 2cm 处。
- 钝性解剖将皮下组织推开，并分别打开后部浅表和深部腔室。

误区：必须注意不要损伤内侧的隐静脉，这可能是此类损伤腿静脉回流的主要系统。

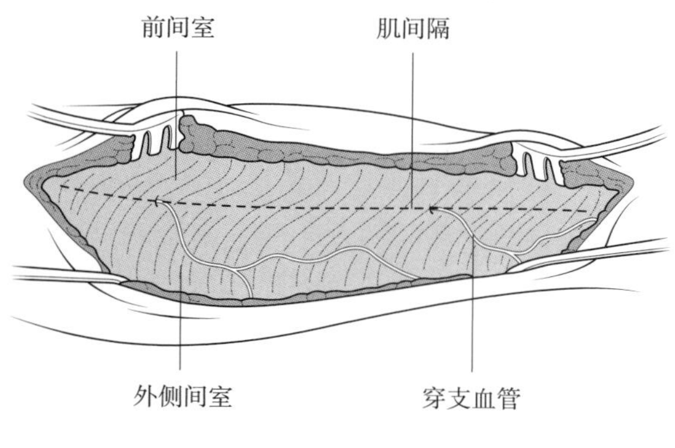

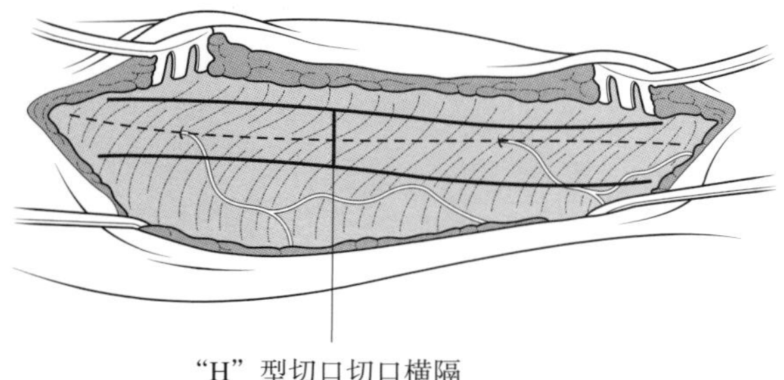

▲ 图 11–2 外侧和前腔的 H 切口技术

2. 单切口筋膜切开术

这是一个较长的手术，对于严重的创伤，要做足够的减压是比较困难的。

不应在创伤情况下使用

3. 腓骨切除术

这是一个困难的过程，导致大量的血液渗出，很可能导致腓动脉损伤。

不应在创伤情况下使用

4. 皮下筋膜切开术

不应在创伤情况下使用

（二）上肢 [21]

在上肢，四头肌（腹侧）、腘筋（背侧）和内收肌（内侧）的隔室应打开。注意，持续的动脉出血可能发生在股动脉深支的分支上，可能需要选择性的血管栓塞，或者如果不适用，结扎股动脉深支。

（三）上臂和下臂 [22, 23]

在上臂，二头肌（腹侧）和三头肌（背侧）可能有危险。

在下臂，伸肌背侧室可以通过直接入路打开。屈肌腹侧筋膜切开术应在远端腕管松解和肘部纤维撕裂的下段完成（图 11–3）。

前臂背侧和掌侧腔的切口

- 双侧前长切口，腓骨体前 2cm。分别打开

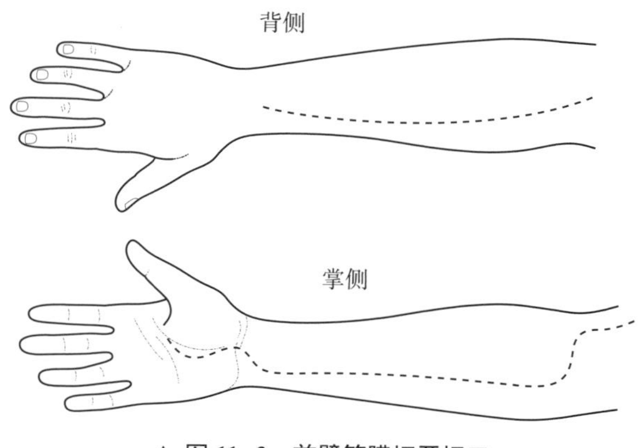

▲ 图 11–3 前臂筋膜切开切口

前筋膜室和外筋膜室。

• 在胫骨内侧缘后 2cm 处做一个长后内侧切口。钝性解剖将皮下组织推开，并分别打开后部浅层和深层的隔室。

九、四肢严重损伤的并发症

表 11-7 概述了骨折并发症。

Bondurant 等 [24] 回顾了 53 例下肢骨折。在发病率和费用方面，原发性截肢和延迟性截肢相比，接受延迟性消融治疗的患者住院时间更长（22.3d *vs.* 53.4d）和更多手术（1.6 *vs.* 6.9），费用更高（28 964 美元 *vs.* 53 462 美元）。6 例延迟截肢患者从受伤的下肢出现败血症并死亡，而没有一例原发性截肢患者出现败血症或死亡。

决定先截肢是困难的。在最初的检查中，软组织最终丧失的程度永远无法完全了解，远端灌注也难以评估（许多患者受到惊吓），神经学评估往往不可靠（由于相关的头部损伤或缺血和软组织破坏）。任何关于肢体救助的想法都应该考虑到晚期创伤生命支持方案，始终保持生命优先于肢体，从而最大限度地减少系统性并发症和遗漏损伤。为了促进这一早期决策，制订了一些指导方针，对可能最终需要截肢的伤害进行管理 [25]。

十、总结

在多发创伤患者中，尽早、明确的长骨稳定似乎是更好的选择。最近的共识指南建议，对于占主导地位的头部或胸部损伤患者，长骨稳定的时机应根据患者的临床情况进行个体化。损伤控制骨科在肢体抢救中占有重要地位 [26]。

表 11-7 骨折并发症

皮肤和软组织	皮肤和组织损伤，伤口脱落，覆盖失败
骨折部位	• 肌 / 神经损伤坏死的室间隔综合征。深部感染 – 急性 / 慢性 • 骨丢失、延迟愈合、畸形愈合 / 对线丢失、非愈合固定问题 – 硬件故障 • 骨折
神经	• 直接损伤或缺血损伤。反射性交感神经营养不良
血管	• 动脉闭塞，静脉功能不全 • 深静脉血栓形成，室间隔综合征
关节运动	• 相关的关节面断裂。挛缩，晚期关节炎
次要的	• 耳毒性，肾毒性，抗生素引起的肌肉坏死。继发感染、败血症 / 多器官衰竭 / 死亡
心理社会的	• 沮丧，失去自我价值 • 经济困难，就业状况可疑，婚姻问题
功能	• 慢性疼痛 • 残疾 – 肌肉力量 / 耐力，日常功能活动减少 • 丧失重返工作岗位的能力，不能参加娱乐活动
美容	• 半衡，巨大的皮瓣

（熊 建 杜 哲）

第 12 章　头部创伤

Head Trauma

一、概述

创伤性脑损伤（traumatic brain injury，TBI）在全球范围内都是致死和致残的首要原因。全球每年约有 6900 万创伤性脑损伤患者，已经成为东南亚和西太平洋地区的社会沉重负担 [1]。

创伤性脑损伤的发生率在低收入和发展中国家逐年上涨，其中以年轻患者为主，主要因为交通伤。同时，90% 的创伤性脑损伤死亡都发生在上述国家 [2]。老年患者在大多数国家也呈上升趋势，主要因为低速的跌倒所致。总体而言，重度创伤性脑损伤患者 39% 会死于原发伤，60% 患者预后不良。与非创伤性脑损伤的创伤患者相比，合并创伤性脑损伤的创伤患者平均住院日更长，治疗花费更多，致残率也更高 [3]。

创伤性脑损伤的原发伤主要包括轴索损伤和颅内血肿；继发损伤主要是由于缺氧，颅内高压和脑缺血造成的。早期清除血肿并纠正内环境紊乱可以改善创伤性脑损伤的预后。

"损伤控制复苏"的目的在于快速地恢复通气和氧合，纠正低血容量和低血压，保持体温，纠正酸中毒。"低容量性复苏"可用于贯穿伤，但是收缩压要维持在 90mmHg 保证颅脑关注。尽可能做 CT 以便救治团队及时做出诊疗决策。

二、分型

创伤性脑损伤可根据受伤程度、受伤机制及病理生理变化分型。了解这些分型会让救治团队能更精准地判断病情的轻重，早期识别出颅内的情况，以便及时做出正确的医疗决策。

（一）严重程度

创伤性脑损伤的严重程度根据 GCS 评分进行分型（见附录 B "二、生理评分系统"）。值得注意的是，GCS 评分不仅仅是数字的叠加，要看到数字代表的三种临床表现。其他的临床症状和体征，比如局部神经症状，瞳孔对光反射异常，瞳孔不等大或者癫痫发作都是判断创伤性脑损伤严重程度的指标。

轻度：仅有短暂的意识丧失持续几秒钟或几分钟，创伤后失忆（post-traumatic amnesia，PTA）小于 1h，头部影像学无异常，GCS 评分 13～15 分。

中度：意识丧失持续 24h 以内，创伤后失忆在 1～24h，头部影像学异常，GCS 评分 9～12 分。

重度：意识丧失超过 24h，创伤后失忆超过 24h，头部影像学异常，GCS 评分 3～8 分。

（二）病理分型

局部颅脑损伤：外力直接打击头部造成的局部损伤，包括挫伤、裂伤、硬膜外或硬膜下血肿、蛛网膜下腔出血或脑出血。对冲伤一般发生在对侧颅骨受到打击时。快速地进行头部影像学评估对于快速诊断和干预有重要意义。然而，大多数的创伤性脑损伤患者并没有非常适合神经外科干预的局部损伤病变。

弥漫性颅脑损伤：突然的头部运动，通常因交通事故中因车速骤减造成，引起弥漫性轴索损伤（diffuse axonal injury，DAI）。头部 CT 通常显示：弥漫性的颅内水肿，点状出血，灰质和白质界限模糊，基底池消失，蛛网膜下腔出血以及脑室变小。弥漫性轴索损伤对于患者往往是灾难性的，会导致广泛的白质损伤以及神经功能缺失 [5]。

在实际临床过程中，不同的病理分型往往同时出现，会使患者管理变得非常复杂。

严重程度和病理分型都直接与受伤机制相关。

1. 钝性头部创伤

钝性伤会带来非常严重的继发颅脑损伤，这类患者的病情往往较重。大部钝性头部外伤因车祸、摔倒或头部受袭导致的头皮撕裂、头皮血肿和颅骨骨折。

颅骨骨折可分为闭合性或开放性，线性骨折，粉碎性或凹陷性骨折。颅底骨折会导致眶周血肿以及脑脊液鼻漏或耳漏。颅骨骨折在临床中不可忽视。头颅 X 线即可识别简单的线性骨折，但其可使颅内出血风险提高 400 倍。所有的开放性骨折均应手术处理，尤其是发现下方硬膜有损伤时。闭合性的凹陷骨折有时可不必手术处理。

2. 贯穿性头部创伤

贯穿伤往往由子弹造成，有时也可能由刀刺伤或弹片伤造成。子弹在脑内除了弹道以外还会产生冲击波带来更严重的损伤。弹头可能会遇到颅骨发生回弹，或穿透颅骨和头皮。贯穿伤的患者如果颅内血肿或弹头占位效应明显，需要急诊开颅手术。在取出弹片时，不应损伤过多的正常脑组织。在复苏后 GCS 评分小于 5 分以及头 CT 表现为双侧颅脑损伤的患者往往预后差，可考虑保守治疗。

三、创伤性脑损伤患者的生理指标评估

除了临床症状的评估以外，对于严重创伤性脑损伤患者还应监测其颅内压（intracranial pressure，ICP）、脑灌注压（cerebral perfusion pressure，CPP）以及高级颅脑监护指标脑氧（$PBrO_2$）。多模态监测在发达国家较为普及，但是还缺少循证医学证据证明其可以改善创伤性脑损伤患者预后。而在低收入和中等收入国家中，这些技术并不经常使用，或者取根据头部 CT 和临床实际情况决定是否使用。因此创伤性脑损伤的救治指南可能不适用于条件较差的地区。

（一）平均动脉压

平均动脉压是一个心动周期中动脉血压的平均值，计算公式如下。其中 SBP 是收缩压，DBP 是舒张压。

$$\frac{SBP+2DBP}{3}$$

（二）颅内压

颅内压是颅腔内的脑组织、脑脊液和血液对颅腔壁产生的压力。正常颅内压在 7～15mmHg。持续监测颅内压超过 20mmHg 通常提示颅内有占位效应，如血肿或脑水肿，需要外科干预。

（三）脑灌注压

脑灌注压是驱动血液流入脑内的压力梯度。脑灌注压 = 平均动脉压 – 颅内压。正常成年人仰卧位时脑灌注压在 60～70mmHg。

（四）脑血流量

脑血流量（cerebral blood flow，CBF）反映大脑的血液供应情况。正常值应在 50～55ml/（min · 100g）脑组织，相当于成人心排出量的 15%。脑血流量根据大脑新陈代谢速度、血压、$PaCO_2$ 以及 PaO_2 自行调控，但在重度创伤性脑损伤患者中调节紊乱。

四、创伤性脑损伤的病理生理变化 [4]

颅脑损伤的初期有两大特征：直接的脑组织损伤以及脑血流量和代谢失稳态。这种类似缺血的特征会导致厌氧糖酵解，膜通透性增强以及持续的脑组织水肿，进而使乳酸堆积。在细胞层面，由于细胞和血管的膜结构破坏，导致神经递质过度释放，自由基和脂肪酸堆积。最终会导致细胞程序性死亡（凋亡）。

五、创伤性脑损伤患者的管理

最新的基于循证医学的创伤性脑损伤诊疗指南是由脑外伤基金会发布的 [5, 6]。

救治要尽可能地迅速避免继发性颅脑损伤。应遵循 ATLS® 的救治原则。简单快速的神经系统

查体会提供非常重要的基本信息。维持血压和氧合是创伤性脑损伤患者救治的基础。

- 对于 50～69 岁的患者，维持收缩压 ≥ 100mmHg；对于 15～49 岁或 > 70 岁的患者，维持收缩压 ≥ 110mmHg，会降低创伤性脑损伤患者的死亡率改善预后（Ⅲ级证据）。
- 血容量恢复后，如果脑灌注压不能够维持，需要用去甲肾上腺素维持血压。
- 动脉血氧饱和度（SaO_2）> 95%。
- PaO_2 > 80mmHg（> 10.5kPa）。

自主调节：正常的脑组织在血压波动时能够维持恒定的脑血流量。但是，大脑的自主调节功能在严重创伤性脑损伤时自主调节功能紊乱，更容易出现低灌注。其他能加重继发性脑损伤的全身症状如下。

- 贫血（血红蛋白 < 10g/dl）。
- 低钠血症（血钠 < 142mmol/L）。
- 高血糖（血糖 > 10mmol/L）。
- 低血糖（血糖 < 4.6mmol/L）。
- 高热（体温 > 36.5℃）。

很多重症监护室已经制订了基本的严重创伤性脑损伤救治流程。近期一个综合性治疗范例已经发表[7]。在没有颅内压监测时，需要有严密的影像学和临床症状的监测流程。上述策略在医疗资源缺乏的国家被广泛应用，但是该策略还没有与颅内压和脑灌注压监测的治疗策略比较。

六、脑灌注压阈值

通过调控血压，降低颅内压可以保证脑灌注压[6]，这样可以保证大脑足够的血流和氧合。脑灌注压应维持在 60～70mmHg。60～70mmHg 是否是最佳的脑灌注压范围目前仍不完全清楚，可能主要取决于患者的大脑自主调节功能。脑灌注压要避免低于 60mmHg，否则可能会导致脑缺氧（ⅡB 级证据）。

脑灌注压也要避免长期超过 70mmHg，否则患者灌注会超负荷，出现肺水肿、呼吸衰竭（Ⅲ级证据）。

为了保证足够的脑灌注压（> 70mmHg），血压要高，颅内压要低。

七、颅内压监测以及其阈值

建议监测严重创伤性脑损伤患者的颅内压，会降低院内及伤后 2 周内的死亡率[6]（ⅡB 级证据）。颅内压 > 22mmHg 时建议予以干预，因为当颅内压 > 22mmHg 时死亡率升高[6]（ⅡB 级证据）。颅内压监测和头颅 CT 应该结合起来以决定是否进行干预[6]（Ⅲ级证据）。低收入和中等收入国家颅内压监测使用较少。

（一）颅内压监测设备

目前颅内压监测需要颅骨钻孔或者在开颅手术时放置导管。

脑室内检测导管：这是最准确、最经济、最可靠的颅内压监测方法。颅骨钻孔后，将导管通过脑实质插入脑室中。当颅内压升高时，脑室被压缩或移位，导管置入较难。

脑实质监测导管：这种方法会出现校准后的导管漂移，导致读数不准。一些新型导管还可监测脑氧分压和脑温。

蛛网膜下腔，硬膜下及硬膜外监测导管：不可靠。

脑脊液引流

脑室外引流（external ventricular drain，EVD）用于脑脊液引流可帮助降低颅内压。在中脑放置脑室外引流持续引流脑脊液可能比间断引流脑脊液更有效地降低颅内压[6]（Ⅲ级证据）。对于 GCS 评分 < 6 分的患者，在受伤后 12h 内可以考虑脑脊液引流降低颅内压[6]（Ⅲ级证据）。

（二）颅内压管理

1. 过度通气

过度通气会降低 $PaCO_2$，使脑血管收缩，从而减轻脑组织肿胀，降低颅内压。但是持续的过度通气会导致血管过度收缩，并导致局部碱中毒，从而进一步干扰氧的输送，导致脑缺血。不推荐长期过度通气，使 $PaCO_2$ ≤ 35mmHg（3kPa）。过度通气可以作为降低颅内压的临时手段，但在受伤后的 24h 内不应过度通气，因为脑血流量会严重降低。如果采用过度通气，推荐监测颈静脉血氧饱和度（SjO_2）或 $PBrO_2$ 来评估氧输送[6]（ⅡB 级证据）。

2. 渗透疗法（甘露醇和高渗盐水）

虽然高渗疗法可能会减低颅内压，但脑外伤基金会指南并没有发现足够的证据支持推荐该疗法可以改善创伤性脑损伤患者的预后[6]。甘露醇或高渗盐水在颅内压监测前使用的情况，应严格限制于患者出现脑疝征象或非颅外原因导致的进行性神经系统恶化。甘露醇减低颅内压的有效剂量为 0.25～1g/kg 体重 15min 内静脉滴注。应避免动脉低血压（收缩压＜ 90mmHg）。反复使用甘露醇可能会失去降颅压的效果。要避免渗透压＞ 320mOsm/kg 以及 血钠＞ 155mmol/L。甘露醇虽是改善颅内压的首选药物，但具有低血容量、动脉低血压和高钠血症的高风险。高渗盐水可降低颅内压而不引起明显的低血容量，但其常规使用仍存在争议。

3. 巴比妥类药物和异丙酚

高剂量的巴比妥类药物可用于控制内科外科标准治疗难以控制的颅内压患者。在巴比妥治疗过程中维持血流动力学稳定是至关重要的。

虽然指南推荐异丙酚可用于降低颅内压，但并不能改善生存率和 6 个月的预后。大剂量使用异丙酚风险较高，故应谨慎使用[6]（ⅡB 级证据）。

4. 类固醇

不建议使用类固醇来改善预后或降低颅内压。在中度或重度创伤性脑损伤患者中，大剂量使用甲泼尼龙与死亡率增加相关，是禁忌证[6]（Ⅰ级证据）。

八、影像学

头骨 X 线的用途有限，除非没有 CT 扫描，或者发生了穿透性损伤。

CT 扫描是创伤性脑损伤的首选检查方法。所有中度或重度创伤性脑损伤患者都应进行头部 CT 扫描。神经症状恶化、失忆以及局灶性的神经症状也应进行 CT 扫描。根据新奥尔良标准[8]，轻度创伤性脑损伤患者，GCS 评分为 15 分，钝性创伤后神经系统检查正常，如果出现以下情况之一，应进行 CT 检查。

- 头痛。
- 呕吐。
- 年龄超过 60 岁。
- 药物或酒精中毒。
- 短期失忆。
- 癫痫发作。

对于需要马上行非开颅手术血流动力学不稳定的患者，可推迟影像学检查。

九、手术指征

手术的目的是方便颅内压监测探头的置入，脑脊液引流，清除明显的占位和去骨瓣减压。手术决策主要基于临床评估（GCS 评分下降、瞳孔异常、局灶性神经功能缺损）和 CT 扫描结果。必须强调的是，只有在全身血流动力学和氧合稳定的情况下，手术降低颅内压才是有意义和安全的。并非所有颅内血肿都需要清除；只有引起或有可能导致颅内压显著升高的血肿才需要手术（如大面积硬膜外血肿应迅速清除）。很薄的急性硬膜下血肿或创伤性蛛网膜下腔出血很可能不需要手术。

在偏远或农村地区进行紧急外科治疗的适应证如下。

- 无法对神经功能恶化的患者进行头部 CT 检查。
- 转移到最近的神经外科病房的距离超过 2h。
- 巨大的颅内血肿。

偏远地区的普通外科医生应联系神经外科医生寻求支持和建议。

钻孔和急诊开颅

颅内血肿迅速扩大是外科急症。这些外科手术可以由非神经外科医生进行，避免进行性脑损伤和死亡。

1. 急诊颅骨钻孔术 [9]

有下列指征时可行急诊颅骨钻孔术：GCS 评分≤ 8 分，硬膜外血肿影像学证据并引起中线移位和瞳孔不等大。在没有头颅 CT 的情况下，有高度可疑的临床症状（例如可触及的骨折，同侧瞳孔固定散大，神经系统状况恶化）是在没有影像学的情况下进行紧急开颅手术的唯一例外。否则，如果没有影像学检查和（或）GCS 评分高于 8 分，禁止开颅手术。钻孔位置如图 12-1 所示，与血肿位置相关。颅骨钻孔术的基本步骤如下。

- 确认血肿的侧别和位置。
- 备皮。
- 局部麻醉［如 0.5% 丁哌卡因（马卡因®）和 1/2000 肾上腺素］。
- 做 3cm 长的切口，直达颅骨。
- 用刀 / 棉签分离骨膜，放置自动牵开器。
- 如果使用 Hudson 手摇钻，开始垂直于骨面钻孔，同时进行盐水冲洗（图 12-2）。
- 当感到阻力改变时停止钻孔。
- 用开口器做锥形开口，并将其扩为圆形开口。

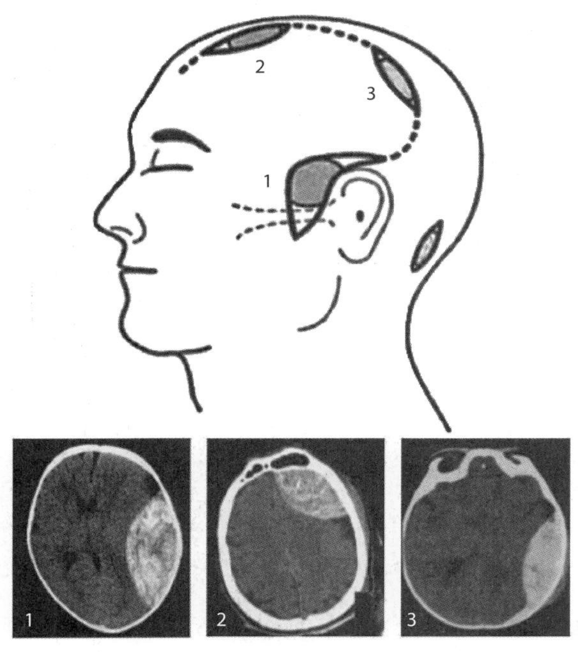

▲ 图 12-1　颅骨钻孔标准位置示意图

硬膜外血肿减压的常见位置：1. 颞侧（颧骨弓上方）；2. 额叶（冠状缝上方，头侧约 10cm，与瞳孔中线一致）；3. 顶骨（位于顶骨隆起上方）

- 如果血肿为硬膜外血肿，则可看到暗红色血块并可抽吸。如果是硬膜下血肿，用尖刀切开硬脑膜。
- 如果没有血液流出，检查位置和侧面，不要进一步延缓患者转运。
- 如果新鲜血液继续从伤口渗出，不要试图填塞。

2. 急诊开颅手术

这是一个更复杂的外科手术，需要一个非神经外科医生经过相关培训熟悉相关操作。头皮切开后将皮肌瓣翻起，颅骨钻孔，在没有铣刀的情况下，用线锯将颅骨锯开。额颞部开颅术是创伤中最常见的手术方式（图 12-3）。

(1) 凹陷性骨折：当骨折凹陷深度达到或超过相邻颅骨厚度时，应将骨折复位以减轻对下方皮

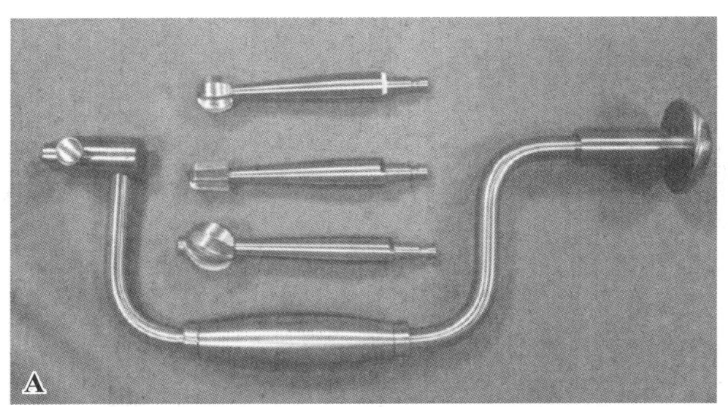

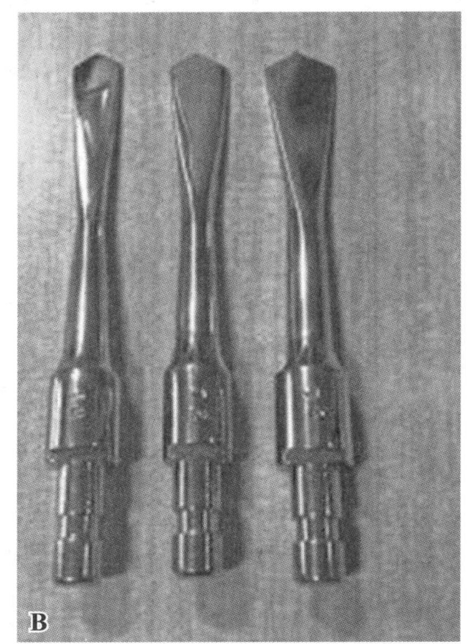

▲ 图 12-2　手动颅骨钻孔术

A. Hudson 手摇钻；B. 带有一组钻头和“V”形穿孔器

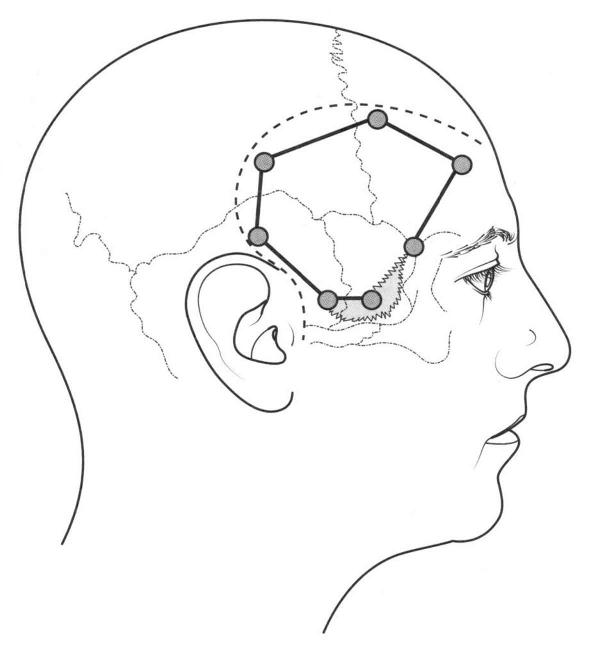

▲ **图 12-3 额颞叶开颅血肿清除术示意图**

注意头皮切口画线，骨孔的位置，以及骨瓣到中颅窝底部的情况

质的压迫。在骨折边缘钻孔，方便将骨块撬出。清除破碎的骨片，修复骨折下方损伤的硬膜。要避免复位骨块时压迫主要的静脉窦。

(2) 贯通性颅脑损伤：贯通性颅脑损伤患者需要急诊开颅手术，冲洗清创并清除血肿。弹道周围的脑组织肿胀会非常严重，需要做去骨瓣减压术以充分减压。在清除深部的骨块或弹片时，不应以损伤正常脑组织为代价。复苏后 GCS 评分≤ 5 分或 CT 表现为双侧脑损伤的患者预后较差，对于这类患者可采用保守治疗。

(3) 去骨瓣减压术：去掉大面积的颅骨有助于控制颅内压。在低收入和中等收入国家神经外科医生缺少颅内压检测的情况下，往往会选择单侧去骨瓣减压术或额顶颞部颅骨去除术，以清除颅内血肿并降低颅内压力。Quinn 等 [10] 已经描述过这种技术。双侧额颞部去骨瓣减压术主要应用于双侧弥漫性肿胀的患者。在发达国家，去骨瓣减压术主要用于急性硬膜下血肿清除以及难治性性颅内高压的二次手术或姑息性手术。去除颅骨的患者需要二次手术修补颅骨（颅骨修补术）。

十、并发症的管理

（一）预防颅内感染

• 在开颅手术麻醉诱导前静脉使用抗生素（头孢菌素或阿莫西林或氯氯西林）。

• 对于贯通性颅脑损伤患者建议使用广谱抗生素（头孢菌素、阿莫西林 / 克拉维酸盐）[11]。

（二）预防癫痫

颅脑损伤后颅内代谢需求增加，颅内压升高以及神经递质过度释放可能导致继发性癫痫发作。

对于创伤性脑损伤后癫痫发作的患者，建议使用抗惊厥药。这种治疗方案被证实可以降低创伤后早期癫痫发作（受伤后 7 天内）的发生率，并持续 6 个月至 7 年。创伤性脑损伤后早期癫痫发作与预后不良无相关性。

对于创伤后期癫痫发作不推荐预防性使用苯妥英钠或丙戊酸钠。预防性使用苯妥英钠可以降低创伤后早期癫痫发作（受伤后 7 天内），其总体获益被认为超过了其并发症。但是，早期癫痫发作与预后不良无相关性。与苯妥英钠相比，在预防创伤后癫痫发作的疗效和毒性方面均没有足够的证据推荐左乙拉西坦（ⅡA 级证据）[6]。

（三）营养

在受伤后的 5～7 天内应通过胃管保证患者的基础热量需求，从而降低死亡率 [6]（ⅡA 级证据）。

（四）预防深静脉血栓

在患者能够自由活动前，低分子肝素或低剂量未分离肝素可与机械性手段（充气压缩袜）相结合来预防深静脉血栓的形成，但会有颅内出血扩大的风险。

除了弹力袜，在颅内损伤稳定时候，权衡再次出血风险后，可考虑药物预防。关于药物预防深静脉血栓形成的首选药物、剂量或时机目前尚无充分证据形成推荐（Ⅲ级证据）。

如果患者病情稳定且术后复查 CT 满意，低分子肝素可在术后 48h 使用。

（五）类固醇

不推荐使用类固醇来降低颅内压或改善预后。对于中度和重度创伤性脑损伤患者，大剂量使用甲基强的松龙与死亡率增加相关，是禁忌证[6]（Ⅰ级证据）。

十一、儿科的注意事项

儿童创伤性脑损伤治疗原则与成人创伤性脑损伤类似。维持收缩压大于 90mmHg 非常重要。与成人相比，婴幼儿更容易因失血发生低容量血症和贫血。

十二、经验和教训

• 始终遵循 ATLS® 原则（在完成 A–B–C 之前避免 D）。

• 不要把意识下降的原因归结为酗酒或吸毒。

• 出现严重创伤性脑损伤时，要注意保护颈椎。

• 控制头皮的出血（尤其对于儿童）。

• 即使早期头部 CT 正常，也要密切观察创伤性脑损伤患者以发现早期神经功能恶化。

• 不要把 GCS 评分当作一个单纯的数字。它由三个不同的参数计算得出，每个部分都有不同的意义，要注意观察 GCS 评分的变化趋势。

• 对于创伤性脑损伤合并其他部位贯通伤的患者使用允许性低血压复苏策略。

• 多种病理生理变化均可导致颅内压升高。保守治疗颅内高压时，不应忘记寻找具体原因，如果 CT 不可用，必要时行探查性钻孔。

• 进行性颅内出血会使用颅内压增高、脑组织移位最终发生脑疝压迫脑干导致患者死亡。

• 当病情快速发展时，应立即行急诊颅骨钻孔术或开颅术。最好联系神经外科医生讨论这个病例。

十三、总结

创伤性脑损伤是导致死亡和发病的主要原因。治疗创伤性脑损伤的主要原则是通过维持正常血容量和组织氧合来控制继续发损伤。在神经外科医生不能到场时，如果患者病情恶化要行急诊颅骨钻孔术或开颅术。术前临时的救治方法包括过度通气、甘露醇或高渗盐水。

十四、麻醉注意事项

• 继续“损伤控制性复苏”：快速的序贯气管插管。

• 如果患者尚未插管，要避免患者在插管过程中咳嗽或用力抵抗，否则会使颅内压升高。

• 在插管和术中要注意保护颈部。

• 尽量置入动脉导管，如果难以操作，不要耽误时间，先让外科医生开始手术。

• 监测呼气末 CO_2 浓度，避免过度换气。

• 如果血压稳定，将手术台头侧抬高。

• 保证足够的液体量；纠正低体温；控制血糖；如果前颅底骨折以复位则插入鼻胃管（否则置入口胃管）；注意失血情况并及时补充；注意补充凝血因子和血小板。

• 时间就是生命；只有非常特殊治疗操作才可推迟 CT 扫描和进一步的神经外科治疗。

• 创伤性脑损伤患者的治疗原则主要是通过改善氧需求和输送之间的平衡来减少继发颅脑损伤。

• 通过保护气道、保证适当的通气和氧合、维持循环、携氧能力以及灌注压，以改善脑细胞的供氧；通过促进静脉回流（抬高头部）和最后的血清钠来减少脑组织水肿。

• 通过镇静药物降低脑氧代谢率。

•（非单一创伤性脑损伤患者），要对上述的目标有所取舍。

• 氯胺酮对创伤性脑损伤患者是安全的，在血流动力学得到控制之前，可以在急性情况下使用。之后，异丙酚主要用于短期麻醉 / 镇静维持。

（李　放　黑　博　常盼盼）

第 13 章 烧 伤

Burns

一、概述

烧伤是一个世界性的严重公共卫生问题。每年仅火灾就造成 30 多万人死亡，还有更多的人死于烫伤、电烧伤及其他形式的烧伤。火灾相关的死亡是 5—29 岁的儿童和年轻人的 15 个主要原因死亡之一。超过 95% 的火灾相关致死性烧伤发生在中低收入国家，仅东南亚就占全世界火灾致死总人数的一半以上，且该地区的女性是全球火灾相关致死率最高的人群[1]。

高收入国家应用已被证实行之有效的预防策略及改善对烧伤患者护理的联合措施，使烧伤死亡率和致残率明显下降，但是这些烧伤预防和护理先进措施大部分都未在中低收入国家得到充分应用[2]。

烧伤是很常见的一种突发疾病，严重时常常会造成患者毁容，破坏家庭稳定和导致患者失业，增加家庭及社会经济负担，增加患者身心痛苦。对于大面积烧伤来说，从患者受伤的那一刻起，伤口处理及患者救治刻不容缓，但不能过分夸大早期大面积烧伤创面切（削）痂概念的作用。

迟延复苏、延误手术时机对患者是不利的。严重烧伤会造成大量组织破坏，并激活细胞因子介导的炎症反应，从而导致在烧伤局部和远隔部位产生严重的病理生理效应。

二、烧伤病理生理学

严重烧伤的早期（抑制期）以心输出量减少、全部器官供血量减少为特征。心输出量的减少是由血管内容量的减少、心肌的直接抑制、肺和全身的增加血管阻力和血液浓缩引起，并可导致代谢性酸中毒和静脉去饱和［静脉血氧饱和度（oxygen saturation of mixed venose blood，SVO_2）下降］。肾小球滤过降低，醛固酮和抗利尿激素（antidiuretic hormone，ADH）水平升高可导致尿流量减少。吸入性损伤和包括 ARDS 在内的烧伤全身反应可导致氧合和通气障碍。环匝形烧伤如果不实施焦痂切开减张释放深部组织压力，就会发生筋膜室综合征。筋膜室综合征也可能发生在腹部、四肢，或烧伤区域之外或没有环匝烧伤的部位。精神状态变化由心理压力、缺氧、低血压、吸入有毒气体和药物使用等因素造成（图 13-1）。

在伤后 48～72h，机体进入高代谢期（亢进期），其特征是耗氧量、二氧化碳生成和心输出量增加，包括皮肤、肾脏［肾小球滤过率（glomerular filtration rate，GFR）］和肝脏在内的所有脏器血流量增加，全身血管阻力下降。SVO_2 增加与周围动静脉分流有关。全身血管阻力明显降低类似于脓毒症表现。由于吸入性损伤和急性呼吸窘迫综合征，肺和气道可能持续受到影响，由于复苏液的再分配和由此引起的高血容量，可能发生肺水肿。精神状态的改变可能与持续的 SIRS 和持续的药物治疗有关。分解代谢激素的释放和胰岛素抵抗会导致肌肉蛋白分解代谢和高血糖症（图 13-2）。

三、解剖学

除了单纯的红斑（晒伤），其他深度的烧伤都会造成不同程度的开放性伤口。打个形象的比喻，烧伤就像肠子裸露的内脏。在这种情况下，真皮层（图 13-1）会有不同程度的外露，导致大量的体液丢失，以及机体对细菌的屏障作用丧失，使机体容易遭受外来病原微生物感染，以及

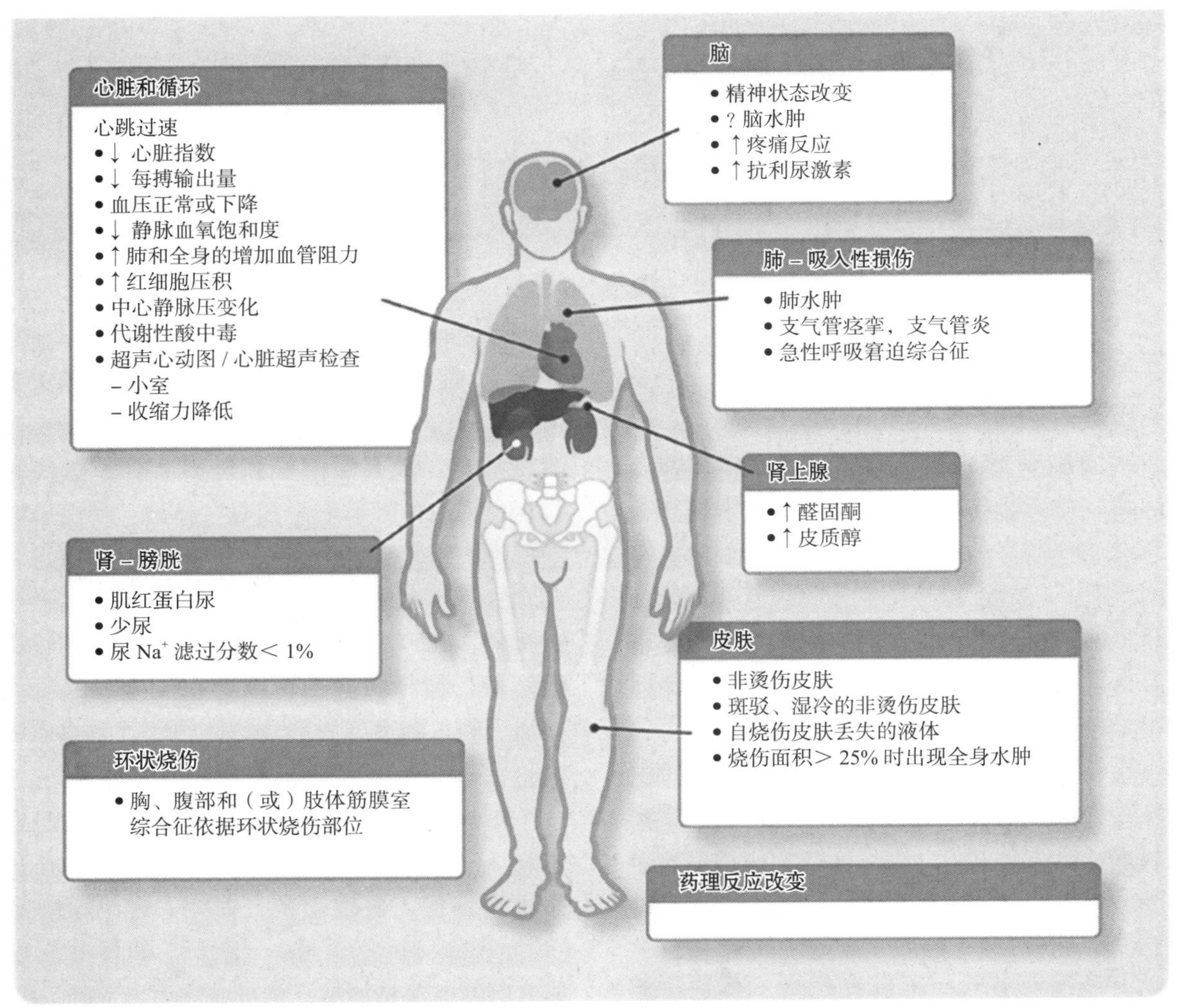

▲ 图 13–1 烧伤早期（24 ～ 48h）的病理生理变化

由于对流和传导作用造成机体大量能量损耗（图 13–3）。

从生理学角度讲，烧伤会造成蛋白质（主要是白蛋白）和电解质的大量流失以及血液浓缩，而伤口愈合所需的能量大量增加。

烧伤创面分为三个区域（图 13–4）。

- 凝固带。
- 淤滞带。
- 充血带。

复苏不充分或不适当使用冰或冰水对烧伤创面进行冷疗，可能会引起淤滞带血管收缩而导致烧伤创面加深、凝固带范围增大。

四、特殊原因烧伤

（一）化学烧伤

化学烧伤时，应急情况下创面冲洗至少持续 30min 以上。碱会溶解脂肪而使创面变得很深，酸烧伤后使受伤皮肤表面“变黑”，这将严重影响早期对烧伤深度判定，酸烧伤程度一般较碱烧伤浅很多，随着时间推移，酸烧伤后创面深度最终可以诊断。氢氟酸会持续对组织造成损害直到氟离子被螯合。极度疼痛是神经受到刺激的标志。数月后，神经性疼痛也很常见。在创面清洗完毕后，接下来可以应用阳离子（Ca^{2+} 和 Mg^{2+}）作用于损伤部位。处理方法如下。

- 将钙添加到凝胶中并局部应用。

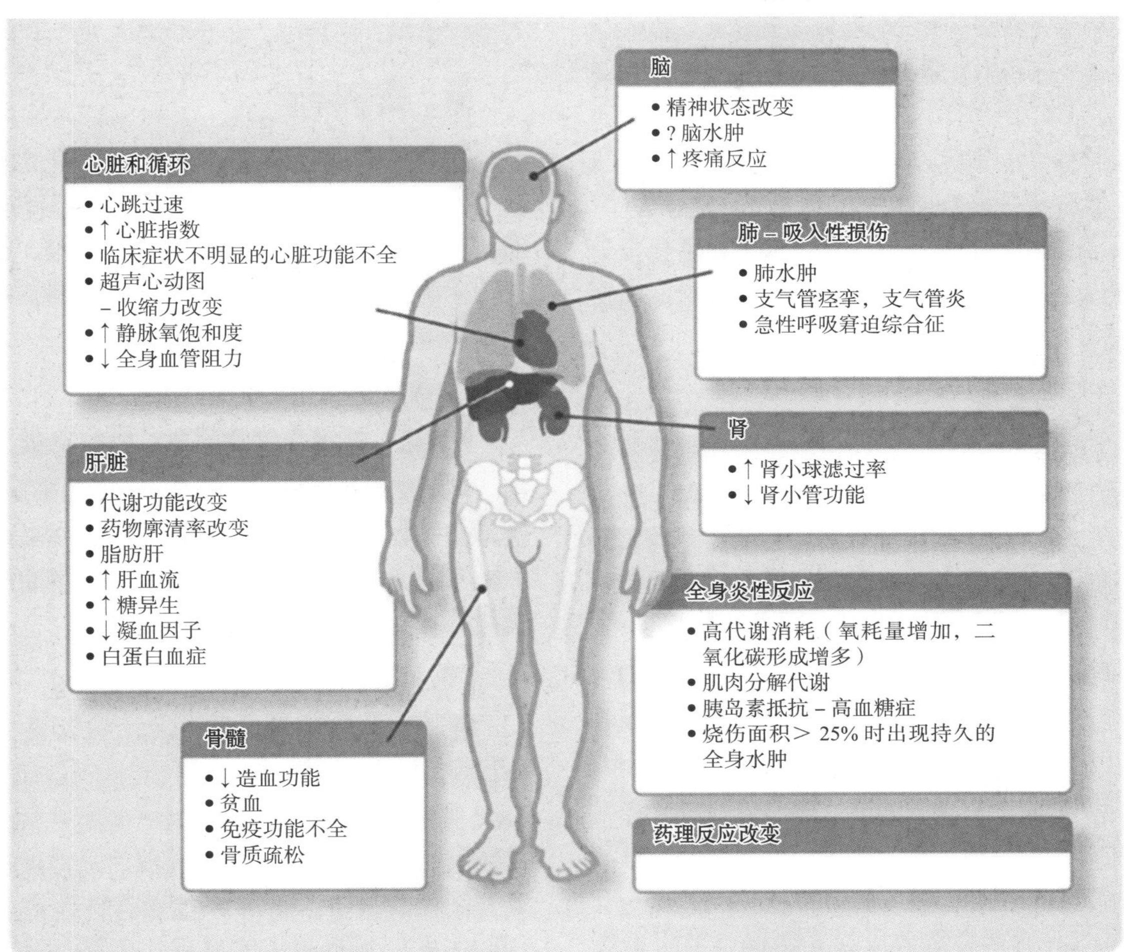

▲ 图 13-2 烧伤的高代谢 / 高动力阶段的病理生理变化

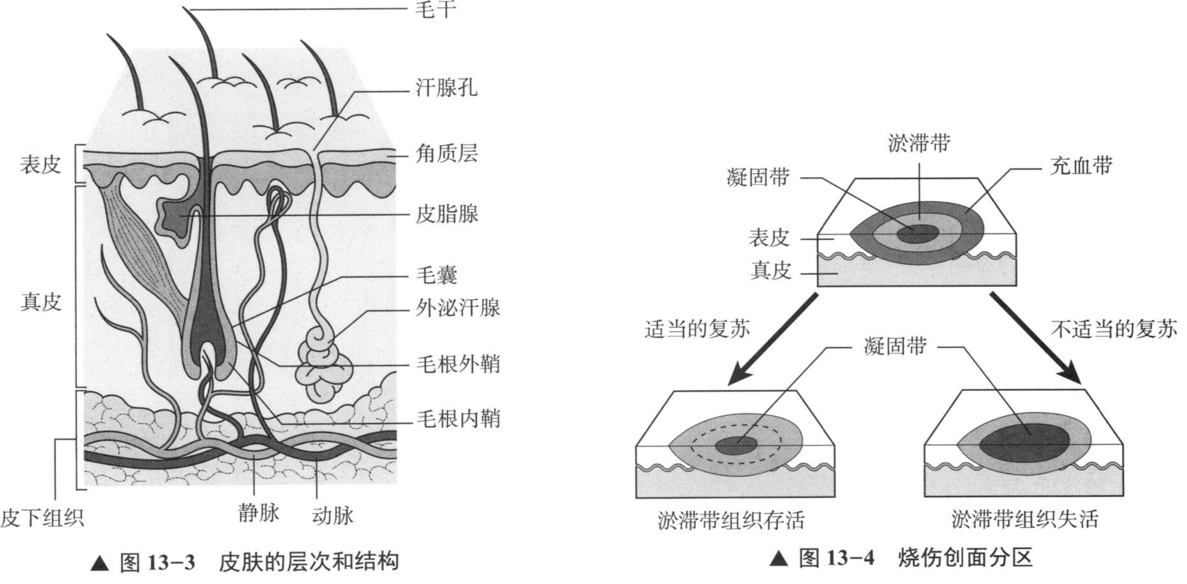

▲ 图 13-3 皮肤的层次和结构

▲ 图 13-4 烧伤创面分区

• 将葡萄糖酸钙溶液添加到二甲亚砜（dimethyl sulfoxide，DMSO）中，尤其适用于浸泡受伤的指尖。

• 动脉内输注钙制剂。

• 葡萄糖酸钙局部浸润注射（Bier 阻滞）。

• 氢氟酸浓度 > 10%，即使小面积的烧伤也可引起钙血症，可能需要静脉输注的大量的钙制剂。需要注意！

（二）电烧伤

电烧伤创面的特点是深层组织损伤程度较伤口表面损伤程度更严重。高压（> 1000V）电烧伤尤其如此。家庭低压电流损伤常损及手指和拇指。因损伤常常涉及关节部位，因此手术清创后应采用皮瓣移植修复创面。

电烧伤可能会导致心律失常，主要表现为意识丧失。对于此类患者最少需要检查 12 导联心电图、心率图、心脏特异性肌钙蛋白水平。如果心率正常并且没有意识丧失，则不需要进一步的心脏特异性检查或处理。否则，应该进行心脏监护、超声心动图和心输入量监测。

高压电烧伤会造成皮肤和肌肉骨骼毁损性损伤。应仔细检查并排除有无肩部脱位、脊柱压缩性骨折（断电瞬间人体可能会被抛掷出很远的一段距离），检查并排除抛掷所致的肋骨、胸部、长管骨以及头部外伤。高压电烧伤不同于低电压及其他原因烧伤。人体是一个容积导体，因此在直径较小的区域（如腕部、膝关节、踝关节等处）电流产热增多。电流流经骨膜、神经和血管，同时也影响肌肉细胞。电流可以造成细胞壁电穿孔，尤其容易损伤心肌细胞，伤后 5 天内细胞坏死增加；如果第一时间发现肌肉异常，那么此受损的肌肉迟早会坏死。筋膜切开减张术应尽早进行，减张必须充分，并且应反复观察减张后效果。总会有更多工作要做。在上肢，腕管和腕尺管（Guyon 管）应进行切开减张，必要时应作延长切口。谨记，如旋前方肌和肩袖等部位的深部肌肉会在电烧伤后损伤严重。伤后应立即进行焦痂切开减张、清除明显坏死的组织，并定期进行观察组织存活情况，必要时采取进一步清创。

五、烧伤深度

传统上将烧伤分为一度、二度和三度，但是“部分厚度”（浅层和深层）和“全厚度”这两个术语更具参考价值，将在此处使用。还有一组“不确定的”厚度烧伤，这个程度的烧伤处理更具挑战性。

（一）一度烧伤（红斑性烧伤）

“晒伤”后患者疼痛明显，创面干燥，无水泡，创面会在 7 天内自行愈合。它不需要清创术，也不会计算在总烧伤体表面积（total burn surface area，TBSA）百分比中。通常只需简单的口服镇痛药和消炎药即可。

（二）浅二度烧伤

此类烧伤通常是由热液和蒸汽所致。组织损伤涉及整个表皮、基底膜但不超过真皮层的上 1/3（真皮乳头层）。由于烧伤后痂皮下方损伤区域或淤滞带非常小，仍有大量残存的表皮细胞和良好的血液供应，能在 1～2 周内快速再上皮化（图 13-5）。创面有水疱形成，基底湿润呈潮红（包括皮肤较黑的患者），压之变白，拔毛试验困难，一般在 10～14 天内即可愈合，无须进行断层皮肤移植。愈合后的皮肤柔软、有弹性，无瘢痕增生。

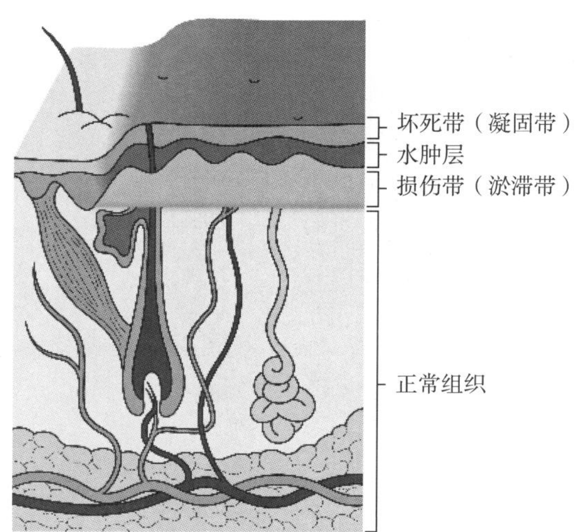

▲ 图 13-5 浅二度烧伤

（三）深二度烧伤

组织损伤深及真皮层的中 1/3（真皮网状层）。由于表皮层全部受损，创面愈合依赖深层残存的毛囊、汗腺细胞增殖分化形成上皮小岛，最后由上皮小岛相互融合而覆盖创面，加上创面血液供应减少，因此，创面重新上皮化的速度要慢得多（2～4 周）。如果 3 周内没有进行创面切削痂植皮，自行愈合的伤口瘢痕增生明显。创面深度逆转的可能性很大（处理得当，可向浅二度烧伤发展，否则会变成三度创面）。因为伤后创面血流量较低、烧伤本身对表皮细胞损伤更大，因此，此类烧伤创面淤滞带范围比浅二度烧伤大得多（图 13-6）。

深二度烧伤创面渗出较少，渗出越少，烧伤创面越深。受伤区域感觉迟钝，疼痛较轻。皮肤质地变厚，触之如橡胶感，由于毛细血管淤滞而表现出“固定的皮肤染色”，基底红白相间受压后不变白。拔毛试验容易。如果不进行手术植皮，创面需要 4～6 周才能愈合且瘢痕明显。由于愈合后的表皮张力差，其下方（新生表皮及残存真皮之间）增生的瘢痕坚硬，因此，重新上皮化的深二度烧伤创面后期的功能较差。

（四）“烧伤深度不明确的”非全层皮肤烧伤（译者注：国内没有此分类，译者暂命名“混合度烧伤”）

混合度烧伤通常是指浅二度、深二度混合烧伤，兼具浅二度、深二度创面的临床特征。受伤病史可能有助于判定创面以哪个烧伤深度为主，同时有助于临床治疗方案的决策。

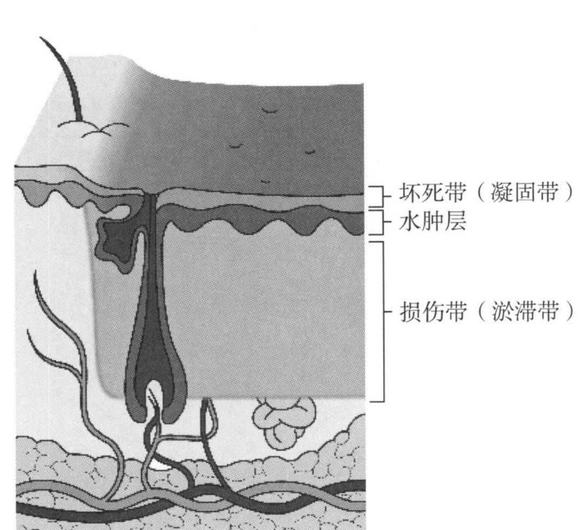

▲ 图 13-6　深二度烧伤

（五）三度烧伤

三度烧伤累及整个表皮层及 2/3 以上的真皮层，毛囊、汗腺等皮肤附件全部毁损。较小伤口（直径＜ 3cm），可通过上皮向心性爬行生长和伤口收缩变小达到愈合目的，超出此范围的烧伤创面非手术大多难于愈合。创面感染的风险很高，需要进行焦痂切除植皮以修复创面。

三度烧伤创面焦痂厚，无渗出，疼痛感丧失。新鲜的创面基底苍白，脱水后可变为黑色或黄色，皮革样变，可见已栓塞的浅表血管。毛发焦无。肢体或躯干环状烧伤时，需要进行焦痂和筋膜切开减张术。如果创面坏死组织不去除，（由于烧伤后创面水肿）环形烧伤焦痂压迫（造成筋膜室综合征，影响肢体血运或患者呼吸），而且极易造成［局部和（或）全身］感染及严重瘢痕增生。创面需要尽早切（削）痂并进行（皮片或皮瓣）移植。大部分火焰烧伤和化学烧伤及部分电烧伤均可导致三度烧伤。

（译者注：Ⅳ度烧伤是烧伤深及肌腱、肌肉、神经、血管、骨骼、关节，组织炭化、坏死，大部分电烧伤均可造成Ⅳ度烧伤。需要去除坏死组织并行皮瓣 / 肌皮瓣修复创面。Ⅳ度烧伤毁损严重，现有技术条件无法修复，或即使修复也无法恢复功能，需要果断截肢修复创面。国外将损伤累及脂肪组织称为Ⅳ度烧伤，累及肌肉称为Ⅴ度烧伤，累及骨组织称为Ⅵ度烧伤。）

六、烧伤面积

烧伤面积是指烧伤区域占全身体表面积的百分比，只计算浅二度、深二度、三度（Ⅳ度）烧伤面积，不包括一度烧伤面积。

所有烧伤治疗中心均需有明确的治疗预案，预案应包括液体复苏方案并以图表形式显示烧伤面积（成人一般采用“九分法”，儿童采用 Lund and Browder 图表进行计算烧伤面积，见图 13-7）。

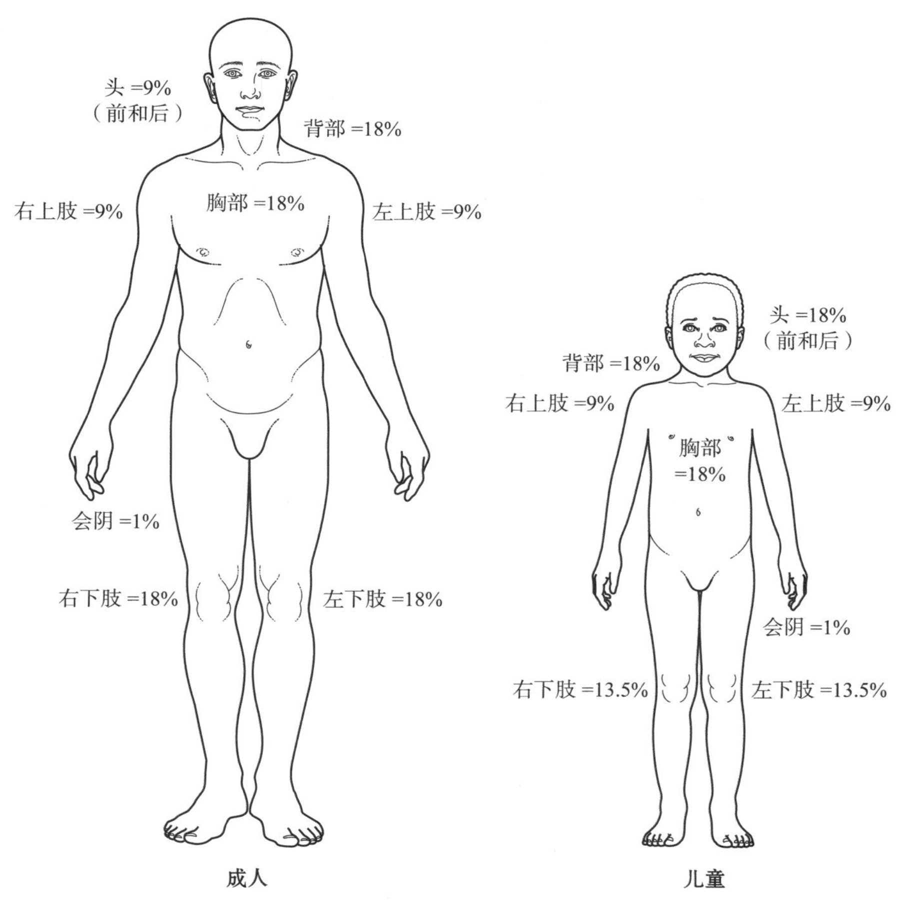

▲ 图 13-7 体表面积

译者注：我国的九分法与本书所述有所不同。头部 9%：头部 3%，面部 3%，颈部 3%；双上肢 18%：手 5%，前臂 6%，上臂 7%；躯干 27%：前侧 13%，后侧 13%，会阴 1%；双下肢 46%：臀部 5%，大腿 21%，小腿 13%，足部 7%

患者的手掌（包括并拢的 5 个手指）面积约为 1% 烧伤面积，这种方法在计算片状（译者注：小面积）烧伤时很有用。

必须强调的是，烧伤面积的计算只是制订液体复苏治疗计划的开始，后续的复苏治疗取决于患者（病情和补液后）的反应，而不是（根据补液公式）计算出的液体量！

七、烧伤治疗

（一）安全急救

与所有创伤一样，烧伤治疗要遵循常规的“气道（airway）、呼吸（breathing）、循环（circulation）”——“ABCDE”等高级创伤生命支持®方案。

安全急救还包括在不给救援人员带来风险的前提下使患者（尽快）脱离致伤源。这意味着急救时必须切断电源，遏制化学品和燃料的溢出，并扑灭大火，以便救援人员能够进入现场救治伤员。必须脱除着燃的衣物，并尽可能清除腐蚀性化学物质，但在现场不能停留过长的时间。

误区：不要忘记，烧伤的患者仍是一个创伤患者，除外烧伤，很可能已同时合并其他严重的损伤。

（二）急救

宜：用流动的温水冲洗烧伤部位。如果没有自来水，可用水桶和水壶盛水进行冲洗。持续时间至少 20～30min（化学烧伤需冲洗更长时间）；

冷疗可以镇痛、减轻烧伤深度（译者注：非原文所写的烧伤面积“burn size”）。记住监测体温。插管患者的这一过程不应超过 30 分钟。[译者注：大面积烧伤（30% 烧伤面积以上）冷却创面会导致患者低体温，特别是儿童患者。大面积Ⅲ烧伤则无冷疗的必要。]

禁：使用冰或冰水（译者注：因其能引起血管收缩，反而加深创面）。避免患者着凉；患者衣物脱除后，如果暴露在冰冷环境中，很快就会导致低体温。

原则是既要进行烧伤创面冷疗，又要保持患者温暖。

任何烧伤都会产生炎症反应，后者会引起毛细血管通透性增加，血管内容物外渗、（烧伤局部或远隔部位）水肿（译者注：先有血管通透性增加，后来才会出现水肿，翻译时更换了顺序）。烧伤面积越大，炎症反应越强烈，因此，任何超过 20% 烧伤面积的烧伤都会产生全身反应，从而导致 SIRS。这是不可避免的，应该有预判。

（三）早期治疗

1. 气道

对烧伤环境的快速评估可以很好地提醒治疗团队，患者是否存在气道烧伤的可能性。发生在密闭空间的易燃物质火灾（如室内着火）且长时间吸入（有毒有害气体）会明显加大（患者吸入性损伤的）风险。

无法发出高音调声音（“eeee”伊伊），口咽发红，有水疱，或有烟尘沉积（译者注：一般表述为患者痰中有炭末）。局部麻醉下行内镜或喉镜检查有助于判断（吸入性）损伤的严重程度，并判定是否有插管的必要。

吸入腐蚀性物质可能导致化学性肺炎，吸入热蒸汽可能导致严重的气道损伤。明显的气道损伤症状包括喘鸣音、明显的气道烧伤、悬雍垂和咽部红肿、喘息性呼吸音或呼吸窘迫（吸入性损伤会造成上呼吸道水肿、气道变窄阻塞，影响气体交换），治疗上不仅应给予氧疗，而且应在上呼吸道完全阻塞前尽早插管。

存在疑虑时，果断插管。
对因早期插管而病情稳定的患者拔除气管插管，要比那些气道已水肿、变形和烧伤的患者再尝试晚期插管容易得多。

误区：尽量选用管径最大的气管插管，因为狭窄的插管会被浓稠的、乌黑的分泌物堵塞，不要将气管插管剪短，（因为颈部烧伤后的）肿胀程度是惊人的！

一氧化碳中毒最常表现为昏迷或神志不清，皮肤颜色很少出现典型的樱桃红外观，最好的诊断手段是在血气分析中测定碳氧血红蛋白（carboxyhaemoglobin，HbCO）水平。治疗方法是吸入纯氧。

2. 镇痛

非全层皮肤烧伤（一度、二度烧伤）疼痛剧烈，通常需要反复静脉注射滴注阿片类药物镇痛。即使儿童或成人患者无法交流，也需始终给予镇痛。然而，烧伤程度越深，存活的神经末梢就越少，Ⅲ烧伤神经末梢全部受损，患者无疼痛感觉。在气道得到处理后，应优先进行镇痛，早期、充分的缓解疼痛会减少患者和经治医务人员的压力。

3. 静脉通路

患者烧伤后，应尽早开通静脉通路（最好是中心静脉通路，如有必要，也可通过烧伤创面进行中心静脉置管），并同时采集血液样本进行全血计数、电解质、血型和筛查，以及血葡萄糖水平检查。如有可能，应抽取动脉血进行血气分析测定 HbCO，并记录吸氧分数（fraction of inspired oxygen，FiO_2），以便计算肺分流的程度，这对于后期可能需要采用的呼吸机辅助通气有良好的参考价值。

烧伤面积超过 50% 的患者，可能因凝血因子消耗而出现凝血功能障碍；因此，应该进行血栓弹力图检查，或常规的凝血功能检查。

误区：

• 大面积烧伤（进行液体复苏或治疗时）尽可能应用中心静脉插管，其他部位置管会因组织水肿使置入的输液管从静脉中脱离。（置管成功后）应将管路原位缝合固定，因为单纯的敷料包扎无法将管路固定牢靠。

• 由于腹内压力会明显上升，液体无法输入至体内，所以置管时最好将管路置于横膈膜上方。越早开始液体复苏，因急性肾损伤、伤口恶化、早期和晚期的伤口和肺部感染引起的死亡率和发病率越低。

4. 烧伤创面的急诊处理

于急诊，可以使用质量好、面积大“保鲜膜”保护创面，这种保鲜膜已被证明是无菌的，可在工业上大量使用。保鲜膜通过覆盖显露的神经末梢来减轻疼痛，锁住并减少液体的流失，同时仍然允许医生对烧伤创面进行适当的检查。既往的处置办法是用纱布和弹力绷带将患者“木乃伊化”（纱布上可加或不加含银霜剂），这种处置方法对患者无益，会增加患者痛苦，（创面包扎后外观）脏乱、耗时费力，不利于伤口护理，还妨碍了临床医生对创面检视。

5. 液体复苏

所有烧伤面积超过20%的烧伤均归属于“严重烧伤”。所有这类烧伤都需要静脉补液，置入导尿管监测尿量，用鼻胃管早期进行肠内饲养，以及经验丰富的烧伤护理。面积较小的烧伤可以通过积极的口服补液来治疗，但对于婴儿需尤其谨慎。一些单位对年龄12岁以下、烧伤面积大于10%烧伤面积的患者常规静脉补液进行复苏。

误区：

• 所有公式仅能作为参考以指导液体复苏。恰当的复苏基于尿量，而不是盲目地遵循Parkland公式所计算的液体需要量。

• 体液的流失始于烧伤即刻，补液（量及速度）是从烧伤伊始开始计算的，而不是从入院时开始计算的。

通常应用Parkland公式计算伤后第1个24h液体需要量：伤后第1个24h液体需要量=烧伤面积（%）×4ml×kg体重（如烧伤面积>60%，按3ml/kg体重计算）。伤后第1个8h输入总液体量的1/2，剩余的1/2量于随后的16h内输入。所有液体均为等渗乳酸林格液（译者注：国内外液体复苏计算公式不同，复苏液体选择也不同）。有限证据表明，伤后第2个24h改用胶体液可减少毛细血管渗出。（输液后）成人尿量维持在0.5～1.0ml/（kg·h），儿童尿量维持在1.0～1.5ml/（kg·h）。输入过多液体，会导致毛细血管渗出增加，产生“液体蠕变”，大量液体进入“第三组织间隙”增加组织水肿，增加SIRS和ARDS的风险[3]。例外的情况：如果出现肌红蛋白尿（如电烧伤），尿量应增加，成人需在原有基础上增加1.0ml/（kg·h）。

误区：

• 不可让患者出现继发性烧伤休克低血压。

• 在伤后72h内，由于烧伤创面本质上仍是无细菌生长，因此不建议烧伤早期使用抗生素。

• 如果患者入院时血压低，应先排除其他引起休克的致病因素，再考虑休克是烧伤所致。（译者注：如果及时、正确进行液体复苏）伤后的最初24h通常不会出现烧伤休克。

6. 相关损伤（合并伤）

临床实践中，很容易出现仅关注烧伤而忽略了其他合并伤。仔细询问病史不仅可以了解烧伤的类型和深度，还可以提示是否存在合并其他损伤的可能性。一旦充分镇痛，进行静脉输液（可能需要在烧伤区域之外的皮肤上实施），吸氧、创面包扎后，必须对患者进行全面检查。

如检查发现患者合并任何其他损伤，需根据临床情况的轻重缓急进行处理。优先处理出血状况，并采用常规的原则进行液体复苏，并发症处理还包括损伤控制。大多数骨科损伤治疗可能会因确定性治疗而推迟直至烧伤复苏阶段（通常在伤后的第1个48h内）结束。但是，如果患者生命体征平稳，需要早期切（削）痂和断层皮肤移植也可以考虑同时进行骨科手术治疗。

临床医生必须警惕故意虐待的可能性，尤其是儿童烧伤，当烧伤的性质和部位分布与父母或照料者的讲述的致伤情况不一致时。烧伤的模式和随后的无法理解的表述可能会进一步提示（患者遭受了）故意的“惩罚性”烧伤。当存在疑虑，重要的是要仔细记录烧伤的情况，并尽可能附上照片。应寻找其他虐待迹象，并在适当时联系社会服务机构。

（四）焦痂切开术和筋膜切开术

任何创伤的液体复苏治疗，其目的都是抗休克，休克的定义是组织缺氧不能满足组织生存的需要。烧伤（与其他损伤）没有什么不同，但烧伤本身存在一些特殊的难题，特别是当气道受损或当环匝状全层皮肤烧伤伴厚而坚硬的焦痂（对躯干/四肢）产生压迫（止血带效应）时。这种情况可发生在胸部、颈部或四肢，造成缓慢窒息或严重肢体缺血。认识到焦痂切开的必要性是至关重要的，通常需要急诊室进行手术。焦痂切开术是为了缓解四肢或躯干的压力，使血供或通气得以恢复。最常见的情形是肢体环匝状深度烧伤伴全身大烧伤面积，需要大量液体复苏。（大量液体输入后）焦痂不会适应性膨胀，所以液体积聚（在焦痂下方），（深部）压力上升。这个过程需要一些时间来达到顶点——6～8h。清醒的患者会主诉与紧绷石膏模具相同的症状和体征：渐进性、难以忍受的深部疼痛，肌肉主动运动丧失，极度的肌肉牵拉痛，指（趾）变凉，毛细血管再充盈速度减慢，多普勒无法探及血管搏动。需要切（削）痂的肢体的感觉可以比作挤压苹果——没有妥协（译者注：没有回旋余地，不会凹陷）。肢体僵硬是很常见的，但如果（按压）有“凹陷”，暂时不用行焦痂切开术。如果脉搏消失，“按压”仍然触及脉搏，首先要检查另一个肢体和血压。低血容量可能是（导致这种情况的）原因。

焦痂切开术（皮肤）不等于筋膜切开术（筋膜）。

手术很简单。焦痂切开术不需要在手术室进行，但要有良好的照明、止血的仪器，最好有助手。对清醒的患者，于创面近心端进行局部麻醉并将麻醉药物注射到非全层皮肤烧伤区域，（可减轻患者痛苦）使手术顺利完成成为可能。全层皮肤烧伤（三度或以上）是没有感觉的，不需要麻醉。需要准备好手术刀、动脉血管钳、缝线和结扎线；对需要通气的患者来说，电刀一个很好的选择。

切口在轴面（译者注：焦痂切开减张均应沿肢体长轴内外侧正中线、胸部沿腋前线，切开直至深筋膜甚至肌膜）。上肢肿胀时常处于内旋的位置，因此必须强迫肢体完全外旋，否则切口很容易交叉弯曲，导致纵向结构的分离和挛缩。在伤口上涂上抗菌乳霜，然后用不粘的吸收性敷料松散包扎好。

误区：如果焦痂切开手术延迟，代谢产物（自细胞膜）排出将引起低血压和高钾血症。要有所准备！

采用线性（肢体长轴内外侧正中线、胸部沿腋前线）切口，使切开的焦痂伤口裂开，缓解张力。切开的伤口必须足够大，切口延长线需达组织正常部位。虽然手术刀（锐性切开）通常足以实现这一点，电刀可能是必需的。

图 13-8 显示了焦痂切开减张的主要切口线。切开术基本上是无痛的过程，因为它只会伤及失去活力的组织，除非切开长度超出了组织坏死范围，到达感觉正常或高度敏感的存活组织处。这不仅会提醒临床医生停止手术操作，而且还能确保坏死组织的焦痂收缩环不会留在焦痂切开术的极限范围内。

误区：尽管进行了焦痂切开，释放了深部组织遭受的压力，一些组织（尤其是肢体）可能仍处于缺血状态，特别是肢体电烧伤，这些创面通常是全层皮肤烧伤、经常伴随大量的肌肉坏死。在这种情形下，可能有必要在焦痂切开术的同时进行筋膜切开术以释放筋膜室压力。如果筋膜室

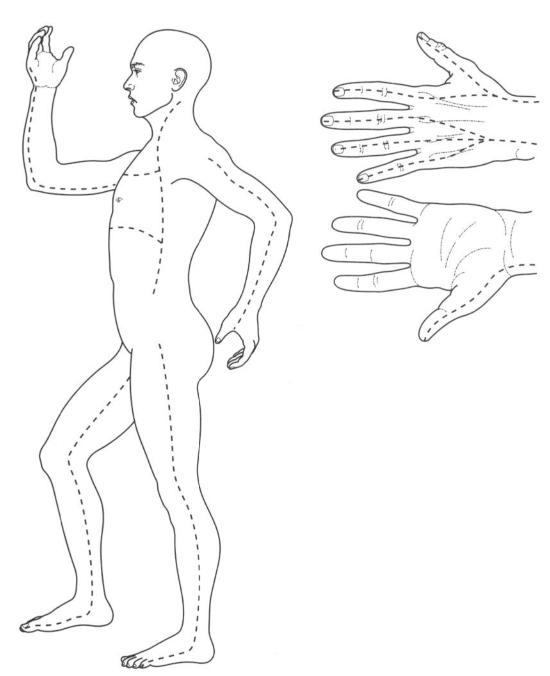

▲ 图 13-8 焦痂切开减张部位

里面的组织仍然有活性，筋膜切开术通常伴有大量出血，最好为此做好准备。

（五）确定性处理

1. “封闭”烧伤创面

烧伤创面不是处于静止状态的伤口，它们是“处于进行性病理变化状态”。创面不能被患者自体皮肤或有效的生物替代物覆盖的时间越长，则皮肤的抗菌屏障、作为人体主要能量和液体的丢失持续时间就越长（类似于肠切除）。

约伤后 72h，表面细菌迁移到深层残存的真皮及下方，使局部外用防腐剂和抗生素失效，并增加了全身性败血病的机会。基于这些原因，目前治疗趋势是在必要时早期切（削）痂并行断层皮肤移植。很显然，并非所有烧伤创面都需要进行皮肤移植。尽管热水和蒸汽烫伤的初始创面外观很夸张，但这些创面通常会在 10 天之内自行愈合。在决定手术之前，等待此时间段是明智的。通过这种方法，这些烧伤创面需要进行断层皮肤移植的概率几乎降低了一半。但是，所有烧伤患者入院后应尽快在麻醉下进行初步的创面清洁和清创术，最好在伤后 48h 内。原因有四个。

- 由于保鲜膜难以确保超过 48h 后仍然有效，因此应彻底清洁伤口并选择合适的敷料。
- 它允许对烧伤创面进行适当检视并去除水泡，因为在急诊室烧伤面积被低估的情况并不罕见，9% 的烧伤可能会变成 16%，应将（后者）归入“严重烧伤”（译者注：国内通常将烧伤面积＞ 30% 归为“严重烧伤”）类别，治疗上应满足相应烧伤程度所需的相关要求（译者注：治疗时应根据烧伤程度采用相对应的治疗措施）。
- 常有人（错误地）认为有水疱的烧伤始终是浅度（浅二度）烧伤。除非水疱皮松弛塌陷，否则应去除水疱皮肤，以便临床医生可以确认水疱皮肤下面没有更深的烧伤创面。去除水疱皮肤并评估下方的烧伤深度比较安全，因为它可能是深度（深二度）烧伤甚至全厚皮肤烧伤。（译者注：国内观点是大水疱可在低位剪开小口或穿刺引流，尽可能保留水疱皮的完整性。从引流口观察水疱皮下方的烧伤深度，并不强调必须去除水疱皮，因为在创面彻底清洗消毒后，水疱皮在烧伤早期可以充当暂时性生物敷料的作用，防止感染及创面水分蒸发而导致创面加深）
- 如果发现需要切（削）痂和断层皮肤移植，则可以在同一手术过程中完成。

2. 切（削）痂、断层皮肤移植术

这两种操作都可以应用 Humby 刀（或其他改良型刀）或电动取皮刀来完成。削痂刀片厚度的“设置”（切削深度）要大于断层皮肤移植切取的厚度。

3. 肿胀技术

切（削）痂和断层皮肤切取这两种手术中失血量都很多，但四肢可以通过使用止血带或躯干使用“肿胀技术”来减少失血量。

- 肿胀液配制：1∶1000 肾上腺素 2ml+ 0.5% 丁哌卡因 40ml+ 温生理盐水 1000ml。
- 取一根 19 号 3.5 英寸的脊柱注射针，将注射针通过专用的连接管路与配制好肿胀液的输液袋（放在加压输液装置中）进行连接，然后进行皮下注射。
- 注射后隆起的皮肤会凉的感觉（白种人注

射后，局部颜色泛白）。

• 一旦取皮或切削痂完成，可将浸有肾上腺素的腹部加压棉垫（1000ml 生理盐水中含肾上腺素 5mg）敷在伤口床上，能显著减少失血。

根据受皮区域不同，断层皮肤可以应用皮肤缝合钉、组织胶或缝合线固定，然后用几层凡士林油纱布覆盖以防止移动，最后用干纱布和绷带（译者注：加压）包扎。如存在创面感染，可外用活性纳米银（如 Acticoat®– Smith and Nephew，英国伦敦）并用湿纱布和绷带固定将其固定在原位。该敷料将保持抗菌活性长达 4 天，并且还可能具有抗炎特性。

供皮区的选择取决于被烧伤部位（如背部或眼睑）以及可供选择的供皮区。

• 颈部皮肤适合于眼睑创面。

• 臂内侧皮肤适用于脸部创面。

•（供皮区选择时）尽可能（使供、受皮区）颜色、质地匹配，同时注意毛发生长问题。

• 如果不能选择皮肤替代物，通常可以在 10～14 天内于原供皮区再次取皮。

• 头皮较厚，质量良好，并且再生速度更快。当无其他供皮区可供选择时，头皮可提供额外的来皮肤来源。（译者注：头部是一个非常好的供皮区，对于大面积烧伤救治来说，尤其仅有头皮未烧伤时，只要取皮厚度适中，可每周取头皮一次，不影响头发生长，许多烧伤面积＞ 90% 的患者仅依靠头部作为供皮区，最后创面得以修复，患者存活；对于儿童或女性患者，如为消灭烧伤创面也可选择头部作为供皮区，在修复创面的同时，避免了供皮区外在美观受损。）

4. 创面覆盖

伤口覆盖可能是一个难题。首先，对于烧伤面积＞ 30%，使用 Biobrane®（一种由尼龙网组成的双层生物合成皮肤替代物，涂有结合在硅膜上的猪胶原蛋白肽。Mylan，Canonsburg PA USA）作为临时覆盖物，可以封闭切削痂后的创面，对于清创后的深二度烧伤创面，Biobrane® 覆盖后有利于创面愈合从而达到创面最终覆盖的目的[4]。它也具有不扩大伤口面积的原则。对于已行切削痂的全层皮肤烧伤烧伤创面，如果将 Biobrane® 覆盖在脂肪上，则使用寿命短，但覆盖在筋膜上使用寿命更长。伤口“变酸”之前（Biobrane®“变酸”特点是失去与创面基底的附着力，然后是 Biobrane® 下方积液，几天后变成脓液），确实需要用永久的伤口覆盖物代替 Biobrane®。

在这个阶段，小面积烧伤可以采用自体皮肤移植修复创面，采用网状和非网状自体皮肤移植的问题超出了本文讨论的范围。所有人都赞同，网眼较少或没有拉网扩张的皮肤存活后美容效果更好，尤其是对肤色不佳人群来说效果更明显，（译者注：相对于网状皮肤而言）这种皮片下血清肿 / 血肿形成概率更高且能覆盖的面积更小。

永久性覆盖大面积或严重烧伤创面通常会采用不同方法的组合来完成。真皮替代物，使用 Zimmer 或 MEEK（Humeca，Woodstock，GA）技术进行广泛扩展（1∶4）的网状自体皮肤移植，或使用狭窄的网状同种异体皮肤移植（躯干）或非网状的自体皮肤移植物（面部 / 手）[8]。由来自南卡罗来纳大学的 Cicero Meek 原创的 Meek 植皮技术与网状植皮技术相比具有以下优点。

• Meek 方法可提供高达 9∶1 的真实皮片扩展面积。

• 面积较小、剩余的皮片也可以使用（译者注：不浪费有限的皮源）。

• 自供皮区一次性取皮就可以覆盖高达 70%～75% 的全层烧伤创面。

• 植皮存活率与网状植皮等同甚至更好。

• 根据所移植皮肤的不同扩展比率，创面在 3～4 周内就可以实现上皮。

Versajet Ⅱ（Smith & Nephew plc，London，UK 英国伦敦）常用于对损及真皮中部烧伤创面的清创（在使用 Biobrane® 覆盖之前），儿童烧伤创面清创术也常常使用[5]。它是一种水动力分离器，其工作原理类似于带吸力的高压清洗机。它非常适合保留活的真皮，严格来说，除最严重的面部烧伤以外，其他程度的面部烧伤早期采用 Versajet Ⅱ清创，然后应用非网状的同种异体移植覆盖清创后创面，能避免此类创面需进行自体皮肤移植的需要。

5. 烧伤创面切削痂和创面封闭

烧伤面积越大，应尽快将坏死组织清除。对大面积烧伤，应在患者体温恢复正常，尿量适当，并纠正凝血功能障碍后，尽快进行手术。如果在伤后最初 24h 内进行切削痂术，出血量将大大减少。

大面积烧伤创面切削痂之前需要注意的一般问题如下。

• 明确的手术预案，包括初始和后续的手术步骤，包括供皮区的使用：供皮区部位、网状皮肤的扩展比率以及手术区域是采用暂时的还是永久的覆盖。

• 口径大且安全的静脉通道。

• 手术室经过加热，使患者周围的空气至少 32℃，最好远高于该数字（潮湿伤口潜在的能量蒸发将来自大气而不是患者）。

• 定期与麻醉小组进行“（患者生命体征）检查”。

• 多个手术小组同时进行手术操作。

• 经常使用 TEG/RoTEM。

• 大量的血和血液制品。

• 预设的“应急措施”终点和方法。

• 为手术室工作人员提供富含电解质的冷饮料！

只要保持患者的体温，小面积烧伤就可以在常规手术室进行处理。

以下为一个流程的示例。

• 常规使用适当的抗生素预防感染。

• 修剪头发。

• 用加热的消毒液（氯己定水溶液）清洗伤口。

• 用 19 号针头和 Pitkin 自动加载注射器皮下注射 1 安瓿 1：1000 肾上腺素的生理盐水。不要注射太深，因为皮下血管会伴随着脂肪小叶的丢失和移植物的丢失而被切断。

• 在肢体上使用止血带时要适当地在止血带下放置衬垫并记录使用时间。如果止血带使用部位被烧伤，则在注射后首先切除此创面。

• 坏死组织切除是通过序贯的手动或电动取皮刀削痂，在大面积深度烧伤采用电刀切痂来完成的。存活的真皮是白色的，存活的脂肪是亮黄色的。

• 在继续下一创面切削痂手术之前，一次性完成一个小区域创面处理很重要（译者注：完成一小块区域创面手术，再处理另一小块区域创面比较重要，也就是说，手术应该是一个区域一个区域进行，完成一个区域再处理下一个区域），因为任何出血都掩盖削痂后创面基底组织的颜色（使术者难于判断这部分组织的活性）。可能会进一步导致不必要的组织去除。

• 用 1：200000 肾上腺素浸泡过的敷料覆盖伤口，在四肢可以用浸泡过氯己定水溶液的海绵 / 棉垫及绷带（加压）包扎。

• 松止血带！

（六）评估和管理气道烧伤

1. 上呼吸道

怀疑是座右铭。在失去通过插管保护气道的机会之前应尽早进行干预。听呼吸音是至关重要的，声音嘶哑，呼吸粗大或喘鸣应立即采取行动。通过病史采集（如热蒸汽吹入面部）或检查发现口、舌和咽部位发红、充血、肿胀，可以怀疑上呼吸道烧伤累及喉部和气管。这些烧伤通常需要进行插管，但症状通常会在 36h 内缓解。重要的是要记住，烧伤的“病理变化是进行性的”，并且在接下来的 24h 内，早期症状会变得更糟。

2. 下呼吸道

深度的“肺泡”烧伤很难检查或预测。发病率较慢，可能在烧伤 3～5 天后才会出现症状。存在下呼吸道烧伤的迹象可能来自于患者有长时间吸入烟雾史和 HbCO 水平升高。应尽可能采集血气，通过 FiO_2 与 PaO_2（动脉血氧气分压）计算出肺泡通气 - 血流灌注分流量。

3. 吸入有毒气体

呼吸道烧伤的第三个组成部分可能首先出现，因为一氧化碳中毒的影响是立竿见影的。

请记住一氧化碳的峰值水平发生在事故现场，而不是在医院首次测量时。

一氧化碳水平超过 10% 都被认为是一氧化碳中毒，应给予 100% 的纯氧直至一氧化碳水平降至 5% 以下。

误区：如果存在高水平的一氧化碳，脉搏血氧测量可能是不可靠的，因为血红蛋白中充满了一氧化碳而不是氧气。

（七）气管切开术

应该考虑早期行气管切开术，特别是如果烧伤部位涉及颈部。通过烧伤部位进行气管切开是完全可以接受的。一旦水肿发生，气管切开术置管就更加困难和危险。气管切开术置管应固定牢靠，一旦移位，重新置管被证明是十分困难的。

八、特殊部位烧伤

面部、手、会阴和足部是需要特殊关注才能获得良好功能的特殊区域。

（一）面部

Biobrane® 对于面部浅二度烧伤非常有用。需要将其牢固地压紧 48h 才能“黏合”在面部受伤部位。这可以通过弹力绷带来完成，然后在 2 天后将其除去。Biobrane® 可以减轻疼痛，并且可以留在原处，大约 10 天后它开始自行脱落，面部创面长出了新的上皮而不需要进行皮肤移植。

（二）手

手烧伤后应尽早恢复其功能。用敷料将手包裹成“拳击手套式”会很快导致手僵硬、挛缩，因此，要尽可能使双手裸露在外，或者用最少敷料进行包扎。不建议用磺胺嘧啶银霜捂住烧伤的手，然后把它们放在塑料袋里。可以用大量的莫匹罗星软膏覆盖浅二度烧伤创面，以预防葡萄球菌和链球菌感染，保持烧伤创面柔软，并允许职业治疗师自由、不受限制为患者进行手部功能锻炼。手部较深的烧伤创面可能需要应用诸如 Biobrane® 的生物合成敷料覆盖。

如果需要进行焦痂开术，重要的是设法保持手指和拇指之间的“捏握”功能。因此，切口应在拇指的尺侧和其他手指的桡侧。手部烧伤后可能有必要在晚上使用夹板固定以防止挛缩。必须将患手置于“内在肌阳性位”或“功能位”，使腕部略背屈，使掌指关节屈曲成直角，并且手指完全伸直（图 13–9）。

夹板最好从手掌表面开始使用，轻轻地缠绕在食指和小指的边缘，以防止它们从夹板平台上脱落。重要的是要把凡士林纱布放在手指之间的夹板上，以防止手指相互粘连及后期可能出现的并指畸形。

（三）会阴部烧伤

建议尽早进行尿管插入术，并尽可能通过暴露进行护理。涂有磺胺嘧啶银乳膏的纸尿裤对成人和儿童均舒适实用。应该考虑使用临时结肠造口术来排泄粪便。（译者注：国内对会阴部烧伤采用暴露疗法，不用纸尿裤，也不采用临时结肠造口）

（四）足部烧伤

除了如前所述的防止并趾畸形外，足部烧伤治疗的重要性还在于恢复其承重功能，以及防止在恢复期可能出现的足下垂畸形。需要用夹板将踝关节在保持中立位。

移植断层皮肤后负重行走会迅速导致移植皮片破损。如果足底全层皮肤烧伤，则可能需要整形外科医生应用耗时冗长的交腿皮瓣手术，使足部创面获得恰当的软组织覆盖以重建足部承重功能。在资源匮乏的国家，膝下截肢手术似乎是一种残酷的治疗措施，但常常能让患者尽快回归工

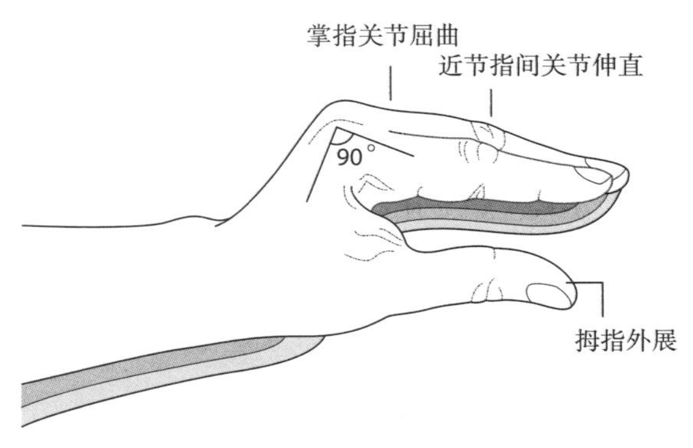

▲ 图 13–9 手功能位

作岗位和家庭。（译者注：足底深度烧伤创面可以采用穿支皮瓣或游离皮瓣修复，交腿皮瓣仅仅是在其他皮瓣无法应用的情况下才会考虑。）

九、烧伤辅助治疗

（一）烧伤患者的营养治疗[6]

营养师是烧伤治疗小组的重要成员。所有严重烧伤（> 20%）的患者均应使用鼻胃管或做工精致、患者耐受良好的饲养管，以便尽早进行肠内营养治疗。理想情况下，应在烧伤后 18h 内开始。这不仅有助于早期液体复苏，而且还可以防止肠道细菌移位和全身脓毒症。确定能量需求的最佳方法是在吸收后的状态下，定期进行间接测热法。测量氧气消耗和二氧化碳的产生，并通过公式计算出静息能量消耗，从而为每个烧伤后患者提供精准的营养补充。

估计烧伤患者的营养需求对患者愈合过程至关重要[7]。Harris–Benedict 方程适应于计算成人的能量需求，而 Galveston 公式适用于计算儿童的能量需求。Curreri 公式适用于计算成人和儿童两者的能量需求。没有任何一个单独的公式能精确计算患者到底需要补充多少热卡，因此，密切观察患者的营养状况非常重要。良好的肠内营养治疗还可以预防罕见的应激性溃疡的发生[8]。

蛋白质需求通常比能量需求增加更多，并且似乎与无脂肪体重的数量有关。人体由于烧伤而失去蛋白质，这将在烧伤后第一周的血清白蛋白水平显著下降中反映出来，尽管进行了严格的营养护理，但这仍需要至少一个月的时间才能恢复。但是，大多数蛋白质需求的增加来自肌肉的分解，以产生更多的能量。增加蛋白质的摄入量并不能阻止这种必然的蛋白质分解。它仅提供用于替换丢失的组织所需的原材料。

碳水化合物在大多数情况下（包括烧伤应急）可提供大部分能量摄入。从碳水化合物中提供足够的能量，可以避免摄入的蛋白质被用作燃料。人体将碳水化合物分解为葡萄糖，然后人体将其转化为能量。

需要补充脂肪来满足必需脂肪酸的需求并提供所需的能量。一般建议摄入的脂肪可提供 30% 的能量，不过如果需要的话可以更高。过多的脂肪摄入会引起免疫功能下降，因此，需要应该仔细监视脂肪摄入水平。维生素和微量元素也是必需的。

小儿烧伤营养：在治疗烧伤时，为患者提供足够的能量和营养是一项艰巨的任务。当患者是儿童时，该任务变得更加困难。

（二）溃疡的预防[9]（见第 17 章表 17–2 “S”）

在良好的营养情况下，应使用硫糖铝进行预防。H_2 受体阻滞药和质子泵抑制药（译者注：原著表述有误，已修改）应保留用于治疗，而不用于预防，尤其是在院内感染性肺炎和念珠菌呼吸机相关性肺炎是主要危险因素的通气患者中。

（三）静脉血栓栓塞预防[7, 10]（见第 17 章表 17–2 “R”）

严重烧伤患者静脉血栓栓塞的风险很高。静脉血栓栓塞预防往往被遗忘。序贯压缩装置可以放置在烧伤创面和移植物上而不会带来不良后果，并且需要相当高剂量的分次处理肝素（fractionated heparin 又称为低分子肝素，译者注）。抗 Xa 因子水平可用滴定剂量达到 0.2～0.4U/ml[11]。每 12h 需要 30～80mg 的剂量。

（四）维生素 C

尽管没有被普遍接受，但注入维生素 C 确实有 2 级和 3 级证据作为支持[12]。

- 对于烧伤面积≥ 30% 的烧伤患者，考虑连续输注维生素 C［66mg /（kg · h），持续 24h］。
- 维生素 C 应在烧伤受伤后 6h 内开始输注。
- 维生素 C 输入相关的液体量应包含在根据 Parkland 公式计算出的复苏液总体积中。
- 调整输液速度使总的液体量输入后，可使成年人的尿量保持在 50～100ml/ h。
- 护理要点：在输注维生素 C 期间和之后，血糖测试变得不准确，因此需要测定血清中的血糖水平。

（五）抗生素

烧伤后不常规应用抗生素进行预防性治疗，但对烧伤患者来说，最大的困难在于区分他是处于炎症还是感染状态。良好的伤口护理、洗手和感染控制措施（包括良好的微生物监测）是不可替代的，当认为需要适当的抗生素治疗时，应尽可能地针对目标且持续时间短。削痂时切除的组织应送检进行培养，皮肤移植时应再次送检进行培养（有时通过局部穿刺活检获得）。那些对广泛的抗生素治疗没有反应的患者，应考虑他们存在高度的真菌感染的风险。

（六）其他辅助措施

- 肠道管理平淡无奇，但紧密相关。

排出坚硬的粪便，每 8h 灌注 30ml 山梨糖醇之类的润肠剂，直到排出液体粪便，然后插入粪便管理系统，这使每个人的生活更加轻松，并大大减少粪便伤口污染的数量。

- 防止被烧伤的耳朵的受压是一场持续的战斗，因为压力性坏死必然会导致外在美观缺陷。侧卧时，应用中央开孔的泡沫塑料覆盖伤口有助于预防耳朵受压坏死。

- 面部烧伤时，管道安全是个难题。（插管固定的）系带会对局部造成压力，非全层皮肤烧伤愈合后会留下难看的线性瘢痕。

- 普萘洛尔是一种非选择性的 β 受体阻滞药，与骨骼肌和脂肪细胞上的 β 受体结合，减少蛋白质和脂肪分解。这种疗法对年轻人尤其有效，其终点是静息状态下心率下降 25%。由于烧伤反应导致半衰期大大缩短，儿童通常需要每日四次给药。

- 有证据支持使用合成代谢类固醇氧美雄诺龙（oxandrolone）[13]，能缩短了供皮区愈合的时间，减少体重和氮丢失，显著增加无脂肪体重。已经确定了分次剂量为 0.1mg /（kg · d）的剂量。

十、总结

烧伤是世界性的难题，大多数发生在设备不良的国家，因为资源稀少、交通缺乏、文化影响不利于早期使用现代化设施。教育是预防的基石，发展中国家高达 95% 的烧伤是可以预防的。

烧伤护理仍然是一项“团队努力”的工作，如果缺乏喂养、护理、重症监护、物理治疗或职业康复治疗，那么在手术室中再高的移植技术也不会有令人满意的和功能良好的结果。

（胡晓骅）

第 14 章　特殊患者情况
Special Patient Situations

一、儿童创伤

（一）概述

意外伤害是全世界儿童最常见的死亡原因。在大多数国家，由跌倒或交通事故引起的钝性创伤占致伤原因的 90% 以上。许多患者就诊的医院儿童创伤治疗专业知识有限。儿童解剖和生理学有特殊的临床特点，需要转诊的患者，一旦达到转诊条件应将其尽快转移到更为专业的医疗机构。

（二）伤害模式

儿童创伤的常见损伤模式已经得到广泛认可 [1]。

- 安全带复合伤。
- 胰腺和十二指肠损伤。
- 腰椎偶发性骨折。
- 安全带复合伤中的腹壁水平挫伤。
- 行人 – 车辆碰撞复合伤。
- 腿和头部受伤。
- 面向前方的婴儿复合伤。
- 颈椎屈曲骨折。
- 肝脾损伤。
- 常见创伤场景：
  - 上腹部受车把或方向盘撞击，导致脾、肝或胰腺损伤。
  - 骑跨导致的尿道或会阴损伤。
- 非意外伤害。

非意外损伤的创伤模式应得到广泛关注。婴儿是最脆弱群体，死亡率最高。如果婴儿头部严重受伤，但没有明确的高处坠落或车辆碰撞病史，应怀疑存在非意外伤害。

（三）院前救治

院前救治应包括基本生命支持与气道和通气支持，外伤出血部位的保护和止血，以及保证血管通路。失败的现场复苏救治是引发后续并发症和死亡的常见原因。儿童越小，状况越不稳定，就越应该想尽办法尽早转诊到最近的专业医疗机构。

如果儿童转院前在临时医疗机构接受治疗，应注意避免不必要的检查内容，特别是 CT 扫描，以避免延误获取更加专业治疗的时间。

（四）复苏室

1. 气道

气道控制的适应证与成人患者相同。常规给氧和根据气道损伤严重程度分级管理是儿童气道管理的主要特点。无创气管插管应由经验丰富的麻醉师完成，以最大限度地减少拔管后可能导致的插管创伤。很少需要建立手术气道，如果需要，应进行气管切开术。

误区：

- 导管脱落通常是由于未能充分固定导管，或气管内管太小引起的。
- 专业的鼻呼吸器（新生儿或婴儿）的气道不能与鼻胃管冲突。

国家紧急 X 线使用研究（National Emergency X-Radiography Utilization Study，NEXUS）低风险标准和加拿大颈椎检查规范相结合可以除外儿童中的颈椎损伤。对于无法语言沟通和（或）无意识的儿童，应尤其谨慎。在这些儿童中，应先进行 X 线平片检查。如果 X 线检查不能明确诊断骨性损伤，应考虑行颈椎的 CT。

2. 通气

通气不足是导致创伤儿童缺氧的主要原因。由于儿童主要依赖于腹式呼吸，必须特别小心损害膈肌运动的情况（张力性气胸、膈肌破裂和严重的胃扩张），并迅速治疗。

3. 循环

频繁评估循环状态很重要。根据心率的变化，儿童自身有补偿失血的有效机制。心动过速、外周血管收缩和中枢神经系统灌注不足占主导地位，而低血压是失血的晚期征象，反映Ⅳ类休克，此时失血量大于 40%[2]。

医生必须积极认识和治疗休克。出血的主要治疗方法是外科止血。获得快速血管通路，并根据儿童休克的严重程度和医生的经验采取相应的措施：中心静脉置管适用于更大的孩子和更有经验的医生。虽然大多数儿童对晶体复苏反应迅速，但也可根据需要早期使用血液制品治疗儿童低血容量休克和持续出血[3]。

生命体征不稳定的孩子需及时转移到手术室，建立良好的通路，麻醉师可以复苏，外科医生进行止血。严禁将血流动力学不稳定的患者转移到 CT 室进行检查。低体温对预后影响很大，应尽可能避免。尿量是一个重要指标，可以在早期阶段确定复苏的效果。

4. 残疾

及时进行快速的神经系统评估，包括 GCS 评分、瞳孔和四肢的运动功能。一般来说，与成人相比，儿童在钝性损伤后需要手术引流的颅内血肿病变发生率较低。如出现神经系统突然恶化的迹象，必须进行紧急的神经外科评估和 CT 扫描，其优先性高于除气道管理和低血容量休克治疗外的所有其他事项[4]。

5. 心脏骤停

在儿童创伤中，心脏骤停通常不是由心室颤动导致，而是由心动过缓、无搏动的电活动或心律失常引起的。复苏的主要目的应该是纠正潜在的病因（如张力性气胸、低血容量、低体温或缺氧）。如果不能恢复自主循环，则应行开胸复苏，但钝性创伤后心脏骤停患者的救治成功率较低。

（五）特定器官损伤

1. 头部创伤

头部创伤仍然是儿童创伤性死亡的主要原因。CT 是评估儿童疑似头部损伤最准确的影像学方法。弥漫性脑损伤常见于儿童。改善大脑监测的技术已经有了很大的发展，但它们在临床中的应用仍然困难。在没有不良预后的情况下，出现持续、难治性颅内高压的患者应考虑开颅去骨瓣减压手术。

2. 胸部损伤

幼儿的胸廓比成人更富有弹性，儿童肋骨骨折比较罕见，如存在常表示损伤严重。肺挫伤是胸部最常见的损伤，常见于无肋骨骨折患者。在胸部 X 线检查中，肺挫伤通常会延迟出现。如果在入院的胸部 X 线上看到明显病理表现（肺挫伤），那么表明挫伤比较严重，缺氧症状在接下来的 1～2 天内将会加重。

3. 腹部损伤[5]

高能创伤后必须除外腹部损伤。肋骨和肌肉组织对上腹部器官的保护作用有限。脾脏和肝脏是儿童最常见的腹内损伤器官。大多数腹部钝伤的儿童采用非手术治疗是安全的。对于创伤外科医生来说，挑战是迅速确定那些需要手术干预的患者。紧急剖腹探查的指征包括：对复苏反应不良的存在腹膜刺激症状和血流动力学不稳定患者；存在明显腹膜炎或肠道损伤迹象的患者，如腹腔内存在游离气体等。膈肌破裂和腹膜内膀胱破裂也是早期手术指征之一。

中空脏器损伤相对少见，创伤后早期症状可不明显，反复检查对于这些损伤的早期诊断仍然至关重要。在没有实体器官损伤的情况下，在具有相应损伤机制（如安全带损伤）的患者腹部 CT 中发现游离液体征象，高度指示肠道损伤。

胰腺损伤少见，诊断常有延误。胰腺挫伤可以采取非手术治疗，如果腺体有撕裂则需要采取手术治疗。

十二指肠损伤不常见，诊断常常延迟，并伴有严重并发症。在没有严重创伤的情况下，2 岁以下儿童出现十二指肠损伤应考虑儿童遭到虐待的可能。

4. 泌尿生殖系统损伤

泌尿生殖道损伤的标志是血尿。然而，血尿

的程度与损伤的严重程度无关，尿液中没有血液不能除外明显的泌尿系统损伤。肾脏是最常受累的器官。不到 5% 的儿童肾损伤患者需要手术治疗。腹部 CT 扫描具有高度敏感性和特异性，但不能有效除外膀胱破裂，需依赖专门的膀胱造影显示膀胱扩张。

5. 骨盆损伤

骨盆骨折是儿童出血的罕见原因，大多数骨折可采取非手术治疗。

6. 疑似的非意外伤害

对受虐待儿童的成功治疗需要得到医生的认识，并且提供适当的医疗、社会和心理支持机构的支持和相应的资源。对医生来说，要感受到作为儿童虐待此类伤害的申诉人的道德责任非常重要，并愿意履行此类案件通常带来的繁重的法律责任。在理想的情况下，医生不必指责任何一方故意伤害儿童，而只是对其可能性提出警告，以便案件得到令人满意的调查。

（六）镇痛

对儿童应采取与其年龄相适应的疼痛量表并重复测量。每个年龄组都有观察、行为和自我报告的疼痛量表，范围从新生儿到 12 岁不等。需要克服为儿童提供适当镇痛的担忧。

阿片剂适用于急性疼痛，应提供给儿童创伤患者以减少疼痛和焦虑。

适当的吗啡滴定剂量为 0.1mg/kg，间隔 4h 或按需给药。

这种方法将有助于复苏和评估，并不掩盖重要的临床迹象。需仔细监测呼吸和血流动力学状况和意识水平。氯胺酮仍然是一种有用的替代或第二选择药物，可以通过几种途径给予，并具有较小的呼吸不良反应。对于住院患者，建议采用多模式镇痛，包括局部镇痛、非阿片类镇痛药和行为疗法。要确保患者出院后合理使用阿片类镇痛药物，限制家庭使用的片剂数量，并侧重于多模式镇痛治疗。基于阿片类的大范围家庭镇痛治疗最近与药物依赖和不良反应的高发率有关[6]。

二、老年创伤

（一）“老年人”和创伤易感性的定义

人口老龄化是一个全球性现象[7]。2017 年，全球 60 岁及以上人口估计为 9.6 亿，约占全球总人口的 13%。到 2050 年，所有地区（不包括非洲）的 60 岁以上人口将接近 1/4。欧洲目前 25% 的人口已经年满 60 岁。全球 80 岁及以上人口数量将从 2017 年的 1.37 亿增至 2050 年的 4.25 亿，增长 2 倍。更多的老年人意味着更多的“老年创伤”。

“老年患者”的定义是什么？这取决于上下文。2001 年，世界卫生组织非洲最低数据集项目合作者在撒哈拉以南非洲地区将 50 岁定为“老年”[8]。英国公认的做法是将 75 岁以上的患者归类为“老年人”。但明智的做法是，要务实，并根据时间、当地地理、社会经济和生物因素的相互作用做出判断。在目前的创伤评分系统中，与年龄相关的并发症和死亡率增加的临界点在 45—55 岁之间。在美国，65 岁以上的人口中有 12.5% 的人死于创伤，几乎占所有因创伤导致死亡总人数的 1/3。英国创伤审计研究网络记录了创伤后死亡率随年龄的线性增长[9]。老年人似乎更容易受到创伤，而且死亡率和并发症发生率也更高[10]。

某些药物（如佐匹克隆、苯二氮䓬类）在老一辈人群中使用更为普遍，且持续时间更长，但由于其不良反应，患者更容易发生道路交通事故和头部创伤[11]。

（二）获得创伤治疗

尽管有院前创伤分类标准，但高龄的创伤患者不太可能被运送到大型创伤服务机构，而且他们的预后也较年轻的创伤患者差，而且需要更多的费用和更长的住院时间，并随着年龄增长和损伤严重程度的增加而增加。然而，在积极的干预下，老年创伤患者的预后可能比预想的要好，这不仅会带来更好的临床疗效，而且还节省了成本和时间。

（三）生理学

老年人对身体应激的反应，无论是疾病还是创伤，可能是非典型的，甚至被掩盖，部分原因是由于衰老过程，部分原因是并发症和药物治疗的影响。衰老是微血管功能障碍和高渗的危险因素。除年龄相关的血管壁重塑外，外周和血脑屏障的内皮屏障完整性和功能也随年龄增长而下降。在氧化应激下，炎症标志物和凋亡信号的表达与年龄增加具有相关性。氧化应激可对包括创伤手术在内的各种主要手术产生负面影响；尤其是对老年患者。由于上述因素的相互作用，老年创伤患者不仅可能出现模糊和误导性的临床症状，而且还可能突然陷入“极端情况”。

应铭记以下与年龄有关的潜在变化。

1. 呼吸系统

- 肺弹性下降；肺顺应性下降。
- 肺泡塌陷和可用于气体交换的表面积损失。
- 支气管上皮萎缩，导致微粒异物清除率下降。
- 上呼吸道慢性细菌定植。

2. 心血管系统

- 心泵功能减弱；心输出量降低。
- 不能对内源性和外源性儿茶酚胺产生适当反应。
- 重要器官的灌注减少。
- 常用的药物可能会减弱正常的生理反应。

3. 神经系统

- 大脑和认知功能下降。
- 听力和视力受损。
- 本体感觉障碍。
- 步态障碍；肌肉体积 / 力量丧失。
- 压力感受器功能减弱（易发生体位性低血压）。
- 脑血流量减少（动脉粥样硬化加剧）。

4. 肾脏

- 肾质量下降。
- 血清肌酐正常不再意味着肾功能正常。
- 易受肾毒性药物（如非甾体抗炎药和血管紧张素转换酶抑制药）影响。

5. 肌肉骨骼

- 轻微暴力导致骨质疏松性骨折。
- 椎体高度降低。
- 肌肉质量下降。

6. 并发症的影响

除了上述生理功能变化外，与年龄相关的疾病的存在可能会加重损伤。这些疾病可能包括任何慢性退行性疾病，特别是主要器官或系统中的疾病（如代谢紊乱、肥胖等），这些疾病可能单独或以任何组合的方式发生。

（四）多重用药

服用药物的数量与药物引起并发症的可能性之间存在明显的相关性。随着年龄的增长，药物代谢率降低。药物积聚与不良反应变得更为可能。反过来，一个误导性的临床表现可能掩盖生命体征的变化。

（五）镇痛

在任何特定的创伤情况下，老年人都需要适当和充分的镇痛。适当的镇痛可以改善生理状态，如神经内分泌应激反应和肺功能[12]。这反过来又使老年患者更适合进行大手术，并有助于早期的康复。

建议的指导原则如下。

- 注意患者的身体状况和共存的药物，使用最合适的止痛药。
- 不应避免阿片类镇痛药。
- 从低剂量开始镇痛，并按要求滴定。
- 考虑一种多模式的疼痛治疗方法，以减少总剂量。
- 增加有效的传入阻滞（区域镇痛）镇痛方案可能是有效的，并且可以节省药物。

（六）手术决策

在 80 岁人群中，主要腹部手术的死亡率数据和生存曲线表明，手术比以往认为的更安全。这些数据支持风险分层和结果预测。

随着年龄相关死亡率的增加，外科医生应：

- 认识到生理储备减少的风险。
- 寻找并解决并发症。
- 合理化多重用药。
- 考虑任何特定临床情况下的非典型表现和掩盖的症状。
- 密切监控，寻找功能上的细微变化。
- 假设任何精神状态的改变都与脑损伤有关，排除确切损伤后才能认为是年龄相关的改变。
- 要意识到过度治疗和无效治疗之间的区别。

（七）老年患者的麻醉方案[13]

• 老年创伤患者由于储备能力有限，必须积极诊断和治疗。对老年人来说，“不能半途而废”。除非治疗被视为无效，否则应遵循这一原则。

• 与年龄相关的心输出量减少与药物疗效降低有关。为了避免过量用药的不良影响，需要耐心和仔细的监测。麻醉剂的剂量可能经常需要减少。

• 虽然气管插管在大多数创伤患者中很容易进行，但在老年人中（尤其是颈部和下颌运动受限的患者）这一过程变得更加复杂。

• 如果没有禁忌证，早期考虑无创通气，从而避免气管内插管。

• 如果需要硬膜外或其他区域麻醉技术，应在其他禁忌证允许的情况下尽快进行（夜班工作，不要拖到第二天）。

• 昏迷的老年创伤患者对压疮和皮肤损伤的易感性明显增加。

• 在使用抗凝剂和血小板抑制药时要小心，这可能会加剧创伤性出血，因此需要“抵消”这种作用。另一方面，过度出血是潜在问题的一个可能信号，这些问题可能无法从非关键性促凝血治疗中获益。

（上述内容引自 Banks SE, *Lewis MC. Anesthesiol Clin*. 2013 March; 31（1）: 127–139.）

三、妊娠期创伤[14]

怀孕期间的创伤治疗仍然是一个挑战，需要多学科的管理，事实上，当怀孕处于一个特定的阶段（通常在 22～26 周左右），医生其实是在处理两个患者。在这个过程中尽早进行妇科检查。ABCDE 基础知识的应用方式与非怀孕患者相同，但有一些解剖和生理变化需要考虑，包括基线呼吸性碱中毒（导致休克时血气假正常）、全身水肿和胃反流。

对于孕妇，要经常检查阴道出血。

误区：扩大的子宫阻塞下腔静脉导致低血压的风险是一个常见但可避免的误区。

评估

• 在评估这些患者时，建议早期产妇复苏，超声评估胎儿心脏，并使用分娩心电图描记术。

• 可能需要抑制早产。

• 进行必要的影像学检查，但尽可能使用无电离辐射的方法[15]。

• 在母亲 Rh 阴性情况下应用的 RhoGAM® 抗 –D 抗体（Kedrion Biopharma Inc，Melville，NY）以及促进胎儿肺成熟的类固醇都是重要的考虑内容。

• 损伤控制手术可能需要通过剖腹产紧急分娩胎儿（特别是在有巨大母腹 – 肾盂创伤），或母亲心脏骤停的情况下。

四、非有益（无效）治疗

在每一种环境中，都存在提供足够的医疗保健可能不会改变结果的情况。在提供这种治疗时，可能会严重消耗现有资源，并因此剥夺其他人的充分治疗。这种医疗资源的“限额配给”可能是由于手术室正在使用而不可用，重症监护病房床位数量不足，或财政限制导致。

所有患者都有权接受积极的初始复苏和仔细的综合诊断。应在更广泛的健康背景下评估其损伤程度，只有这样才能确定其治疗的适当性和过渡性。对一名患者的最佳治疗可能会对现有资源造成太重的负担，并因此无法给予其他患者足够的治疗，即为过度治疗。

当临床医生非常清楚干预不再有益时，老年患者（正如其他任何年龄组的患者）的治疗不可避免地会出现这种情况。不考虑可用医疗资源的情况下，延长明显无效的治疗应经过伦理考虑和讨论。

有时，继续治疗的理由是希望延长生命，直到亲属到达医院。必须遵守地方和国家立法。临床医生必须遵循基本的伦理原则，必须做到人性化，不能在没有明确和现实的治疗目标的情况下延长生命，也不能缺少对积极结果的可能性的期望。选择让患者舒适体面地死去，可能比徒劳无功的手术干预更为合理[16]。

（刘中砥）

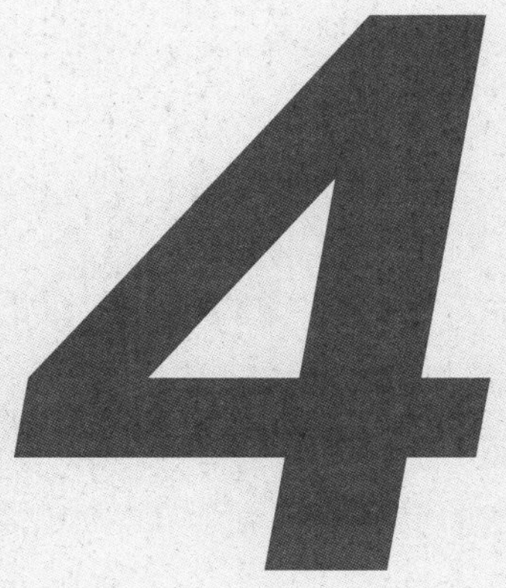

第四篇

现代诊疗技术

Modern therapeutic and diagnostic technology

第 15 章 微创手术治疗创伤

Minimal Access Surgery in Trauma

微创技术、腹腔镜、胸腔镜等尚未被创伤外科医生广泛采用。然而，在成人和儿科领域，特别是在非手术治疗后的术后监测中，使用这些技术的选择性适应证正在迅速出现。

一、腹腔镜探查

穿透和钝性腹部创伤[1, 2]中，腹腔镜探查被认为是一个可替代剖腹手术的选择。然而，是否使用腹腔镜高度依赖于主治外科医生的腹腔镜技术和外科的腹腔镜设备能力。

以下定义适用于讨论创伤性腹腔镜检查。

（一）筛查性腹腔镜探查

这是创伤腹腔镜检查的最简单的形式。腹腔镜仅用于确定穿透性创伤中腹膜是否被破口。在腹部刺伤中，通过评估腹膜腔破裂情况，有一半到 80% 以上的病例可以避免不必要的剖腹手术。

虽然起初腹腔镜检查似乎是钝性创伤后的一种较差的筛查工具（每组腹腔内损伤漏诊率为 16%），但近年来腹腔镜检查钝性小肠损伤的灵敏性和特异度有了显著提高。然而，对空腔脏器损伤，敏感性仍然是一个问题。一些间接征象，或通过胃肠管注射染料或空气有时是有用的辅助方法。

（二）诊断性腹腔镜探查

必要时对腹膜腔和腹膜后器官进行系统检查。诊断性腹腔镜检查的结果将决定进一步的手术治疗。

（三）非治疗性腹腔镜检查

当在腹腔镜检查中没有识别任何损伤，或者识别的损伤不需要修复，它被认为是一种非治疗性的手段。

（四）治疗性腹腔镜手术

当在腹腔镜检查中，实施某种高级的操作以修复确定的损伤时，腹腔镜检查被认为是一种治疗方式。简单的操作如器官游离或血块清除不应被认为是治疗性的。如果出现血流动力学不稳定、大范围出血或复杂损伤、能见度差或设备故障等情况的话，应放弃治疗性腹腔镜探查，而采用剖腹探查术。

（五）技术

对创伤性腹腔镜检查患者来说，正确定位和提前准备是至关重要的。

- 患者仰卧（仰卧位），两腿分开，置于气垫床上并牢牢地绑好，因为腹部器官的充分显露依赖于手术台的旋转和倾斜，而不是拉钩。
- 如有必要，备皮和铺单应可能允许迅速转变为剖腹手术。
- 必须有适合传统创伤性开腹手术（和血管手术）的腹腔镜器械。
- 一个或多个高分辨率（平面）屏幕应放置在每位外科医生的对面。显示器应该是可相应地移动，这样外科医生就可以在不转过头的情况下看到屏幕。
- 手术台应适应外科医生手臂的高度，以确保符合人体工程学来进行探查和先进的止血和缝合技术。外科医生可以站在患者两腿之间（“法式”位置），或者可以马上识别目标器官的对面位置。
- 建议插入膀胱导管。
- 气腹时应该注意以下几点。
  - 低流量，以便及时发现张力性气胸，如确实发生立即停止吸入和插入胸腔引流。

- ○ 维持低压（8～12mmHg），以避免大静脉受伤时气体栓塞。

• 插入穿刺套管时应避免所有以前留下的瘢痕（切口或引流部位）。

- ○ 插入第一套穿刺套管时应始终采用开放式技术。理想情况下，套管的设置应该按三角测量，并应将光源置于操作套管（等方位角）的中间位置。当对腹部不清楚的患者进行诊断时，光源套管应位于腹部中心，即肚脐水平。
- ○ 然后分别沿两侧腋窝前线插入两支套管，右侧略高于肚脐线，左侧略低于肚脐线，以便上下腹部均可进入。
- ○ 口的位置由手术指征决定，显示屏必须和视线成一条直线。
- ○ 在特定指征中，应根据适当的术前影像确定所涉及的器官定位套管位置。

• 直视或 30° 10mm 镜可根据外科医生的喜好使用。10mm 的直径比 5mm 更好，因为血液会吸收白光，使光学场变暗。适当的组织处理需要 5mm 无损伤肠抓钳。

（六）风险

腹部创伤的腹腔镜检查有四个具体的风险。

• 漏诊，多在肠道损出现，发病率和死亡率高。

• 气体栓塞，当肠系膜和肝（静脉）病变发生时可能会比较严重，但在现在的腹腔镜手术中很罕见。

• 静脉回流受阻（因腹内压升高）。

• 颅内压增高。

误区：

• 最后两项风险令微创技术最需要的建立气腹这一步骤在生理情况不稳定和严重的颅脑损伤的患者中绝对禁忌。

• 存在腹腔间隔综合征或膈肌撕裂的患者中也应引起绝对重视[6]。尽管腹腔镜在少数情况下可以检查或治疗前者，但如果存在并发的膈肌撕裂的情况下张力性气胸的风险仍然存在。需要更大口径或更好的胸管插入胸腔进行引流。

（七）应用

1. 肠损伤

腹腔镜检查肠穿透性损伤需要频繁和严格的探查，以免遗漏隐匿的或小的病变。有许多不同类型的技术使肠更好地转动。其中一种是两手交替技术，小心使用无损伤抓钳，常规探查两边。腹腔镜可以成功地修复小肠损伤，施行结肠造口术下段肠道不再需要工体[3]。

2. 脾损伤

虽然有文献报道创伤后采用纤维蛋白胶、氩气凝血器及脾网包覆术进行腹腔镜脾保存或部分脾切除术，但微创技术在脾损伤中的作用是有限的。

不论 CT 扫描评估损伤程度，一般情况稳定的患者应进行保守治疗。对于不稳定的患者，腹腔镜检查是禁忌的，而应进行创伤性剖腹探查术。虽然很少被指出，但进行非手术治疗脾脏外伤患者可以进行腹腔镜检查，持续渗血需输血。也有从腹膜吸取的腹腔血成功自体回输的报道。腹腔镜检查对于创伤后局限性脾梗死或假性囊肿，甚至是创伤后脾动脉假性动脉瘤的二次治疗也是一个很好的方法。

3. 肝损伤

对用非手术治疗肝损伤失败的患者，已有成功接受了微创手术的案例，包括在腹腔镜下应用纤维蛋白胶作为止血剂[4]。腹腔积血可以被排出，胆道漏无论是否有腹膜炎，都可以通过腹腔镜来控制，通常结合 ERCP[5]。

4. 非手术治疗后

在非手术治疗后（特别是栓塞后），如果怀疑有器官缺血或穿孔，稳定的患者（钝性创伤后）有持续的腹部症状，腹腔镜可以检查腹腔，如果对腹腔液、腹腔液耐受不良或持续性隐血，可以进行冲洗。它也可以用来治疗腹腔内膀胱破裂或缓解腹腔间隔综合征[6]。

5. 膈肌损伤

刺伤在左胸腹的无症状患者（胸腔低于第五

肋间隙），其隐蔽性膈伤的风险约为 7%。

虽然影像不能可靠地显示膈肌缺损（未形成疝），钝性或穿透性损伤或两者同时引起的膈肌损伤可通过直接检查诊断。在这种情况下，可以采用电视胸腔镜手术或腹腔镜。如果没有探查胸膜腔的指征，大多数外科医生会选择腹腔镜，而当有明确的指征时，如胸腔收集需要同时进行抽气时，则选择 VATS。如果使用 VATS，必须没有需要腹腔镜检查或剖腹手术腹部的损伤。

腹腔镜尤其有助于排除隐匿性膈肌损伤，在对穿透性胸腹部损伤采用非手术治疗的情况下[11, 12]。经过一段时间的观察，如果患者没有令人担忧的腹部症状，可以使用腹腔镜，并以膈肌作为重点。然而如果腹腔镜用于急诊情况，需要完整的诊断性腹腔镜探查来评估通过腹腔镜或开腹探查术来处理腹腔内损伤的选择。

膈肌损伤可以通过腹腔镜或胸腔镜修复。理论上，从上方（即肌肉的凸面）修复膈肌更容易；然而，必须将工作口放置在这样一个位置，以便容易地接近损伤。肋骨并不柔韧，不能轻易地以锐角角度进行修复。

最后，创伤后长期膈疝的修复可以采用腹腔镜或 VATS。

误区：以上都是基于术者有丰富的腹腔镜经验的假设，如果术者不熟悉相关的解剖学及其技术会导致漏诊，有时会造成灾难性的后果。

二、电视辅助胸腔镜手术[7]

在某些情况下 VATS 可以替代开胸手术处理胸部外伤（见下文）。

（一）技术

双腔气管插管是必要的，可以使手术侧的肺塌陷。手术体位取决于手术的顺序；大多数情况下，侧卧位（患侧朝上）是最合适的，可以在胸部下方垫一个沙袋，也可以将手术床折弯，使肋骨伸展，方便进入肋间隙。手臂安全固定于头顶，患者固定于手术台。通过开放技术选择第一个切口，并根据需要选择其他切口。切口应形成朝向操作区域的三角形，并与监视器直接形成一条直线。

误区：必须注意不要将切口置于膈肌下方。

（二）应用

在病情稳定的急性创伤患者中，以下情况可以使用 VATS。

- 准确定位和处理活动性出血（3h 内大于 300ml）[8, 9]。
- 疑似心脏穿透性损伤行心包窗检查[10]。

在急性期后或者部分病例中 VATS 可运用于以下情况。

- 清除凝固的血胸。
- 直接观察和缝合持续性或复发性漏气并可清除伴发的血胸。
- 结扎（罕见）胸导管损伤（保守治疗无效的乳糜漏）。
- 清除异物。

（三）总结

虽然微创手术在创伤外科中所占的地位相对于普通外科来说还比较小，但其应用越来越广泛。应鼓励外科医生将腹腔镜和 VATS 技术纳入创伤治疗方案，并熟悉和专业地使用。然而，根据目前的知识，它仍应被视为仅适用于特定的病情稳定患者。

三、复苏性血管内主动脉球囊阻塞（REBOA）

出血的现代血管内治疗方法的使用是起始于主动脉瘤疾病的治疗并且延伸到创伤救治中。现代血管内装置（栓塞和内支架）以及改进的诊断工具（CT、超声、血管造影），使得血管内的复苏及创伤管理大大增加。单独采用血管内方法或与开放手术结合（杂交联合技术）目前成为创伤标准治疗的一部分。在过去的这几年，在 REBOA 方面的关注日益增加，从定义上讲，它是指应用在杂交联合方法或单独血管内方法中的一种血管内工具，目的是达到暂时性的血流动力学稳定[13]。REBOA 是血管内的复苏及创伤管理中最活跃的研究领域之一，并已在一些机构的临床实践中用于暂时性控制不可压迫的躯干大量出血。REBOA 是一种控制主动脉近端血流的球囊导管，通常通过股动脉穿刺置入主动脉中，也可以通过其他血管入路使用，例如肱动脉、腋动脉，或髂动脉，甚至直接通过主动脉。

误区：REBOA 并不能阻止出血且只能作为确定治疗的一种过渡。

（一）解剖

在置入 REBOA 时，主动脉被分为三个区。Ⅰ区（腹腔动脉以上）是指从升主动脉到腹腔干之间的区域。Ⅱ区（肾周）是指从腹腔干到肾动脉之间的腹主动脉并被认为不宜进行球囊阻塞。Ⅲ区（肾动脉以下）是指从肾动脉以下到分叉点的主动脉区。

REBOA 球囊可以放置在Ⅰ区（腹腔动脉以上）、Ⅱ区（肾周）或Ⅲ区（肾动脉以下）、主动脉区域（图 15-1），或在髂动脉中。这种方法也

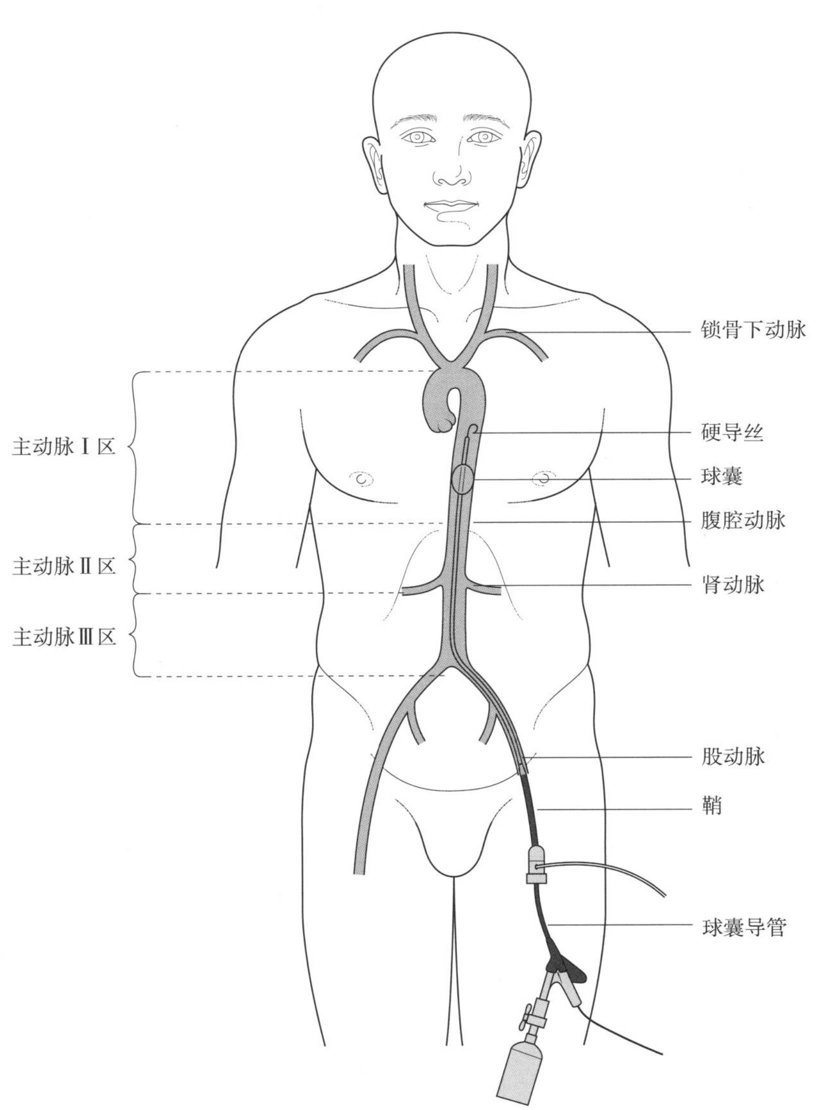

▲ **图 15-1　REBOA 分区**
Ⅱ区被认为是不适宜操作区

可以被用于在其他血管进行血流控制，例如锁骨下动脉或下腔静脉（但不称之为 REBOA）。

Ⅰ区 REBOA 作为一种可行、对复苏性开胸术和主动脉钳夹术进行选择替代的微创复苏方法，并已得到了认可[14]。

Ⅲ区 REBOA 被用来控制骨盆出血。

REBOA 可以采用完全阻塞、部分阻塞或间歇阻塞的模式，也可以主动改良后用于不稳定患者控制血流动力学状态和器官灌注。

误区：

- REBOA 不能阻止出血且不是一种出血控制的方法。
- REBOA 需要同步实施确定性出血控制的计划。
- REBOA 能够为团队稳定患者并实现复苏争取时间。
- 尽管 REBOA 已在创伤和其他非创伤出血中的应用快速发展，但关于它的适应证、方法或获益方面的确切证据仍然需要证实。

（二）生理学

主动脉阻塞将会增加阻塞部位近端的中心收缩压，导致冠状动脉和脑动脉血流增加，在严重病例中也被用作复苏的一部分。通常可以看到血压上升 20%～40%，但这很大程度依赖于 REBOA 的区域（Ⅰ区与Ⅲ区）、心输出量、剩余总血量、复苏容量与血制品输注的比较，以及血管收缩药的效果[15]。

这些效果处于明显的动态变化中且依赖于使用的 REBOA 方法（例如部分 REBOA，本章随后描述）。除了复苏支持外，主动脉阻塞会减少阻塞以远动脉出血，在球囊阻塞之前本身灌注不好的组织将会变成几乎完全没有灌注。肝脏和肾脏是最容易受影响的，脊髓耐受延长的胸主动脉阻塞的能力也较差，这增加了截瘫的风险。在Ⅲ区阻塞（肾动脉以下的主动脉），对于中心血压影响相对小但对于骨盆出血能够显示近端控制的效果。需要记得 REBOA 影响动脉压和出血，但对于静脉出血没有直接效果，这一点非常重要。

REBOA 的阻塞时间需要限制，所需越短越好，Ⅰ区不要超过 30min，Ⅲ区不要超过 60min。

球囊放气后再灌注时，对于之前阻塞的区域，由于动脉血流分布，血容量会突然增加。另外，再灌注造成的低温、酸中毒性和高钾血症性的静脉血回流入心脏和循环，这形成重大挑战。这对心输出量会有突然直接的效应，对毛细血管渗漏也有延迟效应且增加多器官衰竭风险。

阻塞不会阻止动脉出血或静脉出血，尽管它可能降低组织灌注压并因此降低出血的压力。在某个时长的阻塞（10～20min）后会出现器官缺血，也会随后出现某种程度的缺血再灌注反应，这依赖于阻塞的区域。尽管只是使用了一个短时阻塞，也会出现伴有全身反应的酸中毒和缺血性代谢，代谢性酸中毒会对创伤患者产生影响。

在使用 REBOA 时，与麻醉团队沟通非常重要，因为患者同时在进行大量输血，这是为了预防在复苏后期患者出现高压力状态。

（三）置入技术

主要的决定步骤是动脉血管通路，可以通过超声辅助（可选方法）、外科切开或依据解剖标志来建立。现代 REBOA 导管需要 7～8FG 的鞘以利置入，合适的血管鞘置入对于整个 REBOA 操作是必要的。导管更小（从以前的 12～14FG 到 7～8FG）使得该方法更简单易用，并发症也更少。

REBOA 应该在Ⅰ或Ⅲ区使用，但也可以短时间内Ⅱ区使用（尽管并不推荐）。在置入 REBOA 球囊前，应该根据体表标志（Ⅰ区是胸骨中部，或Ⅲ区是脐部）或使用透视方法（或像在高级支架手册一书中描述的其他方法那样，参考推荐阅读）测量到Ⅰ或Ⅲ区的长度。总的来说，对于钝性创伤和出血来源不清时，应该首先选择Ⅰ区，采用不同方法来尽可能减少缺血时间。例如如果出血来源是骨盆，REBOA 可以更换为Ⅲ区。

作为血管内的复苏及创伤管理理念的一部分，股动脉置管应该由有经验者完成，条件允许的情况下在患者到达时已完成或在初始检查过程中完成。穿刺针进入血管后，插入导丝然后插入合适大小的鞘（7～8FG），然后是 REBOA 球囊（图 15–2）。股动脉通路（4～5FG）可能要升级为相对应的鞘以用于 REBOA（存在不同类型）。鞘在血管腔内的位置和合适的功能必须通过超声和（或）透视来确证。它可以被用作与 REBOA 通路平行的远端动脉通路。

在患者情况极为危急时，平行双侧动脉通路（有时静脉）可能也会有益。建立血管通路不应该延迟任何其他挽救生命的操作。

在插入时，REBOA 导管要小心推进（导丝或导管无阻力）和置入。当到达预计位置时，慢慢充气球囊，可以的话仔细监测中心压力，当使用部分阻塞（pREBOA）或间歇阻塞（iREBOA）时通过鞘监测颈动脉搏动或对侧股动脉压力（也可参考第 15 章）。一般来说，在使用 REBOA 时，如果血压没有上升，存在三个主要原因。

- REBOA 没有在主动脉内。
- 球囊损坏 / 功能异常。
- 患者死亡。

（四）监测

有一些方法可以监测 REBOA 的血流动力学效应。最明显的是测量中心压力，桡动脉 / 肱动脉 / 锁骨下动脉压力、颈动脉搏动，和可能的潮气末 CO_2，它会在主动脉完全阻塞后下降。在复苏过程中评估 REBOA 和同时进行的外科处理所产生的临床效果并进行调整非常重要，这也包括在术后阶段。由于凝血病而大量输血和凝血因子可能会发生血栓，尤其是在髂 – 股血管和下肢。这可能会在复苏期间或术后阶段发生。

（五）完全、部分和间歇阻塞及目标血压

球囊阻塞可以是完全（球囊远端无血流，tREBOA），或部分（球囊没有完全充气，球囊远端存在部分血流，pREBOA）。间歇式 REBOA（iREBOA），是通过对球囊交替充气和放气，导致球囊远端存在间歇式部分血流。在非常不稳定的患者，通常情况下开始时球囊是完全阻塞的，但一旦获得一定程度的稳定，应该考虑变更为部分或间歇式阻塞。这要通过血流动力学稳定和球囊放气后的耐受性之间的平衡来完成。目的是最短化球囊时间。也可能持续进行部分的球囊充气，目标是达到某一预定血压。这可以避免过高的血压峰值并允许一些远端的血流存在。

（六）术前和术后救治

血管通路和 REBOA 导管应该总是由 REBOA 操作者控制，因为它是一种“生命装置”，可以也应该调整至患者的血流动力学所需要的状态和情形。当 REBOA 球囊放气时（要慢，因为可能

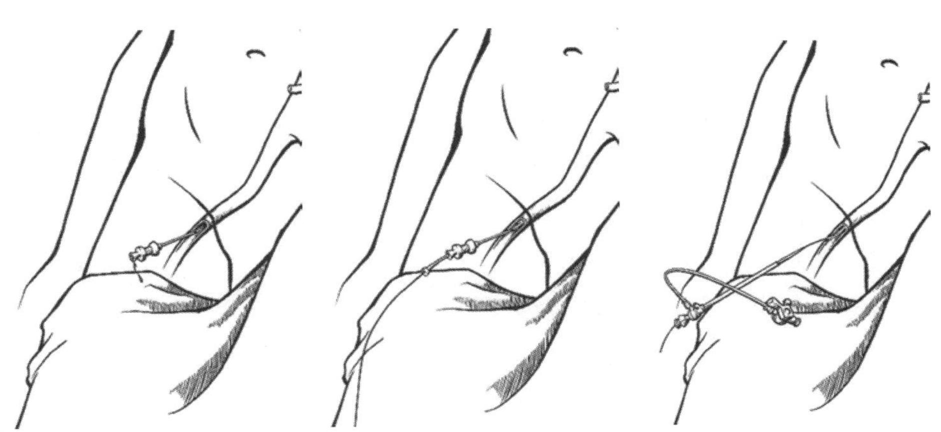

▲ **图 15–2　穿刺股动脉，然后置入导丝和鞘**

这些是置入 REBOA 导管前的基本步骤。超声辅助穿刺可能更好，但依赖于操作者的经验

出现循环崩溃），应该考虑是否再次需要。将鞘留置一些时间（6～12h）可能最好，并用生理盐水冲洗预防凝固。

误区：所有REBOA操作被认为是有创的，可能导致股动脉血栓。因此，下肢远端血流必须在第一个24h期间进行控制，每小时监测。REBOA也可能导致主动脉或髂动脉内膜损伤，所以在使用后进行血管和远端的临床及放射评估是很重要的。

通过徒手压迫、切开缝合，或闭合装置去除鞘。该选择主要依赖于操作者的经验。

（七）适应证

主要且最常使用和明确的适应证是钝性创伤导致的不可压迫的躯干出血。也可能是内脏器官出血，但报道最多和公认的适应证是创伤性（钝性伤）骨盆出血。应该注意REBOA已成功应用于贯通伤，甚至在心肺复苏期间。总的来说，低血压患者（收缩压小于80mmHg），或无反应的出血患者，作为确定性治疗过渡的REBOA可能会使其获益。从这个意义上讲，它是一种腔内主动脉夹，应该小心使用来增加和维持一个可接受的血压，最好是部分或间歇式主动脉阻塞。在这些情况下使用REBOA的主要优点是避免为了使用主动脉钳夹而开放其他腔隙。

有时，当患者处于长时间深度休克，在评估这些患者的生存和明确的腹主动脉破裂患者需要考虑的一个因素时，REBOA在后期使用。在没有其他合适资源可用的严峻环境下、在转运时，或在多发伤亡事件中，REBOA被作为赢得时间的一种方法。REBOA在军事和院前环境下已成功应用，但在考虑它的使用和适应证上还有很多需要研究。

（八）禁忌证

REBOA球囊充气后血压的急剧增加对于颅内出血、胸腔出血，或颈部出血可能是有害的，常被认为是REBOA的禁忌证。在钝性胸主动脉损伤病例中，球囊本身的扩张或血压突然急剧增加可能会对受损的主动脉壁产生过多压力而导致灾难性结果。纵隔增宽和怀疑钝性主动脉损伤是REBOA的禁忌证。

（九）并发症[16, 17]

即使是微创，REBOA仍存在严重并发症的风险。血管通路通常通过股动脉建立，存在内膜损伤风险导致血栓和下肢缺血。现代球囊导管可以与更小尺寸的鞘兼容，因此导致血栓栓塞并发症风险相对更低。盲置入导管存在置入区域错误的风险。在Ⅰ区置入球囊时，如果没有留意球囊移位可能导致其位置错误。

四、总结

REBOA是一种微创操作，对于创伤出血患者可以作为确定性治疗的过渡方法，这可能是有用的。它不能作为出色的外科救治的替代方法，但可能作为外科、杂交联合，或血管内操作的辅助措施。它应该被作为EVTM工具箱的一部分并广泛使用。对于可能获益的患者在使用REBOA时应特别注意避免并发症[18]。现代的循证医学推荐意见显示在表15-1中。

表15-1　REBOA的循证推荐意见

证据级别	推　荐
Ⅰ	无
Ⅱ	无
Ⅲ	• 在创伤低血压患者（收缩压＜90mmHg）考虑早期置入股动脉导管以利于在需要时快速扩展至7F鞘以适应REBOA导管 • 在出血性休克患者和以下患者中应该考虑使用REBOA： – 存在低血压的穿通或钝性腹部骨盆创伤患者（收缩压＜90mmHg） – 对液体复苏短暂反应的患者，或接受了大量输血流程 – 创伤重点超声检查阳性 – 怀疑骨盆或下肢出血患者 • REBOA也可以在如下适应证中考虑： – 在胎盘异常且需要外科手术的妇女中预防使用 – 严重胃肠道出血

五、麻醉考虑

• 严重脑部损伤需要外科医生和麻醉师在建立气腹过程中特别重视和交流。在手术中监测颅内压（或至少是瞳孔反应），可能的话低压（10 代替 14～15）建立气腹及手术后复查 CT 都是对于头部创伤患者推荐的注意事项。

• REBOA，尤其是在Ⅰ区使用，会对通气要求有明显影响。当关闭主动脉时，组织灌注容量明显减少，意味着如果呼吸机设置没有调整到适应新的循环和灌注血容量，将会导致严重过度通气。

• 如果没有调整呼吸机，球囊放气后明显增加的灌注容量会导致低血压。这肯定会发生，尤其是在复合脑部损伤患者，需要外科医生和麻醉师密切交流和合作。由于凝血病及随后大量输血和凝血因子，凝血状态变化迅速，采用黏度 – 凝血分析进行监测是有帮助的。

• 由于大量输血和凝血因子伴发凝血病，凝血状态变化很快，用 VHA（见第 5 章）进行监测是非常有帮助的。

• 由于在Ⅰ区阻塞，增加胸腔内压力，REBOA 会导致肝脏来源的出血增加和回血。85% 的肝脏出血是静脉性的，因此将会大量增加。REBOA 是肝脏损伤的禁忌证。

（申占龙 李 明 赵 辉 邓玖旭 张学民 周 靖）

第 16 章 影像学

Imaging in Trauma

一、概述

既往会对就诊于急诊的创伤患者常规进行一系列的X线检查，目前脊柱的X线已被CT代替。胸部X线片和骨盆正位片（anteroposterior，AP）虽仍被广泛应用，但也逐渐被创伤CT所取代。因卧位胸部X线片和骨盆X线片对损伤判断的敏感度较低，临床检查结合CT可提供更准确的诊断。

急诊常用的另一种影像学检查方法是FAST，它能提示心包积液，并在很大程度上取代诊断性腹腔灌洗，成为发现腹腔内出血的首选方法。另外，eFAST还可以发现气胸和胸腔积液。

现在许多创伤中心比邻CT室，创伤患者可以快速完成CT检查。因目前的CT扫描速度非常快，耗时的部分是转运患者、患者定位以及处理管路、监测及其他随身设备等。

误区：经液体复苏仍血流动力学不稳定的患者可考虑紧急手术控制病情，不应因影像学检查而延误治疗。

对于没有乙醇过量但精神异常紧张的患者，临床并无明确的损伤时并不能从CT中获益，应该反复临床评估，如果需要可以做局部CT。

应用任何影像学检查，包括超声，不应该延误治疗。因此，临床决策应该从患者的体格检查入手，而不应过度依赖超声检查。

多层螺旋CT可快速发现损伤部位和明确的出血灶，对于进行或未进行影像学检查的患者均可以进行手术评估。对于更倾向于非手术治疗的患者，应进行更快更全面的影像学检查评估病情。每个创伤中心的放射科、介入及外科医生之间都应该建立紧密联系，这些医生要对本院具有的治疗措施非常了解。检查设备可能会有差异，检查项目也依赖于可获得的设备和人员[1]。

对于需要手术的患者，术前CT检查可以协助手术医生明确损伤的部位。如果患者需要进行介入，CT血管造影在进行介入或联合治疗前是必需的。

多层螺旋CT比临床体格检查、平片及超声等在损伤识别上更全面、更敏感和特异，是严重损伤但病情尚稳定患者诊断的金标准。如果当地法律许可，CT应该被认定为首选的快速检查方式。如果决定进行多螺旋CT检查，不应因进行平片和（或）FAST而延迟。

二、放射剂量和防护

高剂量或反复的暴露于射线对人体是有害的。医源性射线所致疾病的发病率和死亡率评估起来非常困难，因需同时评估放射检查带来的获益。

目前尚无可造成人体损伤的具体射线剂量，具体致病剂量可能会因人而异。因此，医疗机构通常认为没有可保证安全的最小临界剂量。

必须尽一切努力减少电离辐射对人体的伤害，
放射线的剂量应尽可能低。
任何改变辐射剂量的决定都应该利大于弊。
（国际辐射防护委员会）

基本剂量或组织辐射的吸收剂量单位是Gy，1Gy代表每千克组织吸收1焦耳能量。Sv用来设置放射保护标准，1Sv包括1000mSv。

世界卫生组织和IRCP推荐了最大的年辐射剂量[2]。

全球年均自然基础辐射约为2.4mSv，一般在

1～20mSv 之间，主要来自地面和空中辐射，以及建筑材料的辐射（在 250h 的飞行中，机组人员每年能收到 50mSv 的辐射）。

- 辐射工作人员 5 年平均年最大剂量为 20mSv，每年不超过 50mSv。
- 目前建议全身最大剂量不超过每年 50mSv。
- 对于肿瘤单器官靶向放疗者，剂量可达 500mSv（表 16–1）。

表 16–1　常规检查的辐射剂量

检　查	有效剂量（mSv）
胸部 X 线，床旁 AP 片	0.02～0.1
胸部 CT	6～10
全身 CT（全身 CT= 脑、面、颈，躯干包括骨盆、近端股骨）	20～40
胸部 X 线	2
骨盆 X 线	5

现代的 CTs 会根据患者的身高和体重制订放射剂量。传感器以及 CT 的颈圈和头枕都将增加所需的剂量。具体剂量也会因设备的不同而大不相同，具体剂量一般是估测出的。

患者年龄越小，由于辐射对增殖细胞的影响大和患者的预期寿命长，辐射诱发恶性肿瘤的风险越大。故应认真、反复观察临床表现，并结合局部 CT 综合评估病情。

对于孕妇来说，母亲的健康永远是第一位的。如有可能，可考虑局部 CT 扫描代替全身 CT 扫描。但如果满足全身 CT 的当地标准，则应该执行此操作。医院的物理学家在检查后可以计算出胎儿接受的辐射剂量。

当胎儿超出直接扫描容量时，如在进行肺部血管造影，64–MDCT 扫描仪是剂量效率最高的机器。对于腹部的检查，64–MDCT 扫描仪可以给胎儿最高的剂量[3]。

在美国和澳大利亚记录的所有恶性疾病中，有 2% 可直接归因于医疗辐射。

因此，重要的是不要过度使用我们可用的放射诊疗技术，除非获益大于风险[4]。

误区：在多发性创伤患者诊疗中，正确的诊断是至关重要的，对辐射的恐惧不应阻碍必要的影像学检查。

三、创伤成像原则

简短但全面的病史有助于选择正确的成像部位和快速读片。

- 如果患者的位置偏离了成像的中心位置，图像可能不完整，患者可能无法进入机架。重新定位是很费时的。
- 体外装置和身体旁边的手臂可能会影响对主要脏器如肝脏和脾脏损伤的正确诊断。因此，应将手臂举过头顶或将其固定在躯干前面的枕头上，并尽可能将监测设备和管路等有影响的物品移除，这样可以优化图像质量，甚至可能减少辐射剂量。
- 创伤治疗方案应该是高效和快速的，并尽可能减少因为首次 CTs 不充分而重复检查。对于需要全身 CT 的严重创伤患者，这意味着：
  - 一定要扫描胸腔和腹部——创伤的损伤不会只局限于膈肌。
  - 不要只扫描脊柱，如果有脊椎损伤的风险，很可能腹部和胸部也会有损伤。
  - 盆腔或肢体近端几乎不需要额外的平片[5]，因为这些一般都包括在 CT 扫描中，CT 的成像效果优于平片。
- 静脉造影对诊断实质器官和血管损伤是必要的。

有时会遇到肾功能不全的创伤患者，如需要紧急检查，绝不能因为肌酐水平而延迟，因为推迟 CT 或放弃造影可能造成比造影剂损伤更大的伤害[6]。然而，对于住院期间需要反复 CTs 的患者，应该注意监测肌酐水平。因短时间内反复静脉注射造影剂可能是有害的，特别是肾功能受损的患者。

- 如有需要，可调整方案以寻找损伤的血管或肢体骨折；但调整方案将增加放射检查的时间。

• 在许多创伤中心，一些特殊检查，如用于评估肠道的三维重建 CT 造影或检查膀胱的造影，都应在后期进行，而不是初诊检查的一部分。

与放射科医生沟通制订最佳的检查方案，尽量做到快速检查及得到报告。

四、经验和教训

• 如果静脉留置针困难，造影剂可以通过骨髓腔内注射。必须高压注射，有少量研究支持借助压力注射。肱骨是首选的骨髓腔穿刺位置。因骨髓穿刺的过程会比较痛苦，建议给予局部麻醉。当肱骨针就位时，手臂必须保持固定姿势，不能举过头顶。

• 对所有侵入人体的外伤伤口进行标记（如维生素 E 胶囊、回形针），以便于伤口跟踪、提高图像读取速度。在枪伤时，计算枪口和子弹的数量也将有助于确定丢失子弹的位置。

• 使用定位成像技术来寻找异物、骨折、肺气肿和血胸。

• 较难诊断的部位包括膈肌和食管；即使使用现代多层螺旋 CT，阴性结果也不能排除损伤。

• 对于严重创伤、病情不稳定，已经在手术室进行了损伤控制手术的患者，CT 检查需要特别警惕实质性脏器损伤，某些创伤性损伤在术后寻找起来会比较困难。比如结扎的血管、摘除的器官、结肠切除，异物如纱布及纤维素，容易造成干扰。

• 有规律地进行创伤患者的管理培训是很有意义的。理想情况下，应与其他相关部门一起进行。除了最初的复苏和放射诊疗外，还需要定期进行对患者的安全转运培训，包括确定麻醉小组对周围环境和 CT 检查室的空间环境非常熟悉。

• 可以通过定期召开多学科联合会议，所有相关学科一起讨论创伤病例来提高诊疗质量。

• 双能量 CT 成像是一种较新技术，有助于出血、金属碎片、骨髓水肿、肠壁损伤的诊断。

成功处理创伤患者的关键因素包括：

• 为人所熟知的创伤常规诊疗流程。

• 高效的全身 CT 流程。

• 沟通、评估和反馈。

五、创伤超声

FAST 的概念出现在 20 世纪 90 年代，超声随之迅速成为一种简单易行的、能对创伤患者进行评估并协助临床诊疗的实用工具。超声在临床上可以融入创伤患者的 A–B–C–D–E 初级及二次筛查过程，帮助临床解答具体问题。

从临床角度出发，超声需要回答的问题通常是简单的“是或不是”。因此创伤患者超声检查需快速扫查，通常由非放射科医生（外科、急诊或重症医生）来进行。超声的结果必须与创伤患者的受伤机制、生理状态及损伤的具体情况一起解读。

经过适当的培训外科医生进行超声检查的准确性与放射科医生无差异。

（一）扩展的创伤超声重点评估

扩展的创伤超声重点评估（eFAST）是超声在创伤患者中的具体应用，旨在回答以下问题。

腹部、胸腔及心包腔内有游离积液（血）吗？

胸膜腔内有游离空气（气胸）吗？

通过快速扫描剑突下心包腔、肝周、脾周、盆腔四个区域以检测游离液体。

在肝周、脾周切面，将探头向头端滑动，即可检查有无血胸。

前胸壁从胸骨旁开始矢状位扫查肺部，观察胸膜的生理性滑动（即“滑动肺”）。肺滑动消失和发现“肺点”是气胸的特征性表现。但在肺部完全气胸中检测不到肺点。

超声诊断血胸的敏感性和特异性与床旁胸片相似。仰卧位时超声对气胸的诊断敏感性是胸部 X 线的 2 倍，接近于 CT。

eFAST 对脏器损伤敏感性不高，故脏器损伤如（肝脏及脾脏的损伤）检查不宜在 eFAST 流程中。

eFAST 具有无创、可重复的特点，可用于创伤患者的临床评估，解答临床问题。

对于血流动力学正常的患者重复 eFAST 可以增加发现腹部疾病的敏感性，对于无法完成其他检查的患者重复 eFAST 更加重要。

胸腔游离液体的量可根据现有的方法估测，如腹部的三个切面都非常容易检测到游离液体，在 85% 的患者中意味着腹腔积液（血）量超过 800ml。

超声与患者的损伤及生理状态结合，可以帮助临床快速决策，如继续观察、紧急治疗或进一步检查。

以下情形下应进行 eFAST。

- 对生命体征不稳定的患者进行初步筛查时。
- 对初步筛查正常和稳定的患者。
- 第二次筛查中以及病情变化时。
- eFAST 可应用于初步病情评估的步骤 B、C 中。

（二）适应证

1. 穿透性腹部损伤

超声在腹部穿透性创伤导致低血压的患者中作用有限，除了胸腹损伤，eFAST 可以协助确定手术入路的优先顺序（胸部或腹部优先）。

对于血流动力学稳定的穿透性损伤患者，FAST 检查阳性是脏器损伤的强预测因素（阳性预测价值高）。如果阴性，可能需要其他手段（其他的诊断方法、临床观察、诊断性腹腔镜检查）来排除隐匿性损伤。

2. 钝性腹部损伤

即使 FAST 检测一个或多个区域阳性，其意义也应该结合临床情况、创伤机制及相关损伤综合分析。FAST 可以显著缩短临床决策及治疗时间。

低血压患者的脾周出现少量游离液体提示存在其他部位病变导致的休克（腹膜后、骨盆、胸部或长骨出血，张力性气胸，神经源性休克）。在血压正常的创伤患者中，类似的游离液体高度提示存在空腔脏器的损伤。

总之，阴性的或如上述的弱阳性的 FAST 结果也为临床快速决策提供了重要信息，结合患者的具体临床情况，这些信息和阳性结果一样有价值。

3. 骨盆创伤

超声对出血性骨盆骨折致低血压患者的诊断起重要作用。阳性结果是腹腔出血和相关腹部损伤的标志，应进行手术探查。阴性或弱阳性结果提示盆腔出血是休克的主要原因。上述结果为具有不同医疗资源的机构，采取更恰当的治疗策略提供了依据。

4. 钝性胸部创伤

超声在检测血胸和气胸方面的准确性已经得到了很好的证实。超声检测隐匿性“小”气胸的准确性与 CT 相似，可以预测机械通气患者的流量需求。

5. 穿透性胸部创伤

超声在检测气胸和血胸的同时不应延误治疗时机，如有适应证应立即胸腔引流或手术。

超声（剑突下或胸骨旁）在诊断心包积液方面已取代诊断性心包穿刺术。超声在怀疑心脏损伤的胸部穿透性损伤中检测到心包积液的准确性超过 97%。如果确定需要进行心包穿刺，无论是作为术前检查还是引导穿刺，超声都可以让手术更加安全和简单。

（三）超声在创伤中的其他应用

- 在 A–B–C–D–E 检查过程中，超声可用于评估气管插管（气管和肺窗），快速识别环甲膜或气管切开的标志，以及评估肺挫伤的存在和程度。
- 下腔静脉直径和塌陷率有助于评估容量状态和休克处理，剑突下切面可以评估心室舒张和收缩能力[7]。
- 超声可以协助发现骨折断端（胸骨、肋骨、长骨）。
- 更先进的对比增强超声，既可用于筛选出存在实质脏器损伤的患者（如血流动力学稳定的腹部钝性损伤患儿），又可以对非手术患者的脏器（肝、脾、肾）进行后续的监测管理。

（四）培训

超声和其他技术一样，具有操作者依赖。需要具有获得图像和解读图像的能力。应该接受正规的培训，并进行实践练习。由于其临床价值高且相对容易学习，仍然建议初学者的超声培训从 eFAST 开始。

误区：

• 皮下气肿使深部结构无法检测，是超声应用的禁忌。

• 对于创伤患者，器官损伤一般不在超声的检查范围内（CEUS–FAST 除外）。

• 肠损伤、膈肌破裂、腹膜后病变、血肿和实体器官损伤的诊断可根据直接/间接超声征象得出，仍不能确诊时需结合其他方法评估。

• 游离腹水并不总是血液。如不能确定，可在超声的引导下穿刺，以快速决策（如疑似空腔内脏损伤时采用肠/胆汁穿刺，骨盆骨折稳定患者进行膀胱尿道穿刺）。

（五）总结

超声在创伤中的应用从 FAST 发展到了增强超声的阶段。eFAST 仍然是最基本最常用的诊断方法。

• FAST 是腹部钝性损伤的良好的初步筛查工具，可以缩短低血压患者的治疗时间。

• 超声是创伤患者血胸、气胸的最佳检测方法。

• 许多有创操作可以在超声引导下完成，缩短了操作过程并提高了安全性。

• 超声在创伤患者中的应用需要经过特殊的训练。

（窦丽稳）

5

第五篇

创伤救治的特殊环节

Specialised aspects of total trauma care

第 17 章 创伤患者的重症监护

Critical Care of the Trauma Patient

一、背景

重症监护病房的大多数创伤死亡发生在入重症监护病房的最初几天，主要是由于重度创伤性脑损伤、低氧性呼吸衰竭或难治性出血休克，这些死亡在很大程度上是不可预防的。创伤重症监护病房监护最好由擅长复苏、监测和生命支持的多学科团队提供。

其基本目标是组织氧合的早期恢复和维持，隐匿性损伤的诊断和治疗，感染和多器官功能衰竭的预防和治疗，以及早期优化以达到可能的最佳预后。在重症监护病房中，照顾致命性脑损伤患者的医护人员在支持和维持潜在的器官捐赠者方面发挥着至关重要的作用。

二、重症监护病房监护阶段

（一）复苏阶段（伤后第一个 24h）[1]

管理的重点是血流动力学复苏，而治疗的目标是维持足够的组织氧合。同时，要仔细寻找并处理好潜在的威胁生命或威胁肢体的损伤。

必须识别和立即处理组织氧合不足。在急性创伤患者中组织氧输送不足通常是由灌注不足、严重低氧血症或氧输送障碍引起的。虽然会出现几种不同类型的休克，但最常见的是低血容量和失血造成的复苏不充分。

在严重创伤后，尽管看起来收缩压足够和尿量正常，但部分患者器官灌注完全恢复前经历了相当程度的复苏延迟。这种现象被称为“隐匿性低灌注”[2]。严重创伤后隐匿性低灌注或持续性低血容量与感染率、住院时间、外科 / 创伤重症监护病房天数、住院费用、多器官功能障碍 / 衰竭和死亡率的增加明显相关[3]。在严重创伤患者中，快速控制出血、早期发现和积极复苏以纠正低血容量已被证实可以提高生存率和减少并发症。

液体正平衡是 ARDS 和 MOF 的独立危险因素。目前，一种更为平衡的方法是在外科出血得到控制之前，采用初始限制或控制性容量复苏（收缩压约 90mmHg）（另见第 6 章）。

1.“传统”复苏终点

这些措施如下。

- 临床检查。
- 碱剩余和乳酸酸中毒：未能在 24h 内清除是一个不祥的征象。
- 无创血流动力学监测。
- 胃压力计——很大程度已过时。

误区：血压、中心静脉压、心率、PaO_2 等，可能不能识别出隐匿性低灌注。

2. 创伤后急性肺损伤

病因如下。

- 胸部创伤。
- 液体过负荷。
- 分布性休克。
- 吸入性肺损伤。
- 脂肪栓塞综合征。
- 既往呼吸系统疾病的急性加重。

3. 呼吸评估和监测

呼吸的作用如下。

- 呼吸频率。
- 动脉血气：包括重复测量碱剩余和乳酸。
- 氧输送和氧消耗。
- 支气管镜检查。

通气支持应尽早实施而不是推迟实施；选

择适合患者需要的通气模式，使用合适的潮气量和呼气末正压（positive end-expiratory pressure，PEEP）。

- 压力支持通气（pressure support ventilation，PSV）：严重损伤后耐受性差。
- 由于严重缺氧和低顺应性，低潮气量和低峰压的肺保护性通气（lung protective ventilation，LPV）在复苏早期往往是不可能的，尽管经常需要更高的压力，但需要给予足够的潮气量。
- 高呼气末正压 PEEP（可能需要＞10～25cmH_2O）来打开肺泡。
- 在适当的情况下，可考虑 ECMO（见下文）。
- 无创通气支持仅适用于选择性病例。

一个安全的策略是保持驱动压（平台压 – PEEP）小于 15cmH_2O，否则会导致肺损伤[4]。

（二）早期生命支持阶段（创伤后 24～72h）

在这个阶段，治疗主要集中在严重颅脑损伤患者的创伤后呼吸衰竭和进行性颅内压增高的处理。通常，隐匿性损伤的诊断评估已经完成。早期多器官衰竭的证据在这一阶段变得明显。

此时可能出现的问题包括颅内压增高、SIRS、早期 MODS 和持续性呼吸功能不全。生命支持早期阶段的首要任务是维持组织氧合，控制颅内高压，继续寻找隐匿性损伤和营养支持的方式，拔除或替换不是在理想条件下放置的创伤复苏通路或设备，也要进一步完成询问创伤的病史和事件。

优先处理

- 气体交换和通气支持。
- 血液学参数。
- 液体和电解质平衡。
- 颅内压监测和控制。
- 隐匿性损伤。
- 延迟的颅内血肿形成。
- 复查头部 CT。
- 腹腔内损伤。
- 复查腹部 CT 或超声。
- 脊柱损伤。
- 可能的话，完成放射学评估和临床检查。
- 胸椎和腰椎脊柱损伤。
- 四肢损伤：手和足。
- 神经损伤。

（三）延长的生命支持（创伤后＞72h）

延长的生命支持阶段的持续时间取决于损伤的严重程度及其相关并发症。许多创伤危重的患者可以早期成功撤除生命支持，而更多严重创伤的患者则进入了必须继续维持生命以防止器官系统衰竭的阶段。这一阶段的主要临床关注包括可能导致晚期多器官衰竭或死亡的感染并发症。

MODS 患者治疗的主要目的是为衰竭的器官系统提供支持，同时试图隔离和清除可能导致器官系统衰竭的炎性病灶。此外，长时间不活动会导致肌肉萎缩、关节挛缩和压力区皮肤受损等问题。物理治疗应及早开始，适当使用夹板，可能的话，早期锻炼和下床活动。ECMO 的作用越来越大[6]（见下文）。

1. 呼吸衰竭

- 不明原因的呼吸衰竭：寻找隐匿性感染或坏死组织。
- 考虑早期气管切开。

2. 感染并发症

- 院内获得性肺炎[5]。
- 进行痰革兰染色涂片及微生物培养。
- 肺脓肿和脓胸。
- 外科感染。
- 外科表面切口，如伤口感染。
- 外科深部切口感染。
- 外科器官 / 间隔感染，如腹腔内脓肿。
- 静脉导管相关脓毒症。
- 血流感染。
- 尿路感染。
- 非结石性胆囊炎。
- 鼻窦炎和中耳炎。
- 脑室炎和脑膜炎。

误区：

- 理想的抗生素治疗应该限定使用范围和针对培养结果。
- 抗生素管理：抗生素使用时间越短越好。
- 针对培养结果采用降阶梯治疗策略。
- 记住抗生素相关结肠炎的风险。

3. 发热的非感染性原因

- 代谢反应。
- 药物。
- 肺栓塞。
- 深静脉血栓（deep venous thrombosis，DVT）形成。

4. 经皮气管切开术

与常规气管切开术相比，经皮气管切开术具有较少的围术期及术后并发症，是目前危重患者的首选技术。可采用多种技术，如扩张钳或单个或多个扩张器进行扩张。选择患者很重要。

误区：

- 如果这项技术不能选择、颈部标记不明显或患者有凝血障碍，则不应尝试经皮气管切开术。
- 如果患者有已知的颈椎损伤，应谨慎处理。
- 通过纤维支气管镜确认正确的位置是有价值及可行的，虽然呼气末 CO_2 的监测不是必要的。
- 颈部超声扫描和术中常规内镜检查可以减少早期并发症。
- 经皮气管切开不适合儿童。

5. 撤离通气支持

在恢复阶段，最重要的转变是从机械通气到不需要呼吸支持，即撤离通气支持。一旦呼吸衰竭的原因解决，就开始撤离通气支持。

6. 拔管标准（SOA_2P）

S：分泌物（secretions）：最少。

O：氧合（oxygenation）：好。

A：清醒（alert）。

A：气道（airway）：无损伤或阻塞。

P：压力或参数（pressures or parameters）：监测潮气量、容量、肺活量、最大吸气负压等。

（四）恢复阶段（离开重症监护室）

在恢复阶段，患者自主呼吸恢复、有创监测设备撤除后，撤离通气支持。患者和家属做好从重症监护室转到普通病房或过渡监护病房的准备，并制订进一步恢复和康复计划（表 17–1）[7]。

三、体外膜肺氧合[8-10]

（一）概述

体外膜肺氧合，也被称为“肺救援”，并不

表 17–1 重症监护室 ABCDEF 集束化管理

症 状	监测工具	治 疗	是否进行
疼 痛	重症监护疼痛观察工具 数字评定量表 行为疼痛量表	A：疼痛评估、预防和治疗	□
躁 动	里士满躁动 – 镇静评分 镇静 – 躁动评分	B：自然觉醒试验和自主呼吸试验	□
谵 妄	重症监护病房意识模糊评定方法 重症监护谵妄筛查清单	C：镇痛和镇静选择	□
		D：谵妄：评估、预防和治疗	□
		E：早期活动和锻炼	□
		F：家属参与和鼓励	□

引自 Ely EW. *Crit Care Med.* 2017 February；45（2）：321–330.

是真正意义上的一个新的治疗方法。第一例病例报道出现在 1972 年。此后，第一个关于 ECMO 治疗严重急性呼吸衰竭的随机前瞻性研究发表于 1979 年，每组只有 4 名患者存活。作者当时的结论是，ECMO 可支持呼吸气体交换，但不增加严重 ARDS 的生存概率。

ECMO 是一种昂贵的治疗，所以结果应该明确改善，以证明其使用的合理性。这项技术在改善氧合方面已被证明是有效的，但其成本相当高，且生存率受益的证据有限，这取决于患者的选择。然而，可以设想，随着 ECMO 的使用越来越频繁和专业知识的提高，新的适应证和禁忌证可能更明确。这是一门将随着新技术发展而发展的活科学。

（二）模式

目前有三种 ECMO 模式可用。

1. 静脉 – 静脉 ECMO（veno–venous ECMO，VV–ECMO）

血液从腔静脉 / 右心房被抽出并回流至右心房。

- 原发性 ARDS 合并难治性低氧血症。
- 肺炎（特别是病毒性肺炎，但非多器官功能衰竭的肺炎）。
- 肺挫伤、吸入气体、吸入性肺损伤、吸入烟雾。
- 哮喘持续状态或常规通气不能解决的可逆性气道梗阻。
- 肺栓塞（如果血流动力学稳定）。
- 低氧性呼吸衰竭，尽管给予最佳通气设置（潮气量 /PEEP/I：E 比），PaO_2/FiO_2 比值 < 100mmHg。
- 柏林共识文件：如果 P/F 比 < 70，ARDS 建议采用 ECMO。
- 高碳酸呼吸衰竭，pH < 7.2。
- 通气支持作为肺移植的过渡。
- 心脏 / 循环衰竭 / 难治性心源性休克。
- 大面积肺栓塞。
- 心搏骤停。

2. 静脉 – 动脉 ECMO（veno–arterial ECMO，VA–ECMO）

血液从右心房被抽出并回流至动脉系统。

它允许血流动力学支持，用于心脏衰竭，有或没有呼吸衰竭。

- 心脏手术后撤离体外循环。
- 心脏移植的过渡。
- 急性心肌炎。
- 肺动脉高压（肺动脉内膜切除术后或先天性心脏缺损手术后）。

3. 动脉 – 静脉 ECMO（arterio–venous ECMO，AV–ECMO）

促进气体交换，特别是二氧化碳的清除，利用患者自己的动脉压力通过循环泵血。后者有时被称为体外二氧化碳清除（extracorporeal carbon dioxide removal，$ECCO_2R$）系统，因为它在二氧化碳清除方面比纠正低氧血症更有效。低流量 VV–ECMO 也可主要用于 $ECCO_2R$。

与 VA–ECMO 相比，VV–ECMO 改善氧合的能力较小，这是由于中心静脉血氧饱和度的增加，以致分流的血液提高了整体动脉饱和度，尽管由于缺氧性肺血管收缩缺失导致分流率可能增加。然而，这种模式可能通过类似的机制降低肺动脉压和右心室压力。VV–ECMO 也有较低的血栓栓塞并发症风险，与 VA–ECMO 相比，由于肺是灌注的，肺内分泌功能保持正常。这允许体外清除二氧化碳，同时让肺休息，避免呼吸机相关肺损伤。此外，双腔插管（Avalon Laboratories，Rancho Dominguez，CA，USA））引流上、下腔静脉的血液，回流血液到三尖瓣区域，而无明显再循环（使用双腔导管系统时，引流氧合的血液通过回路插管注入），并允许患者更好地活动。

ECMO 治疗呼吸衰竭的效果更好，如果在气管插管后 7 天内实施。

（三）禁忌证

推荐以下情况都不应该使用 ECMO。

- 缺乏训练有素的多学科团队，无法获得专门的重症监护和心胸及血管外科帮助。

• 由严重脓毒症或全身炎症反应综合征引起的多器官衰竭。

• 对预期寿命有重大影响的严重合并疾病，例如严重的神经损伤，或严重脓毒症或任何不能恢复的既往疾病。

• 心肌功能障碍导致的肺水肿，除非 ECMO 是移植前的一种过渡措施，或患者有急性心肌炎并可能恢复。

• 慢性阻塞性肺疾病加重并发呼吸衰竭。

• 循环容量不足和（或）存在液体超负荷需要利尿 / 透析。

• 与此技术相关的技术困难。

• 全身抗凝是禁忌的。

• 免疫抑制不可能迅速恢复。

• 机械通气时间超过 7 天患者的肺部损伤可能是不可逆的。

• 年龄＞ 75 岁。

误区：尽管 VA-ECMO 比 VV-ECMO 更能改善氧合，而且事实上没有缺氧性肺血管收缩的缺失，但这种方法的风险增加。这项技术需要使用大口径导管进行动脉插管，因此有可能导致肢体缺血，如果血液回流到股动脉，则不能保证脑氧合。

四、严重创伤的凝血功能障碍[11-13]（另见第 5 章）

创伤患者易于早期出现凝血功能障碍，重症创伤患者入院时即发生凝血功能障碍。以下情况会加重凝血功能障碍。

• 血液稀释：稀释性血小板减少是创伤患者最常见的凝血功能异常。

• 凝血因子消耗。

• 低体温：导致血小板功能障碍和酶凝血瀑布速率降低。

• 酸中毒：代谢紊乱（特别是酸中毒），它也干扰凝血机制。

• 最近在创伤研究中，焦点已从无微血栓的弥散性血管内凝血（disseminated intravascular coagulation，DIC）型凝血病变转变为广泛的组织损伤和灌注减少，内皮细胞表现为血栓调节蛋白表达增加，从而结合凝血酶。

随着凝血酶水平的降低，纤维蛋白的产生也减少。凝血酶 - 血栓调节蛋白复合物激活蛋白 C，激活的蛋白 C 使凝血因子 V 和Ⅷ失活，导致抗凝作用。活化的蛋白 C 也会使 1 型纤溶酶原激活物抑制物失活，增加纤溶。凝血酶 - 血栓调节蛋白复合物也与血栓蛋白激活的纤维蛋白溶解抑制物（thrombin-activated fibrinolysis inhibitor，TAFI）结合，减少对纤维蛋白溶解的抑制。在创伤引起的凝血功能障碍中，蛋白 C 和 TAFI 结合之间的平衡变化可能是不同临床表现的原因。长期低血压、酸中毒和缺血可释放组织纤溶酶原激活物。再加上肝功能降低，凝血因子、活化的纤溶酶和纤维蛋白降解产物的消耗，止血功能受到损害。

血小板存活时间很短，以致严重的血小板减少症很常见。消耗性凝血因子不足。

血浆纤维蛋白水平降低和纤维蛋白降解产物水平升高反映了过量的纤溶酶生成，在 85% 的患者中发现纤溶酶浓度异常。此外，如果在伤后 3h 内早期给予氨甲环酸[14]，则可能在稳定凝血块和逆转凝血病方面发挥重要作用。尽管氨甲环酸的使用有所增加，但在多数创伤中心，数据的收集和有效性受到了质疑。此外，最近的一项研究表明，大多数严重创伤患者纤溶不启动，因此氨甲环酸可能没有作用[15]。在多数创伤中心，使用 VHA 的目标导向止血是合适的。

治疗

创伤后弥漫性出血的治疗主要包括出血控制、积极的复温和使用止血复苏替代血液制品。临床上，很难确定上述创伤的凝血障碍。除非根本原因得到纠正，否则凝血障碍不会得到纠正；当发现凝血障碍时，应当进行成分输血治疗。

在需要积极纠正出血性凝血障碍的患者中，使用红细胞：血浆：血小板比例为 1∶1∶1 的方法可以更快地止血并降低死亡率（PROPPR 试验）[16]。

五、低体温

虽然低体温本身可能导致心搏骤停，但它也通过降低代谢率从而降低氧需求来保护大脑。在核心温度为 30℃时，氧消耗减少 50%。美国心脏协会（American Heart Association，AHA）的指南建议，体温低于正常值的死亡患者在达到接近正常的体温之前，不要考虑死亡。然而，总的来说，低温对创伤患者是极其有害的，特别是由于它改变了氧输送的方式。因此，必须给患者保温，以尽可能减少进一步的热量丢失。

原发性低体温是浸泡伤后常见的。复温必须在严密监测下进行。无论心动过缓有多严重，有自主呼吸能力和心脏正常跳动的患者都不应接受不必要的复苏流程。低温心脏能抵抗电复律和药物复律，特别是当核心温度低于 29.5℃时，必要时应继续心肺复苏。创伤患者是室性心律失常高危的患者，但最近的研究并未显示快速复温会增加室性心律失常的发生率。核心温度低于 32℃的创伤后低温患者的存活是不常见的。

当核心体温低于正常时不应放弃复苏，因为很难区分脑保护的低温和脑干死亡引起的低温。

继发性低体温是由创伤引起的代谢紊乱导致的，对这组患者来说，快速的复温对止血更为重要。然而，在控制出血和保护气道、给予加温的血液制品以及准备手术干预同时，复温必须更加积极。

外部措施

- 脱去湿冷的衣服，使患者干燥。
- 红外辐射加热。
- 电加热毯。
- 暖空气加热毯。

误区：在低体温的情况下，“太空毯”是无效的，因为只有最小的体内热量可以反射。

内部措施

- 加温加湿呼吸气体至 42℃。
- 静脉内液体加温至 37℃。
- 用温暖的液体（通常是 42℃的生理盐水）洗胃。
- 42℃水持续膀胱灌洗。
- 42℃无钾透析液腹腔灌洗（20ml/kg，每 15min）。
- 胸腔内灌洗。
- 体外（ECMO）复温。

六、多系统器官功能障碍综合征

MODS 是一种临床综合征，其特征是多个相互依赖的器官的进行性衰竭。“功能障碍”指的是器官功能不能维持体内平衡的现象，所以它是在连续进行性的器官衰竭中发生的，而不是绝对的衰竭。肺、肝和肾是主要的靶器官；然而，心血管和中枢神经系统的衰竭也可能是突出的。出血休克和感染是创伤患者的主要诱因。随着生命支持和复苏技术的进步，MODS 的发生率也随之增加。

MODS/MOF 的发生是由于先天免疫系统激活的局部炎症，以及随后对刺激因素［如严重组织损伤（如脑、肺或软组织）、低灌注或感染］产生的不可控或不恰当的全身炎症反应。现在出现了两个基本模型：“单一打击”模型包括一个单独的损伤启动一个 SIRS，这可能会导致进行性 MODS，而“双重打击”模型包括连续的损伤，可能导致 MODS。初次损伤可能会引发炎症反应，而二次损伤（即使是轻度损伤）会导致扩大的炎症反应和后续的器官功能障碍。

MODS 的早期发生（伤后 3 天以内）通常是休克或复苏不足的结果，而晚期发生通常是严重感染的结果（见第 4 章）。

目前，除了提供足够和充分的复苏、感染的治疗和一般的重症监护室器官支持监护外，MODS 的特殊治疗是有限的。预防 MODS 的策略包括足够的液体复苏以建立和维持组织氧合，对失活组织进行清创，早期骨折固定和稳定，尽可能早期肠内营养支持，预防和治疗医院感染，早期活动和恢复运动。

七、全身炎症反应综合征（另见第 4 章）

50% 的“脓毒症”患者是无菌性的。人们也认识到，这些患者的病因可能是烧伤、胰腺炎、明显的软组织损伤和破坏性的组织损伤，特别是伴有休克时。通过所有这些不同类型的损伤和脓毒症的共同主题是炎症级联反应已经开始并失控。一旦炎症反应开始，就会导致全身症状，这些症状可能有益也可能有害。

有以下一项或多项的患者被认为患有 SIRS。与 SIRS 相关的主要项目如下。

- 体温＜ 36℃或＞ 38℃。
- 心率＞ 90 次/min。
- 呼吸频率＞ 20 次 /min。
- 动脉血气异常：二氧化碳分压（$PaCO_2$）＜ 32mmHg（4.2kPa）。
- 白细胞计数＞ 12.0 $\times 10^9$/L 或 ＜ 4.0 $\times$ 10^9/L 或 0.10% 未成熟中性粒细胞。

八、脓毒症

（一）定义

脓毒症和脓毒性休克的国际共识定义提出于 2016 年[17]，并于 2018 年进行了回顾[18]。

1. 脓毒症

脓毒症是 SIRS 加已存在的感染。

2. 严重脓毒症

严重脓毒症是指脓毒症加上器官功能障碍、低灌注或低血压。

3. 脓毒性休克

脓毒性休克是指经液体复苏仍难以纠正的脓毒症导致的低血压。然而，对于外科患者来说，新的定义并不能可靠地涵盖菌群，也未被普遍接受[19]。

从我们对 SIRS 的理解中衍生出来的一个必然概念是炎症级联不应被认为有害。只有当其发生失调时才需处理。第二个概念是细胞因子是信使，不能杀死信使，是否可以通过上调或下调来控制它们还有待于仔细的人体研究来证明。

（二）拯救脓毒症指南

“拯救脓毒症运动：严重脓毒症和脓毒性休克管理国际指南”分别在 2004 年、2008 年、2012 年[20]和 2016 年更新。指南的完整摘要见表 17–2。

表 17–2 拯救脓毒症运动指南 2016[21]

A. 早期复苏 – 目标 脓毒症导致的低灌注定义为：经过初期的补液实验后仍持续低血压或血乳酸浓 度≥ 4mmol/L 1. 脓毒症与脓毒性休克是医疗急症，建议立即开始治疗与复苏（BPS）。 2. 在进行初始液体复苏后，应通过经常重新评估血液动力学状态来指导补充液体（BPS）。 3. 如果临床检查未能确诊，建议进一步进行血流动力学评估（如评估心功能）以确定休克的类型（BPS）。 4. 对脓毒症诱导的低灌注状态，建议在开始的 3h 内给予至少 30ml/kg 的晶体液（强烈建议，证据质量低）。 5. 建议在可行的情况下使用动态指标而非静态指标来预测液体反应性（弱推荐，证据质量低）。 6. 对于脓毒性休克需血管加压药物的患者，推荐初始平均动脉压目标为 65mmHg（强推荐，中等证据质量）。 7. 作为组织低灌注的标志，乳酸升高的患者建议利用乳酸指导复苏，使之正常化（弱推荐，低证据质量）。 • 中心静脉压 8～12mmHg。 • 平均动脉压＞ 65mmHg。 • 尿量 ＞ 0.5ml/kg。 • 中心静脉血氧饱和度 ＞ 70% 或动脉饱和度 ＞ 90%。
B. 脓毒症筛查以及质量提高 建议医院和卫生系统制订脓毒症的质量提高计划，包括在急重症患者、高危患者中进行脓毒症筛查（BPS）。 • 应在初次诊断的 45min 内以及开始抗生素治疗之前进行微生物培养。
C. 诊断 在不延迟抗菌药物应用的前提下，对疑似脓毒症或脓毒性休克患者建议使用抗菌药物之前常规进行合理的微生物培养（包括血培养）。 注：合理的常规微生物培养应至少包括两种类型的血培养（需氧和厌氧）

（续表）

- 通过静脉装置。
- 经皮穿刺。
- 通过成像研究确定来源。
- 检查降钙素原水平优于 C 反应蛋白。

D. 抗微生物治疗

1. 在确认脓毒症或者脓毒性休克后建议 1h 内尽快启动静脉抗菌药物治疗（强推荐）。
2. 脓毒症或者脓毒性休克患者抗生素的使用剂量应该基于目前公认的药效学 / 药物代谢动力学原则以及每种药物的特性进行优化（BPS）。
3. 如果初始采用联合治疗脓毒性休克，建议根据最初几天临床改善和（或）感染缓解的证据停止联合治疗。这适用于靶向（病原学培养阳性的感染）和经验性（培养阴性感染）联合治疗（BPS）。
4. 建议每日评估脓毒症和脓毒症休克患者以降级抗菌药物治疗（BPS）。
5. 一旦微生物学确认，药敏结果明确和（或）临床症状体征充分改善，建议经验性抗菌药物治疗转为窄谱药物（BPS）。
6. 对于无感染源的严重炎症状态，不推荐持续全身性使用抗菌药物预防感染（例如严重胰腺炎、烧伤）（BPS）。
7. 对于表现为脓毒症或者脓毒性休克的患者，推荐经验性使用一种或者几种抗菌药物进行广谱治疗，以期覆盖所有可能的病原体（包括细菌以及潜在的真菌或者病毒）（强推荐，中等证据质量，等级适用于两种情况）。
8. 对于中性粒细胞减少的脓毒症 / 菌血症，不推荐常规进行联合治疗（强推荐，中等证据质量）。
9. 脓毒性休克的初始治疗建议经验性联合用药（至少两种不同种类的抗菌药物）以针对最可能的细菌病原体（弱推荐，低证据质量）。
10. 多数其他类型的严重感染，包括菌血症及未合并休克的脓毒症不建议常规联合用药（弱推荐，低证据质量）。
    注：此处不排除多药治疗以增加抗微生物活性。
11. 对于大多数脓毒症严重感染以及脓毒性休克，7～10d 的抗菌药物治疗疗程是足够的（弱推荐，低证据质量）。
12. 建议以下情况长时程治疗：临床改善缓慢，无法引流的感染源，金黄色葡萄球菌相关菌血症，部分真菌及病毒感染或者免疫缺陷，包括中性粒细胞减少症（弱推荐，低证据质量）。
13. 建议尤其是那些在有效控制腹腔内或尿路败血症后临床症状迅速缓解的患者以及解剖不复杂的肾盂肾炎患者短时程治疗（弱推荐，低证据质量）。
14. 建议检测降钙素原水平以缩短脓毒症患者使用抗菌药物的时间（弱推荐，低证据质量）。
15. 对最初疑似脓毒症，但随后感染证据不足的患者，降钙素原水平有助于支持停用经验性抗菌药物（弱推荐，低证据质量）。
    - 抗生素治疗应包括广谱的 β- 内酰胺和氟喹诺酮（抗假单胞菌）或大环内酯类（抗链球菌或克雷伯菌）。
    - 疗程 7～10d，并应在第 3、5、7 或 10d 降钙素原指导下终止抗生素治疗。

    注：必须注意降钙素原和所有其他生物标记物只能为临床评估提供支持和补充，决不能仅根据任何生物标志物（包括降钙素原）的变化来决定是否开始，改变或终止抗微生物治疗。

E. 感染源的控制

1. 脓毒症或脓毒性休克患者应尽可能确定或排除需要紧急实施感染源控制的解剖诊断；诊断确立后，只要符合医学与逻辑实际，任何感染源控制的干预措施都应及早实施（BPS）。
2. 建议立即移除血管内通路装置，因为这些装置可能是脓毒症的一个可能来源（BPS）。
3. 建议使用氯己定进行选择性口腔净化，以降低呼吸机相关肺炎或血管通路建立后脓毒性休克风险（BPS）。

F. 液体治疗

1. 只要持续输液时血流动力学指标不断改善，建议应用液体冲击试验（BPS）。
2. 对于脓毒症或脓毒性休克患者，不建议使用羟乙基淀粉进行血管内容量的扩充（强推荐，高证据质量）。
3. 对于脓毒症以及脓毒性休克患者，在早期液体复苏以及随后的容量补充中，推荐首选晶体液（强推荐，中等证据质量）。
4. 对于脓毒症或者脓毒性休克患者，建议使用平衡晶体液或生理盐水进行液体复苏（弱推荐，低证据质量）。
5. 建议在脓毒症和败血症性休克患者需要大量晶体时，除了晶体外，还可应用白蛋白进行初始复苏和随后的血管内容量补充（弱推荐，低证据质量）。
6. 对于脓毒症或脓毒性休克患者的复苏，建议使用晶体液而非明胶（弱推荐，低证据质量）。

G. 血管活性药物的使用

1. 不推荐低剂量多巴胺用于肾脏保护（强推荐，高证据质量）。
2. 推荐去甲肾上腺素为首选的血管活性药物（强推荐，中等证据质量）。
3. 为达到目标平均动脉压值，建议在去甲肾上腺素基础上可加用血管加压素（最大剂量 0.03U/min，弱推荐，中等证据质量）或者肾上腺素（弱推荐，低证据质量），或加用血管加压素（最大剂量 0.03U/min，弱推荐，中等证据质量）以降低去甲肾上腺素剂量。

（续表）

4. 建议仅在高度选择的患者（如心律失常低危人群和绝对或相对心动过缓的患者）中使用多巴胺作为去甲肾上腺素的替代性血管加压药（弱推荐，低证据质量）。
5. 经充分液体复苏及应用升压药物后仍然存在持续低灌注的患者，建议使用多巴酚丁胺（弱推荐，低证据质量）。在以下情况可以进行多巴酚丁胺输注试验，剂量可高达 20μg/（kg·min）：
   - 心肌功能异常（心脏充盈压升高和心输出量低）。
   - 尽管有足够的容量和平均动脉压，但仍存在持续的低灌注迹象
   - 请勿将心脏指数提高至超越正常的水平。

   注：用药后，剂量要逐渐滴定到一个反映出灌注情况的终点，若低血压恶化或心律失常需要减量或停药。
6. 建议所有需要血管加压素的患者，如有可能应尽快放置动脉导管（弱推荐，极低证据质量）
   - 加压素可以用于使平均动脉压最低达 65mmHg。
   - 不建议使用去氧肾上腺素，除非存在严重心律失常、心输出量高、血压持续偏低以及其他措施无效的情况。

H. 糖皮质激素

经充分液体复苏及血管活性药物治疗后，患者血流动力学能够恢复稳定者不建议静脉使用氢化可的松。如果无法达到血流动力学稳定，建议静脉使用氢化可的松，剂量建议为每天 200mg。在接受治疗的患者中，当不再需要血管加压素时，氢化可的松应逐渐减量（弱推荐，低证据质量）。

I. 血制品应用

1. 一旦组织灌注不足解决，且无活动性出血，心肌缺血等情况，仅在血红蛋白＜7.0g/dl 时才能进行输血，以达到 7～9g/dl 的目标。
2. 若无出血或计划性侵入性操作，不建议使用新鲜冰冻血浆纠正凝血功能（弱推荐，极低证据质量）。
3. 使用 TEG 或 RoTEM 为目标导向的凝血参数调整。
4. 重症脓毒症时以下情况建议输注血小板：
   - 无明显出血，血小板计数＜ 10000/mm^3；
   - 伴有出血高风险，血小板计数 ＞20000/mm^3。
   - 对活动性出血，血小板计数＞ 50000/mm^3。
5. 无以下原因者：心肌缺血、严重低氧血症或急性出血，成人血红蛋白降至＜ 7g/dl 时才建议输注红细胞（强推荐，高证据质量）。
6. 对于脓毒症相关性贫血，不推荐使用促红细胞生成素（强推荐，中等证据质量）
7. 若无出血或计划性侵入性操作，不建议使用新鲜冰冻血浆纠正凝血功能（弱推荐，极低证据质量）。
8. 建议在无明显出血的情况下血小板计数＜ 10000/mm^3（10×10^9/L）时，如果患者有明显的出血风险，当血小板计数＜ 20000/mm^3（20×10^9/L）时，进行预防性血小板输注。对于活动性出血，手术或侵入性操作时血小板计数＞ 50000/mm^3（50×10^9/L）建议输注血小板（弱推荐，极低证据质量）。

J. 免疫球蛋白

脓毒症或者脓毒性休克患者不建议静脉输注免疫球蛋白（弱推荐，低证据质量）。

K. 血液净化

对于血液净化技术，无相关推荐（无相关推荐）。

L. 抗凝治疗

1. 对于脓毒症以及脓毒性休克患者，不建议使用抗凝血酶治疗（强推荐，中等证据质量）。
2. 关于脓毒症或者脓毒性休克患者，对血栓调节蛋白或者肝素的使用无推荐意见（无相关推荐）。

M. 脓毒症导致的 ARDS 机械通气

1. 机械通气的脓毒症患者建议床头抬高 30°～45° 以减少反流误吸，防止呼吸机相关性肺炎的发生（强推荐，低证据质量）。
2. 对准备撤机的机械通气脓毒症患者建议进行自主呼吸试验（强推荐，高证据质量）。
3. 成人脓毒症诱导的 ARDS 患者推荐潮气量 6ml/Kg（预计体重），而非 12ml/Kg 的潮气量（强推荐，高证据质量）。
4. 不推荐成人脓毒症诱导的 ARDS 患者常规使用肺动脉导管（强推荐，高证据质量）。

   注：肺动脉导管已被心输出量计算所取代。
5. 建议成人脓毒症诱导的严重 ARDS 患者的平台压上限为 30cmH_2O（强推荐，中等证据质量）。
6. 成人脓毒症诱导的 ARDS 患者不建议使用高频振荡通气（强推荐，中等证据质量）。
7. 成人脓毒症诱导的 ARDS 且 PaO_2/FiO_2 ＜ 150mmHg 患者使用俯卧位通气（强推荐，中等证据质量）。
8. 成人脓毒症诱导的 ARDS 若无组织低灌注证据，建议保守的液体治疗策略（强推荐，中等证据质量）。
9. 成人脓毒症诱导的 ARDS 患者若无支气管痉挛，不建议使用 β_2 受体激动药（强推荐，中等证据质量）。
10. 建议高 PEEP（8～12cmH_2O）用于成人脓毒症诱导的严重 ARDS 患者（弱推荐，中等证据质量）。

（续表）

11. 建议肺复张手法用于成人脓毒症诱导的严重 ARDS 患者（弱推荐，中等证据质量）。
12. 若成人脓毒症诱导的严重 ARDS 患者 $PaO_2/FiO_2 < 150mmHg$，建议神经肌肉阻滞剂应用≤ 48h（弱推荐，中等证据质量）。
13. 对可耐受脱机的机械通气的脓毒症呼吸衰竭患者推荐建立脱机规程（强推荐，中等证据质量）。
  - 制订撤机方案并对机械通气患者进行自主呼吸试验以评估撤机的可能性。患者必须满足以下条件：
    a. 患者必须清醒。
    b. 患者必须在没有血管加压素的情况下保持血流动力学稳定。
    c. 患者没有新的潜在严重疾病。
    d. 通气要求低。
      i. PEEP ＜ $8cmH_2O$。
      ii. 压力支持＜ $10cmH_2O$。
      iii. 呼吸频率＜ 8bpm。
    e. FiO_2 要求低（＜ 0.4），可通过面罩实现。
    f. 可成功安全拔管。
14. 成人脓毒症诱导的非 ARDS 的呼吸衰竭患者建议使用低潮气量通气而非高潮气量（弱推荐，低证据质量）。
15. 对脓毒症诱导的 ARDS 的无创通气目前没有推荐意见。

N. 镇静镇痛

对脓毒症机械通气患者建议根据特定的滴定目标实施最小化的连续或间断性镇静（BPS）。

O. 血糖控制

1. 建议每 1～2h 实施血糖监测，直到血糖水平及胰岛素剂量达到稳定，随后改为每 4h 的血糖监测（BPS）。
2. 慎重解释床旁毛细血管血糖值，这种测量方法可能无法准确地估计动脉血或者血浆的血糖水平（BPS）。
3. 对重症监护室脓毒症患者，建议使用基于规范流程的血糖管理方案，若两次血糖＞ 6mmol/dl（180mg/dl）则启用胰岛素治疗。目标是血糖上限＜ 6mmol/L（180mg/dl），而不是＜ 4mmol/L（110mg/dl）（强推荐，高证据质量）。
4. 若患者有动脉置管，建议使用动脉血而非毛细血管血进行血糖监测（弱推荐，低证据质量）。

P. 肾替代治疗

1. 脓毒症急性肾损伤患者采用连续性肾替代治疗或间断性肾替代治疗均可（弱推荐，中等证据质量）。
2. 血流动力学不稳定的脓毒症患者建议使用连续肾脏替代疗法进行液体平衡的管理（弱推荐，极低证据质量）。
3. 肌酐升高或少尿的急性肾损伤脓毒症患者若无明确透析指征则不建议使用肾替代治疗（弱推荐，低证据质量）。

Q. 碳酸氢钠的使用

对 pH ≥ 7.15 的因低灌注导致的乳酸酸血症患者，不建议使用碳酸氢钠用于改善血流动力学或者减少血管活性药物的剂量（弱推荐，中等证据质量）。

R. 静脉血栓预防

1. 对于没有禁忌证的患者，推荐使用肝素或者低分子肝素进行静脉血栓栓塞症的预防（强推荐，中等证据质量）。
2. 如果没有低分子肝素的禁忌证，推荐低分子肝素而不是普通肝素用于静脉血栓栓塞症的预防（强推荐，中等证据质量）。
3. 任何情况下都建议药物联合机械措施预防静脉血栓栓塞症（弱推荐，低证据质量）。
4. 当药物预防存在禁忌证时，建议使用机械性静脉血栓栓塞症预防（弱推荐，低证据质量）。

S. 应激性溃疡的预防

1. 脓毒症或者脓毒性休克的患者若存在消化道出血的危险因素，推荐进行应激性溃疡的预防（强推荐，低证据质量）。
2. 无消化道出血危险因素的患者不推荐进行应激性溃疡预防治疗（BPS）。
  - 无危险因素的患者无须预防。
  - 创伤患者应接受硫糖铝酸盐治疗以最大限度地降低呼吸机相关性肺炎风险。
  - 具有出血风险的高风险患者应使用质子泵抑制药。
3. 当存在应激性溃疡预防指征时，建议使用质子泵抑制药或 H_2 受体阻滞剂（弱推荐，低证据质量）。

T. 营养

1. 能够肠内营养的重症患者不建议早期单纯肠外营养或肠外联合肠内营养（除非启动的是早期肠内营养）（强推荐，中等证据质量）。
2. 对不可早期肠内营养的脓毒症或脓毒性休克危重患者，反对在前 7 天内单纯肠外营养或联合肠内营养（除非启动的是葡萄糖输注与可耐受的肠内营养）（强推荐，中等证据质量）。
3. 对脓毒症或者脓毒性休克患者不推荐使用静脉补硒（强推荐，中等证据质量）。

（续表）

4. 对脓毒症或者脓毒性休克患者不推荐使用谷氨酰胺（强推荐，中等证据质量）。
5. 对脓毒症或者脓毒性休克的重症患者不建议使用 Omega-3 脂肪酸增强免疫（强推荐，低证据质量）。
6. 对能耐受肠内营养的脓毒症或者脓毒性休克患者建议早期启动肠内营养，而非禁食或单纯输注葡萄糖（弱推荐，低证据质量）。
7. 对脓毒症或者脓毒性休克的重症患者，早期低喂养与早期足量肠内营养均可；若初始的喂养模式为早期低喂养，则需根据患者的耐受度增加肠内营养量（弱推荐，中等证据质量）。
8. 对脓毒症或者脓毒性休克的喂养不耐受的危重患者，建议使用促胃肠动力药物（弱推荐，低证据质量）。
9. 对脓毒症或者脓毒性休克的重症患者不建议常规检测胃残余量（弱推荐，极低证据质量）。
10. 然而对不耐受喂养或存在反流性误吸的高风险者，建议监测胃残余量（弱推荐，极低证据质量）。
   注：本条款指的是非外科的重症患者。
11. 对喂养不耐受或者存在反流误吸高风险的脓毒症或脓毒性休克患者建议留置幽门后喂养管（弱推荐，低证据质量）。
12. 对脓毒症或者脓毒性休克患者不建议使用精氨酸（弱推荐，低证据质量）。
13. 对脓毒症或者脓毒性休克患者使用卡尼汀没有建议。
   - 在 48h 内进行肠内喂养。
   - 避免在第一周内进行强制性全热量喂养或超高热量营养。
   - 在严重脓毒症中不要使用含免疫调节补充剂的营养。

U. 制订治疗目标
1. 建议就治疗目标与预后和患者及其家属充分沟通（BPS）
2. 建议将目标纳入治疗和临终关怀规划，在适当的情况下使用姑息治疗原则（强推荐，中等证据质量）。
3. 建议尽早确立治疗目标，而不是在进入重症监护室 72h 后（弱推荐，低证据质量）。

BPS：最佳实践声明	当利弊明确时适用	
推荐级别：	强 弱	“推荐” “建议”
证据质量：	高 中 低	

引自 Rhodes A et al. *Crit Care Med.* 2017；45：486–552.

九、抗生素

抗菌治疗的目的是提高生存率；然而，防止抗生素耐药性的出现也很重要。

预防和治疗之间必须有明确的区别。

有充分的证据要限制重症创伤患者使用抗生素 [22]。

胸腔闭式引流术后是否需要常规应用抗生素存在争议。对于需要手术治疗的胸腹部损伤可单剂使用广谱抗生素。大多数患者不必延长抗生素使用时间超过 24h[23]。

对于中空脏器损伤有严重污染的患者或封闭空间感染的患者，一旦手术控制了感染灶，抗生素可限制在短疗程内 [24]。

开放性骨折患者经常长时间接受预防革兰阴性和革兰阳性细菌感染的治疗。没有证据表明这种做法的合理性，也没有证据表明开放性骨折抗感染处理是否应与躯干损伤有所不同 [25, 26]。

在重症监护室接受机械通气治疗的患者，无论是否有吸入，都没有抗生素预防肺炎的适应证。事实上，这种做法加速了全球范围内抗生素耐药性。

根据疾病控制中心的规定，肺炎的诊断必须符合以下标准。

肺部有啰音以及以下任何一项。

- 新出现的脓性痰或痰液性状改变。
- 血液、气管内抽吸痰液、支气管刷检或活检培养有微生物生长。
- 新出现的或进行性浸润、实变、空洞或渗出的放射学证据。

以及以下任何一项。

- 在呼吸道分泌物中分离到病毒或检测到病

毒抗原。

- 用于诊断的病原体抗体滴度。
- 肺炎的组织病理学证据。

对于呼吸机相关性肺炎有新的指南[27]。

恰当的呼吸机相关性肺炎诊断干预措施如下。

- 1h 内进行胸部 X 线检查，并由专家解读。
- 立即报告呼吸道分泌物革兰染色结果，包括细胞。

适合纳入呼吸机相关性肺炎治疗干预的集束化措施如下。

- 微生物取样后立即治疗。
- 基于本地病原体情况和风险因素评估进行经验治疗。
- 一旦获得可靠的培养结果应抗生素降级。
- 在 72h 内评估治疗的反应。
- 如果患者治疗方案恰当并且未受到耐多药病原体感染则应短期治疗（8d）。

鉴于呼吸机相关性肺炎病原体对抗生素的敏感性分布在不同地区和时间都存在差异，因此不适合使用特定的抗生素治疗方案。

十、腹腔间隔室综合征

（一）引言

腹内压（IAP）升高对患者的生理有很大的影响。近些年，对腹内压和腹腔内高压已有深刻的认识。腹腔间隔室综合征是指不同因素导致腹腔内压非生理性、进行性、急剧升高，引起腹腔内器官和相关的腹外器官系统功能损害的一种临床综合征。逐渐地认识到腹腔间隔室综合征在创伤患者中也很常见，如果未能早期预防、及时发现以及积极治疗，死亡率很高。

世界腹腔间隔室综合征协会的成立使临床医生对腹腔间隔室综合征的定义达成了共识，促进了相关研究方案和多中心试验的形成以及指南的发布，具有里程碑的意义[28]。第一届腹腔间隔室综合征世界大会在 2004 年举办，后分别在 2009 年、2013 年对定义进行了两次更新。各方面均进行了定义（表 17–3）[29]。

表 17–3　世界腹腔间隔室综合征联合会的共识定义（2013 年，终版）[29]

2006 年共识声明	
定义 1	腹内压是指腹腔内稳定的压力
定义 2	间歇性腹腔内压力测量的标准是经膀胱注入最多 25ml 无菌生理盐水测得
定义 3	腹腔内压力应该以 mmHg 表示，在仰卧位、呼气末、腹部肌肉无收缩时测得，传感器零点水平置于腋中线处
定义 4	成人危重症患者的腹腔内压力为 5～7mmHg（1mmHg=0.133kPa）
定义 5	腹腔内高压定义为持续或反复的腹腔内压力病理性升高≥ 12mmHg
定义 6	腹腔间隔室综合征定义为持续的腹腔内压力≥ 20mmHg（伴或不伴腹腔灌注压＜ 60mmHg）并有新发生的器官功能不全或衰竭
定义 7	腹腔内压力的分级： • Ⅰ级：12～15mmHg • Ⅱ级：16～20mmHg • Ⅲ级：21～25mmHg • Ⅳ 级：IAP ＞ 25mmHg.
定义 8	原发性腹腔间隔室综合征是由盆腹腔的创伤或病变导致，通常需要早期外科或放射介入治疗
定义 9	继发性腹壁间室综合征是指原发病变非起源于盆腹腔
定义 10	复发性腹壁间室综合征是指原发或继发的腹壁间室综合征经过手术或药物治疗后再次发生

（续表）

2006 年共识声明	
定义 11	腹腔灌注压 = 平均动脉压 – 腹内压
2013 年共识小组更新的新定义	
定义 12	多间隔室综合征是指两个或两个以上解剖部位的间隔室压力增高
定义 13	腹壁顺应性是衡量腹壁可扩张性的指标，取决于腹壁和膈肌的弹性。以单位腹内压变化引起腹腔容积的改变来表示
定义 14	腹腔开放是指剖腹手术后由于皮肤和筋膜不能缝合而需要暂时性关闭腹腔的方法
定义 15	腹壁偏移是指腹壁的肌肉和筋膜随时间逐渐偏离腹中线的现象，以腹直肌及其外所包裹的筋膜为主

引自 Malbrain ML et al. *Intensive Care Med.* 2006 November; 32（11）: 1722–1732.

（二）定义

腹腔内压力监测及其意义在重症监护室中越来越重要，将成为常规监测的一部分。腹腔内压力升高的患者需要密切监测、积极复苏以及应考虑外科手术进行减压的可能性。

原发性腹腔间隔室综合征常由于腹盆腔区内疾病或外伤导致。包括需要紧急外科手术或血管介入干预的状况，如损伤控制性开腹手术、出血性骨盆骨折、腹膜后大量血肿、保守治疗失败的实质脏器损伤，以及随着病程进展腹内压不断增加的疾病如重度急性胰腺炎。

继发性腹腔间隔室综合征常由腹外病变导致，如脓毒症、毛细血管渗漏、大面积烧伤以及大量液体复苏。

（三）病理生理学

创伤患者术后出现腹腔内高压的概率为 20%～50%，常见于多种类型的急诊手术后，多种因素共同导致腹腔内压力急剧升高（表 17–4）。腹腔内压力升高常见于过度的大量液体复苏后 [30]。除了所列出的直接原因外，低体温、酸中毒以及全身损伤严重程度均可使问题进一步恶化。

表 17–4 腹腔内压升高的原因

过度复苏
腹腔内或腹膜后大量出血
继发于缺血和脓毒症等损伤的组织水肿
继发于全身水肿，如烧伤后复苏
麻痹性肠梗阻
腹水

（四）腹内压升高对各脏器功能的影响

1. 心血管系统

腹腔内压力升高后心输出量下降，中心静脉压、系统血管阻力、肺动脉压及肺动脉毛细血管楔压升高，心输出量下降主要是因为每搏输出量的下降，其次是因为前负荷下降，后负荷升高，相继低血容量使心输出量进一步下降。矛盾的是，在低血容量的情况下，腹腔内压力的增加可能与心输出量的暂时增加相关。已经证实，在腹部压力高于 12mmhg 时，患者腿部会出现静脉淤滞。此外，最近对腹腔镜胆囊切除术患者的研究显示肾素和醛固酮水平增加了 4 倍。

2. 呼吸系统

腹内压升高后，膈肌上抬，肺脏扩张受限，肺通气量下降，顺应性降低，气道阻力增加，潮气量下降。当患者存在严重通气功能障碍时，腹腔压力升高则对呼吸系统影响显著，导致肺容积下降、气体交换受损和通气压力升高。随后出现高碳酸血症，由此引起的酸中毒会因心血管功能同时受损进一步恶化。在重症监护室中腹腔内压力升高对患者呼吸系统的影响有时会危及生命，需要紧急腹部减压。在腹部减压手术中，可以观察到患者的生命体征明显改变。

3. 内脏灌注

通过测定胃 pH 反映内脏灌注与腹腔内压力之间存在一定的联系。最近在 18 名接受腹腔镜手术的患者中得到证实，在 15mmHg 的腹腔内压力下，十二指肠和胃的血流分别减少了 11%～54%。动物研究表明内脏灌注的减少是有选择性的，如在影响肾上腺血流之前会先影响肠道血流。在腹腔内压力 15mmHg 时，内脏灌注便已出现早期下降。

4. 肾脏

腹腔内压力增加对肾脏的直接影响是肾血管阻力增加，同时心输出量下降[31]。肾功能受损并非因腹腔压力升高后致使输尿管受压造成，已有研究指出放置输尿管支架后肾功能并无改善。其他可能导致肾功能受损的原因有肾实质和肾静脉压升高。当腹腔内压达到 15mmHg 时，肾功能就已经出现损害。在腹腔内压增加的同时，保证心血管内充盈压力可能会给肾功能恢复带来益处。

5. 颅内压

腹内压升高对颅内病理生理有明显影响，可引起颅内压的严重升高。

（五）腹内压的监测

目前膀胱测压法是腹腔内压力测量的金标准，测量时患者取仰卧位，经尿道插入 Foley 导尿管，尿管型号并不重要，通过尿管内水柱的测量可大致反映腹腔内压力变化，具有易于操作可反复多次进行的优点。将尿管通过三通和压力传感器连接于监护仪上，可对膀胱内压力实时监测。将压力传感器放置于腋中线，同时夹闭尿管。如果患者不能平卧，可以从耻骨联合处测量腹腔内压力。大约有 25ml 的等渗盐水通过三通管进入膀胱，归零后记录监视器上的压力。商用传感器可直接使用。

误区：

- 严格的操作规程和培训教育对腹腔内压力的解释是必不可少的
- 非常高的压力（超出预估范围）通常是由于导尿管堵塞导致，此时应该重复测量。

越来越多的人认识到，腹腔内压力不是一个静态值，应该持续测量。此外，无论是间歇测量还是连续测量，都应考虑腹腔内灌注的监测。

腹腔灌注压的监测

与脑灌注压的概念一样，计算“腹部灌注压”（定义为平均动脉压减去腹腔内压力）不仅可以评估腹腔内压力的严重程度，还可以充分评估患者腹部血流。

将腹腔灌注压作为复苏终点，已在四个临床试验中进行了研究。研究结果显示，腹腔灌注压在腹腔内高压 / 腹腔间隔室综合征生存与死亡患者间比较有显著差异。Cheatham 等[32]在对存在腹腔内高压（平均腹腔内压力 22 ± 8mmHg）的外科手术和创伤患者的回顾性研究中发现当腹腔内灌注压大于 50mmHg 时，可优化受试者的生存曲线。在预测患者预后的能力方面，腹部灌注压也优于全身复苏终点，如动脉 pH、碱剩余、动脉乳酸和每小时尿量。Malbrain 等[33, 34]建议将 60mmHg 作为一个适当的复苏目标。腹腔内高压持续存在，腹腔灌注压未能达到 60mmHg 以及由腹腔内压力诱发的急性肾衰竭持续 3 天以上，可用来区分生存者和非生存者。

（六）治疗

1. 预防

首先应第一时间、第一地点预防腹腔间隔室综合征的发生发展，损伤性控制复苏理念再加上充分的院前信息，将有助于在患者到达急诊室之前识别出高危患者，避免过多的液体复苏是降低继发腹壁间室综合征风险的重要因素。在接受损伤控制性腹部手术的患者中，应必须保持腹部开放，避免腹壁间室综合征发生和再次手术。

2. 治疗

潜在腹腔间隔室综合征患者治疗的关键原则如下。

- 重症监护室内对腹腔内压力进行常规监测。
- 腹腔内压力 Ⅰ 级和 Ⅱ 级（即≤ 20mmHg）患者全身灌注、循环量和器官功能的优化。
- 制订具体的医疗方法，减轻腹腔内压力和腹壁间室综合征导致的器官受损，包括利尿药，以及通过经皮穿刺清除多余的腹水。

- 对于Ⅲ～Ⅳ级腹腔内压（＞ 20mmHg）存在新发器官衰竭迹象，且非手术治疗无效，应尽快行腹腔减压手术

腹部减压手术后，应使用负压技术封闭。

3. 可逆因素

管理的第二个方面是纠正任何导致腹壁间室综合征的可逆原因，例如腹腔内出血。腹膜后大出血通常与骨盆骨折有关，应考虑采取控制骨盆出血的措施，如骨盆固定或血管栓塞。在某些情况下，重症监护室患者可能会出现严重的气胀或急性结肠假性梗阻，这时新斯的明等药物可能会对减轻腹腔压力有效，但严重情况下，仍需要手术进行减压。重症监护室中腹腔内压力升高的常见原因与肠梗阻有关。在这些情况下，除了优化患者的心肺状况和维持电解质稳定以及插入鼻胃管外，几乎没有其他可以做的。

腹壁间室综合征仅是机体对潜在问题所表现出来的一种临床症状。Sugrue 等在一项对 88 例剖腹手术患者进行的前瞻性研究中发现，腹腔内压为 18mmHg 的患者其发生腹腔感染进而出现脓毒症的风险增加了 3.9 倍（95% 置信区间 0.7～22.7）[35]。腹腔评估在脓毒症时尤为重要，应包括直肠检查以及超声和 CT 扫描等检查。对于因术后出血而导致腹腔内压力升高的患者，手术显然是主要的治疗手段。

（七）腹腔内压力升高的手术治疗

目前尚无指南明确指出腹腔压力升高时的手术减压时机。一些研究指出，腹部减压手术是唯一的治疗方案，应及早进行以防止腹腔间室综合征发生发展。这是一个夸大的说法并没有得到Ⅰ级证据的支持。腹部减压旨在纠正病理生理异常进而达到合适的腹腔内压力。

通常，在处理腹腔感染时，暂时性腹腔关闭技术优于常规技术。暂时性腹腔关闭技术应用的适应证包括腹腔减压；计划再次探查；腹腔感染灶进一步的清除；腹腔无法关闭；预防 ACS。

越来越多的技术和装置被应用在腹部的暂时性关闭上，包括医用 3L 袋、维可牢尼龙搭扣、硅胶和拉链。无论使用哪种技术，重要的是要通过适当的切口实现有效的减压。

关键点

- 早期发现腹腔内压力升高的原因并予以纠正。
- 腹腔持续性出血合并腹腔内压力升高者紧急性手术干预。
- 尿量减少是肾功能不全的晚期迹象，胃内压检测可能会在早期反映脏器灌注的情况。
- 腹部减压需要足够长的腹部切口。
- 应用夹层技术对外科敷料进行关闭缝合，同时侧方留置两根引流管，通畅引流。

（八）处置流程

图 17–1 和图 17–2[36] 给出了腹内高压和腹腔间隔室综合征的管理建议，其中包括了非手术治疗的流程。

十一、急性肾损伤[37]

尽管急性肾损伤的发生率相对较低，但创伤患者有较高的发病风险。与机体损伤程度相关的几个指标，包括最低体温、最高乳酸值和红细胞和冷沉淀输注，均是急性肾损伤发生的独立高危危险因素。

其他因素包括组织损伤和坏死，低血压、横纹肌溶解症和先天性疾病如糖尿病等。急性肾损伤的发展使患者的重症监护室管理复杂化，延长了住院时间，并且与大约 60% 的死亡相关。大约 1/3 的急性创伤后急性肾损伤患者是由于复苏不充分引起的，而其余病例似乎与 MODS 的发生发展相关。

临床医生应发现并处理以下常见原因。

- 低血容量。
- 横纹肌溶解症。
- 腹腔间隔室综合征。
- 阻塞性泌尿系统疾病。
- 尽可能避免使用肾毒性药物。有证据表明，CT 造影剂对肾功能并无害[38]。

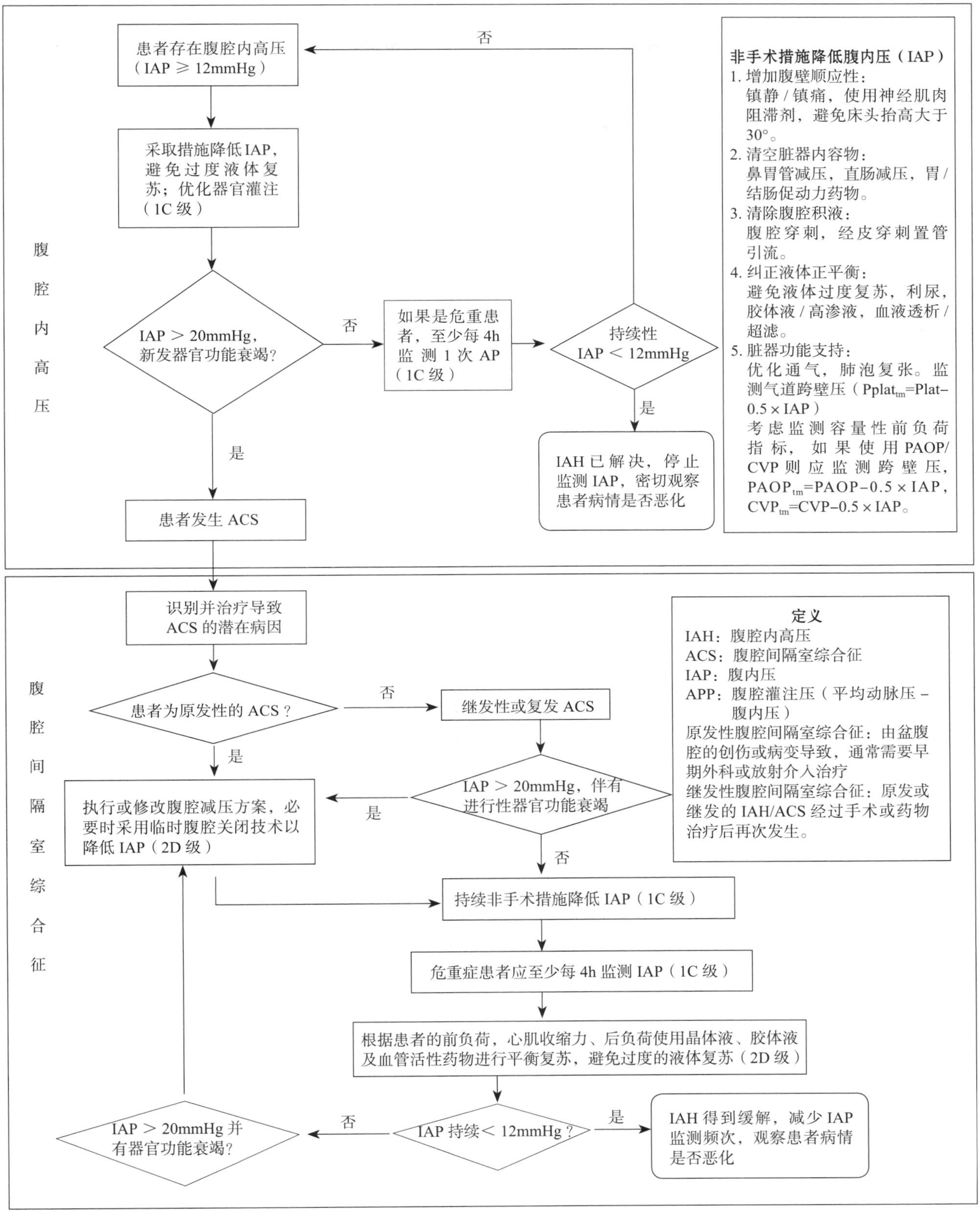

腹腔内高压

患者存在腹腔内高压（IAP ≥ 12mmHg）

采取措施降低 IAP，避免过度液体复苏；优化器官灌注（1C 级）

IAP > 20mmHg，新发器官功能衰竭？

否：如果是危重患者，至少每 4h 监测 1 次 AP（1C 级）

持续性 IAP < 12mmHg

否：患者存在腹腔内高压

是：IAH 已解决，停止监测 IAP，密切观察患者病情是否恶化

是：患者发生 ACS

非手术措施降低腹内压（IAP）

1. 增加腹壁顺应性：
   镇静 / 镇痛，使用神经肌肉阻滞剂，避免床头抬高大于 30°。
2. 清空脏器内容物：
   鼻胃管减压，直肠减压，胃 / 结肠促动力药物。
3. 清除腹腔积液：
   腹腔穿刺，经皮穿刺置管引流。
4. 纠正液体正平衡：
   避免液体过度复苏，利尿，胶体液 / 高渗液，血液透析 / 超滤。
5. 脏器功能支持：
   优化通气，肺泡复张。监测气道跨壁压（$Pplat_{tm}$=Plat−0.5 × IAP）
   考虑监测容量性前负荷指标，如果使用 PAOP/CVP 则应监测跨壁压，$PAOP_{tm}$=PAOP−0.5 × IAP，CVP_{tm}=CVP−0.5 × IAP。

腹腔间隔室综合征

识别并治疗导致 ACS 的潜在病因

患者为原发性的 ACS？

是：执行或修改腹腔减压方案，必要时采用临时腹腔关闭技术以降低 IAP（2D 级）

否：继发性或复发 ACS

IAP > 20mmHg，伴有进行性器官功能衰竭

是：执行或修改腹腔减压方案

否：持续非手术措施降低 IAP（1C 级）

危重症患者应至少每 4h 监测 IAP（1C 级）

根据患者的前负荷，心肌收缩力、后负荷使用晶体液、胶体液及血管活性药物进行平衡复苏，避免过度的液体复苏（2D 级）

IAP 持续< 12mmHg？

是：IAH 得到缓解，减少 IAP 监测频次，观察患者病情是否恶化

否：IAP > 20mmHg 并有器官功能衰竭？

定义

IAH：腹腔内高压
ACS：腹腔间隔室综合征
IAP：腹内压
APP：腹腔灌注压（平均动脉压 − 腹内压）
原发性腹腔间隔室综合征：由盆腹腔的创伤或病变导致，通常需要早期外科或放射介入治疗
继发性腹腔间隔室综合征：原发或继发的 IAH/ACS 经过手术或药物治疗后再次发生。

▲ **图 17−1 IAH/ACS 的处理流程**

引自 Chelathem ML et al. *Recomm Intensive Care Med*. 2007 June; 33(6):951−962.

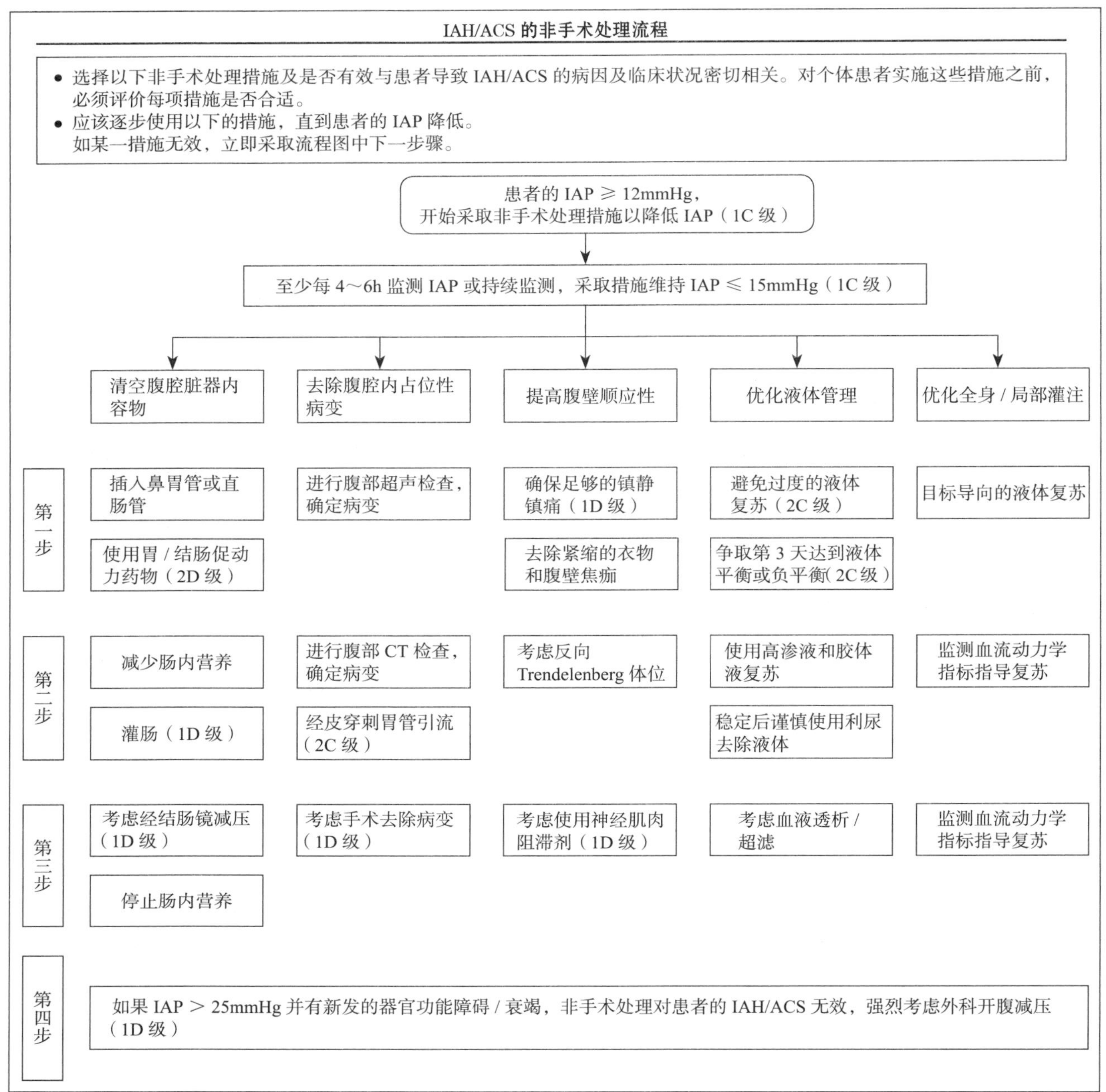

▲ 图 17-2 腹腔内高血压（IAH）/ 腹腔间隔室综合征（ACS）的非手术处理流程

十二、代谢紊乱

休克患者，接受大量输血的患者以及患有并发症的老年人常存在酸碱和电解质平衡的紊乱。常见的异常如下。

• 酸碱失调。
• 电解质紊乱。
• 低钾血症。
• 高钾血症。
• 低钙血症。
• 低镁血症。
• 低磷血症。

处理酸碱平衡紊乱时，必须识别并纠正导致紊乱的原因。例如，由隐匿性心脏压塞所致的低灌注引起的代谢性酸中毒。

误区：碳酸氢钠禁用于纠正由急性创伤导致

的酸中毒，因为通常是由呼吸功能受损为原发而导致酸中毒。

十三、营养支持[39, 40]

由于创伤后免疫反应以及伤口愈合所需蛋白质合成加速，创伤患者常处于高代谢状态并需要增加营养摄入。研究显示，早期予以肠内营养可降低创伤患者术后脓毒症的发生率。对几项随机临床试验进行 Meta 分析后发现，与全肠外营养者相比，早期恢复肠内营养患者其发生炎性反应综合征的风险减少了 2 倍。颅脑损伤患者无论是予以肠内营养还是肠外营养，两者在远期结局比较上无明显差异。Cochrane 的一项研究证实，与晚期予以营养治疗的患者相比，早期营养治疗（肠外或肠内）患者无论是在生存率还是致残率上均有较好的趋势[41]。颅脑创伤患者若出现蛋白质消耗和胃肠道功能障碍，可能预测患者处于感染的状态。然而，标准的营养治疗可能无法恢复颅脑损伤患者的营养状态[42]。

当肠道功能恢复并无禁忌证时，应使用肠内营养。肠内营养并非总是比肠胃外营养更安全、更好，但也可以放心地同时应用两种营养方式。

高危患者包括：严重创伤、烧伤。

关键点：

- 确定能量和蛋白质需求。
- 确定并建立管理路径。
- 制订开始营养支持的时间。

肠内营养

1. 简单

- 鼻胃管。
- 鼻十二指肠管。
- 鼻空肠管。

严重创伤患者应在早期开始肠内营养，大多数患者不需要延长喂养时间（超过 10～14d）。对于存在长期管饲需求的患者，鼻肠管并不方便，因为容易脱落，加重误吸以及感觉不舒服。

2. 复杂

经皮内镜胃造口术：不妨碍吞咽，易于护理，与鼻肠管相比，更能容易达到目标喂食率。但是，这是一种具有一定风险的侵入性手术。

空肠造口术：空肠造口术可以在内镜下或者剖腹手术中完成。主要并发症的发生率应低于 5%[43]。

十四、重症监护室内的预防

（一）应激性溃疡[44]

应激性溃疡以及与之相关的上消化道出血的发生率在大多数重症监护室中已呈下降趋势。这在很大程度上是由于院前环境、急诊室和手术室的复苏措施有所改善。此外，抑酸药和细胞保护药的使用已经很常见。

既往存在溃疡病史、需要机械通气、凝血障碍（无论是内在的还是化学诱导的）以及服用类固醇的患者是发生应激性溃疡的极高危人群。此外，在既往研究中，烧伤患者也被列为高风险人群。

质子泵抑制药已经作为主要的治疗手段取代了氢离子受体阻滞剂，静脉注射 H_2 受体阻断剂（如雷尼替丁）在一定程度上阻断了胃酸的产生。大多数研究表明它并不是通过中和胃酸而起到预防应激性溃疡的作用。

几项临床试验的统计分析指出细胞保护剂（如硫糖铝）作为一种预防措施是最具成本效益的药物。除此以外，在使用硫糖铝人群中，呼吸机相关肺炎的发生率明显下降，这使得这一治疗选择备受青睐[14]。

预防应激性溃疡最简单、最安全的方法是充分复苏和早期开始肠内营养。在早期复苏阶段，常使用血管活性药物升高血压，此时不建议进行肠内营养。在这些情况下，应单独或同时使用抑酸剂和细胞保护剂。

（二）深静脉血栓和肺栓塞[45]

预防由深静脉血栓导致的肺栓塞依然是避免创伤患者死亡的主要原因。通过认识深静脉血栓形成的危险因素和制订积极的管理方案，尽可能降低重症监护室中深静脉血栓形成的风险，进而减少发病率增加。深静脉血栓形成在创伤患者中的发生率为12%～32%，其中脊髓损伤、负重区骨盆骨折、复杂长骨骨折合并颅脑损伤或者长骨骨折合并骨盆骨折患者是发生致命性肺栓塞的高危人群。

有专门针对儿童的指南[46]。

最近证据表明，对创伤患者下肢深静脉血栓和肺栓塞的预防其抗凝剂量选择应按照体重计算，而不应一律采用标准剂量[47]。大部分患者体内抗Xa剂量不足，应予以定时监测[48]。

严重创伤患者应高度警惕深静脉血栓形成和肺栓塞的发生，因此在重症监护室中应采取预防性治疗和诊断性筛查措施。

存在颅脑损伤颅内出血或脊髓硬膜外血肿的患者避免使用皮下注射肝素进行抗凝治疗。这些患者应全部采用皮下注射低分子肝素的方式进行抗凝治疗。普通肝素在严重受伤人群中似乎没有无效。除四肢受伤患者不能使用下肢静脉泵外，其他患者都应使用。同时，足底泵同样有一定作用。

对患者是否存在深静脉血栓应进行筛查，一旦发现应积极予以抗凝治疗。下肢血管超声是简便安全的方法。该方法简单可行、重复性强、经济效益好且无不良反应。但该方法准确度一定程度上取决于超声医生的熟练度，同时，超声不能发现髂静脉内的血栓。目前正在开展超声造影检查克服以上不足。对于入院后48h的患者，一旦怀疑深静脉血栓形成，应立即进行超声检查，对于重症监护室内的患者，每隔5～7d复查一次血管超声。

对于高危患者可考虑预防性放置下腔静脉滤网。然而，预防性放置下腔静脉滤网反而增加了深静脉血栓的发生率（*OR* 1.83；95%CI 1.15～2.93），同时，并没有降低创伤患者死亡率[49]。有创的预防措施（下肢静脉滤网置入）、血管超声检查以及静脉血栓栓塞的药物预防，三者结合，明显降低了重症监护室中创伤患者致命性肺栓塞的发生率，不足1%。

（三）破伤风的预防

当创伤患者存在开放性伤口时，应掌握患者的破伤风免疫史，这十分重要。过去5年内进行过免疫的患者，本次不需要额外治疗。对于先前进行过免疫，但近5～10年内未再次免疫的患者，需加强免疫一次，进行一次破伤风类毒素的注射。对于既往无免疫史患者，应注射破伤风免疫球蛋白。

对于脾切除术的患者需要接种预防B型流感嗜血杆菌、脑膜炎球菌和肺炎球菌感染的疫苗（另请参见第9章）。目前对脾切除术后的创伤患者注射疫苗的时间仍充满争议，但与儿童比较，抗生素治疗对成年人脾切除后发生的感染无效。由于菌株的多样性，通过免疫接种来预防脾切除术后凶险性感染并非万无一失。因此，建议患者一旦出现高热，必须立即就医，同时，医生在接诊到怀疑出现凶险性感染的患者时，应积极予以经验性抗生素治疗。

（四）导管相关性感染

应警惕由静脉穿刺置管或静脉通路的建立而引起的血栓性静脉炎和败血症，因为这些静脉通路通常是在野外和复苏过程中建立的，存在环境条件不佳、技术水平不专业等问题。尽早拔除和更换所有此类静脉通路至关重要，一般应在24h内拔除，可在很大程度上避免由此引起的相关感染。

十五、疼痛控制

如果患者能够配合，可通过视觉疼痛评分对疼痛进行分级。疼痛若没有得到恰当治疗，将造成各种不良后果，包括氧耗增加、分钟通气量需求增加，带来精神压力、睡眠不足以及由肺功能受损后继发的肺部并发症。客观地记录患者主观疼痛评估，并且在开始治疗后，需要进行系列重新评估。以下方法可客观反映患者疼痛未充分缓解，如在激励肺容量测定法上无法获得足够的容积，影像学上肺部容积持续很小，或者不愿咳嗽以及不能配合胸部理疗。

虽然有新的证据支持氯胺酮可作为阿片类药物的替代，但在重症监护室中早期疼痛控制仍使用的是阿片类药物。此外还有一些其他个体化的镇痛技术，如下。

- 口服阿片类或非阿片类药物，如静脉滴注吗啡、芬太尼或氯胺酮。

- 患者自控镇痛。
- 硬膜外或脊柱旁镇痛（患者自控硬膜外镇痛）。
- 胸腔内麻醉。
- 胸膜外镇痛。
- 肋间神经阻滞。
- 周围神经阻滞技术，如股神经，臂丛神经，腘窝处神经和椎旁神经阻滞。

谵妄在重症监护室内是一种常见的并发症，本章节不对其治疗策略进行详细讲解，一般从明确病因、重新建立昼夜节律和药物干预方面进行治疗。

十六、重症监护室内进行第三次伤情评估[50]

第三次评估是指对患者再次进行全身检查，结合既往病史和所有实验室检查、影像学资料，充分评估伤情。损伤漏诊是导致治疗失败的主要原因，绝大多数情况下，通过此次评估可以完成伤情的明确诊断，最大限度降低漏诊率。然而，这并不是最终的解决方法，每一家创伤中心应对每一个错误进行反复分析讨论，提高救治水平。

（一）隐匿性损伤的评估

造成损伤漏诊的原因：

- 受伤机制——围绕伤情模拟受伤过程，还原事情经过。

应优先考虑的隐匿性损伤：

- 脑、脊髓和周围神经损伤。
- 胸主动脉损伤。
- 腹腔或盆腔内损伤。
- 四肢血管损伤。
- 脑血管损伤 – 隐匿性颈动脉 / 椎动脉损伤。
- 心脏损伤。
- 消化道损伤 – 肠破裂。
- 隐匿性气胸。
- 房室综合征 – 前腿，大腿，臀部或手臂。
- 眼部受伤（切记要移走患者的隐形眼镜）。
- 其他隐匿性损伤 – 手，脚，手指或关节脱臼。
- 阴道卫生棉。

（二）评估合并疾病

- 既往病史（包括用药史和饮酒史）。
- 与患者的私人医生联系。
- 查询既往用药记录。

（三）总结

所有患者完成 FAST HUGS BID 检查流程（表 17–5）[51]。

表 17–5 手术患者的 FAST HUGS BID 检查流程速记要点

	内科患者	外科患者
F	营养	营养（经口进食，肠内营养，全肠外营养）
A	镇痛	镇痛（VAS 评分）
S	镇静	感官（GCS/Ramsay 评分）
T	血栓预防	血栓预防 / 体温 / 管路
H	床头抬高	床头抬高 / 血流动力学
U	预防溃疡	预防溃疡 / 排尿
G	控制血糖	控制血糖
B	排便	胃肠道（肠梗阻 / 胃瘫 / 扩张 / 蠕动）
I	留置导管	留置管（导管、A 线、中央静脉导管、硬膜外、Foley） 失衡（电解质 / 水）
D	降阶梯疗法	药物（降阶梯，谵妄，住院天数）

VAS. 目视疼痛评分表；GCS. 格拉斯哥昏迷指数

十七、家庭联系和支持（见第 19 章）

以开放、诚实、清晰和完全透明的方式与家人早期建立联系，并保持持续的关系非常重要，同时注意在向家属交代病情、临床状况和预后时尽量使用通俗易懂的语言，这有助于在重症监护室护理团队与家庭之间建立有效沟通，方便家属随时了解病情变化。同时，让家属了解一些重症监护室病房内的规定，如重症监护室内的患者管理流程，探视时间以及护理工作等。对于老年患者来说，应了解其生前是否存在生前遗嘱或其他预定文件。此外，患者及其家人应熟悉重症监护室中是以多学科共同管理的模式对患者进行治疗。

（朱凤雪　赵秀娟　王振洲　郭辅政）

第 18 章　创伤麻醉
Trauma Anaesthesia

一、概述

创伤麻醉医师是创伤救治小组的重要组成成员，与外科医生密切合作。在整个创伤救治的过程中，都需要麻醉医生的参与，这包括从院前到急诊室、多次手术所需的手术室、重症监护治疗以及疼痛管理。择期手术中的有效策略可能并不适用于创伤患者。创伤麻醉医师参与最初的复苏策略的制订，并在围术期提供复苏和麻醉。

一些严重创伤的患者需要多次分期手术，创伤麻醉医师可能需要全面参与整个治疗过程。

本章节我们将介绍创伤麻醉与创伤损伤控制相关的内容。而某些特定情况下，如头部外伤的麻醉参与以及特殊操作都将在本卷的其他相关章节中讨论。

二、计划和沟通

当创伤患者进入急救室时，创伤麻醉医师就应该负责控制气道、优化氧合和复苏治疗，同时应考虑到患者的神经系统和体温情况。

然后，创伤救治小组应该为患者制订最佳的治疗方案。

误区：急诊室的干预措施应该仅限于那些对生存至关重要的问题。确保足够的静脉通路和超大口径的静脉套管可能会起到重要的作用；可能不值得花时间建立动脉通路。

麻醉医师在调整生理状态以配合手术方面起着至关重要的作用。他们对正在发生的动态变化和治疗反应性的评估在决策制订中都有重要贡献。

外科医生、麻醉医师及整个团队之间应对复苏和手术策略进行密切的沟通，并由创伤救治小组组长进行协调。

（也可参考第 2 章）

三、损伤控制性复苏 [1]

损伤控制包括损伤控制性麻醉、损伤控制复苏和损伤控制性手术，目的是迅速止血，恢复血容量，积极预防和纠正凝血、低体温和酸中毒 [2]（参见第 6 章）。

掌握额外的损伤控制放射学知识会很有帮助 [3]。

损伤控制复苏的五项主要内容如下。

- 限制输液或不输液，早期使用血液制品。
- 允许性低血压。
- 目标导向凝血管理。
- 预防和治疗低体温。
- 早期使用氨甲环酸。

损伤控制复苏的目的是治疗和预防失血性休克恶化和随之而来的全身炎症反应。损伤控制复苏处理了组织创伤和失血造成的病理生理后果，降低了过度的液体复苏的风险，同时纠正代谢紊乱和凝血障碍。损伤控制复苏支持推迟解剖修复性手术直至患者出血得到控制且生理状况得到改善，由此降低手术应激反应。强调早期转入重症监护室对后续改善微循环、纠正凝血障碍和复温的重要性。

通过早期控制出血和理想的复苏治疗，部分患者的血流动力学状态可以迅速得到改善。因此，即使最初考虑采用损伤控制复苏途径，它们也可能是适用的。反复地重新评估是至关重要的，而麻醉医师持续提供有关患者血流动力学和器官灌注的信息是联合决策的关键。

（一）限制性液体管理

积极的液体复苏以恢复正常的循环功能一直是治疗失血性休克的重要手段。2004 年，摩尔等[2]提出“血性恶性循环”（bloody vicious cycle）一词，他们的研究表明，使用晶体液复苏会导致短暂的血压升高，但随后出血会增多，这需要输注更多的液体，进而导致低血压、补液、再出血和更低的血压的恶性循环。目前公认的是，在彻底止血前给予大量液体会增加心排血量、升高血压，会抵消局部血管收缩并使已经凝结的血管自发地重新开放，从而增加出血速度。除了可造成稀释性凝血功能障碍，大量输注晶体液还会损伤器官功能、内皮细胞，增加免疫和炎症介质，这些都与预后不良相关。最近的研究表明，大量晶体会增加再灌注损伤和白细胞黏附，导致感染相关并发症和多器官衰竭的发生率增加（表 18–1）。

在持续的手术出血过程中，应将液体的用量限制在最低限度，甚至在出血得到确切控制前应省略。在严重出血的创伤患者中，早期使用血液和血液制品可减少晶体液用量，并作为损伤控制性复苏的主体。一些人甚至建议，在创伤性失血性休克时，将晶体的应用仅限于作为药物的载体，以及血液制品输注之间的冲管用途。晶体类型首选平衡溶液，如乳酸林格液或电解质注射液。氯化钠溶液（0.9% 生理盐水）可导致高氯性酸中毒，可能损伤肾功能。

误区：淀粉类合成胶体会影响纤维蛋白聚合和血小板黏附、阻断纤维蛋白原受体（GPⅡb-Ⅲa），并与 1 型血管性血友病综合征相关，从而引起凝血功能障碍（胶体诱导凝血病）、增加出血和输血量。淀粉类液体也被认为会增加肾衰竭的风险，并增加危重患者的死亡率[6]。

限制性输液则带来了如何维持血压的问题。在创伤后复苏的过程中使用血管加压素维持血流动力学是有争议的。虽然精氨酸加压素和去氧肾上腺素已被证明对创伤性脑损伤、肺挫伤的患者

表 18–1 大量晶体液复苏的后果[4, 5]

呼吸系统	↑毛细血管通透性
	肺水肿，也可导致急性肺损伤 / 急性呼吸窘迫综合征
消化道	↑肠道黏膜通透性
	细菌易位
	麻痹性肠梗阻
	腹腔间隔综合征
	吻合口裂开
心脏	↓心肌细胞动作电位
	心功能不全
	心律失常
	↓细胞膜极化
	中断的磷酸化
	心肌细胞水肿
	细胞凋亡
血液	稀释凝血因子
	增加失血
	抵消血管收缩
	↓胶体渗透压
血管	↓儿茶酚胺释放
	↑血管对儿茶酚胺抵抗
炎症通路	激活炎症反应（TNF-α、白介素、SIRS）
	早期血管麻痹
内皮细胞	破坏内皮细胞完整性
	↑毛细血管渗漏

引自 Cotton BA et al. *Shock.* 2006 August; 26(2):115-21.4; Kasotakis G et al. *J Trauma Acute Care Surg.* 2013 May;74(5):1215-21; discussion 1221-2.5; Kozer RA. *Anesth Analg.* 2011:112(6):1289-95.

以及失血性休克的动物模型有一定益处，但一项针对钝挫伤患者的前瞻性多中心研究表明，早期使用加压素会增加患者的死亡率[7]。因此，低血容量休克应主要通过容量替代治疗，但小剂量的血管升压药物可能有助于抵消麻醉药物的交感神

经和心血管抑制作用。

随后的问题是：在创伤出血患者的急性复苏期间，血压的维持目标应该是什么？

（二）凝血功能障碍

高达 30% 的创伤患者在抵达医疗机构时已出现凝血功能障碍。创伤性凝血病是组织创伤和休克严重程度的替代标志，并与死亡率相关。严重创伤相关的凝血功能异常有多种病因，包括凝血因子和血小板的消耗、大量输液后的血液稀释、纤维蛋白溶解、低体温和酸中毒。早期诊断创伤性急性凝血病对及时启动止血性复苏是至关重要的[8, 9]。早期行血气分析是识别休克患者的快速而有效的工具。碱缺失或乳酸水平与大量输血需求和死亡风险之间存在可靠的相关性。根据 ATLS 的定义，碱缺失＞ 2mmol/L 与轻度休克相关，碱缺失＞ 6mmol/L 与中度休克相关[10]。在缺乏及时的实验室检查情况下，对于存在终末器官灌注受损和广泛组织损伤的患者，在生物或 VHA 证实创伤性急性凝血病之前，即可启动止血性复苏治疗。早期输注血液制品增加了运筹方面的挑战。推荐实施大量输血方案，在 VHA 的指导下[11]随时使用备好的血制品。

纤维蛋白溶解是创伤性急性凝血病的一个关键特征。在许多大量输血方案中，常使用氨甲环酸静脉注射负荷剂量 1g，继之在 8h 以上再输注 1g。对于创伤出血的患者应尽早给予氨甲环酸，如果在受伤 3h 之后或更晚才给予，效果不佳，甚至可能是有害的。大出血时，纤维蛋白原比其他凝血因子或血小板更早达到临界低值。CLASH–2 试验显示[12]，在试验环境中有严重出血风险的创伤患者使用氨甲环酸后，死亡率降低 15%。一般来说，补充纤维蛋白原以维持其血浆浓度在 150～200mg/dl 是必要的，尽管缺乏强有力的证据支持这一点，但其早期应用（以冷沉淀或纤维蛋白原浓缩物的形式）已整合于许多大量输血方案中。最近的一项研究表明，大多数严重创伤患者存在纤溶顿抑，因此氨甲环酸可能无效[13]。

尽管氨甲环酸的使用有所增加，但在欧洲以外的地区并没有得到广泛的应用，并且在主要创伤中心中，相关的数据收集和有效性受到了质疑。

（三）预防和治疗低体温

低体温对凝血功能、心输出量和多数器官的功能都有不利影响。低体温和酸中毒通过不同的机制损害凝血酶生成动力学。低体温主要抑制起始阶段，而酸中毒严重抑制凝血酶生成的扩大期。同样，低体温和酸中毒对纤维蛋白原代谢的影响也不同。低体温抑制纤维蛋白原合成，而酸中毒加速纤维蛋白原降解，导致可用性纤维蛋白原的潜在不足。因此，预防和治疗低体温的具体步骤如下。

- 保持手术室室温 25℃或更高。在患者入手术室时，温暖的室温有助于保持患者体温。
- 提供额外的加温装置，包括暖风机、静脉输液管道上的液体加热器、温热的静脉液体和加温毯。
- 应用加温系统来加热所有外科使用的液体。

关键点

- 对每个创伤患者都应行动脉血气分析以辅助决策制订。
- 在手术控制出血以前，要注意以下几点。
  - 限制晶体液用量。
  - 不要使用人工合成胶体。
  - 尽早开始使用血液制品和目标导向的止血性复苏。
  - 在出血得以控制的早期，允许血压低于正常水平。
- 尽早转运至重症监护室，并进行有效的多学科沟通。

四、损伤控制手术

损伤控制手术是指通过实施限制性手术以早期控制出血和感染，并推迟解剖修复手术直至患者病情稳定后，这是针对血流动力学受损创伤患者的一种限制性手术干预策略。

（一）麻醉过程

能够预测创伤复杂情况是创伤麻醉医师的

一项关键技能，需要麻醉医师具备丰富的临床经验。麻醉医师应当对患者短期内的生理变化以及其对治疗的反应性做出预判。同时，麻醉医师应预先制订使患者达到稳定状态而可能实施的治疗方式和策略。

1. 气道

为了能够纠正缺氧，控制二氧化碳，保护气道并保障手术的实施，大多数严重创伤患者需要进行气管插管。日常负责气道管理的麻醉医师可能是执行这项任务的最佳人选，但如果其他麻醉医师要执行这项任务，则应对他们进行培训，使其操作达到相同的标准和质量。颈部创伤患者的气管插管被公认为是困难气道插管。有多种处理困难气道的方法可协助临床决策。在经口气管插管和喉罩不适合的情况下，气管切开术是唯一且最快的方法。这需要麻醉医师在患者呼吸循环失代偿之前及时做出决策，并且需要具备一定的技能和经验。麻醉医师可能需要依靠自己的专业技能，而不是等待外援，因此，需要对其进行气管切开的相关培训和实践操作

2. 呼吸

机械通气是一种挽救生命的治疗方法，但同时也能增加创伤患者的风险。创伤患者容易发生容积伤、气压伤和机械通气引起的 ARDS，这被称为呼吸机相关性肺损伤（ventilator induced lung injury，VILI）。损伤的肺组织更容易受到正常和损伤部位之间压力分布不均的影响，导致某些部位塌陷，而其他部位甚至在潮气量较低时也会出现过度膨胀。麻醉医师需要应用合理的 PEEP 和最佳的通气策略，以最大限度地减轻肺过度膨胀。

胸壁和肺的外伤造成原发性急性肺损伤的同时，还增加了气胸、空气栓塞和呼吸机相关性肺损伤的风险。在机械通气期间，麻醉医师需要注意这些潜在的并发症及其治疗方案。

在给患者进行机械通气的同时，麻醉医师还应考虑到合并的损伤以及机械通气对这些损伤的影响。例如，PEEP、$PaCO_2$ 和 PaO_2 在创伤性脑损伤治疗策略中非常重要。PEEP 可能降低血压，尤其是在低血容量的情况下。此外，高 PEEP（$>$ 12mmHg）会增加颅内压。尽管如此，在脑损伤患者接受机械通气期间，应用中等水平的 PEEP（最高 8cmH_2O）已被证实可以预防肺损伤的发生，这可能是通过恢复肺容积和减少肺不均质性，即肺不张、气道闭合和潮气呼气流量限制来实现的。维持平均动脉压、监测颅内压以及防止低氧对预防继发性脑损伤至关重要。$PaCO_2$ 也会影响颅内压，其目标是维持正常的二氧化碳分压（$PaCO_2$=35～45mmHg/4.6～6kPa）。低碳酸血症会引起脑血管收缩，导致脑血流量下降，降低颅内压的同时也会导致局部缺血。对于严重高颅内压的患者，通过过度通气来降低 $PaCO_2$ 只能作为一种短期治疗手段，例如，应用在前往进行降低颅内压的相关治疗（如手术）的途中。高碳酸血症通过血管舒张增加脑血流量，并在严重脑损伤中增加颅内压，导致脑灌注压降低，引起或加重继发性脑损伤的风险。

3. 循环

在院外和军队中，控制出血已经优先于“气道—呼吸—循环”（A–B–C 原则），应改为 C（控制灾难性出血）–A–B–C。

4. 血管通路

复苏给药和输血都需要血管通路。ATLS® 需要两个大口径静脉通路。其目的不是为了快速输入 2 倍的液体（允许性低血压），而是当需要时具有备用输液通路。第二静脉通路可以单独使用不能混合使用的药物，并作为发生输液通路障碍时的备用通道。

如果其中一个静脉通路是小口径的，可以选择应用 Seldinger 导丝技术将其更换为能快速输液的大口径导管。另一种获得更好的静脉通路的方法是在小口径静脉导管近端应用止血带，静脉输注 60ml 液体，然后在小口径导管近端已扩张的静脉处置入一个大口径的静脉导管。

如果需要快速输液系统，则至少需要 14G 导管以允许高流量输液（500～800ml/min）。用于快速输液的静脉通路不应具有单向阀，如在重症监护病房中使用的那种，只有在真正需要的情况下才使用高流量三通阀。药物应在非高流量的单

独通路中输注。中心静脉通路可实现多种用途，中心静脉压力测量、高流量液体输注以及静脉血气分析，还可以实现早期静脉营养。

静脉导管口径越大，输液流量越大（图 18-1）。

（二）监测

除了标准麻醉监测，如果发生胸部损伤，建议使用五导联心电图。钝性心脏损伤可以通过心电图的改变发现，并采用支持性治疗。对于机械通气的患者应使用脉搏血氧仪监测氧合状态和呼气末二氧化碳（end-tidal CO_2，$ETCO_2$），确保足够的分钟通气量。如果发生循环衰竭，呼气末二氧化碳可以进一步提示心输出量下降的情况。

动脉置管提供了连续血压监测、采血样和分析生理状态的机会，但不能因此耽误手术或干预的时机。动脉置管应首先尝试周围动脉（桡动脉、肱动脉或足背动脉），在大出血等置管困难情况下再尝试向近端移动（股动脉或腋动脉）。

在手术室里，根据临床情况选择适当的时机，可以通过测量心输出量评估血流动力学状态。其目的是评估血容量和心功能状态，维持正常血容量和器官灌注，避免低血容量和高血容量。在损伤控制复苏瞬息变化的早期，只能选择脉搏、血压、脉搏血氧饱和度和呼气末二氧化碳等标准监测手段，但当病情得到有效控制后，可以根据临床情况加强血流动力学监测。

血流动力学监测——心输出量和容量状态的评估方法如下。

- 脉搏和血压。

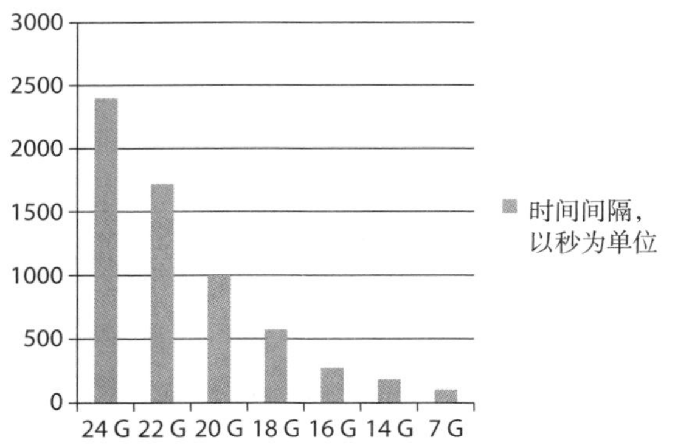

▲ 图 18-1 输注 1L 透明液体所用时间（s）与导管口径

- 通过中心静脉评估中心静脉压或中心静脉饱和度。
- 经胸或经食管超声心动图——经胸超声心动图（focus assessed transthoracic echocardiography，FATE）重点评估。
- 通过肺动脉导管评估混合静脉血氧饱和度（极少用于损伤控制）。
- 通过动脉置管进行微创心输出量评估。

监测脑电双频指数（bispectral index，BIS）可以防止创伤麻醉中的知晓，但应注意使用氯胺酮麻醉时 BIS 值是不典型甚至矛盾的。

监测尿量可以反映容量状态。如果怀疑尿道损伤，应当考虑置入导尿管。

体温监测在创伤管理中必不可少。术中维持体温正常是一项重要的评价指标，在创伤管理中也应如此。请参阅下文。

五、低血容量休克的麻醉诱导

（一）引言

麻醉一位受重伤的患者需要对使用的药物的药物代谢动力学和药效动力学及其在低血容量、酸中毒和低体温状态下的改变具有全面的认知。创伤患者麻醉的主要原则是在不会进一步使生理状态和血流动力学状态恶化的前提下提供镇痛、意识消失、遗忘和肌肉松弛。在创伤性脑损伤中，收缩压小于 90mmHg 和 PaO_2 小于 60mmHg 是发病率和死亡率增加的独立危险因素。

药物代谢动力学（吸收、分布、代谢和消除）在低血容量休克时会发生显著改变。重伤患者交感张力增加，将血液重新分配到大脑和心脏。休克时，机体以肠、肝脏、肾脏和肌肉的灌注减少为代价，改变成相当于一个单室模型，一个血脑循环。静脉用药几乎立即分布到心脏和大脑，导致药物起效更快，脑内浓度更高，作用更加强烈。此外，许多麻醉诱导药具有较高的蛋白结合率。但是，在低血容量休克时，特别是在液体复苏后，血浆蛋白结合降低导致药物游离型增多，在效应部位的浓度升高，血流动力学不良反应随之增加。

无氧代谢和代谢性酸中毒会改变离子型药物的分布，导致脑内浓度升高。此外，休克时肝肾血流显著减少损害了自身代谢能力，最终导致药物游离成分增加，作用时间延长。肝脏摄取率较高的药物，如丙泊酚、氯胺酮、吗啡和合成阿片类药物，会表现出作用时间延长。

（二）麻醉诱导用药

效应室平衡常数（$t_{1/2}Ke^0$），代表了从给药到药物在脑内达到合适的麻醉浓度所必需的时间。药物的 $t_{1/2}Ke^0$ 越长，实现快速麻醉所需的药物初始血浆浓度越高。因此，对于重伤的低血容量患者，$t_{1/2}Ke^0$ 最短的静脉麻醉药物通常最适合快速诱导（表 18–2）。

常用麻醉药对心血管系统有直接抑制作用，抑制代偿机制，并有较高风险进一步恶化创伤患者血流动力学状态。随后的正压通气会阻碍静脉回流，进一步损害血流动力学。在选择麻醉药的种类和剂量时，识别潜在的低血容量并准确评估其程度至关重要。

对于全麻诱导，最常用的药物包括氯胺酮、硫喷妥钠、依托咪酯、咪达唑仑和丙泊酚。在选择最合适的诱导用药时，应考虑患者的生理状态、并发症及麻醉医师的经验。所有麻醉诱导药都有扩张血管引起低血压的作用，因此，麻醉医师的技能和经验是良好预后最重要的决定因素。短期使用血管收缩药可以逆转血管扩张作用，但

表 18–2 麻醉诱导药的作用

诱导药	效应室平衡常数（$t_{1/2}Ke^0$）	血流动力学效应	总 结
丙泊酚	⩽ 20min	↔ 心率不变（↔） ↓ 心输出量 ↓ 血压 ↓ 喉反射 迷走兴奋	不适合血流动力学受损患者的快速诱导。 潜在颅内压增加的风险大于其维持血流动力学稳定的益处
氯胺酮	±2min	↑ 心率 ↑ 心输出量 ↑ 血压 拟交感作用	低血容量休克时需轻微调整剂量
依托咪酯	±2.5min	↔ 心输出量 ↔ 血压 ↓ 类固醇合成 ↔ 心率 ↓ 心肌收缩力 ↔ 喉反射	可能的肾上腺皮质抑制
硫喷妥钠	±1.5min	血管舒张	需要减量，最好＜ 3mg/kg
苯二氮䓬类	±9min	↓ 心输出量 ↓ 体循环阻力 ↓ 交感张力	到达效应室的时间很长

必须强调的是，对创伤患者群体长期应用血管收缩药与不良预后相关。

1. 丙泊酚

丙泊酚具有较长的 $t_{1/2}Ke^0$，最长可达 20min，快速诱导时需要更高的初始剂量。然而，对于休克患者，丙泊酚增加终末器官敏感性（例如，C50 降低）和降低室间清除率。研究证实，失血性休克使浓度 / 效应曲线左移，证明效应部位浓度降低 2.7 倍就能使 BIS 值达到最大效应的 50%。休克时，丙泊酚效能增加，并且达到效应室浓度所需剂量减少 5.4 倍。因此，可以使用丙泊酚进行快速诱导，但对器官敏感性增加的患者需要较高剂量。考虑到对血流动力学不良影响，对创伤患者使用丙泊酚诱导不是理想的选择，但如果使用，强烈建议减少 1/3 用量。

2. 氯胺酮

氯胺酮是一种高脂溶性药物。在生理 pH 条件下，接近 50% 被分解仅有 12% 与血浆蛋白结合。这种特性确保其可以快速达到血脑平衡以及快速起效。

氯胺酮是最不可能引起心血管抑制的药物。它的直接负性肌力作用被心血管刺激效应所抵消，这可能是通过中枢介导的交感反应和抑制去甲肾上腺素再摄取实现的。在存在儿茶酚胺耗竭或对儿茶酚胺产生抵抗的严重休克患者中，氯胺酮的直接心肌抑制作用可能大于间接交感兴奋作用，仍可能发生血流动力学虚脱。推荐静脉诱导剂量降至 0.25～0.5mg/kg。氯胺酮已被进一步证明具有抗炎作用；然而，它对创伤患者的临床影响仍有待确定。据报道，氯胺酮既能升高颅内压，也能降低颅内压。在创伤性脑损伤中，脑血流自身调节功能受损，脑血流量直接依赖于脑灌注压。因此，维持血流动力学稳定的益处可能超过其潜在风险。此外，氯胺酮可减少脑耗氧量，对自主呼吸患者造成脑血管扩张，控制性通气可以降低这种作用。

3. 依托咪酯

失血性休克对依托咪酯的药物代谢动力学和药效动力学影响很小。依托咪酯保留了插管时的升压反应，而休克对其快速到达效应室的能力影响很小。急性低血容量时，其中心和外周容积仅有轻微下降，血液水平增加约 20%。因此，不同于其他镇静药，在失血性休克时，只需轻微调整诱导剂量就能达到同样的药效。与丙泊酚相比，没有证据表明依托咪酯的药物敏感性增加。这些特点使依托咪酯成为对创伤患者麻醉诱导时安全性较高的药物。

但是在许多国家依托咪酯已被停用，原因是研究表明在脓毒症患者中，即使是使用单次剂量也可能抑制肾上腺皮质轴长达 67h。在非脓毒症创伤患者中，抑制类固醇合成似乎与死亡率增加或住院时间延长等较差的预后没有关系。

4. 硫喷妥钠

在休克患者中，硫喷妥钠表现出几个令人期待的特性，它的 $t_{1/2}Ke^0$（1.5min）较短，具有保留自主反应的倾向，如反射性心动过速或置入喉镜时的升压反应。然而，它却具有显著的负性肌力和动脉血管扩张作用，导致休克患者发生严重低血压，从而限制了它在低血容量休克中的应用。因此，剂量应尽可能调整至低于 3mg/kg。

5. 咪达唑仑

咪达唑仑的诱导剂量可以显著降低血浆去甲肾上腺素浓度，并改变心率的压力反射性控制。它也能降低全身血管阻力和左心室每搏做功指数。因此，在低血容量患者中，它可能进一步降低血压并抑制代偿性心动过速。此外，咪达唑仑的高度蛋白结合性抑制其快速进入效应室。咪达唑仑的咪唑环半衰期很长（10min），咪唑环具有增强脂溶性及进入脑内能力的作用，使得此药对快速序贯诱导（rapid sequence induction，RSI）价值不大（表 18–2）。

没有确凿的证据支持一种药物比另一种更有效，但无论选择何种药物，诱导剂量都必须适合，并且都要根据患者的生理情况减量。许多麻醉医生会根据药物的不同效果联合使用多种诱导药物。诱导前采用积极的液体复苏使血流动力学正常化并不能完全逆转诱导药效能的增加。

对血流动力学受损的患者进行损伤控制过程

中，麻醉维持需要谨慎选择药物并滴定用药。在急诊手术麻醉中，常由于药物减量造成的术中知晓很容易识别。一项对比研究显示，患者使用氯胺酮诱导后，选择吸入麻醉药维持与不使用维持用药的术中知晓率分别为 11% 和 43%。维持用药的最佳选择受患者生理及损伤情况的影响。对于创伤性脑损伤和脊髓损伤，推荐使用静脉麻醉药如丙泊酚，而在其他情况下，吸入麻醉药可能更适合。对于药物剂量需求已改变的严重休克患者，BIS 监测对预防术中知晓很有价值。

六、战场麻醉（请参阅第 21、22 章）

战场麻醉既是一个麻醉难题，在实际操作方面也是一个难题。这不仅仅是医学问题。它发生在一个既提供治疗平台又影响决策制订的环境中。

战场麻醉面临许多挑战，包括气道控制、伤员低体温、药物供应受限、氧气缺乏以及可能需要延长术后机械通气时间。出现大规模伤亡也是军事领域中的常见情况。手术需要充分的镇痛和麻醉。没有一种药物能够同时提供合适程度的麻醉和镇痛，因此需要联合使用多种药物和操作技术。但在严峻的条件下，麻醉药物的选择很少；这些受限于全身麻醉（静脉或吸入）、局部麻醉或完全不麻醉。对于外科探查手术，全身麻醉是最常见的选择，而局部麻醉可能更适合于四肢或会阴的损伤。在战场麻醉中，快速序贯诱导是常规操作，使用快速起效的镇静剂和肌松剂以快速控制气道。在缺乏或氧气供应受限的情况下，快速序贯诱导变得更为重要，因为对患者进行充足的预充氧常常是不可能的。在院前有几种快速序贯诱导组合，大多数均联合使用镇静药、肌松药和镇痛药。维持镇静、遗忘和镇痛后续可以使用静脉药物如氯胺酮、苯二氮䓬类药物和阿片类药物。

当长时间手术或手术部位涉及腹部或胸部时，可以联合使用吸入麻醉药如异氟醚。英国外科团队使用一种不需要压缩气体源的便携式“三合一设备”（tri-service apparatus），该技术在战场麻醉方面已经获得了很多使用经验。这种“蒸馏式”汽化器目前也被其他几个国家用于严峻的环境中。这个蒸馏装置将呼吸机置于蒸发器远端，配合患者自主呼吸将穿过蒸发器的空气和蒸汽吸入。

局部麻醉在战场麻醉中仍然是一个重要的选择，因为它既能提供患者舒适和手术镇痛，同时能保留意识和自主呼吸。在现代战争中，四肢创伤相对较多，并且出现大规模伤亡时麻醉承受力有限，局麻技术不容忽视。连续的神经阻滞为术后伤员疏散期间提供了良好的镇痛。

（一）在军事环境中的损伤控制麻醉

损伤控制手术和严重体腔损伤的麻醉实际上是持续复苏和危重护理的融合。这需要优化血流动力学状态、恢复伤员体温以及减轻疼痛。低体温是战场中失血患者普遍存在的问题，如何逆转低体温是麻醉医生的最大挑战之一。除了加热所有静脉输液和呼吸回路外，还需要一个主动加热装置。如果在前线没有返回手术室进行手术的条件，则必须在整个军队医疗撤离过程中持续重症护理。

（二）战场镇痛

对伤员和军队护理工作者来说，缓解伤员疼痛是需要被重点考虑的问题。提供有效镇痛不仅是出于人道主义，同时也削弱了疼痛的不良病理生理反应，这有助于伤员从战场撤离同时保持士气。镇痛可采用自控和他人辅助的形式完成；用于指导医生和辅助医疗人员为伤员提供安全有效镇痛的方案是可行有效的。

在现代战争中使用的镇痛方法如下。

- 简单的非药物性的。
- 安慰。
- 骨折的夹板固定。
- 烧伤的降温处理。
- 口服镇痛药，如非甾体抗炎药、对乙酰氨基酚。
- 神经阻滞和局麻浸润麻醉。
- 肌肉注射和静脉使用阿片类镇痛药物。
- 芬太尼棒棒糖。
- 正在研究的方法，包括氯胺酮滴鼻、芬太尼和吸入镇痛剂，例如，甲氧氟烷吸入剂。

（姜　华）

第 19 章　心理创伤
Psychology of Trauma

一、什么是心理创伤

心理创伤可以被定义为涉及感知或具有实际损害、损伤和（或）死亡威胁的事故或事件，使个人的应对资源不堪重负。创伤事件会影响到所有的相关人员：这不仅包括幸存者，还包括他们的亲属、朋友、救援人员和医务人员。

二、对创伤的反应

事件发生后 24h 内，患者可能开始经历一系列常见的反应，从而影响他们的思想（认知）、感觉（情绪）、身体反应和行为。反应的强度和持续时间各不相同，但这是刚刚经历突发事件后的正常反应。常见的反应如下。

- 难以集中注意力 / 记忆事情。
- 反复做梦、做噩梦或重现已经发生过的事件。
- 心理重演 / 重构事件。
- 无助和（或）绝望的感觉。
- 质疑信仰、意义。
- 感觉麻木或疏离。
- 情绪低落、生气或易激惹。
- 快感缺乏症（一种心理状态，其特征是无法通过一般愉悦的行为体验快乐）。
- 失眠、食欲不振或消化不良。
- 高度警觉、容易受惊。
- 避免与此事件有联系。

如果创伤还涉及损失，例如朋友或亲人的死亡，甚至肢体或活动能力丧失（截瘫或四肢瘫痪），除上述外也将伴随悲伤反应。

有些人经历创伤事件后容易产生持续和长期的反应，从而导致创伤后应激障碍（post-traumatic stress disorder，PTSD）、抑郁症和广泛性焦虑症发生。可能造成影响的因素包括：

- 既往创伤史。创伤事件可能会激发记忆中的恐惧或可怕的记忆。
- 病前慢性医学疾病或心理 / 精神疾病。
- 事件发生前有多重压力源。

三、创伤后应激障碍

创伤后应激障碍可以被定义为因遭受创伤而引发的严重的，甚至可能导致衰弱的精神状况。症状是强烈的、侵入性的和极端的，可能包括困扰、身体反应（恶心、出汗、心跳加速）、已发生事件的重现、噩梦、焦虑和抑郁。

PTSD 通常被描述为具有四个阶段。

- 恐惧（我 / 他会活着吗）。
- 愤怒（为什么会这样）。
- 沮丧（为什么我不能……/ 为什么我 / 他们无法恢复“正常”）。
- 顺从（生活还在继续……）。

四、创伤和重症监护病房

因创伤事件而受伤，并因此被送往重症监护病房的患者，其心理困扰不仅来源于最初的创伤事件，还会受到治疗本身的影响，包括医疗救治的程序、睡眠障碍、谵妄、疼痛和重症监护室环境。从重症监护室出院后的数周、数月甚至数年可能会重复发生这种情况。

由于受伤下降的身体功能、缓慢的康复进程、可能需要数月的恢复预期（见上文 PTSD）以及患者无法记住最初发生的创伤事件、药物治疗（镇静药和止疼药）可能加剧患者的心理困扰和挫败感。此外，患者在重症监护室（“重症监护室精神错乱”）中容易出现奇异的幻觉和妄想，令他们恐惧，会导致患者极度沮丧、激进、偏执和不合作。

五、临床心理学家

（一）临床心理学家的作用

临床心理学家将协助确定、治疗和预防患者、家庭成员和医疗团队的创伤相关心理问题。

1. 对于患者

• 如果患者处于机械通气状态，或者由于受伤的性质而无法说话，则应建立沟通办法。

• 识别 / 诊断、治疗、预防心理障碍。

• 确定可能阻碍患者康复的其他并发症（药物滥用、家庭动力学、人格特质、先前存在的精神疾病）。家庭动力学是以家庭成员心理、行为、沟通等为背景，客观反映患者所处的家庭环境以及家庭成员对疾病的认知科学

• 提供心理支持（定向、遏制、承认和常态化）。

• 对事件和重症监护室环境进行说明。

• 提供有关重症监护室救治流程、创伤、康复、心理 / 情感 / 社会经验方面的心理教育。

• 指导并制订应对机制 / 策略，以应对患者在以下过程中可能出现的震惊 / 休克，包括重症监护室苏醒、机械通气中、处理初次创伤事件中、在重症监护室以及在整个康复过程持续的创伤管理中（甚至在患者从医院 / 康复机构出院后）。

• 激励患者依从其他学科人员进行治疗（物理治疗师、营养师等）。

• 帮助患者接受身体变化、处理损失并在精神和情感上康复。

• 协助患者思考他们的未来并重新融入生活。

• 进行悲伤咨询。

2. 对于家庭

对于家庭 / 支持系统（从患者无意识时开始）：

• 指导以家庭为中心的协作决策。

• 管理家庭动力学。

• 对创伤事件、重症监护室环境和患者状况进行说明。

• 提供有关重症监护室救治流程、创伤、患者康复、心理 / 情感 / 社会方面经验的心理教育。

• 指导和制订应对机制来应对此创伤事件带来的许多方面心理问题。

• 传授家庭技巧，在心理和情感方面支持患者。

• 协助家属在压力事件中和出院后照顾他们自己。

• 进行悲伤咨询。

探视人员对于患者的健康很重要，但同时也可能产生负面影响。亲属在重症监护病房中亲眼看见了患者如此重病，并将持续几天甚至几周，每天都是一场情感上的挣扎。一旦患者醒来，由于对复发的可能性感到恐惧，他们通常会过度保护或过度负担。患者的支持系统会出现同情疲劳、焦虑、抑郁和 PTSD 的症状。

3. 对于团队

• 促进技能发展，从而帮助他们提高患者的心理健康水平。

• 提供培训。

• 鼓励与患者和家属进行沟通。

• 激发多学科的患者救治方法。

• 提供事后倾诉平台，因团队成员经常暴露在创伤、死亡和心理压力之下。

• 协助他们在精神/情感和社交方面照顾自己。

（二）何时需要求助临床心理学家

无论受到何种身体伤害，每位入住重症监护室的患者均应转介给临床心理学家。心理学家与主治医生 / 外科医生协商确定治疗时间和干预类型。其中一些干预措施将与创伤咨询师和社会工作者重叠，他们都接受过培训，均可通过创伤相关的经验来帮助患者及其家属。

早期干预可以帮助患者在身体和情感上更快地康复，并限制新的心理障碍发生。应在入院 48h 内转介患者（给临床心理学家）。

对于机械通气和镇静的患者，临床心理学家将在开始的时候对家属进行干预。一旦患者的镇静措施解除，临床心理学家将开始评估并随后治疗患者。干预前可在患者呼吸机撤机、感到痛苦或亲自寻求心理帮助前进行。所有创伤患者都可以从某种形式的心理干预中受益。当患者和家属受到心理干预时，他们会与团队中的其他成员合作更紧密，家属的“爆炸”、刻意阻碍及与医务人员冲突的次数也将会减少。

（赵礼婷　孙丽冰　陈慧娟）

第 20 章　物理和康复医学

Physical and Rehabilitation Medicine P&RM

一、定义

这个专业在美国被称为理疗学，在其他地方被称为物理和康复医学。这是一个医学专业治疗急性创伤后受伤的患者，以恢复功能，并努力使患者重新融入社会和职业生活的所有领域。这些术语通常用来形容照顾患者的整个医疗团队，而不仅仅是医生。

二、康复团队

正如“团队”在创伤复苏中的概念是根据ATLS 的原则建立起来的，类似的概念也适用于康复过程。团队成员包括医生、物理治疗师、职能治疗师、语言治疗师、社会工作者、营养师、心理学家、职业治疗师（职业治疗的一个子专业），以及可能是发达国家的娱乐治疗师。每个患者接受的治疗类型是根据他们的伤害和身体需要决定的，是一个团队完整评估后的决定。

三、康复在重症监护室中开始

理想情况下，所有创伤患者的康复应该在重症监护室开始，尤其是在患者生理上相当稳定的时候。物理治疗在重症监护室的呼吸功能和关节活动性是至关重要的，以防止挛缩。

职业治疗，特别是手和上肢功能，也应该开始，是烧伤患者必不可少的治疗。如果患者无法吞咽，语言治疗师可以协助重症监护团队，并正式评估吞咽功能，例如，如果吞咽神经受损，是否需要经皮胃造瘘术。视频吞咽检查是合作患者充分评估吞咽功能的理想检查方法。营养师可以与语言治疗师紧密合作，在重症监护室期间建议饮食类型以保持最佳营养。在受伤后的几天内，患者会出现营养不良，需要临床医生的预期，因为这会影响伤口愈合，增加压疮的风险，并增加伤口分裂的风险。许多创伤患者会出现麻痹性肠梗阻，这需要前动力学和精心的营养支持。社会工作者在重症监护病房的干预是非常宝贵的，可以确定病前的社会问题，并与心理学家联络，为患者和家庭成员提供支持和治疗。许多患者从重症监护室开始的抗抑郁药物的早期干预中受益。医生的作用是尽量减少二次残疾，并指导创伤小组处理特定的功能损伤，如膀胱和肠道功能（特别是脊髓损伤患者）。尿液的酸化，使用抗坏血酸（维生素 C）或蔓越莓汁，可能有助于减少尿路感染。尿动力学检查只能在损伤的“脊髓休克”阶段之后进行，并指导膀胱功能的长期管理。在重症监护病房，使用泻药确保肠道正常运作是至关重要的，特别是高位脊柱损伤（T_6 以上）容易导致自主神经功能紊乱和便秘。患者在到达康复大厅时常常直肠充满粪便，甚至阻塞。

医生可以建议患者应该转移到哪里，离开重症监护病房继续康复。无法听从指令或对治疗有反应的创伤性脑损伤患者可能需要在亚急性单元的重症监护病房接受初始治疗，并需要持续评估以评估他们是否准备好接受急性康复治疗。医疗稳定性是重要的，尽管随后需要进行外科手术，例如矫形或重建整形外科手术，不应延误康复进程开始。急诊外科医生必须交流他们未来的手术计划，以便在康复机构为患者做准备。

急性康复转移前需要解决的具体问题包括必要时建立结肠造口术。重症监护室的护理对于预防压疮至关重要，因为压疮会延迟整个急性康复过程，并导致资助者、患者及其家属的极高成本。不安分的患者通常不是高危人群，而是需要牵引或使用呼吸机等方式固定的患者。枕骨疼痛是终生的瘢痕，不会长出毛发，重症监护室的医疗管理直接影响到康复机构的医疗护理。例如，用接触可待因的药物治疗疼痛会导致依赖和慢性便秘。在合作患者使用镇痛剂时，使用疼痛量表是必要的。控制不好的疼痛会对患者的康复过程产生负面影响，影响患者参与康复的能力。这包括脑震荡后的头痛，它会导致创伤性脑损伤患者的严重并发症。脊髓损伤（脊髓损伤）患者和截肢者都有神经性疼痛，许多中心对这种常见并发症的治疗都有明确的指导方针。一旦患者出现症状，应立即对患者和家属进行治疗和教育。

四、基于损伤预后的康复训练

基于结果的康复是一种常用的方法，用于持续监测和评估康复患者的进展，并为治疗的各个方面以及社会和心理目标设定个性化目标，所有这些目标都旨在使患者重新融入他们的家庭、社区和工作环境。评估包括身体和认知目标，并基于所有康复治疗的预期结果[1]。基于预后的康复治疗使用各种标准化工具来实现这一点。

（一）FIM 评估量表[2, 3]

最常用的工具之一是 FIM/FAM 评估（功能独立性测量和功能评估测量）。

（二）Glasgow 昏迷评分量表[4]

特定用于颅脑外伤患者的是 Glasgow 评分量表。量表将患者分为五类，并协助预测康复的长期结果（表 20–1）。

（三）Rancho Los Amigos 量表[5]

Rancho Los Amigos 认知功能量表[4]是在加州一所同名的康复中心开发的，是一个分级量表，根据认知和行为，评估闭合性损伤的创伤性脑损伤患者，得分为 1～10 分。这可以与 OBR 评估工具结合使用，并帮助家庭成员了解创伤性脑损伤的恢复阶段（表 20–2）。

表 20–1　Glasgow 评分量表

内　容	反　应	分　数
睁眼	任何刺激均不睁眼	1
	疼痛时睁眼	2
	呼吸时睁眼	3
	有意识的自发睁眼	4
运动反应	无任何运动	1
	疼痛刺激时肢体伸展	2
	疼痛刺激时肢体弯曲	3
	疼痛刺激时肢体会收缩躲避	4
	疼痛刺激时肢体出现局部反应	5
	肢体可以按指令运动	6
言语反应	无任何言语	1
	呻吟呢喃	2
	词语	3
	混乱的词句	4
	正确语句，定向准确	5

表 20–2　Rancho Los Amigos 认知功能量表

分　级	
级别Ⅰ	无反应：完全帮助
级别Ⅱ	简单的反应：完全帮助
级别Ⅲ	局部的反应：完全帮助
级别Ⅳ	困惑混乱、激动：极大帮助
级别Ⅴ	困惑、不合适、不激动：极大帮助
级别Ⅵ	困惑 / 恰当：中等帮助
级别Ⅶ	自动、适当：较小的日常生活帮助
级别Ⅷ	有目的、适当：备用协助
级别Ⅸ	有目的、适当：需要时提供协助
级别Ⅹ	有目的、适当：自理的

五、总结

在创伤之后，大多数住进急性康复机构的患者将依赖于他们的全部或部分需求。身体康复的目标是最大限度地独立每个患者的日常生活活动。大多数急性康复机构都会接受带有气管切开导管、插管和静脉输液管的患者。气管切开术患者在转移到康复中心之前应该仔细检查，并尽可能更换有窗孔的管子，以鼓励交流。机械通气的患者被一些单位接受，但是如果他们使用机械通气，患者接受强化治疗计划的能力可能会减弱。最近用于患者康复的技术发展，如 lokomat（hocoma gmbh，zurich，switzerland）和外骨骼正变得越来越普遍，可用于康复设施，并用于脊髓损伤和创伤性脑损伤。在能够获得各种用品和设备的专门和适当设施中进行康复是对患者进行急性创伤护理的继续，对于每个创伤患者重新融入其家庭、社区和工作场所至关重要。

误区：

- 在肌肉萎缩或挛缩发展之前，不能及早提及。
- 未能就承重状态进行沟通。
- 早期心理咨询是身体康复的一个不可或缺的部分。
- 重症监护药物治疗并不总是与良好的康复治疗相一致。

（王嘉伟）

第 21 章　严峻环境

Austere Environments

一、定义

严峻：严厉简单，道德严格，严酷。

刺耳：令人不快的粗暴或尖锐，严厉，残忍。

多人伤亡：一个患者以上，但可以在现有资源范围内处理。

大量伤亡：许多患者的需求超出了可用的资源。

二、概述

某些情况下，例如在重大自然灾害发生初期或战争情况下，由于医疗资源有限，可能只能提供有限的治疗。然而，通过更好地准备和组织医疗 / 外科小组及其设备，可以避免这些情况。

2010 年海地地震后，许多医疗队和 44 家野战医院都前往参与救治，但所有这些医疗队和医院都有完全不同的医疗策略和能力，根据需求完成任务，因此，改善和规范人道主义医疗和外科治疗的变得非常必要。有人对提供治疗的法律权利、缺乏协调和专业标准以及提供的治疗类型错误表示关切。这导致了救援专家会议和“前线医疗小组”（Forward Medical Team，FMT）的成立。在全球卫生小组和世界卫生组织的主持下，2013 年出版了题为“突发灾害中外国医疗队的分类和最低标准”[1] 的文件，以限制在“资源有限情况下的无效医学治疗”。应始终满足最低限度的治疗标准，而准备工作是关键。虽然如此，本章简要介绍了当医院系统设备或后勤支持因意外失效后医院 / 外科治疗最低标准和解决方案。

在艰苦环境中工作的观点与培训模式、多层次医疗的学术实践或个人选修实践有很大不同。在严峻环境下，外科团队必须改变他们的观点，并通过详尽的考虑后采用合理的外科治疗。

人道主义外科治疗是在分阶段系统治疗方法的框架内开展的。治疗小组的作用不仅仅是对单个患者进行手术，而是尽一切努力保留患者的生命，并将患者送回家中。这只能在环境和突发事件的框架内实现。在应对自然或人为灾害时，这也意味着医疗援助人员应该保护自己的生命、健康和工作耐力，而不让自己因严峻情况而伤亡。这不仅包括基础设施、资源、技术和药物，还包括睡眠纪律和对睡眠障碍的自我调节。除了传统的专业之外，还需要超出常规的灵活性和才能：外科医生通常不会维修发电机，麻醉师通常不进行消毒，但某些环境下他们可能不得不这样做。

三、基础设施

基础设施的要求包括医疗场所、照明和温度控制能源以及卫生和烹饪用水。废物需要妥善处置，医疗废物处置（特别是锐器）总是存在问题。医疗资源包括医用气体、食品、药物、液体和其他消耗品，如手套和手术衣。

在自然灾害之后，或在战争或战争后环境中，医疗资源供应链和供应系统将变得薄弱或不可用。缺乏安全保障可能导致医疗救助设施的抢劫和破坏。得不到及时供应的情况下，医疗团队可能只有最初携带的物资可用。

（一）地点

野战医院的位置应该在一个“安全的地方”，战争各方都知道它存在的目的。应采用墙壁、沙袋、玻璃窗上粘着塑料等防护措施，防止或避免爆炸造成的破坏。安保人员应统一语言，并检查所有进入的人员。

（二）医院结构

1. 供水系统

创伤和外科 / 产科紧急治疗的患者每人每天需消耗 60～100L 的水，因此需要持续的安全供水。一旦医院选址确定，这种供应就变得不可或缺。同时应安装额外的储水设施，因为很难通过水车等其他手段保证水源供应。

2. 能源系统

医院需要强大的电力或能源支持，可能需要并行系统，如来自当地供应商的电力、燃料 / 煤油发电机的电力，或来自汽车蓄电池的备用电力供应手术室。一个拥有 50 张床位的外科医院需要保证 100KVA 的电力来保证手术室灯、暖气或空调、灭菌、X 线机、制冷等各方面的需求。

3. 废物处理系统

废物处理需要一个有效的焚烧炉来处理受污染的固体废物，以及一个化粪池来处理大量的污水。

4. 灭菌系统

灭菌系统应位于手术室附近，并分为一个“污染区”，用于仪器的收集和清洗；一个“洁净区”，在将相应的仪器打包后，再送到“灭菌区”。高压灭菌系统需要坚固可靠，包括可以依赖于电或气体加热的蒸汽 / 压力进行高压灭菌的装置，但缺乏能源供应时，可由明火加热的相同类型的蒸汽 / 压力高压灭菌装置替代。

5. 外科设备

外科手术器械在用于包括骨在内的四肢严重损伤时会有磨损。例如，Gigli 锯发生断裂，在少数情况下，其他可消毒的工具（如从市场上购买的钢锯，用于截肢）也可以使用。主要原则是使用不会造成额外伤害的工具或仪器（如避免截肢过程中的软组织损伤）。

6. 血库

建立血库需要时间，需要特殊设备，需要经过培训的实验室技术人员。它还需要既定的程序来寻找献血者，测试和保存捐献的血液等。自体输血是从胸部和（或）腹部收集非污染血液、过滤后经静脉再注入的技术，有时可能是唯一的选择，所有应该被广泛掌握。新的便携式设备已经开发，应该列为可用设备。血库除了可以保存血液，还能挽救生命。

（三）部署外科小组的健康保护

心理和身体耐力是先决条件和必要条件：心理上，有些医生在正常的医院或工作场所之外不能很好地投入工作，有些医生不能很好地适应。此外，在正常环境下的工作能力在一个小团队工作的情况下并不能充分体现。外科团队的所有成员都需要理解这一点，并对他们自己在特殊环境下能够胜任的工作情况有一个现实的认知。

1. 媒介传播疾病

2003 年，在利比里亚部署的 225 名美国海军陆战队士兵中有近 20% 患上了疟疾；后来发现，只有 10% 的高风险人群遵守了化学预防，并且没有人按要求睡在蚊帐里。必须注意存在的威胁，简单的措施往往有效，如抗疟疾预防措施、黎明和黄昏时穿戴长袖、驱虫、在蚊帐里睡觉和防蚊措施。

2. 肠道疾病

工业化国家部署至较不发达国家的军事人员的腹泻总发病率一般为每月 30%，临床发病率为每月 5～7/100 人。部署初期的腹泻风险似乎更高，并与卫生条件差和受污染的食物来源有关。密切关注手卫生和食物来源管理可以减轻这种风险。

3. 交通创伤

在全球范围内，发展中国家的道路创伤死亡事件频现，其中 50% 的死亡发生在弱势的一方，如行人、骑自行车者或摩托车者。超速行驶、不遵守安全带规则和驾驶注意力不集中导致的风险不仅作用于车辆使用者，同样也作用于被部署国的人员。一个部署国的人员造成当地儿童受伤或死亡，不仅对孩子、家庭和司机来说是一场悲剧，而且可能破坏一个任务的完成。

4. 身体、性和精神健康

希望被派遣的外科医生需要有很好的健康状况；例如，糖尿病患者依赖冷链控制的胰岛素，否则无法正常工作。一个不称职的外科医生非但不能帮助完成任务，反而可能成为一种负担。在离家以外的地方部署人员利用下班时间、滥用酒精、部署的工作人员与当地居民性交易以及不使用避孕套增加了性传播感染的风险。

四、需要考虑的外科技术

（一）出血控制

所有的外科医生都应该能够进行手术，同时将失血限制在最低限度，无论是否有电热疗。每毫升额外的失血可能很难补充。特别是对于穿透性创伤（如前外侧开胸时，胸腔引流产生 1100ml 或更多），早期决定进行开腹手术或开胸手术是必要的。胸腔引流不需要连接三瓶系统和负压吸引，一个带有水封的收集瓶，甚至是一个封闭的尿袋系统可能就足够了。

在腹部、胸部或伤口闭合或填塞前彻底控制出血可能需要额外的时间，但当血液丢失时显得更为重要。当分流或修复不可行时，大血管的结扎可能是唯一挽救生命的措施。

（二）控制污染

肠损伤应根据损伤控制情况进行处理。控制污染后需要尽早进行肠道连续性的初步修复或重建，因为在这种情况下，肠道的耐受性很差。

（三）战争创伤的治疗

彻底检查，根据需要对创口进行清洗或清创，能够减少二次手术的数量和感染性并发症。清除所有没有血液供应的坏死组织和松散的骨碎片。在需要截肢时，切除皮肤时尽可能保守；可以从截肢部位获得皮肤，并在冰箱中保存。伤口应保持开放，并延迟闭合。只做伤口止血包扎，伤口的敷料应充分引流。可以每 3～4 天更换一次敷料，若出现感染迹象则需要更早地回到手术室进行处理。

（四）截肢

在征得患者和（或）家人同意之前，不要进行截肢，有更多治疗选择时不要进行截肢。截肢时以尽可能保留肢体长度为目标，避免过度截肢。采用气动止血带以减少血管结扎前的出血。保持截肢伤口开放，并延迟闭合。

（五）骨折的稳定

骨折的稳定可以通过石膏或可用的外部固定装置来维持。当无法满足严格的无菌条件时，不应采用内固定，甚至有时也不应采用外固定。牵引使用的理想情况是只在有限的时间维持，以便等待更好的手术环境，但也可成为股骨等某些骨折的一种治疗选择。对于上肢来说，活动度的重要性高于稳定性；而在下肢，更重要的是保持稳定性。

（六）产科

在战争中也经常遇到产科问题，剖腹产技术是必须掌握的。如果有助产士，可以听从他们的建议，并始终优先考虑母亲的健康。

（七）麻醉[2, 3]

麻醉始终是一种重要的医疗干预措施，麻醉师必须是合格的、有资质的专家。对于红十字国际委员会（红十字委员会）来说，主要手术的首选药物仍然是氯胺酮，因为静脉注射或肌肉注射是安全和合理的。无法提供压缩气体时，麻醉用抽吸装置是一个重要的选择。区域或周围神经阻断与超声引导相结合有很大的应用价值，但需要注意避免掩盖室间隔综合征症状的可能。

五、术后治疗和文书

二级野战医院（世卫组织分类）不允许使用呼吸机支持等高级术后治疗，这意味着需要适当调整手术指征。止痛是基于对乙酰氨基酚和抗炎药物，根据需要采用曲马多和口服吗啡（应该避免静脉注射）。最低的术前和术后治疗标准包括脉搏血氧测定和术后治疗协议。病历文书应包括纸质的入院号码和患者文件。在大规模伤亡的情况下，当医院超负荷时，病历可以适当缩短，可以在绷带上记录相关信息，如下一次换药的日期。

六、总结

虽然应该通过良好的准备来避免资源有限的情况下无效治疗，但所有医务人员可能不得不在情况极端或恶化时迅速适应。采用更为基础的设

备和外科 / 麻醉技术来提供可接受的治疗。

紧缩的特点是缺乏和不足。即使在发达国家环境中，也可以出现严峻的医疗环境。例如，一名外科实习生（住院医生）第一次面对破裂的腹动脉瘤的情况，并且几个小时内没有人能够提供帮助。不足之处在于受训者缺乏知识和经验和高年资人员及时的帮助。

因此，重要的是要了解缺乏和不足之处，以及如何处理。支撑的秘诀是“即兴、适应、克服”。

当外科团队被安排在一个自知可能会受到专业挑战的位置上时，他们必须评估个人在外科治疗专业知识方面的能力。这需要一个努力、诚实的自我认知，不能有骄傲或自负。

- 如果我需要在丛林中 / 救援任务 / 地震现场 / 战区 / 最近的援助点超过 1000 公里，并且没有通信或供应间隔至少 10 天外科团队中工作，需要准备什么物资？”这份清单显然不是详尽无遗的。
- 如果我有足够的手术技能来解决大多数问题，情况允许吗？
- 有医院存在吗？它被海啸，地震，轰炸摧毁了吗？如果有的话，我要在什么地方工作？只有头灯，没有麻醉师的情况下，我能在学校教室的地板上做什么？
- 有什么可用设备？有手术器械吗，还是我必须自己准备？是否有任何可处置的东西——缝线、注射器、针头、药物、窗帘、长袍、手套等？如果没有，我怎么才能解决这些问题？是否有可能自己配制静脉输液—我知道怎么做吗？我从哪里能得到干净的水？哪些废弃物可以重复使用？
- 如果我能处理所有这些不足，我能联系到我将与之合作的人和（或）我的患者吗？我是否能说一种允许交流的语言？
- 如果可以的话，如何安排更高水平的护治疗或转移到我的工作环境？我能合理地管理一个患者术后多久——有或没有通气条件？
- 我有什么治疗疼痛、感染、麻醉、并发疾病的药物？我有什么抗菌剂来清洗伤口和做手术部位准备？

这些令人不适的问题往往必须在我们准备最不充足的时候快速地当场处理。因此需要事先考虑了如果被要求背起包，去一个遥远、可能存在危险的地方，那里几天内几乎没有或根本没有任何支持该怎样做，并尽最大努力通过训练做好准备。

除了我们的专业武器装备和能力外，我们还需要良好的人际交往技能来应对这样一种情况的压力，即其他人也可能发现自己处于孤立的环境，远离他们的舒适区，无论是专业技能还是个人生活。我们被要求与之合作的人可能因失去财产和亲人而在身心方面受到严重创伤。他们可能发觉不了同样的优先事项，他们的正常技能水平可能会受到悲伤和愤怒的影响。重要的是要认识到他们的情绪可能不是针对你的，但他们在危机中自控水平是不正常的。

本节的目的不是为外科团队第一次暴露在一个严峻的环境时提供所有问题的答案，而是让他们想到什么可能出现问题。

“如果可能出错，它将—可能在最坏的情况下发生”。

然而，任何出错的事情通常都可以通过事先的准备和富有想象力的想法来减轻。在这些不适的情况下，重要的是，要认识到并接受工作环境无法达到你通常工作的标准，例如，灭菌设备可能不是 100% 有效，气瓶上的阀门可能因故障根本不起作用，洗过的绷带和手套可能必须在仙人掌或荆棘灌木上干燥后重复使用，水可能必须从井中抽出，需要用越来越小和越来越脏的一片肥皂擦洗一周。需要对仪器进行改进或维修。厨房里的剪刀和刀子可能需要被调用，木勺被切割，用作血管夹子或封堵器。

在这样的环境下工作困难重重，挑战持续存在，但也令人兴奋。在这种情况下，没有人会期待奇迹（尽管它们有时会发生）！你必须从一开始就接受，即便在一个更安全的环境中你也无法保存所有你能保存的东西，所以当你已经尽力时无须责备自己。

但放弃也不是一种好的选择。

（刘中砥）

第 22 章 军事环境

Military Environments

一、概述

野战外科是战现场分级救治工作框架的重要内容之一。野战外科手术队不仅仅是为受伤个体实施手术，还通过围术期管理和临床决策，使伤员尽最大可能恢复健康，以维护战斗力生成。执行任务的野战外科手术队必须充分了解他们所处的环境，预测可能发生的意外事件。

野战外科基础设施包括掩蔽场所、照明和温度调节装置、卫生用水和饮用水设施，还应包括垃圾处理设施，以解决战场环境下医用垃圾（特别是利器）处理难题。基本物资包括医用气体、食物、药品、液体，以及手套、口罩等其他耗材。液体中应包括全血、血液制品，并配备性能可靠、可追溯的冷链管理设备。

在平时，这些物资和耗材可以通过完善的物流控制和追踪系统精确调配，24h 内配送到全球各处。自然灾害及军事冲突期间，物资补给链和供应系统变得非常脆弱，容易受到破坏，甚至可能成为敌方打击目标。即使是最发达的国家，也不能实现战时与平时同样的物资配备标准。由于缺少物资补给，野战外科手术团队可能只有有限的携行物资能够利用。

小型野战外科手术团队需要在作战任务部署前集中训练，以提高手术团队在非常规条件下的工作能力；评估和改进团队成员人际协作方式，以保证顺利构建高效团队；在一周内讨论形成适应真实战场环境下的外科手术路径。野战外科手术团队的理念必须从平时的标准化管理向战场分级救治转变。

军事卫勤保障是战现场救治、院内救治、特殊专科救治和康复有序衔接的完整救治链，已经建立了系统化创伤救治方案。这种救治方案的有效性在伊拉克战争和阿富汗战争已经得到检验。救治链上每一个环节的细微改变，促成整体救治效果的显著改善。与历次战争相比，战伤死亡率明显下降。2003 年 4 月到 2007 年 8 月，危重型伤员死亡率由 47% 下降到 20%。

二、受伤种类

19 世纪战争的武器以步兵装备为主，20 世纪发展为机械化和空中打击。然而到 21 世纪，战争往往呈现不对称状态，交战双方中可能只有一方是正规部队。Rupert Smith 将军在 *Utility of Force*（《武力的效用》）[1] 中提到，现代战场就在“人群之中”。现代战争对参战人员和平民造成的伤害几乎相同。近期，位于阿富汗的盟军医院调查数据显示，伤亡人员中 60% 是本地平民，包括妇女和儿童。

索马里冲突伤员中，11% 即刻阵亡，3% 到达医疗救治机构后死亡，47% 实施后送，39% 返回战斗岗位 [2]，与越南战争相同 [3]。伊拉克战争和阿富汗战争中，美国和盟军部队战斗减员总数 8419 人（其中伊拉克战争 4879 人，阿富汗战争 3540 人）[4]，1472 人因疾病、非战伤或其他原因死亡，52000 名士兵在战争中受伤，伤亡率较越南战争明显降低，士兵受伤后存活比例明显提高（死亡率＜ 2%）。主要伤类是爆炸伤和枪击伤。死亡人员中超过 35% 为现场阵亡，最主要的死亡原因是大出血（＞ 90%）。据预测，1/3 以上大出血在未来可以得到有效控制，挽救更多士兵生命。

防弹背心、Helmet 头盔等个人防护装置的普及，显著改变了战伤种类和死亡原因构成。截至

2009 年底，伊拉克战争和阿富汗战争中盟军部队死亡超过 6000 人，主要伤类是爆炸伤合并枪击伤。胸部或腹部创伤（40%）和颅脑损伤（35%）是士兵主要的死亡原因。8%～15% 的死亡是可以避免的。与越南战争相比，伊拉克战争病死率接近一半，但是截肢率高达 2 倍。

近年来，反暴恐武装行动中典型伤类是由简易爆炸装置（improvised explosive devices，IEDs）导致的联合伤：双侧小腿截肢合并骨盆骨折和会阴部损伤，被称为伊拉克和阿富汗战争"标志性损伤（signature injury）"[1, 2]。

位于阿富汗的英国第三阶梯医院（UK Role 3 Hospital）伤员存活率为 93.2%（表 22-1），伤员的国籍与存活率显著关联。阿富汗人个人防护装置使用率低，伤后存活率较低，死亡率较高。

表 22-1 英国 Role 3 Hospital（阿富汗）入院伤员结局对照表

	存活人数	死亡人数	存活率（%）
英军部队	1906	58	97
盟军和特权群众	1206	42	97
阿富汗人	3250	367	90
合计	6362	467	93

是否使用防弹装置（盔甲）和院前救治时间可对受伤种类造成影响。子弹穿过未受防护的身体部位，如面部、颈部、腹股沟和臀部等交界部位，可导致致命贯通伤。反暴恐行动可能会发生枪击伤，空袭炸弹、小型炮弹、火箭推进榴弹或手榴弹等传统炸药炸伤。然而，最典型的创伤类型是简易爆炸装置导致的爆炸伤和弹片伤联合损伤，同时可能合并钝器伤。

战创伤最显著的特征是早期致命性，伤后即刻死亡率非常高。能够后送到医院救治的伤员中，绝大多数是四肢伤。由于大出血是战现场救治中可预防性死亡原因之一，大多数有希望存活的伤员为体腔内出血，因此有必要制订伤情评估、止血带应用、止血敷料使用预案，建立战创伤急救 – 手术快捷通道[5]。

野战外科人员被称为"在战争和救治两个复杂多变的环境中工作"。现代战争中，野战外科团队除了应对救治场所分散、战线快速推进、后勤补给线延长和后送延迟等困难，还经常参与救治包括妇女（特别是孕产妇）和儿童在内的平民，实施眼科、颌面外科、耳鼻喉科、儿科、妇科、热带地区常见病等其他专科急诊，甚至是开展公共卫生服务。这些挑战来源于现代医学教育对于尽早开展亚专科训练，以及创伤救治非手术化趋势的过分强调。因此，野战外科手术队在任务部署前，必须接受多专科训练、多元化课程考核和团队训练，采用混合教学方式，开展数字多媒体教学、理论和技能训练，提高复杂救治环境下的推理分析能力。

现代战争诸兵种协同作战带来大量潜在的致伤因素，包括高速步枪子弹、迫击炮弹片和爆炸装置，化学武器、生物武器、核武器暴露，以及机动车事故等，其中机动车事故较常见。在叙利亚，野战外科救护人员还必须熟练掌握毒剂沾染的后果、引发的疾病以及自身防护措施。

三、急救医疗服务体系

（一）医疗救治阶梯

平时环境下的创伤救援"生命支持链"，包括使用网络电话或无线系统呼叫救援力量，接受过专业培训的救援人员和设施完备的救护车及时到达、有效处理，交通路况畅通，以保证伤员顺利到达医院接受手术治疗。但是在战争条件下，院前救治链变得十分脆弱。伤员可能被延迟几小时，甚至几天才能送达救治场所，野战外科团队常常面对有别于平时环境下的伤员和伤情。在这种复杂多变的救治环境下，详细的院前救治方案和人员培训是取得最佳救治效果的重要保证。

野战医疗服务系统是一种阶梯救治体系，由不同野战救治单元或医疗设施（medical treatment facilities，MTFs）构成，北约组织（NATO）野战医疗服务系统分为四个阶梯。

受伤现场，伤员需开展自救或互救，包括现

场包扎、止血带应用等。

1. 一级救治

一级救治指伤员撤离受伤现场后，医生或护士在救护所实施的现场救治措施，包括初级生命支持、专科急救、检伤分类、复苏，以稳定伤情。必须保证全体参战人员能够迅速获得一级救治。

2. 二级救治

二级救治指系统化的收容和检伤分类、更高级别的休克复苏和治疗，包括损伤控制手术。设置一定数量的病房，伤员在此短暂停留后，返回战斗岗位或后送。二级救治阶段开展初级手术、重症监护，开设护理病床等基本的二级医疗保健。北约组织国家充分认识到发展二级救治能力的必要性，进一步将其细化为二级基本救治（Role 2 light manoeuver，Role 2LM）和二级强化救治（Role 2 enhanced，Role 2E）。

3. 二级基本救治

二级基本救治包括检伤分类、高级复苏和损伤控制手术。经此阶段救治后，伤员被后送到三级救治机构（或二级强化救治）以维持伤情稳定，或在后送到四级救治机构前实施初级手术。

4. 二级强化救治

二级强化救治机构通常是一所小型的野战医院，可以开展基本的二级医疗保健，根据初级外科手术需要建立重症监护室和护理床，配置 CT 检查设备。如伤员术后伤情稳定，可越过三级救治机构，直接后送到四级救治机构。

5. 三级救治

三级救治主要实施战伤二级医疗保健，展开适当规模、设备齐全的野战医院，具备开展初级手术能力的外科医疗团队，设置重症监护室、病床和诊断设备。

6. 四级救治

四级救治主要为治疗周期超过阶梯后送救治时限或在三级救治机构身体功能恢复不完全的伤员开展确定性治疗，包括专科手术、功能重建、康复治疗和恢复期治疗。四级救治特点是专科性强，治疗时间长，通常部署在本土，或视情部署在战区。

（二）突发事件和批量伤员管理

发生涉及爆炸或可能产生次级爆炸的突发事件，需遵循“4C”原则（表 22-2）。

表 22-2　突发事件 4C 处理原则

确　认
清　理
警　戒
控　制

1. 确认

突发事件指挥者必须清楚发生了什么，判断进一步发生危机的可能性、风险等级和场所，周密计划现场排爆优先等级、警戒范围、安全区、疏散通道和集结地点等问题。

2. 清理

突发事件现场需要清理达到安全距离。安全距离根据地形的不同而不同。清理现场的方法和紧急程度与事件性质相关。

3. 警戒

现场警戒根据指令确定安全区域和警戒等级，为救援工作提供场所。外围警戒采用物理隔离，防止意外的、无关人员进入现场。内层警戒设置在爆炸残骸周围，尤其是危险仍然存在时。

4. 控制

一旦完成警戒，即开始清理集结地和通道，以实现对警戒区和事件现场的控制。

上述“4C”完成以后，即可开始医疗救援（表 22-3）。

表 22-3　突发事件医疗救治

指挥和控制
安全
沟通
评估
检伤分类
治疗
转运

5. 指挥和控制

这是首要的原则。如果指挥和控制系统不完善，最初的混乱会持续存在，即使个别伤员得到很好的治疗，但伤亡还会继续。指挥优先于控制。指挥系统为全体参与救援人员分配任务，而控制系统发挥调节工作程序或行为的作用。

6. 安全

医疗服务人员必须谨记自身安全，免受伤害，包括自然灾害次生的感染风险。

7. 沟通

沟通指通过信息发出者和接收者之间的信息传递，防止信息接收者对信息发出者的意图和要求产生误解，避免失误。缺少良好的沟通，指挥和控制系统无法有效发挥作用。如果救援现场不能提供正式的医疗记录系统，也可以在伤口绷带上书写简要提示。

8. 评估

这是一项持续的工作。指挥者需要了解即时的信息，需要了解可供调配的资源有哪些，哪里能够得到这些资源。

9. 检伤分类

突发事件救援现场存在批量伤员时，必须使用检伤分类系统。目前使用的检伤分类系统见表22-4。

表 22-4 检伤分类类别

	标签颜色	伤情描述
T1	红色	危急
T2	黄色	紧急
T3	绿色	延迟
死亡	白色或黑色	死亡
T4	蓝色（非标准）	期待治疗

10. 治疗

突发事件中伤员可能合并多种严重创伤，现场救治需要遵循“（C）A-B-C”模式。

（C），即控制灾难性大出血（catastrophic hemorrhage control）。

A，即开放气道（airway）。

B，即维持呼吸（breathing）。

C，即维持循环（circulation）。

11. 转运

并非所有伤员均需救护车转运。具有步行能力的伤员可以使用公共汽车或其他可以乘坐多名伤员的交通工具转运，还需合理使用装甲车、飞行器等转运工具。

四、检伤分类

（一）检伤分类的来源和目的

有效的检伤分类是保证军事医疗救援系统顺利运行的关键。最先提出正式的伤情优先程度分类体系的是拿破仑时代的外科医生 Dominique Jean Larrey，他详细描述了战地包扎所收容的战伤种类，目的在于识别伤情轻微的士兵，简单处置后及时返回前线。我们现在称之为“反向（reverse）检伤分类”。现代军事医学和灾害救援中，检伤分类仍然是最基本的原则，并可以动态调整，适用于从战现场救治到确定性手术各阶段。

外科检伤分类系统与复苏检伤分类系统稍有不同，但遵循相同的原则。综合分析各项因素，判断“是否所有伤员都需要接受手术治疗？”需要接受挽救生命手术的伤员优先于保肢手术伤员。检伤分类级别过高是成批伤员现场救治中常见的问题，但是一定比例的过度检伤分类是可以接受的，以免确实需要救治的伤员被遗漏。对越南战争1350例开腹手术伤员数据分析显示，根据伤员临床评估结果，19.2%的伤员不具备开腹指征。近年来提出了选择性非外科手术处理方案（selective non-operative management，SNOM），但这是一项耗时较长的操作程序，需要CT扫描、FAST辅助实施。对于任务繁重的野战外科手术现场，快速开腹手术可以提供更确切的伤情信息。

有效的检伤分类是保证军事医疗救援系统顺利运行的关键，并可以动态调整，适用于从战现场救治到确定性手术各阶段。在救治各环节和伤情恶化各阶段，需要不断进行检伤分类。在平时医疗条件下，医疗资源相对不受限制，因此几乎不会出现“期待治疗”这一伤情分类。但军事环境下经常采用“合理化”救治。救治 1 名濒死伤员，野战外科团队需要动用 50% 的资源，而这些资源足以完成其他 10 名可挽救伤员的救治需求。表 22–5 总结了野战或特殊环境下死亡组的伤情类型。

表 22–5 特殊环境下死亡组的伤情类型

长骨截肢[a]
开放性颅脑损伤
全层深度烧伤（＞ 30%）
吸入性损伤
颅脑损伤 GCS ＜ 8
到达救治现场时心脏骤停

a. 截肢肢体如留有足够长度，可以合理使用止血带，为后续外科救治创造条件

检伤分类受现场条件和资源影响（表 22–6）。

表 22–6 检伤分类的影响因素

伤员数量和伤情
医疗救治能力和供应情况
当地的条件和安全性
可得的后送工具和飞行时间
医疗阶梯救治条件

转运时间也可以作为检伤分类的判断依据，区分哪些伤员需要现场救治，那些伤员可以后送到下一个阶梯救治。战场前沿地区医疗设备短缺，并且补给需要一定的时间，因此需要合理使用。战线快速推进情况下，伤员流动性也会影响现场手术的数量和类型。预期即将收容的危重伤员数量和种类也会对救治机构内伤员的检伤分类结果造成影响。如果只有一张手术床，“谁首先接受手术？”“是否所有伤员都需手术治疗？”是需要回答的问题，但是答案往往并不简单。

有效的检伤分类需要回答的问题很少，但是很难回答（见下文）。在平时条件下，大面积多发伤伤员可以在创伤救治中心获得最大限度的救治力量和医疗资源。但是在战场环境下，可能会因为其他更有希望存活的伤员先期占用了有限的设备和专业人员，而被悬挂“期待救治”的标签。为此，资深外科医生掌握战场全局是非常必要的。需要明确的是，包括外科手术检伤分类在内的所有检伤分类，目的是“对尽可能多的人尽最大努力”，对一些人实施期待治疗可能最终会使“更多数”受益。

（二）前方外科手术队及检伤分类

前方外科手术队具有灵活、机动和快速展开的特点，以保证在不确定的战地环境下快速反应（见下文）。团队内部有许多限制和约束条件，如空间和设备有限、照明和温度控制条件恶劣，以及血液和其他制剂短缺等。一些复用的外科器械消毒灭菌后可以再次使用，但是一次性耗材、水，特别是氧气供应都十分有限。

在缺少增援和补给的严峻或危险环境下开展手术治疗，医生的生理、心理特征都可能对手术队驻扎时间造成影响。手术队通常要独立完成任务，有时也会在战场伤亡人数剧增的情况下，作为补充力量部署在已经展开的救治机构内。在战争时期，即使最优秀的外科手术队，如果不经过 3 天的休整，也很难一次连续工作超过 19h。

装备精良、场所相对固定的战地医院与前方手术队是有区别的。组建前方手术队的目的在于在后送条件不充分的情况下，尽可能靠前展开，为可抢救的伤员实施挽救生命或保肢手术，以避免后送延迟导致的伤情恶化。如果不对伤员进行选择，小型的手术队无法有效发挥作用。

检伤分类是一项极具挑战性的工作，需要进行艰难的抉择，但对保证前方手术队有效开展工作非常关键。

（三）前方外科手术队临床决策

小型前方外科手术队在战场环境开展工作。在后送路线不安全、诊断设施缺乏、伤员信息有

非常限的情况下，准确的判断“谁接受手术、接受什么手术”是前方外科手术队的关键职能（见下文）。外科决策者需要保证他们的选择不能影响后续伤员接受治疗的机会，预测临床环境的干扰因素，并综合考虑阶梯救治系统的能力。特别重要的是，外科医生务必避免仅仅根据平时实践标准进行决策，而不考虑紧急手术的实际特点。外科手术的特点还决定，决策时需要全面考虑其他重要合作者、生理学、伦理学和资源等相关问题。

前方手术队需要了解可利用的临床和人力资源。物资采购工作不仅仅是医疗储藏室的职责，外科团队必须清楚配套元件、血液、氧气等关键物资和耗材的储备情况，预测可能出现的物资短缺，并制订应急预案。

（四）手术伤员的选择

二级救治阶梯的伤员包括两种类型，一种需要接受损伤控制复苏或损伤控制手术，立即控制大出血；一种不需要接受损伤控制性处理，妥善处理后，快速转运到高级救治阶梯接受手术治疗。对每一名送到救治单元的伤员，前线手术队都要自行决策干预方案。

1. 这名伤员是否需要手术？

2. 是否需要在这里实施手术，还是可以转运到其他地点实施手术？

如果转运到第三或第四救治阶梯所需时间过长，或者后送路线易受破坏，前线外科医生可能会考根据伤员空运后送途中伤情恶化的可能性，确定是否实施手术。外科医生必须在进行每一个决策时充分权衡利弊，伤员长时间等待转运到其他地点手术导致死亡率增加，还是过高比例伤员在本级救治机构接受手术对二级救治能力带来的不利影响。

五、批量伤员

制订军事医疗服务计划的一个基本参数就是预期的伤员的数量和创伤类型。可能收容伤员的数量和伤情，不同战斗阶段处理伤员所需的物资以及后送条件，是制订外科手术计划的基石。预测结果可以用来调节物资分配，确定抽组救治人员需具备的能力和水平，并可根据预计的伤害程度制订专科手术医疗支持计划。

重大突发事件发生突然、无法预期，多种因素可导致至少3名以上的成批伤员出现。交通事故、直升机坠落、洪水、地震，以及重大突发事件引发的全球范围内的军事行动，都可能带来不可预期的大批量伤员，数量远远超过每一个医疗救治机构的预测值。在这些事件中，医学救援人员应接不暇，现有的资源也无法满足需要。

平时条件下，火车相撞或者恐怖袭击等重大突发事件导致的成批伤员可以分流到许多医院，分解救治压力。但是战场条件下这只是一种奢望。一些情况下，可以利用其他国家的医疗设施，但是大多数情况下唯一可收容的“医院”只有前线手术队。成批伤员，尤其是短时间内大量伤员同时到达时，检伤分类是有效医疗救治的关键。仪器设备、医疗团队、转运工具可能变得短缺，扎实有效的训练和遵循检分类原则可以保证有限资源的合理利用。

可以运用先进的检伤分类工具预测批量伤员救治的工作量。每小时超过1名危重伤员的收容速度，很快会使团队的救治能力达到极限。成批伤员流量预测见图22-1。通常情况下，50%的伤员在突发事件发生后1h内到达救治场所，75%的伤员在2h内到达。因此，每一次突发事件的伤员总体数量和需要配备的救治团队规模是可以预测的。

经过检伤分类和现场处置，转运是成批伤员医疗救援的第三个关键要素。平时环境下，成批伤员转运可以同时采用陆运、空运完成。但是战争条件下，可以利用的转运工具非常有限。常规的检伤分类系统可以明确哪些需要优先后送，采用什么工具，以保证在恰当的时间内，准确地将伤员送达上一级救治机构。

六、后送[4, 5]

众所周知，受伤现场到第一医疗救治点的后

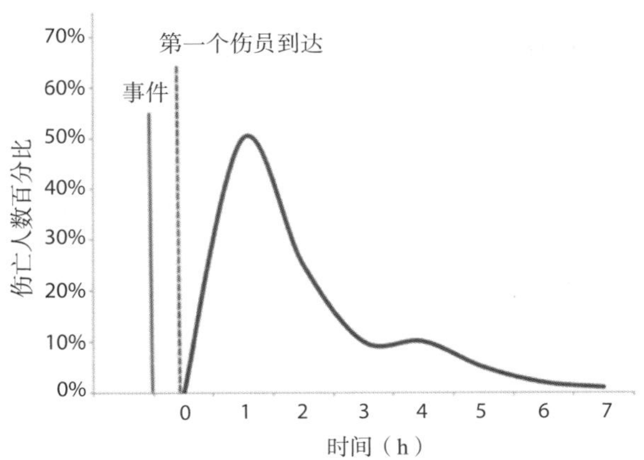

▲ 图 22-1　突发事件后不同时间成批伤员收容比例

送速度是决定伤员结局的关键。朝鲜战争中，直升机将前线伤员后送到移动野战外科医院(mobile army surgical hospitals，MASH)，固定翼机继续转运到后方医院。越南战争中，美国海军医院院前救治时间平均为 80min。如果战场飞行器供应短缺，可使用其他用途的设施进行后送。使用货运飞机后送的做法起源于第二次世界大战，并且一直沿用到现在。1991 年沙漠盾牌 / 沙漠风暴军事行动中，大量伤员通过货运飞机成功后送。目前军事航空救援分为两种模式：英国应急医疗快速反应分队（the UK Medical Emergency Response Team，MERT）和美国空军直升机救援队 PEDROs（名字来源于越南战争中第一架美国空军 HH-43 救援直升机）。专用航空工具使院前救治时间下降到了 45min 左右。

阿富汗战争中，成功构建了覆盖战场医疗救治全阶梯的多国协同救援体系。不同的后送方式可以保证伤员接受不同水平的救治，从轻微伤处理，到复杂的重症监护室治疗。数据显示，伤情评分平均值 23 分的 900 名危重伤员后送到第四阶梯医院，死亡率＜ 0.02%[6]。

全球大多数军事医疗救援团队的工作原则和任务规划已经远远不只是复苏手术。尽管前方外科手术队仅仅能为数量有限的伤员实施外科手术，但是他们致力于为所有挽救可能的伤员开展挽救生命或保肢手术，以使他们免于因后送延误治疗导致的死亡或永久性残疾。然而，这种规模的手术队活动范围非常有限，并且需要动员其他军事力量保护医疗团队的安全。

前线外科手术队主要开展挽救生命的胸 – 腹部大出血控制手术、体腔感染控制、临时性肢体或颈动脉血管重建、骨折固定，以及严重颅内血肿抽吸。各国对前方手术队的定位和技术要求并不完全一致，但是多数遵循三个原则：具备复苏能力、1 张或多张手术台展开能力和重症监护能力。许多国家根据特殊手术环境调整前方手术队规模。军事行动计划制订者需要明确手术台配备数量，以满足伤员安全后送到上级救治机构的速度，即“清空后门（emptying the back door）”。配置重症监护设备的规模和种类取决于战场空运后送能力（the tactical aeromedical evacuation，TACEVAC）。如果缺少这些设施，最初的几名伤员就可能导致救治场所拥挤而彻底失去作用。

七、复苏

（一）概述

各医疗救治阶梯的治疗和复苏重点不尽相同。伤员一旦撤出战场，医疗物资需求量和救护任务明显增加。致命性大出血是战伤死亡的主要原因。军队执行任务期间运送物资时，必须可虑重量和种类。因此野战救护不同于平时，复苏各阶段使用大量液体并不是合适的选择。更重要的是，最近发生的冲突结果显示，体液平衡的止血复苏增加了死亡率。早期使用全血或血液制品代替晶体液是复苏治疗的发展趋势[7]。失血性休克的伤员如不能立即实施外科手术，需要维持收缩期动脉压 70～80mmHg（可触及桡动脉搏动）（表 22-7）。

（二）损伤控制复苏[8]

90% 左右的伤员在到达医院时病情平稳，其余 10% 可能需要大量输血的重伤员的救治方法发生重大改变。损伤控制性复苏理念强调，野战条件下大出血首要目标是控制出血。采用加压包扎、局部使用止血敷料如沸石（Quick Clot）和壳聚糖敷料（Hem Con）或止血带止血，然后迅

表 22-7 穿透伤的临床处理原则

致命性大出血
• 腹股沟、腋窝、颈部穿透伤，临时包扎 • 肢体大血管创伤或创伤性截肢，早期使用止血带
气道和颈椎
• 立即：双手托颌法，口咽通气管 • 是否是危险气道 – 烧伤 – 爆炸伤 – 颈部血管穿透伤导致的血肿压迫 • 考虑早期麻醉下插管（支气管镜辅助、细直径气管导管）或早期建立外科气道 • 颈托：单纯穿透伤使用颈托可能掩盖颈部血肿形成，需限制使用。爆炸导致的复合伤需要使用 • 颈托使用时，需要在保护颈椎和掩盖伤情之间权衡利弊
呼吸
• 张力性气胸穿刺减压 • 胸部吸吮伤口采用 Asherman 敷料密封伤口后胸腔闭式引流
循环
• 致命性大出血需尽早处理。少量出血可以使用急救包进行填塞或加压包扎处理。需警惕体腔穿透伤导致的持续性内出血，根据受伤史和病情观察结果进行判断 • 战场或特殊环境下，伤员血压下降、环境温度低、成批伤员集中收容或照明条件差等，可导致建立血管通路存在一定困难。可以采用骨髓腔穿刺
体液不足
• 高能颅脑穿透伤伤员大多数无法坚持到医疗救援所。送达救治机构的穿透伤伤员通常经过检伤分类，没有致命性的损伤，需要进行复苏以减少继发损伤。体腔失血导致血压下降的伤员复苏过程中，需要考虑维持脑部灌注
环境
• 低体温可以使用保温毯或调节环境温度进行处理。在战场或特殊环境下，需重视伤员液体管理。复苏液体需加温输入，以免增加出血伤员低体温的风险。但是在多数情况下，液体加温程序对操作者提出了更高的要求

速后送到外科单元实施损伤控制性手术。尽可能减少大量液体复苏，建议早期输入全血或血液制品（见第6章）。

危重伤员实施损伤控制复苏包括两个步骤：首先，手术前限制性补液，使血压维持在90mmHg左右，防止已经形成血凝块的血管再次出血。限制晶体液输入量，根据伤员意识状态和桡动脉搏动进行判断。第二，恢复血容量。首选新鲜冰冻血浆，与浓集红细胞以1∶1或1∶2比例输入，根据经验补充血小板。英国损伤控制性复苏原则见表22-8。

表 22-8 英国损伤控制性复苏原则

1	伤后1h内，恢复到可以触及桡动脉搏动，然后（如不在手术中）恢复到相对“正常”血压［这是一种新的混合复苏方法，并在英国战场高级生命支持课程（BATLS™）中教授］
2	严重创伤早期，伤员凝血机能可能会受到影响，输入全血、新鲜冰冻血浆和血小板（全血与血浆1∶1比例输入）
3	动态评估，防止过量补液
4	早期使用氨甲环酸
5	监测动脉血气分析结果和乳酸、血钙、血钾水平，纠正低钙和高钾
6	冲击伤伤员警惕肺损伤，出现ARDS使用机械通气
7	麻醉和手术团队密切合作，保证损伤控制手术顺利实施

战场或特殊环境下，伤员血压下降、环境温度低、成批伤员集中收容或照明条件差等，可导致建立血管通路存在一定困难。可以采用骨髓腔穿刺[9]。

战伤复苏，特别是重度休克伤员，全血是金标准。但有时野战医疗救治机构无法获得全血，可以选用等渗晶体溶液、胶体溶液、高渗盐水或高渗盐水加胶体溶液。未有效控制出血的伤员，复苏时液体种类选择尚无定论。但是相比液体种类来讲，补液量和速度更重要。

在战场或特殊环境下，需重视伤员液体管理。复苏液体需加温输入，以免增加出血伤员低体温的风险。可用塑料袋复温/保护装置，或机动车引擎散热等进行液体加温。

（三）战现场损伤控制手术[10-12]

平时，创伤救治最初6h至少需要2名外科医生、1名护士参加，实施有创监测、各种操作、大量输入全血或血液制品、长时间的重症监护室治疗，死亡率仍然很高。这种救治原则并不适合战争期间前出救援的野战外科手术队应用。近年来反暴恐行动中，损伤控制性手术逐渐推行，即“最低限度可容许的救治”，具有操作程序快、实用性强的特点。现行的野战外科致力于构建“损伤控制性”思维模式，通过受损肢体临时性血管重建术或损伤控制性开腹手术，保证伤员有机会早期后送（见第 6 章）。

在战线快速移动、形势十分严峻的前线，外科医生不能奢望有机会为每一名伤员实施确定性手术。小型、焦点明确的手术可以用于外周血管损伤、四肢骨折和软组织损伤，以及生理功能相对稳定的胸腹穿透伤伤员，而不需要实施确定性手术。这样可以节省时间、空间和血液资源。这类临时性简化手术并不像经典外科手术用于救治濒危伤员，而是在医疗资源相对受限情况下的一种处理方式。

损伤控制手术理念有赖于战场救治体系具备术后护理能力，优先后送到物资充足区域。战场环境下，最重要的是通过检伤分类选择伤员，并充分了解医疗物资储备情况和战场形势。面对大量的伤员和有限的资源，野战外科手术队遵循的原则是使大多数伤员得到最佳救治，而不是在少数重伤员上过度治疗。近期的武装冲突中，国际准则和救援标志（如红十字、红新月、日内瓦公约）作用甚微，前线外科手术队和伤员不能单独留在战场上。每一名伤员都能得到及时后送十分必要。

八、冲击伤

冲击伤是指爆炸导致的物理因素对机体生理功能和解剖结构带来的伤害。爆炸引起冲击波，它的外层边界称为冲击波波面，被冲击波压缩的空气称为爆震风。

开放环境下，爆炸产生的能量被快速分散。密闭空间里，这种能量被墙壁、地板、天花板不停地反射造成叠加，破坏力明显增加。由于水被压缩能力小于空气，水下冲击波传播速度快、能量损失小，可以迅速传播到远处，破坏力较空气中传播大 3 倍。

根据发病机制和组织损伤的特点，冲击伤被分为五种类型。

- 初级冲击伤：指由爆炸源周围空气超压或减压等直接压力（气压伤）导致的损伤。含有气体的器官，肺、鼓膜、肠道易受损伤。
- 次级冲击伤：指爆炸形成的碎片或投掷物导致的机体穿透伤。除非有大的建筑物坍塌，在平时和战时，次级冲击伤都是伤亡的首要原因。
- 三级冲击伤：指冲击波导致人体或其他物体跌落或抛掷造成的损伤。建筑物倒塌或空中解体可导致挤压伤和大面积钝性损伤。
- 四级冲击伤：包括窒息、烧伤和吸入性损伤。
- 五级冲击伤：由于接触生产爆炸物的物质导致的过度炎症反应状态。

冲击伤诊断和处理

1. 鼓膜破裂

所有冲击伤伤员均需接受耳镜检查。轻微穿孔可以在几周内自行愈合。如耳道中存有爆炸碎片等，可以局部外用抗生素。研究资料显示，30% 的伤员伤后 1 年发生永久性高频听力缺失。

2. 肺冲击伤（blast lung injury，BLI）

肺冲击伤可以造成即刻死亡，或肺挫伤，往往不伴有肋骨骨折或胸壁伤。肺冲击伤最早出现的症状是体循环动脉血氧合下降，此外可能没有其他特殊体征。

胸片示典型的双侧肺门“蝴蝶样阴影”，或者“白肺”。肺冲击伤的处理原则是支持疗法，主要包括机械通气和肺部引流。禁止使用高压通气，以免引起医源性肺气压伤。

3. 腹腔内损伤

初级冲击伤对胃和小肠影响较小，回盲瓣和结肠是最常见的受损部位，可以出现延迟损伤。典型肠道损伤是肠壁出血，可以是轻微的黏膜下出血，也可以是肠壁全层损伤或破裂。接近 50% 的伤员因肠道破裂，出现腹腔积气非特异性体征。

实质性脏器破裂也可以发生。需参照损伤控制性治疗原则进行处理。由于存在腹膜后出血或肠系膜下出血，诊断性腹腔穿刺很难实施。伤员可能腹膜症状不明显，但因黏膜或黏膜下出血导致呕血或便血。不推荐进行结肠镜检查，以免发生穿孔。

4. 其他损伤

- 冲击波动能作用于眼部，可导致眼球破裂、视网膜炎和眼前房出血。需要眼科医生专科会诊。
- 冲击伤导致的心律失常除心动过缓外，最常见的是室性期前收缩和心脏停搏。经治医生需要警惕，出血未有效控制的冲击伤伤员一般不会出现代偿性心动过速。如不及早进行复苏，很快会出现低血压症状。
- 如果只有冲击波一种致伤因素，初级冲击伤较少发生创伤性肢体离断。
- 初级冲击伤还可造成气窦周围颅骨骨折，或因空气栓塞导致面神经损伤。生理和心理方面的症状都可以支持脑部冲击伤的诊断。

九、战场镇痛[13, 14]

缓解疼痛对伤员和施救者都是必须考虑的事。有效镇痛满足人性化和伦理要求，也可以减轻疼痛导致的病理生理反应，有利于从战场后送。止痛药可以在自救互救时使用，需遵循给药原则，在药师指导下安全、有效使用。

军事行动中使用的主要止痛方法如下。

- 非药物镇痛
  - 心理安慰。
  - 骨折夹板固定。
  - 烧伤冷敷。
- 口服镇痛药
  - 非甾体抗炎药。
  - 对乙酰氨基酚。
- 神经阻滞或局部浸润麻醉。
- 肌内注射或静脉注射阿片类药物。
- 芬太尼“棒棒糖”。

新的方法包括氯胺酮、芬太尼鼻腔给药，或甲氧氟烷吸入。

十、战场麻醉

战场麻醉会面临很多困难，包括气道管理、低体温、药物有限、氧气供应缺乏，以及术后可能需要的长时间机械通气。战场还会经常出现成批伤员的现象。

外科手术需要充分的麻醉和镇痛。没有一种药物可以同时发挥麻醉和镇痛作用，因此联合用药和麻醉技术十分关键。战场环境下可选择的麻醉方式主要包括静脉或吸入全身麻醉、区域麻醉或无麻醉。打开体腔的手术实施全身麻醉，四肢或外周损伤通常采取区域麻醉。

战场麻醉的原则是快速序贯诱导，使用快速催眠药、神经肌肉阻断剂帮助快速建立人工气道。由于不需要在麻醉前使用氧气膨肺，所以在缺少氧气供应的情况下推荐使用快速序贯诱导。院前救治可以使用由诱导用药、肌松剂和麻醉剂预先调配好的快速序贯诱导混合物。氯胺酮、苯二氮草类和阿片类药物等镇静剂、催眠剂、麻醉剂，可通过静脉途径给药。

时间较长的胸、腹部手术需要同时使用异氟醚吸入麻醉。英军使用“三联麻醉机”不需要压缩空气，已经大量应用于战场麻醉。美军也已经开始使用这种“气流抽吸型”麻醉装置。

区域阻滞麻醉是战场麻醉的重要方式，在实施麻醉的同时伤员处于清醒状态，存在自主呼吸，舒适度较好。现代军事冲突中四肢伤相对较多，成批伤员救治现场实施麻醉能力有限，区域阻滞麻醉技术应予以重视。手术后伤员后送过程中，持续神经阻滞可维持较好的麻醉效果。

（一）麻醉诱导

战场麻醉的原则是快速序贯诱导。实施快速序贯诱导的指征如下。

- 需要立即实施气道保护或机械通气的伤员。
- 无法控制的躁动，或 GCS 评分＜ 8 分。
- 无法控制的重度疼痛。
- 腹腔内出血等无法包扎的大出血伤员需要实施快速序贯诱导，以便立即实施手术。

快速序贯诱导开始前，设备和人员准备非常重要。需要配备训练有素的麻醉助手作为二线医生，协助给药和监测生命体征。团队中至少一名成员可以实施气管切开手术，以便紧急处理气道痉挛。如需保持颈椎稳定，在打开、撤除或更换颈托时，应与其他团队成员合作保持脊柱轴线位。所有设备需每天检测，伤员到达之前再次检测。需要配备的小型设备如下。

- 自动充气气囊和合适的面罩。
- 合适的气管插管。
- 两种型号的喉镜（MAC 3 和 4）。
- 困难气道插管装置。
- 扩张探条。
- 经口和经鼻人工气道。
- 喉罩（第 2 代产品，如 ProSeal® 和 iGel®）。
- 可替换的喉镜（如 AirTraq® 和 Glidescope®）。
- 外科气道装置。
- 吸引器。
- 监护仪，包括呼气末 CO_2、心电图、无创血压和 SpO_2 监测模块。

麻醉诱导剂的选择并无明确规定，主要的作用是尽可能保持心排量。氯胺酮（1～2mg/kg）起效快，停药后作用持续时间短，常作为战伤麻醉首选。危重伤员给药剂量常低于推荐剂量。快速序贯麻醉肌松剂常用琥珀胆碱（1.5mg/kg），起效和结束作用快。另一种是罗库溴铵（1.2mg/kg）可以在 60s 内发挥作用，以提供良好的插管条件。神经肌肉阻断剂停药后作用持续时间长，有时可能需要建立外科气道，战场麻醉使用存在争议。对于高血钾、烧伤超过 24h、脊髓损伤超过 10 天的伤员，罗库溴铵可用于快速序贯诱导。舒更葡糖（16mg/kg）是一种神经肌肉阻滞抑制药，但战场环境下可能无法得到。

实施快速序贯诱导前需要纠正严重低血容量，以防止出现无脉性心脏电活动心脏骤停。大出血控制情况下，复苏的目标是维持血压在正常范围；如大出血未能有效控制，复苏的目标是可触及桡动脉搏动。如需要紧急快速序贯诱导，麻醉诱导剂的用量要相应减少。如使用机械通气，需减慢呼吸频率（6 次 /min），降低气道压力，并且不能使用 PEEP 模式。

（二）麻醉维持

可以使用静脉给药的方式维持麻醉效果。如果急诊实施麻醉诱导后需要进一步进行成像检查，或转运到手术救治阶梯的过程存在延迟，这种方法可以发挥作用。

芬太尼（初始剂量 1～2μg/kg）具有交感神经阻断作用，对抗低血容量导致的周围血管收缩，在血液制品复苏中可作为辅助用药，以利于进一步液体复苏，防止出现反弹性血压增高。损伤控制复苏或损伤控制手术时，芬太尼后续静脉滴注剂量可以达到 15μg/kg。

咪达唑仑（初始剂量 0.02～0.05mg/kg）也可以用于快速序贯诱导后麻醉维持。后续 0.02mg/kg 滴注可以保证麻醉效果。外科手术麻醉维持用药多为挥发性药剂。如果出现低血容量，需要与芬太尼一起使用，并密切监测生理指标。英军“三联麻醉机”在挥发性药剂给药时不需要压缩空气，还可连接氧气收集器节省氧气瓶内氧气用量。美国国防医疗服务机构使用的“气流抽吸型”麻醉装置，类似于三联麻醉机。替代挥发性药物麻醉的是全静脉麻醉，操作简便，手术时间短的病例可以氯胺酮单次给药。通常使用注射泵以保证多种全静脉麻醉药物应用。

特别艰难的战场环境下很少采取硬膜外麻醉。主要原因是不能持续保证导管留置期间的无菌环境，并且需要专门的设备和专业的后送人员。只有在后勤保障充足、后送通道完善的前提下，才可以考虑硬膜外麻醉。

由于专业麻醉师相对短缺，发展中国家多使用蛛网膜下腔阻滞麻醉（腰麻），以减少全身麻醉带来的气道并发症。休克伤员实施蛛网膜下腔阻滞麻醉阻滞交感纤维可导致血压下降，应避免使用。实施蛛网膜下腔阻滞麻醉要特别重视战场环境中感染控制。

十一、重症处理（详见第17章）

前线手术队实施损伤控制性处理，需要考虑具备重症监护能力，以维持伤员血流动力学稳定、复温、纠正凝血功能障碍、缓解疼痛，根据具体条件在本救治阶梯治疗或后送。

十二、平战结合创伤救治[15-17]

战伤救治成功做法主要包括6个方面。

（一）领导

战伤救治系统由高级顾问分配任务。

（二）救治关口前移

战场紧急救治基本都遵循损伤控制理念，稳定伤员生理状态，比确定性手术具有更多优势。同时，医疗机构的急诊科、手术室、CT检查室、重症监护室等关键部门应制订紧急抢救伤员的应急预案，保证抢救期间各要素密切合作。

（三）平时训练

开展常规训练模式，培训从现场初级救治到野战医院多学科救治技能，有助于构建高效团队，在需要时为伤员提供良好的人力和物力支持。

（四）管理方法

战伤救治系统是一个不断改进的工作框架，需要动态分析伤员资料、治疗过程和结局，为不断完善系统功能提供反馈信息。

（五）康复医疗服务

正规、专业的康复治疗师和设备是改善远期康复效果的基础。

（六）转化研究

基础和临床一体化的研究可以为临床医生提供前沿信息，并改进临床工作。

十三、总结

成为野战医疗救治人员是令人兴奋的时刻，野战外科理念也应尽快适应未来可能发生的军事冲突。这种冲突可能是对等的，也可能是人口稀少地区不对称的武装冲突。快速机动的作战使后送和后勤补给线不断延长，需要处理大量的平民伤员，还可能遭受化学武器、生物武器、核武器打击。这些都是野战医疗救治人员在专科技术以外需要面对和适应的问题。

总之，野战手术现场资源十分有限。“有限”这一概念决定了所有的医疗决策。检伤分类和医疗干预需要根据后门的开关情况进行调整。与平时相比，战场条件下对救治医疗环境的控制非常有限。必须保证钻孔、后送球后组织出血压迫眼神经的伤员、损伤控制开胸或开腹手术、血管损伤分流、面神经切开减压术、扩大清创术等能够顺利实施。

战争推动了创伤医学发展。重伤员在资源丰富、高效运作的医疗场所集中救治，促进战创伤外科救治技术不断提高。近年来的军事冲突为战伤救治能力全面提升创造了机会。每一个团队都将面对技术和人格的挑战。

（黎檀实　孙荣距　毕　娜）

附录 A　创伤体系

Trauma Systems

一、概述

从有记载历史起，伤员的救治对于医学实践来说就是最基本的。“创伤”一词来源于希腊语“身体损伤”。第一批创伤中心被用来救治拿破仑军队的受伤士兵，第一个现代创伤中心是建立于1944年的英国伯明翰事故医院，随后被更名为女王医院。最不幸的是许多创伤中心仍然处在没有或疏于组织的创伤体系内。

持续的军事冲突中收获的经验推动了对于伤员救治的认识。朝鲜战争和越南战争建立了尽可能缩短从受伤到确定性救治时间这一理念。该理念之后延伸到普通平民创伤处理，推动了从20世纪70年代至今创伤体系的演变。过去10年中东战争和阿富汗战争导致了军事创伤救治领域的巨大发展，也促成了普通平民创伤救治的明显进步。高质量前瞻性研究也首次在战争情形下开展起来。

二、包含性创伤体系

从理论上讲，提供严重伤员急诊急性救治的医院（创伤中心）应该是一个包含救治所有方面和时段的创伤体系中的主要构成部分，从预防和教育到院前救治，到急诊救治并延伸到康复（图A–1）。初期的创伤体系没有考虑非创伤中心医院，尽管它们救治大多数患者以及那些并不严重的伤员。这些创伤体系是由重伤或严重伤的患者所推动，这些患者在理想情况下是在创伤中心中救治并且需要立即救治。

一个创伤体系必须完全结合到急救医疗体系中并必须满足所有需要损伤急救的患者的需求，而不论损伤严重程度、地理位置和人口密度。创伤中心是必需组成部分，但这一体系也要明确其他医疗卫生机构的必要性。

最划算的创伤救治，其目标是将患者需要和机构的资源相匹配。
创伤体系的目标是将需要的资源和患者救治负荷与局部需求和机构相匹配。

三、包含性创伤体系的组成部分

一个创伤救治体系的结构包括某些组成部分和提供方，其中每一个都必须与特定环境相适应。这些组成部分和提供方，以图表形式呈现在图A–2中。

- 行政管理组成部分。
  - 领导机构。
  - 体系发展。
  - 立法。
  - 资金。
- 运行和临床组成部分。
- 损伤预防和控制。
- 人力资源 – 劳动力资源。
- 教育。
- 院前救治 –EMS 系统。
- 救护车和非转运指南。
  - 联络系统。
  - 急诊灾难准备计划。
- 确定性救治机构。
  - 创伤救治机构。
  - 机构间转运。
  - 医学康复。
  - 信息系统。
  - 教育。

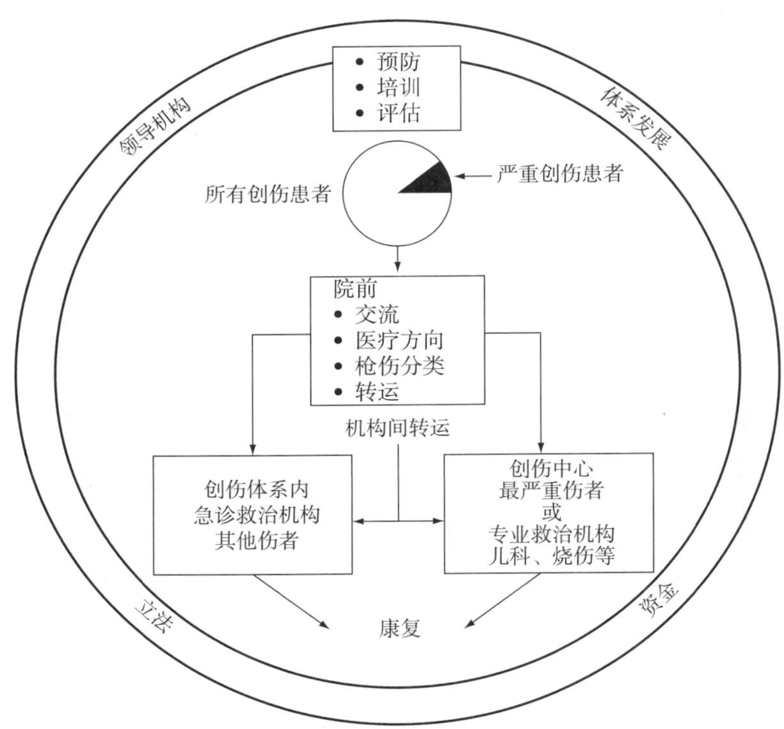

▲ 图 A-1 包含性创伤体系

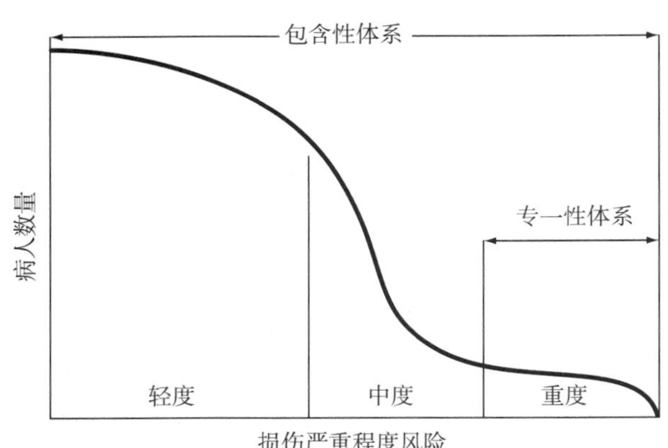

▲ 图 A-2 包含性创伤体系的组成部分

○ 研究。

（一）行政管理

创伤体系需要行政管理领导机构、官方机构、规划和发展、立法以及财政资金。综合到一起，这些组成部分形成了一个外层的稳定结构，这对于与患者救治直接相关的活动的连续性是至关重要的。创伤体系还需要处理由环境（都市或农村）或人口特殊结构（年轻人或老年人）所决定的人口多样性问题。

（二）预防

预防降低损伤实际发生率，这对于创伤体系和社会都是划算的。损伤预防是通过公众教育、立法和环境改善来实现。

（三）公共教育

公共教育能够促使行为变化并因此使损伤的暴露最小化。教育包括正确识别损伤和有效地获得急救医疗体系系统。这些组成部分推动必要的政治和立法实践，来建立合法的官方机构、领导机构及体系变化。

对于任何社区来说创伤体系的发展都是一个重要挑战。患者的正常流动可能会因为创伤的检伤分类流程而改变，因此创伤救治集中化的理念会产生潜在的政治和经济问题。从属性上讲，创伤体系会引导最严重伤员的救治分配到那些数量有限却专门设计的创伤中心中去。如果所有政党都参与初期的规划、发展和执行，创伤体系无疑会成功。

医生尤其是外科医生和麻醉学家参与体系的规划过程是非常关键的。他们应该帮助建立所有临床组成元素的救治标准，参与规划、认证、行为改善和体系评估。

四、在创伤体系内管理伤员

一旦损伤明确，创伤体系必须确保可以方便到达受伤现场并提供恰当的反应。创伤体系必须分配救治的职责和权力以及在去往创伤中心之前进行检伤分类决策。检伤分类指南必须能够为所有救治实施者所接受并被用于确定哪些患者需要送往创伤中心救治。这一协调需要院前救治提供者、医疗指导和创伤机构之间的直接沟通。初始救治流程应该着重于早期发现严重损伤、启动复苏，和快速转运至合适的机构。

作为确定性专业性救治机构，创伤中心是创伤体系的重要组成部分，不同于体系内其他医院，它能确保多发伤患者评估和处理所需的所有专业都能立即投入。这些创伤中心需要与创伤体系的其他部分相结合以保证患者所需的资源达到最好的匹配。创伤体系协调所有水平的机构之间的救治，这样可以根据患者需求实现医院和资源的迅速有效的结合。

初期是在急诊救治医院，而后是在更专业化的康复机构，这些康复服务的获取，也是患者全程管理的一个组成部分。在必要时使患者回归社区也很重要。

五、构建创伤体系的步骤

（一）公共支持

公共支持对于实现必需的立法是很必要的。这一过程如下。

- 查明需求。
- 建立病例数据库辅助评估患者需求和所需资源。
- 实施分析，决定可用的资源。
- 资源评估，查清体系的当前能力。
- 突出不足，规划解决方法。

（二）法律机构

一旦对体系的需求确定后，法律机构就会建立。需要法律来建立一个拥有强大监管能力，或由卫生健康、公共和医疗代表组成的咨询体领导机构。这个机构推出体系的标准，调控和指导院前救治，建立院前检伤分类，确定医疗方向，设计合适的机构提供救治，建立创伤登记制度和建立行为改善项目。

（三）建立理想救治的标准

这些必须由领导机构联合卫生和医学专家来建立。采纳整个系统的标准对于任何体系的成功都是必不可少的。

（四）创伤中心的设计

创伤中心的设计是由领导机构指导并通过一个公共参与的过程来实现。必须考虑到该区域内所有急诊救治机构的作用。所有这些机构的代表必须参与到这一规划过程中。

创伤中心的数量应该根据存在明显损伤风险的患者规模来确定（基于已确定的需求）。拥有太多创伤中心会稀释劳动力而弱化创伤体系，并会减少培训经验，消耗那些没有充分利用的资源。

发展一个创伤体系需要所有主要参与者从开始就介入。必须具备由所有急诊救治机构提供的最基本数据的协议。没有医院处理轻伤员的信息，数据就不完整，会偏向严重损伤。

（五）体系评价

创伤体系是一个复杂的组织结构，涉及救治的方法和标准。需要有持续评估的机制，基于自我监测、外部评估。

六、结果和研究

1998 年 7 月，召开了斯卡梅尼亚会议，目的是评价创伤体系效果的证据。在会议期间，证据被分为三组：小组研究的结果、登记的比较和基于人口的研究。

（一）小组研究综述

在斯卡梅尼亚会议上进行了小组研究的概述汇报。对于它的评论是其变异太大，某些研究的评判间信度太低。还有，尸检结果不足，从获得最终判断的回顾过程和使用的原则来看，小组研究变异较大。总体上说，所有的小组研究被归为级别弱的Ⅲ级证据。然而，MacKenzie 总结为，当所有小组研究结合起来考虑时，其确实提供了一些可靠性并支持如下假说，在创伤中心的治疗与非创伤中心相比，前者与更少的不恰当死亡和可能的残疾是相关的。

（二）登记研究

Jurkovich 和 Mock 对评估总体有效性的创伤登记所提供的证据进行了报道。他们得出结论这不是Ⅰ级证据，不可能比小组研究更好。他们对于创伤登记的评论包括下面六个项目：数据通常丢失、发生编码错误、可能会有评判间信度因素、国家标准不是基于人口的、关于死亡原因的细节很少、没有考虑院前死亡。斯卡梅尼亚会议参加者的共识是登记研究比小组研究要好，但不如人群研究好。

（三）基于人群的研究

基于人群的研究可能也会变成Ⅱ级证据。鉴于人群研究证据的属性，它们不是前瞻性随机试验，可覆盖创伤救治所有方面，包括院前、院内，和康复。对人群研究的评论指出由于临床变量数量有限，对于损伤严重程度和生理功能失常的调节是困难的。尽管它们可能适用于所有研究，仍存在其他问题，包括世俗倾向、观察性问题以及纵向人口死亡率研究问题。

七、总结

尽管所有三种类型的研究都有困难，每一个对多样的社区和地区也有相应优势。所有三种类型可能也会对健康政策产生影响，都能被用于创伤前及创伤后体系的建立。斯卡梅尼亚会议共识指出创伤体系的评价应该扩展到包括经济评价和质量调整寿命年的评价。

（周　靖）

附录 B 创伤评分与评分系统

Trauma Scores and Scoring Systems

一、概述

评估创伤或疾病的严重性是行医的基础，已知最早的医学文章为 Smith Papyrus 所著，将创伤分为三类，即可医治的、有争议的、不可医治的。

现代创伤评分方法通过结合评估解剖学上的创伤与量化生理上的紊乱程度，从而得出与临床预后相关的评分。

创伤评分系统使院前检伤分类更加便利，确定适合进行质量保证审核的创伤患者，可以对不同的创伤人群进行准确的比较，从而得以协调改进创伤系统。

原则上，评分系统可如下分类。

生理评分系统，基于机体对于创伤的反应。

解剖学评分系统，基于已遭受的机体创伤。

同时基于创伤类型与生理反应的评分系统。

基于后续康复结果的预后分析系统。

二、生理评分系统

（一）格拉斯哥昏迷评分[1]

GCS 评分设计于 1974 年，是最早的数值评分系统之一（表 B–1）。GCS 评分被合并到许多后来的评分系统中，强调头部损伤作为检伤分类及预后指标的重要性。

表 B–1 格拉斯哥昏迷评分

观察指标	反 应	分 数
睁眼反应	无	1
	疼痛引起	2
	呼之可应	3
	自主睁眼	4
运动反应	无	1
	肢体伸直	2
	肢体屈曲	3
	肢体回缩	4
	准确定位疼痛	5
	可遵嘱活动	6
言语反应	无	1
	呻吟	2
	可说出单字	3
	定向障碍	4
	定向能力准确	5

（二）儿童创伤评分[2]

儿童创伤评分（PTS，表 B–2）设计用于帮助儿童的检伤分类。PTS 是 6 项评分的总称，分值从 –6～+12，PTS 8 分或者更低时建议将儿童送往创伤中心。PTS 评分被证实可以准确地预测创伤的严重性或死亡率，但并未显著地比修正创伤评分（the Revised Trauma Score，RTS）准确且更难以评测。

RTS 评分是由 Champion 等引入，同过综合血压、GCS 和呼吸频率来评估一个患者的生理状态。

RTS 评分可用于战场检伤分类，使得院前急诊医护人员可以决定哪类患者需要创伤单元的关注。RTS 评分为 11 分或更低的患者建议送往具备二级以上的创伤中心（有手术设备、可 24h 行 X 线等）的分诊点。RTS 评分 10 分或更低的患者死亡率高达 30%，这些患者应该被送

表 B-2 儿童创伤评分

临床指标	分 类	分 数
体重（kg）	＞20	2
	10～20	1
	＜10	-1
气道	正常	2
	可维持	1
	不可维持	-1
收缩压（mmHg）	＞90	2
	50～90	1
	＜50	-1
中枢神经系统	清醒	2
	意识减退 / 模糊	1
	昏迷 / 去大脑强直	-1
开放性伤口	无	2
	小	1
	大 / 穿透性	
颅骨	无创伤	2
	闭合性骨折	1
	开放性 / 多发骨折	-1

6 项指标的值加和得出总体 PTS 得分（三）修正创伤评分

往一级机构。

患者入院时与复苏后最高 RTS 评分之间的差值预示着患者转归，按照惯例，入院时的 RTS 评分需要记录在病历中。

RTS 评分（非检伤分类）被用于回顾性预后分析，根据创伤患者分类的不同使用加权系数，使其可以较原 RTS 更准确地预测结果（表 B-3）。严重头部创伤的预后较严重呼吸系统创伤的预后更差，因此其加权系数更高。RTS 评分是创伤学中应用最广泛的生理评分系统。

（三）急性生理与慢性健康评分Ⅱ [4]

急性生理与慢性健康评分Ⅱ（The Acute Physiologic and Chronic Health Evaluation，APACHE Ⅱ）用于评估重症监护室患者死亡率及

表 B-3 修正创伤评分

临床指标	分 类	分 值	× 权重
呼吸频率（每分钟呼吸次数）	10～29	4	0.2908
	＞29	3	
	6～9	2	
	1～5	1	
	0	0	
收缩压	＞89	4	0.7326
	76～89	3	
	50～75	2	
	1～49	1	
	0	0	
格拉斯哥昏迷评分	13～15	4	0.9368
	9～12	3	
	6～8	2	
	4～5	1	
	3	0	

3 项临床指标分数之和为验伤 RTS 评分，加权后分值之和为 RTS 评分

预后。该评分通过包括年龄在内的几项生理指标及临床并发症参数计算 [5]。每项指标从 0 分正常生理状态到最高分 4 分（表 B-4）。

通过总分来推算死亡率（表 B-5）。

三、解剖评分系统

（一）简明损伤评分 [6]

简明损伤评分（abbreviated injury scale，AIS）是基于解剖学、全球严重创伤、共识推导的评分系统，根据损伤的相应身体部位重要性进行 0～6 分顺序分类。

AIS 系统是在 1971 年发明的，用来描述全身损伤的严重程度。目前使用的是 2015 年的修订版。

- 身体部位（第一个数字）。
- 解剖结构类型（第二个数字）。
- 损伤性质（第三及第四个数字）。

表 B-4　APACHE Ⅱ评分

输入参数	测量值	测量值	分　数
体温（℃）	36～38		0
	34.0～35.9	38～38.5	1
	32～33.9	38.5～39	2
	30～31.9	39～40.9	3
	≤ 29.9	≥ 41	4
心率（次 / 分）	70～109		0
	—	—	1
	55～69	110～139	2
	40～54	140～179	3
	< 40	≥ 180	4
平均动脉压（mmHg）	70～109		0
			1
	50～69	110～129	2
		130～159	3
	≤ 49	≥ 159	4
呼吸频率（次 / 分）	12～24		0
	10～11	25～34	1
	6～9	35～49	2
	—		3
	≤ 5	≥ 50	4
肺泡 – 动脉氧分压（FiO_2 > 50%）或氧分压（FiO_2 < 50%）（mmHg）	< 200 或 PaO_2 > 70		0
	—	PaO_2 61～70	1
	200～349	—	2
	350～499	PaO_2 55～60	3
	> 500	PaO_2 < 55	4
动脉血 pH 或 HCO_3（mmol/L）	7.33～7.49/22～31.9		0
	—	7.5～7.59/32～40.9	1
	7.25～7.32/18～21.9	—	2
	7.15～7.24/15～17.9	7.6～7.69/41～51.9	3
	< 7.15/ < 15	≥ 7.7/ > 52	4
血清 Na^+（mmol/L）	130～149		0
	—	150～154	1
	120～129	155～159	2
	111～119	160～179	3
	< 110	> 180	4

（续表）

输入参数	测量值	测量值	分 数
血清 K^+（mmol/L）	3.5～5.4		0
	3～3.4	5.5～5.9	1
	2.5～2.9	—	2
	—	6～6.9	3
	＜2.5	≥7	4
红细胞比容（%）	30～45.9		0
	—	46～49.9	1
	20～29.9	50～59.9	2
	—	—	3
	＜20	＞60	4
白细胞计数（$\times10^3$ 个 /mm^3）	3～14.9		0
	—	15～19.9	1
	1～2.9	20～39.9	2
	—	—	3
	＜1	40	4
格拉斯哥昏迷评分	15		0
	15 减具体 CCS 得分，如 GCS 9/15=6 分		0～15
年龄（岁）	≤44		0
	45—54		1
	55—64		2
	65—74		3
	≥75		4
			5
			6
慢性病	无		0
	急性肾衰竭		1
	有＋择期手术		+2
	有，但非手术后		+5
	有＋急诊手术		+6

• 程度（第五及第六个数字）。

还有一个额外的数字在编码右侧（“post-dot”编码），代表 AIS 严重程度。AIS 将损伤依严重程度从 1（最轻）到 5（严重，不确定是否生存）分级。对于某些最大程度的特定损伤（目前无法救治 / 无法生存）给 6 分。

AIS 评分手册为方便参考使用，根据解剖学分为九个部位，因此所有的损伤分类都可以用一个独特的编码表示，用于在创伤登记数据库中检索及判断其严重性。

表 B-5　基于 APACHE Ⅱ评分的死亡率

APACHE Ⅱ评分：近似死亡率说明		
分　数	未手术	手术后
0～4	4%	1%
5～9	8%	3%
10～14	15%	7%
15～19	24%	12%
20～24	40%	30%
25～29	55%	35%
30～34	73%	73%
35～100	85%	88%

（二）创伤严重程度评分 [7]

Baker 等在 1974 年发明了 ISS 评分将 AIS 评分与患者预后相关联，ISS 身体部位分区见表 B-6。

ISS 评分通过将损伤最严重的三个部位的 AIS 评分平方并加得出。ISS 评分从 1～75（因每个部位最高的 AIS 评分为 5）。根据惯例，任何部位 AIS 评分为 6（即不可救治或无法生存的损伤）代表 ISS 评分为 75。

ISS 评分只考虑每个部位最严重的损伤，忽视了相同部位其他的器官的损伤。不同的损伤有可能有着完全相同的 ISS 评分但显著不同的生存率（ISS 评分 25 可以是单独的严重头部损伤或者由不同区域轻度损伤相加）。另外，ISS 评分不能区分相似损伤评分对不同器官的影响，因此也不能识别如不同脑损伤对其他器官系统的影响。

Table B-6　Injury Severity Score

Number	Region
1	头颈部
2	面部
3	胸部
4	腹部及盆腔脏器
5	四肢
6	外伤 / 皮肤 / 整体

（三）新创伤严重程度评分 [8]

为了解决以上的不足及局限性，ISS 评分在 1997 年改进称为新创伤严重程度评分（New Injury Severity Score，NISS）。NISS 计算方式与 ISS 评分相同但选取的为最严重的三处创伤（如不考虑身体部位选取 AIS 评分最高的三处损伤）。因此 NISS 仅仅是三处身体部位评分平方的加和。

NISS 可以比 ISS 更好地预测患者生存率及预后，NISS 更好地区分了合并多器官衰竭的患者，并且可以比 ISS 评分更好地预测多器官衰竭可能 [9]。尽管支持者声明了其优势，但并未得到广泛应用。

（四）解剖要点法评分 [10]

解剖法要点法评分（Anatomic Profile Score，APS）最初是在 1990 年引用用来弥补 ISS 评分的不足。与 ISS 相较，APS 评分可以包含每部分身体部位多余一处的严重损伤，且相较于其他损伤更重视中央神经系统及躯干的损伤。AIS 评分用 4 个参数来描述损伤特征，大致给身体各部位加权重。大脑、神经中枢，颈前及胸部损伤及其他严重创伤构成 4 个参数中的三个。第四个参数是其他所有非严重创伤的总和。APS 评分是一个身体分区内所有损伤 AIS 评分平方之和的平方根，从而能够确认该区域内多发损伤的影响。四个部分参数相加构成 APS 评分。

近期引入的改良 APS（mAPS）评分通过 4 个数字来描述损伤。4 部分得分为最大 AIS 值和特定身体区域（AIS ≥ 3）所有严重损伤 AIS 值平方和的平方根（见表 B-7）。由此得出解剖要点法评分，四个 mAPS 得分的加权和。回归系数由严重创伤预后学科四个一级创伤中心（质控点）的入院情况的逻辑回归分析得出。

使用 AIS 相关评分的局限性在于其成本。国际疾病分类（International Classification of Disease，ICD）是大多数医院及医护人员用于分类及临床诊断的方法。计算机绘制的 ICD-9CM 评估量表结合到AIS身体区域和严重性值已经用于计算ISS、AP和NISS评分。尽管有局限性，ICD-AIS换算已经被用于在无法通过医疗文书获取AIS评分时人口大数据评估。除了北美地区，ICD-10是最常用。

表 B-7 解剖要点法评分

组成部分	身体部位	简明创伤严重性分级
mA	头/大脑	3～6
	中枢神经	3～6
mB	胸腔	3～6
	颈前	3～6
mC	其余部分	3～6

mA、mB及mC得分是通过对每个组成部分定义的所有损伤的平方和求平方根

（五）基于ICD的损伤严重程度评分[11]

严重程度评分系统也已从ICD编码出院诊断直接导出。近期，ICD-9损伤严重程度评分（ICD-9Severity Score，ICISS）已提上日程，其评分由个体ICD诊断相关生存风险比相乘得出。同时也着力发展神经网络提升ICISS评分的准确性。ICISS已被证实在判断预后及资源分配方面优于ISS评分及TRISS。然而，改良APS、AP和NISS评分在预测在院死亡率方面优于ICISS。

对于使用哪种解剖评分系统依然有争议，目前来说，NISS也许是基于AIS评分系统中的最优选择。

（六）器官损伤量表系统[12]

器官损伤量表（Organ Injury Scaling，OIS）是一个器官系统或身体结构的解剖损伤量表。OIS的目标是在创伤外科医生之间提供一种共同的语言，用于促进研究和持续的质量改进。并未设计用来与患者的预后相关。OIS表格可在AAST网站或本章末尾找到。

（七）腹部穿透性创伤指数[13]

Moore与其同事发明了腹部穿透性创伤指数（Penetrating Abdominal Trauma Index，PATI）评分系统，用于识别那些唯一的损伤来源是穿透性腹部创伤的高危患者术后并发症。每个涉及的器官系统均有一个并发症风险因子，然后乘以预估损伤严重程度。每个因子值均从1～5。每个器官的并发症风险指标是基于与该损伤相关的术后并发症发生率。

损伤的严重程度评估方法为简单改良的AIS评分，分值从最小的损伤=1分，到最大程度损伤=5分。每个器官得分总和乘以危险因子得出最后PATI得分。如果PATI得分在25分或以下，并发症风险较低（在10分或以下无并发症），相对在25分及以上则并发症的风险要高很多。

Moore等的研究显示在一组114例腹部枪击伤患者中，PATI得分超过25分的患者术后并发症的风险显著上升（PATI得分超过25分的患者46%发生严重的术后并发症，相对的小于25分患者仅有7%）。进一步的研究验证了PATI评分系统。

（八）修正创伤严重程度分类Ⅱ[14, 15]

第一版的修正创伤严重程度分类（Revised Injury Severity Classification，RISC）评分是在2003年由德国创伤登记系统DGU（Trauma Registry DGU，TR-DGU）衍生而来，近期在2014年更新为RISC Ⅱ。

第一个版本的研发同时验证了1993—2000年TR-DGU记录的2000名患者。每个创伤患者需要记录11种不同数据：新ISS评分、头部损伤、骨盆损伤、年龄、GCS评分、凝血、碱剩余、血红蛋白、心脏骤停、休克和大量输血。与TRISS相似，通过logistic函数 $P(s) = 1/(1 + e^{-X})$，将计算出的得分转化为生存概率P（s）。比较分析表明，RISC的预测性能优于TRISS，因为它包含额外的预测变量，如入院时的初始实验室化验指标。自2003年以来，RISC已被TR-DGU用于医院间比较和科研分析的结果调整。

然而，原始RISC评分也有一些局限性。缺失项部分被一种特定的算法所替代，但在注册表中，没有经RISC预后评估的患者人数增加到

15% 以上。此外，实际死亡率较 RISC 预测的预后低 2%。最终基于近期数据分析学者提出要增加预后因子。因此在 2013 年发明了 RISC 改进版。

RISC Ⅱ包括一些公认常用的预后因子，如年龄和血压，和一些已经在原来的 RISC 中使用的变量（如剩余碱、血红蛋白、心脏骤停），还包括如性别、受伤前 ASA 评分、瞳孔大小及对光反射等新变量。有趣的一点是，不再像 ISS 或 NISS 一样描述总体损伤严重程度，而是描述最严重和第二严重损伤（加上头部损伤）的 AIS 严重程度。这也使得其可以区分单发伤和多发伤。如果是单发损伤，则第二大损伤的 AIS 水平为 0，这意味着结果预测准确性有所提高（第二大损伤的相关系数为 +0.2）。

RISC Ⅱ尝试了一种处理缺失值的新方法，即不尝试估算缺失值，但该指标仍然会纳入模型中。因此，特定值得缺失并不会影响预测患者预后。见表 B-8 中所有类别缺失值（用"???"表示）在评分中为 0 分。对于描述损伤模式和年龄的变量不能为缺失值，因为这些因素对于任何结果的预测都是至关重要的。这两个变量（年龄及 AIS 编码的损伤列表）也是 TR-DGU 中必需的变量，这意味着可以为所有登记的患者计算预后评分。

RISC Ⅱ基于 2010 年到 2011 年记录的 3 万例创伤病例的数据。2012 年的数据被用来验证这个评分。它适用于至少 2 级 OIS 损伤的患者（因此 ISS 至少为 4 分）。RISC Ⅱ的组成部分列于表 B-8。

验证结果和比较现有的评分（ISS、TRISS、RISC）表明，RISC Ⅱ不仅可以应用到更多的患者中，同时可以改进辨别度（ROS 曲线下的面积）、准确性（预测死亡率更符合实际）和校准（Hosmer-Lemeshow 拟合优度）。

四、并发症评分系统

有以下几种并发症被证实会影响创伤预后。

- 肝硬化。
- 慢性阻塞性肺病。
- 先天性凝血障碍。
- 糖尿病。
- 先天性心脏病。
- 病态性肥胖。

其他学科（包括 APACHE Ⅱ）使用特定的并发症加权；然而到目前为止，它们在创伤治疗中的应用还没有得到证实。

Charlson 并发症指数 [16]：大多数应用于医学学科。

TRISSCOM[17]：调整 TRISS 评分中年龄因子为 65 岁，而不是更常见的 55 岁，包括 8 种并发症。

五、预后分析

（一）功能性独立指标及功能性评估指标 [18, 19]

功能性独立指标（functional independence measure，FIM）是一个 18 项全球广泛应用测量残疾的量表，可以单独评分，也可以与另外 12 项组成功能评估指标（Functional Assessment Measure，FAM）的量表一起评分。FIM+FAM 用于测量脑外伤人群残疾。它对所有 30 个项目都有顺序评分系统，从 1～7，1 是完全依赖，7 是完全独立。评分分为两个时间点，入院后 7～10 天内（入院评分），出院后 7 天内（出院评分）。

（二）格拉斯哥转归量表 [20]

对于头部外伤患者，入院或入院后 24h 内由 GCS 评分描述的昏迷程度被证实与预后相关，格拉斯哥转归量表（Glasgow Outcome Scale，GOS）试图量化头部受伤患者的预后参数。具体见表 B-9 的五点量表。

残疾的持续时间和程度应列入健康不良指数；这尤其适用于头外伤后，因为许多残疾幸存者都是年轻人（表 B-10）。

昏迷深度和神经系统体征的分级与预后密切相关，但个体体征的低准确性限制了它们在预测个体预后方面的应用。

（三）重大创伤转归学

1982 年，美国外科医师学会创伤委员会

表 B–8 RISC Ⅱ 组成部分

变 量	值	相关系数	变 量	值	相关系数
最严重损伤	AIS 3	–0.5	性别	女性	+0.2
	AIS 4	–1.3		男性 /???	0
	AIS 5	–1.7	创伤前 ASA	1～2	+0.3
	AIS 6	–2.9		3/???	0
第二严重损伤	AIS 0～2	+0.2		4	–0.3
	AIS 3	0	创伤机制	钝器伤 /???	0
	AIS 4	–0.6		穿透伤	–0.6
	AIS 5	–1.4	GCS 运动功能	正常	+0.6
头部损伤	AIS 0～2	0		可定位 /???	0
	AIS 3～4	–0.1		不能定位	–0.4
	AIS 5～6	–0.8		无	–0.8
年龄（岁）	1—5	+1.4	入院时收缩压（mmHg）	＜90	–0.7
	6—10	+0.6		90～110/???	0
	11—54	0		111～150	+0.3
	55—59	–0.5		＞150	0
	60—64	–0.8	C 反应蛋白	无	0
	65—69	–0.9		有	–1.8
	70—74	–1.2	凝血（INR）	＜1.2	+0.6
	75—79	–1.9		1.2～1.4	+0.2
	80—84	–2.4		1.4～2.4/???	0
	85+	–2.7		＞2.4	–0.4
瞳孔对光反射	灵敏	+0.2	血色素（g/dl）	7.0～11.9/???	0
	迟钝 /???	0		＜7.0	–0.5
	固定	–1.0	酸中毒（碱剩余）	＜6	+0.3
瞳孔大小	正常	+0.2		6～9/???	0
	不等大	0		9～15	–0.4
	双侧散大	–0.5		＞15	–1.5

RISC Ⅱ评分的相关系数。从 3:6 这个常数开始，根据观察到的结果，加上或减去特定的值（系数），最终得到评分值。然后使用 logistic 函数将该值转换为生存概率。正系数提示预后良好，负系数提示预后恶化。

开展了一项重大创伤转归研究（Major Trauma Outcome Study，MTOS），通过创伤流行病学和转归进行回顾性多中心研究。

对于一个创伤患者，MTOS 运用 TRISS 的方法评估生存率或 P（s）。P（s）可由以下公式算得：P（s）=1/（$1+e^{-b}$）。

表 B-9 格拉斯哥转归量表

预后转归参数		
轻度残疾（恢复良好）	GR	轻度损伤伴轻微神经和心理缺陷
中度残疾	MD	在日常生活中不需要帮助，再就业是可能的，但可能需要特殊设备
重度残疾	SD	重度损伤需要日常生活一直需要帮助
持续植物状态	PVS	严重损伤伴长时间的无反应状态以及缺乏更高级的精神功能
死亡	D	严重损伤或死亡，无意识恢复

表 B-10 转归相关体征

	死亡或植物人（%）	中度残疾或恢复良好（%）
瞳孔		
有对光反射	39	50
无对光反射	91	4
眼球运动		
良好	33	56
无 / 差	90	5
运动反应		
正常	36	54
不正常	74	16

Euler 常数（约为 2.718282）及 $b=b_0+b_1$（RTS）+ b_2（ISS）+b_3（年龄＞55）。B 相关系数由 MTOS 数据库回归分析所得（表 B-11）。

表 B-11 来自重大创伤转归研究数据库的相关系数

钝性伤	穿透伤
b_0= −1.2470	−0.6020
b_1= 0.9544	1.1430
b_2= −0.0768	−0.1516
b_3= −1.9052	−2.6676

P（s）值的范围从 0（未预期能存活）到 1.000 患者生存预期为 100%。每个患者的值可以用 ISS 和 RTS 轴绘制在一个图上（图 B-1）。

图 B-1 中斜线表示患者生存率为 50%；这些预制图（来自初始数据）适用于钝性和穿透性损伤以及 55 岁上下的人群对照。坐标高于 P（s）50 等压线的幸存者和低于 P（s）50 等压线的非幸存者被认为是非典型病例（统计学上未预料的），这种情况适合集中审核。

为了分析个别患者的结果，TRISS 数据库还允许将研究人群与庞大的 MTOS 数据库进行比较。用“Z 统计”来确定研究组的转归是否与 MTOS 预测的预期转归有显著差异。Z 代表一个比例（A–E）/S，A= 实际存活人数，E= 预期存活人数，S= 比例因子，以便将值转换为标准正态分布。Z 可能是正的，也可能是负的，这取决于存活率是大于还是小于 TRISS 的预测。Z 值大于 1.96 或小于 −0.96，代表与预后有显著性差异（$P < 0.05$）。

所谓的 M 统计是一种损伤严重程度的匹配，使其可以比较样本人群和主数据库（即基线组）的损伤严重程度范围。M 越接近 1，匹配越好；差异越大，Z 的偏差越大。这种偏倚可能具有误导性；例如，多数为轻度损伤患者的机构可能会错误地显示出比另一个治疗更多严重损伤患者的机构提供了更好的护理。

“W 统计”，或相对预后评分，计算每 100 名接受治疗的创伤患者中实际存活大于（或小于）MTOS 的预测的人数。相对预后评分可用于比较 W 值与 100% 生存率的“完美预后”。因此，W 也可以被理解为高于或低于预测的幸存者百分比，假以时日相对预后评分可以用来监测创伤护理交接是有进步。

TRISS 已经在许多研究中使用。根据所使用的患者数据集，其作为生存或死亡预测指标的价值已被证明在 75%～90% 之间，堪称完美。

（四）创伤严重性描述[22, 23]

创伤严重性描述（A Severity Characterization of Trauma，ASCOT）由 Champion 等于 1990 年提出，是一种评分系统，使用 APS 来描述 ISS 的损伤。钝性和穿透性损伤使用不同的相关系数，ASCOT 评

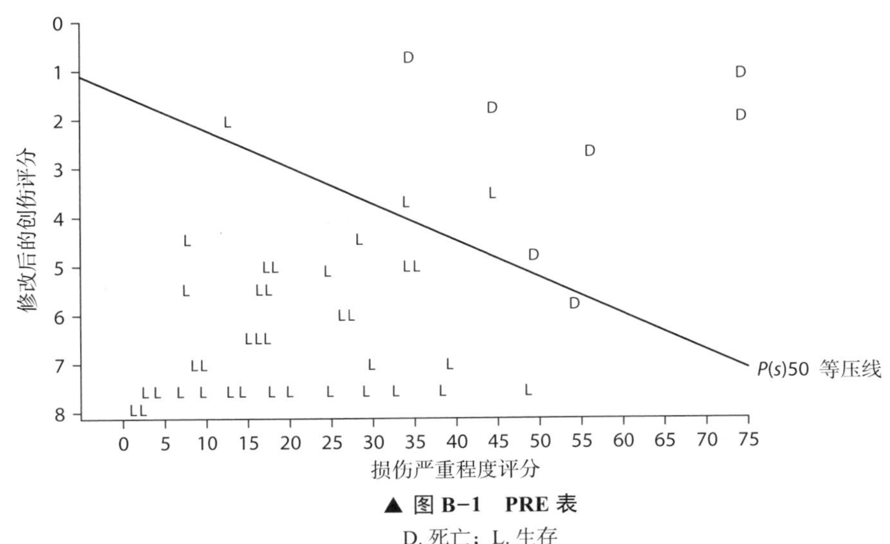

▲ 图 B-1 PRE 表

D. 死亡；L. 生存

分由以下公式导出：P（s）= 1/（1 + e^{-k}）。ASCOT 模型相关系数见表 B-12。ASCOT 已被证明优于 TRISS，特别是应用于穿透性损伤（表 B-12）。

表 B-12 由重大创伤转归研究数据推导的 ASCOT 生存概率系数，P（s）

K- 相关系数	损伤类型	
	钝性伤	穿透伤
K_1	–1.157	–1.135
K_2（RTS GCS 值）	0.7705	1.0626
K_3（RTS SBP 值）	0.6583	0.3638
K_4（RTS RR 值）	0.281	0.3332
K_5（头部 APS 值）	–0.3002	–0.3702
K_6（胸部 APS 值）	–0.1961	–0.2053
K_7（其他严重损伤 APS 值）	–0.2086	–0.3188
K_8（年龄因子）	–0.6355	–0.8365

APS. 解剖要点法评分；ASCOT. 创伤严重性描述；GCS. 格拉斯哥昏迷量表；RR. 呼吸频率；RTS. 改良创伤评分；SBP. 收缩压

六、创伤评分系统的比较

表 B-13 展示了创伤评分系统之间的比较。

七、器官特异性损伤评分系统 [12, 26-32]

表 B-14 至表 B-45 描述了器官特异性损伤评分系统。

在此部分所有表格中，ICD 指国际疾病分类（ICD9-CM[24] 和 ICD-10，2015 版 [25]），AIS 指美国机动车医学促进会简明损伤评分 2015[6]。

ICD-11 发布于 2018 年 6 月，于 2022 年 1 月执行 [25]。

在 ICD-10 系统里，在需要时，5 位数字使用如下。

- 闭合损伤：0。
- 开放损伤：1。

八、总结

创伤评分系统旨在促进院前分诊，发现那些出乎意料的创伤患者，允许对不同创伤人群进行精确比较，并管理和改进创伤系统。这对流行病学和创伤治疗的科学研究至关重要，甚至可以用来确定未来的资源分配和补偿。

只根据死亡或生存来评估结果的创伤评分系统，充其量是死板的工具。尽管存在多个量表（幸福质量量表、疾病影响调查表等），但仍需进一步努力制订结果评价指标，以评估各种不同创伤人群结果的多样性。

尽管有大量的缩略语，评分系统仍是创伤救治系统的重要组成部分。组织完善、集中管理、多学科的创伤中心在降低受伤患者的死亡率和发病率方面的效果有目共睹，创伤评分系统在当今和未来的创伤救治中发挥着核心作用。

表 B-13 创伤评分系统之间的比较

评分系统	年 份	预测指标	计算方法	分值分布及意义	优 点	局限性
生理评分系统						
GCS	1977	脑功能及患者生存率	基于大脑高级中枢对刺激的反应（眼睛、运动和语言）	范围从 3/15（无或最差神经功能）到 15/15（正常或接近正常神经功能）	简单，易于计算	最好的可用量表分数，其他量表不准确
PTS	1988	便于机构根据死亡率风险分诊	六种生理指标的总和	范围从 2（最好）到 − 1（最坏）	用作儿童转到创伤中心的分界点	使用不广泛
RTS	1989	患者生存率		范围从 0（严重生理紊乱）到 7.84（无生理紊乱）	提供患者的生理评估，与死亡率高相关性高。优于 TRISS 和 ISS 预测 ICU 的死亡率	到达前插管和镇静会改变准确性
APACHE-Ⅱ	1985	患者生存率及疾病严重程度	根据入院的 24h 内 ICU 最差的 12 项常规生理指标以及年龄和慢性健康状况。	范围从 0（死亡率风险非常低）到 71（死亡率风险非常高）。大于 15 分认为是中度到重度风险	在预测 ICU 死亡率方面优于 TRISS 和 ISS。现在一般是基于网络的录入和计算	ICU 专用评分，受数据完整性限制，费时且难以计算
解剖评分系统						
AIS	1971	患者生存率			发明用来分类伤害的严重性，但验证可测量死亡率	不能预测功能缺陷
ISS	1974	患者生存率	身体被分成六个解剖区域，每一个都评分。最高的三个分数平方和	44 中可能评分，范围从 1（不太严重）到 75（无法存活）	最广泛使用的创伤严重程度评分。将 AIS 与患者预后联系起来	没有生理指标预测。没有考虑同一区域多发伤，复杂
NISS	1997	患者生存率	不考虑身体区域三个最严重的 AIS 严重程度评分平方和	同 ISS	用于多发严重伤害时计算。比 ISS 和 ICISS 有轻微的预测优势	使用不广泛，复杂
APS	1990	患者生存率	三个“改良部分”基于 AIS 进行评分，形成一个 APS 分	范围变量。数字越高，预后越差	根据创伤的位置和严重程度	使用不广泛，复杂
ICISS	1996	患者生存率	直接从 ICD-9 编码计算成生存风险比（SRR）	范围从 0（不可存活）到 1（高存活概率）	不基于 AIS/ISS，不需要专业培训。优于 ISS	使用不广泛。仅基于 ICD-9 编码。能否反映机构水平而非受伤生存率
ICDMAP-90	1997	损伤严重程度	将 ICD-9 出院诊断代码转换为 ISS、ISS 和 APS	ICD/AIS 评分的变异性	类似 ICISS，保守估计损伤严重程度	没有被广泛使用。仅基于 ICD-9 编码
TRAIS	2003	患者生存率	与 ICISS 相同但使用 AIS 描述符代码	范围从 0（不可存活）到 1（高存活概率）	类似 ICISS，预测优于 ISS、NISS、APS	使用不广泛

（续表）

评分系统	年　份	预测指标	计算方法	分值分布及意义	优　点	局限性
OIS	1987	解剖学损伤	解剖学损伤	范围从1级（轻伤）、5级（重伤）及6级（致命伤）	标准化损伤严重程度。广泛使用	在单独使用时不可预测死亡率
RISC II	2014	患者生存率	德国创伤登记系统	基于伤害、年龄和生理指标的多个相关系数	与现有评分相比较并验证结果，RISC Ⅱ改善了识别、预测死亡率和校准	在德国以外没有广泛使用
并发症评分系统						
Charlson	1987	患者生存率	该评分由19种可能合并症组成，每个条件根据1年死亡率的相对风险分配1～6的权重，并求和	范围从0（低死亡率）到37（高死亡率）	仅在内科患者中有效	不是创伤专用，也一般不用于创伤患者。仅适用于ICD-9编码
TRISSCOM	2004	患者生存率	类似TRISS，根据年龄进行了调整（将年龄从65岁一分为二，而不是55岁），并添加了8个合并症变量	得分从0（不可存活）到1（非常可能存活）	反映人口老龄化	没有被广泛使用。没有根据并发症严重性加权
组合评分系统						
TRISS	1987	患者生存率	结合了ISS，RTS和年龄；回归系数来自MTOS数据库	得分从0（不可存活）到1（非常可能存活）	分离钝性和穿透性损伤患者的系数 / 概率	需要多个变量
ASCOT	1990	患者生存率	使用APS定义损伤严重程度	范围变量	类似TRISS但对穿透性创伤有较好的预测价值	需要多个变量
FIM/FAM	2000	脑外伤后预后	两个分数为入院评分及出院评分	30个数据点，每个点的得分从1（完全依赖）到7（完全独立）	允许客观评估康复，并设定目标	专利评分因此昂贵。广泛用于康复中心
GOS	1975	头部损伤预后	入院时昏迷程度与预后相关，GOS旨在对此进行量化	良好康复到死亡之间的、分级	昏迷分级与预后密切相关	个体体征准确度较低
MTOS	1982	一个好的康复到死亡之间是有等级的生存可能性	针对特定创伤患者的ISS方法学，使用相关系数代表RTS，ISS和年龄	生存的可预测性是可以计算出来的	允许通过一个巨大的数据库，与个人或医院的研究人群进行比较	计算复杂

引自 Champion H，Moore L，Vickers R. Injury Severity Scoring and Outcomes Research. In: Moore EE，Feliciano DV，Mattox KL，(Eds.) *Trauma*，8th ed. McGraw Hill Education，New York，NY，2017: 75–77.

AIS. 简明损伤评分；APACHE Ⅱ. 急性生理和慢性健康评估Ⅱ；APS. 解剖要点法评分；ASCOT. 创伤严重性描述；Charlson.Charlson 并发症指数（CCI）；FIM. 功能性独立指标；FAM. 功能评估指标；GCS. 格拉斯哥昏迷量表；GOS. 格拉斯哥预后量表；ICDMAP-90. 国际疾病分类"图谱"1990；ICISS. 国际疾病损伤严重程度分级评分；ISS. 损伤严重程度评分；MTOS. 重大创伤预后研究；NISS. 新损伤严重程度评分；美国创伤器官损伤外科学会（American Association for the Surgery of Trauma Organ Injury Scale）；PTS. 儿童创伤评分；RISC Ⅱ. 改良损伤严重程度分级Ⅱ；RTS. 改良创伤评分；TRAIS. 创伤登记简明损伤评分；TRISS. 创伤和损伤严重程度评分；TRISSCOM. 外伤和损伤严重程度并发症评分

表 B-14 颈血管组织损伤量表

等级[a]	损伤描述	ICD-9	ICD-10	AIS-2005
Ⅰ	甲状腺静脉	900.8	S15.8	
	面总静脉	900.8	S15.8	
	颈外静脉	900.81	S15.2	1～3
	无名动 / 静脉分支	900.9	S15.9	
Ⅱ	颈外动脉支（升咽、甲状腺上、舌、面、上颌、枕、耳后）	900.8	S15.0	1～3
	甲状腺颈干或一级分支	900.8	S15.8	1～3
	颈内静脉	900.1	S15.3	1～3
Ⅲ	颈外动脉	900.02	S15.0	2～3
	锁骨下静脉	901.3	S25.3	3～4
	椎动脉	900.8	S15.1	2～4
Ⅳ	颈总动脉	900.01	S15.0	3～5
	锁骨下动脉	901.1	S25.1	3～4
Ⅴ	颈内动脉（颅外）	900.03	S15.0	3～5

引自 Moore EE et al. *J Trauma*. 1996 September；41（3）：523–524[26].
a. 对于多个涉及血管损伤周长 50% 以上的Ⅲ级或Ⅳ级损伤，需要增加一级。对于Ⅳ级或Ⅴ级损伤，如果血管周长破裂小于 25%，则减少一级

表 B-15 胸壁损伤量表

等级[a]	损伤类型	损伤描述	ICD-9	ICD-10	AIS-2005
Ⅰ	挫伤	任意大小	911.0/922.1	S20.2	1
	裂伤	皮肤和皮下	875.0	S20.4	1
	骨折	＜ 3 根肋骨，闭合	807.01/807.02	S22.3	1～2
		无移位闭合的锁骨骨折	810.00/810.03	S42.0	2
Ⅱ	裂伤	皮肤、皮下和肌肉	875.1	S20.4	2
	骨折	≥ 3 个相邻肋骨，闭合	807.03/807.08	S22.4	1
		开放或移位的锁骨骨折	810.10/810.13	S42.0	2～3
		非移位闭合的胸骨骨折	807.2	S22.2	2
		开放或闭合的肩胛骨体骨折	811.00/811.18	S42.1	2
Ⅲ	裂伤	全层裂伤，包括胸膜穿透—前部	862.29	S21.1	2
		全层裂伤，包括胸膜穿透—背部	862.29	S21.2	2
	骨折	开放或移位的胸骨骨折	807.2	S22.2	2
		连枷胸骨	807.3	S22.2	2
		单侧连枷节段（＜ 3 根肋骨）	807.4	S22.5	3～4

（续表）

等级[a]	损伤类型	损伤描述	ICD-9	ICD-10	AIS-2005
Ⅳ	裂伤	胸壁组织裂伤伴裂伤处的肋骨骨折	807.10/807.18	S22.8	4
	骨折	单侧连枷胸（≥ 3 根肋骨）	807.4	S22.5	3～4
Ⅴ	骨折	双侧连枷胸（两侧均≥ 3 根肋骨）	807.4	S22.5	5

引自 Moore EE et al. *J Trauma*. 1992 September; 33（3）: 337–338.[27]
此量表仅限于胸壁，不反映相关的胸内或腹部损伤。因此，对胸壁上与下对比，前与后对比不作进一步描述，并且没必要评为Ⅵ级。具体地说，胸部挤压伤不是一个描述性术语，而是用骨折和软组织损伤的部位和程度来定义等级。
a. 双侧损伤增加一级

表 B-16　心脏损伤量表

等级[a]	损伤描述	ICD-9	ICD-10	AIS-2005
Ⅰ	心脏钝性损伤伴轻微心电图异常（非特异性 ST 或 T 波改变，心房或心室期前收缩，或持续性窦性心动过速）	861.01	S26.0	3
	心包钝性或穿透性伤口，无心脏损伤、心脏压塞或心脏疝			
Ⅱ	无心力衰竭的心脏钝性损伤伴心脏传导阻滞（右或左束支、左前束或房室）或缺血改变（ST 段压低或 T 波倒置）	861.01	S26.0	3
	穿透性切线方向的心肌损伤，但不累及心内膜，无填塞	861.12	S26.0	3
Ⅲ	伴有持续（≥ 6 次 /min）或多灶性心室收缩的钝性心脏损伤	861.01	S26.0	3–4
	钝性或穿透性心脏损伤伴间隔破裂、肺或三尖瓣关闭不全、乳头肌功能障碍或冠状动脉远端闭塞而无心力衰竭	861.01	S26.0	3–4
	心包钝性裂伤伴心脏疝	861.01	S26.0	3–4
	钝性心脏损伤伴心力衰竭	861.01	S26.0	3–4
	穿透性切线方向的心肌损伤，累及心内膜，有填塞	861.12	S26.0	3
Ⅳ	钝性或穿透性心脏损伤伴间隔破裂、肺或三尖瓣关闭不全、乳头肌功能障碍或冠状动脉远端闭塞导致心力衰竭	861.12	S26.0	3
	钝性或穿透性心脏损伤伴主动脉二尖瓣关闭不全	861.03	S26.0	5
	右心室、右心房或左心房钝性或穿透性心脏损伤	861.03	S26.0	5
Ⅴ	钝性或穿透性心脏损伤伴近端冠状动脉闭塞	861.03	S26.0	5
	左心室钝性或穿透性穿孔	861.13	S26.0	5
	星状伤口伴右心室、右心房或左心房组织缺失＜ 50%	861.03	S26.0	5
Ⅵ	心脏钝性撕脱伤；穿透性伤口造成心脏其中一个腔超过 50% 的组织缺失	861.13	S26.0	6

引自 Moore EE et al. *J Trauma*. 1994 March; 36（3）: 299–300.[28]
对于 ICD-10，使用额外字符：0= 没有进入胸腔的开放性伤口；1= 有进入胸腔的开放性伤口。
a. 多发的伤口造成心脏单腔或多腔受累的增加一级

表 B–17　肺损伤量表

等级[a]	损伤类型	损伤描述	ICD–9	ICD–10	AIS–2005
Ⅰ	挫伤	单侧，< 1 肺叶	861.12/861.31	S27.3	3
Ⅱ	挫伤	单侧，单肺叶	861.20/861.30	S27.3	3
	裂伤	单纯性气胸	860.0/1/4/5	S27.0	3～5
Ⅲ	挫伤	单侧，> 1 肺叶	861.20/861.30	S27.3	3
	裂伤	持续性（> 72h）从远端气道漏气	860.0/1/4/5	S27.3	3～4
	血胸	非进展性的血胸	862.0/861.30	S27.3	
Ⅳ	裂伤	严重撕裂（节段性或叶状）漏气	862.21/861.31	S27.4	4～5
	血胸	进展性的血胸		S25.4	
	血管	肺内一级分支血管破裂	901.40	S25.4	3～5
Ⅴ	血管	肺门血管破裂	901.41/901.42	S25.4	4
Ⅵ	血管	肺门血管完全横断	901.41/901.42	S25.4	4

引自 Moore EE et al. *J Trauma*. 1994 March；36（3）：299–300.[28]
血胸按胸部血管损伤量表评分。对于 ICD–10，使用额外字符：0= 没有进入胸腔的开放性伤口；1= 有进入胸腔的开放性伤口。
a. 双侧损伤需增加一级，最高到Ⅲ级

表 B–18　胸血管损伤量表

等级[a]	损伤描述	ICD–9	ICD–10	AIS–2005
Ⅰ	肋间动 / 静脉	901.81	S25.5	2～3
	乳内动 / 静脉	901.82	S25.8	2～3
	支气管动脉 / 静脉	901.89	S25.4	1～3
	食管动 / 静脉	901.9	S25.8	2～3
	半奇静脉	901.89	S25.8	2～3
	无名动 / 静脉	901.9	S25.9	2～3
Ⅱ	奇静脉	901.89	S25.8	2～3
	颈内静脉	900.1	S15.3	2～3
	锁骨下静脉	901.3	S25.3	3～4
	无名静脉	901.3	S25.3	3～4
Ⅲ	颈动脉	900.01	S15.0	3～5
	无名动脉	901.1	S25.1	3～4
	锁骨下动脉	901.1	S25.1	3～4
Ⅳ	胸主动脉（降主动脉）	901.0	S25.0	4～5
	下腔静脉（胸腔内）	902.10	S35.1	3～4
	肺动脉，一级分支	901.41	S25.4	3
	肺静脉，一级分支	901.42	S25.4	3

（续表）

等级[a]	损伤描述	ICD-9	ICD-10	AIS-2005
Ⅴ	胸主动脉（升主动脉和主动脉弓）	901.0	S25.0	5
	上腔静脉	901.2	S25.2	3～4
	肺动脉，主干	901.41	S25.4	4
	肺静脉，主干	901.42	S25.4	4
Ⅵ	胸主动脉或肺门完全横断	901.0	S25.0	5
	肺门完全横断	901.41/901.42	S25.4	5

引自 Moore EE et al. *J Trauma*. 1994 March；36（3）：299–300.[28]
a. 如果损伤超过周长的 50% 的多个Ⅲ级或Ⅳ级损伤，需增加一级。如果损伤小于周长的 25% 的Ⅳ级损伤，需降低一级

表 B–19 横膈损伤量表

等级[a]	损伤描述	ICD-9	ICD-10	AIS-2005
Ⅰ	挫伤	862.0	S27.8	2
Ⅱ	裂伤＜ 2cm	862.1	S27.8	3
Ⅲ	裂伤 2～10cm	862.1	S27.8	3
Ⅳ	裂伤＞ 10cm 伴组织缺失≤ 25cm^2	862.1	S27.8	3
Ⅴ	裂伤伴组织缺失＞ 25cm^2	862.1	S27.8	3

引自 Moore EE et al. *J Trauma*. 1994 March；36（3）：299–300.[28]
a. 双侧损伤需增加一级，最高到Ⅲ级

表 B–20 脾脏损伤量表（1994 年修订）

等级[a]	损伤类型	损伤描述	ICD-9	ICD-10	AIS-2005
Ⅰ	血肿	包膜下血肿，＜ 10% 表面积	865–01/865.11	S36.0	2
	裂伤	包膜撕裂，＜ 1cm 实质深度	865.02/865.12	S36.0	2
Ⅱ	血肿	包膜下血肿，表面积 10%～50%；实质内血肿，直径＜ 5cm	865.01/865.11	S36.0	2
	裂伤	包膜撕裂，1～3cm 的实质深度，不涉及小梁血管	865.02/865.12	S36.0	2
Ⅲ	血肿	包膜下血肿，＞ 50% 表面积或进行性加重；包膜破裂或实质内血肿；实质内血肿＞ 5cm 或进行性加重	865.03	S36.0	3
	裂伤	＞ 3cm 实质深度或累及小梁血管	865.03	S36.0	3
Ⅳ	裂伤	裂伤累及节段或脾门血管，造成大面积无血供（＞ 25% 脾）	865.13	S36.0	4
Ⅴ	裂伤	脾脏完全粉碎	865.04	S36.0	5
	血管	脾门血管损伤伴脾无血供	865.14	S36.0	5

引自 Moore EE et al. *J Trauma*. 1995 December；39（6）：1069–1070.[29]
对于 ICD–10，使用额外字符：0= 没有进入腹腔的开放性伤口；1= 有进入腹腔的开放性伤口。
a. 多发损伤需增加一级，最高到Ⅲ级

表 B–21　肝损伤量表（1994 年修订）

等级[a]	损伤类型	损伤描述	ICD–9	ICD–10	AIS–2005
Ⅰ	血肿	包膜下血肿，＜ 10% 表面积	864.01/864.11	S36.1	2
	裂伤	包膜撕裂，＜ 1cm 实质深度	864.02/864.12	S36.1	2
Ⅱ	血肿	包膜下血肿，10%～50% 表面积：实质内血肿直径＜ 10cm	864.01/864.11	S36.1	2
	裂伤	包膜撕裂 1～3cm 实质深度，＜ 10cm 长	864.03/864.13	S36.1	2
Ⅲ	血肿	包膜下血肿，＞ 50% 表面积或包膜破裂或实质内血肿；实质内血肿＞ 10cm 或进行性加重	864.04/864.14	S36.1	3
	裂伤	3cm 实质深度	864.04/864.14	S36.1	3
Ⅳ	裂伤	实质裂伤累及 25%～75% 的肝叶或单个肝叶中的 1～3 个 Couinaud 节段	864.04/864.14	S36.1	4
Ⅴ	裂伤	肝实质破裂累及 75% 以上的肝叶或单个肝叶内超过 3 个 Couinaud 节段	864.04/864.14	S36.1	5
	血管	肝旁静脉损伤；例如肝后腔静脉 / 肝中央大静脉	864.04/864.14	S36.1	5
Ⅵ	血管	肝撕脱伤	864.04/864.14	S36.1	5

引自 Moore EE et al. *J Trauma*. 1995 December；39（6）：1069–1070.[29]
对于 ICD–10，使用额外字符：0= 没有进入腹腔的开放性伤口；1= 有进入腹腔的开放性伤口。
a. 多发损伤需增加一级，最高到Ⅲ级

表 B–22　肝外胆管损伤量表

等级[a]	损伤描述	ICD–9	ICD–10	AIS–2005
Ⅰ	胆囊挫伤 / 血肿	868.02	S36.1	2
	肝门三联管挫伤	868.02	S36.1	2
Ⅱ	部分胆囊从肝床上撕脱；胆囊管完整	868.02	S36.1	2
	胆囊裂伤或穿孔	868.12	S36.1	2
Ⅲ	胆囊从肝床完全撕脱	868.02	S36.1	3
	胆囊管裂伤	868.12	S36.1	3
Ⅳ	肝右管部分或完全裂伤	868.12	S36.1	3
	肝左管部分或完全裂伤	868.12	S36.1	3
	肝总管部分裂伤（＜ 50%）	868.12	S36.1	3
	胆总管部分裂伤（＜ 50%）	868.12	S36.1	3
Ⅴ	肝总管横断＞ 50%	868.12	S36.1	3～4
	胆总管横断＞ 50%	868.12	S36.1	3～4
	肝左、右管同时损伤	868.12	S36.1	3～4
	十二指肠内或胰内胆管损伤	868.12	S36.1	3～4

引自 Moore EE et al. *J Trauma*. 1990 November；30（11）：1427–1429.[30]
对于 ICD–10，使用额外字符：0= 没有进入腹腔的开放性伤口；1= 有进入腹腔的开放性伤口。
a. 多发损伤需增加一级，最高到Ⅲ级

表 B–23 胰腺损伤量表

等级[a]	损伤类型	损伤描述	ICD–9	ICD–10	AIS–2005
Ⅰ	血肿	无导管损伤的轻微挫伤	863.81/863.84	S36.2	2
	裂伤	无导管损伤的浅表裂伤		S36.2	2
Ⅱ	血肿	无导管损伤或组织缺失的严重挫伤	863.81/863.84	S36.2	2
	裂伤	无导管损伤或组织缺失的严重裂伤	863.81/863.84	S36.2	3
Ⅲ	裂伤	远端横断或累及导管的实质损伤	863.92/863.94	S36.2	3
Ⅳ	裂伤	近端横断或涉及壶腹的实质损伤	863.91	S36.2	4
Ⅴ	裂伤	胰头大范围损伤	863.91	S36.2	5

引自 Moore EE et al. *J Trauma*. 1990 November；30（11）：1427–1429.[31]
对于 ICD–10，使用额外字符：0= 没有进入腹腔的开放性伤口；1= 有进入腹腔的开放性伤口。863.51，863.91：胰头部；863.99，862.92：胰体部；863.83，863.93：胰尾部。近端胰腺位于患者肠系膜上静脉的右侧。
a. 多发损伤需增加一级，最高到Ⅲ级

表 B–24 食管损伤量表

等级[a]	损伤类型	损伤描述	ICD–9	ICD–10	AIS– 2005
Ⅰ	挫伤	挫伤 / 血肿（颈段食管）	862.22/826.32	S10.0	2
		挫伤 / 血肿（胸段食管）	862.22/826.32	S27.8	3
		挫伤 / 血肿（腹段食管）	862.22/862.32	S36.8	3
Ⅱ	裂伤	部分层厚裂伤	862.22/826.32	S10.0/S27.8/S36.8	4
Ⅲ	裂伤	裂伤＜ 50% 周长	862.22/826.32	S10.0/S27.8/S36.8	4
Ⅳ	裂伤	裂伤＞ 50% 周长	862.22/826.32	S10.0/S27.8/S36.8	5
Ⅴ	组织缺失	节段性缺失或血供中断＜ 2cm	862.22/826.32	S10.0/S27.8/S36.8	5
	组织缺失	节段性缺失或血供中断＞ 2cm	862.22/826.32	S10.0/S27.8/S36.8	

引自 Moore EE et al. *J Trauma*. 1990 November；30（11）：1427–1429.[30]
对于 ICD–10，使用第五额外字符：0= 没有进入腹腔或胸腔的开放性伤口；1= 有进入腹腔或胸腔的开放性伤口。
缩写：S10.0：颈段食管；S27.8：胸段食管；S36.8：腹段食管。
a. 多发损伤需增加一级，最高到Ⅲ级

表 B–25 胃损伤量表

等级[a]	损伤类型	损伤描述	ICD–9	ICD–10	AIS–2005
Ⅰ	挫伤	挫伤 / 血肿	863.0/863.1	S36.3	2
	裂伤	部分层厚裂伤	863.0/863.1	S36.3	2
Ⅱ	裂伤	胃食管交界处或幽门裂伤＜ 2cm	863.0/863.1	S36.3	3
		近端 1/3 胃＜ 5cm 裂伤	863.0/863.1	S36.3	3
		远端 2/3 胃＜ 10cm 裂伤	863.0/863.1	S36.3	3

（续表）

等级[a]	损伤类型	损伤描述	ICD-9	ICD-10	AIS-2005
Ⅲ	裂伤	胃食管交界处或幽门裂伤＞ 2cm	863.0/863.1	S36.3	3
		近端 1/3 胃＞ 5cm 裂伤	863.0/863.1	S36.3	3
		远端 2/3 胃＞ 10cm 裂伤	863.0/863.1	S36.3	3
Ⅳ	组织缺失	组织缺失或血供中断＜ 2/3 胃	863.0/863.1	S36.3	4
Ⅴ	组织缺失	组织缺失或血供中断＞ 2/3 胃	863.0/863.1	S36.3	4

引自 Moore EE et al. *J Trauma*. 1990 November；30（11）：1427–1429.[30]
对于 ICD–10，使用额外字符：0= 没有进入腹腔的开放性伤口；1= 有进入腹腔的开放性伤口。
a. 多发损伤需增加一级，最高到Ⅲ级

表 B–26　十二指肠损伤量表

等级[a]	损伤类型	损伤描述	ICD-9	ICD-10	AIS-2005
Ⅰ	血肿	累及十二指肠单个区域	863.21	S36.4	2
	裂伤	部分层厚，无穿孔	863.21	S36.4	3
Ⅱ	血肿	累及不止一个区域的血肿	863.21	S36.4	2
	裂伤	小于周长的 50%	863.31	S36.4	3
Ⅲ	裂伤	D2 区周长的 50%～75%	863.31	S36.4	4
		D1、D3 或 D4 区周长的 50%～100%	863.31	S36.4	4
Ⅳ	裂伤	D2 区＞ 75% 周长	863.31	S36.4	5
		累及壶腹或胆总管远端	863.31	S36.4	5
Ⅴ	裂伤	十二指肠胰复合体大范围损伤	863.31	S36.4	5
	血管	十二指肠血供中断	863.31	S36.4	5

引自 Moore EE et al. *J Trauma*. 1990 November；30（11）：1427–1429.[31]
对于 ICD–10，使用额外字符：0= 没有进入腹腔的开放性伤口；1= 有进入腹腔的开放性伤口。
D1. 十二指肠的第一区域；D2. 十二指肠的第二区域；D3. 十二指肠的第三区域；D4. 十二指肠的第四区域。
a. 多发损伤需增加一级，最高到Ⅲ级

表 B–27　小肠损伤量表

等级[a]	损伤类型	损伤描述	ICD-9	ICD-10	AIS-2005
Ⅰ	血肿	挫伤或血肿，无血供中断	863.20	S36.4	2
	裂伤	部分层厚，无穿孔	863.20	S36.4	2
Ⅱ	裂伤	小于周长的 50%	863.30	S36.4	3
Ⅲ	裂伤	≥周长的 50%，无横断	863.30	S36.4	3
Ⅳ	裂伤	小肠横断	863.30	S36.4	4

（续表）

等级 a	损伤类型	损伤描述	ICD–9	ICD–10	AIS–2005
V	裂伤	小肠横断伴节段性组织缺失	863.30	S36.4	4
	血管	节段无血供	863.30	S36.4	4

引自 Moore EE et al. *J Trauma*. 1990 November；30（11）：1427–1429.[31]
对于 ICD–10，使用额外字符：0= 没有进入腹腔的开放性伤口；1= 有进入腹腔的开放性伤口。
a. 多发损伤需增加一级，最高到Ⅲ级

表 B–28 结肠损伤量表

等级 a	损伤类型	损伤描述	ICD–9	ICD–10	AIS–2005
Ⅰ	血肿	挫伤或血肿，无血供中断	863.40～863.44	S36.5	2
	裂伤	部分层厚，无穿孔	863.40～863.44	S36.5	2
Ⅱ	裂伤	小于周长的 50%	863.50～863.54	S36.5	3
Ⅲ	裂伤	≥周长的 50%，无横断	863.50～863.54	S36.5	3
Ⅳ	裂伤	结肠横断	863.50～863.54	S36.5	4
Ⅴ	裂伤	结肠横断伴节段性组织缺失	863.50～863.54	S36.5	4

引自 Moore EE et al. *J Trauma*. 1990 November；30（11）：1427–1429.[31]
ICD–9，863.40/863.50：结肠非特异性部位；863.41/863.51：升结肠；863.42/863.52：横结肠；863.43/863.53：降结肠；863.44/863.54：乙状结肠。
对于 ICD–10，使用额外字符：0= 没有进入腹腔的开放性伤口；1= 有进入腹腔的开放性伤口。
a. 多发损伤需增加一级，最高到Ⅲ级

表 B–29 直肠损伤量表

等级 a	损伤类型	损伤描述	ICD–9	ICD–10	AIS–2005
Ⅰ	血肿	挫伤或血肿，无血供中断	863.45	S36.6	2
	裂伤	部分层厚	863.45	S36.6	2
Ⅱ	裂伤	小于周长的 50%	863.55	S36.6	3
Ⅲ	裂伤	≥周长的 50%	863.55	S36.6	4
Ⅳ	裂伤	全层裂伤，延伸至会阴	863.55	S36.6	5
Ⅴ	血管	节段无血供	863.55	S36.6	5

引自 Moore EE et al. *J Trauma*. 1990 November；30（11）：1427–1429.[31]
对于 ICD–10，使用额外字符：0= 没有进入腹腔的开放性伤口；1= 有进入腹腔的开放性伤口。
a. 多发损伤需增加一级，最高到Ⅲ级

表 B–30 腹部血管损伤量表

等级[a]	损伤描述	ICD–9	ICD–10	AIS–2005
Ⅰ	未命名的肠系膜上动脉或肠系膜上静脉分支	902.20/39	S35.2	NS
	未命名肠系膜下动脉或肠系膜下静脉分支	902.27/.32	S35.2	NS
	膈动静脉	902.89	S35.8	NS
	腰动脉或静脉	902.89	S35.8	NS
	性腺动脉或静脉	902.89	S35.8	NS
	卵巢动脉或静脉	902.81/902.82	S35.8	NS
	其他需要结扎的未命名小动脉或静脉结构	902.80	S35.9	NS
Ⅱ	右、左或肝总动脉	902.22	S35.2	3
	脾动静脉	902.23/902.34	S35.2	3
	胃右动脉或左动脉	902.21	S35.2	3
	胃十二指肠动脉	902.24	S35.2	3
	肠系膜下动脉 / 主干或肠系膜下静脉 / 主干	902.27/902.32	S35.2	3
	肠系膜动脉的一级命名分支（如回结肠动脉）或肠系膜静脉	902.26/902.31	S35.2	3
	其他有名的需要结扎或修复的腹部血管	902.89	S35.8	3
Ⅲ	肠系膜上静脉、主干和一级分支	902.31	S35.3	3
	肾动脉或肾静脉	902.41/902.42	S35.4	3
	髂动静脉	902.53/902.54	S35.5	3
	髂内动脉或静脉	902.51/902.52	S35.5	3
	腔静脉（肾下）	902.10	S35.1	3
Ⅳ	肠系膜上动脉，主干	902.25	S35.2	3
	腹腔干	902.24	S35.2	3
	腔静脉（肾上和肝下之间）	902.10	S35.1	3
	主动脉（肾下）	902.00	S35.0	4
Ⅴ	门静脉	902.33	S35.3	3
	实质外肝静脉	902.11	S35.1	3
	实质外肝静脉 + 肝	902.11	S35.1	5
	腔静脉（肝后或肝上）	902.19	S35.1	5
	主动脉（肾上和膈下之间）	902.00	S35.0	4

引自 Moore EE et al. *J Trauma*. 1992 September; 33（3）: 337–338.[27]

对于 ICD–10，使用额外字符：0= 没有进入腹腔的开放性伤口；1= 有进入腹腔的开放性伤口。

NS. 未评分。

a. 该分级系统适用于实质外血管损伤。如果血管损伤在距离器官实质 2cm 以内，参考具体的器官损伤量表。对于累及血管周长大于 50% 的多个Ⅲ级或Ⅳ级损伤，需增加一级。如果血管周长裂伤小于 25% 的Ⅳ级或Ⅴ级损伤，需降低一级

表 B–31　肾上腺器官损伤量表

等级 a	损伤描述	ICD–9	ICD–10	AIS–2005
Ⅰ	挫伤	868.01/.11	S37.9	1
Ⅱ	仅累及皮质的撕裂伤（＜ 2cm）	868.01/.11	S37.8	1
Ⅲ	裂伤延伸至髓质（≥ 2cm）	868.01/.11	S37.8	2
Ⅳ	＞ 50% 实质毁损	868.01/.11	S37.8	2
Ⅴ	全部实质毁损（包括实质内大血肿） 血供撕脱	868.01/.11	S37.8	3

引自 Moore EE et al. *J Trauma*. 1989 December；29（12）：1664–1666.[31]
对于 ICD–10，使用额外字符：0= 没有进入腹腔的开放性伤口；1= 有进入腹腔的开放性伤口。
a. 双侧损伤增加一级，最高到Ⅴ级

表 B–32　肾损伤量表

等级 a	损伤类型	损伤描述	ICD–9	ICD–10	AIS–2005
Ⅰ	挫伤	显微镜下或肉眼血尿，泌尿系检查正常	866.00/866.01	S37.0	2
	血肿	包膜下血肿，不进行性加重，无实质裂伤	866.01	S37.0	2
Ⅱ	血肿	局限于腹膜后的非进行性加重的肾周血肿	866.01	S37.0	2
	裂伤	＜ 1.0cm 肾实质深度无尿外渗	866.11	S37.0	2
Ⅲ	裂伤	＞ 1.0cm 肾实质深度，无集合系统破裂或尿外渗	866.11	S37.0	3
Ⅳ	裂伤	实质裂伤延伸至肾皮质、髓质和集合系统	866.02/866.12	S37.0	4
	血管	主肾动脉或静脉损伤伴局限性血肿	866.03/866.11	S37.0	4
Ⅴ	裂伤	肾完全粉碎	866.04/866.14	S37.0	5
	血管	肾门血管撕脱致肾血供中断	866.13	S37.0	5

引自 Moore EE et al. *J Trauma*. 1989 December；29（12）：1664–1666.[32]
对于 ICD–10，使用额外字符：0= 没有进入腹腔的开放性伤口；1= 有进入腹腔的开放性伤口。
a. 双侧损伤需增加一级，最高到Ⅲ级

表 B–33　输尿管损伤量表

等级 a	损伤类型	损伤描述	ICD–9	ICD–10	AIS–2005
Ⅰ	血肿	挫伤或血肿，无血供中断	867.2/867.3	S37.1	2
Ⅱ	裂伤	＜ 50% 横断	867.2/867.3	S37.1	2
Ⅲ	裂伤	≥ 50% 横断	867.2/867.3	S37.1	3
Ⅳ	裂伤	完全横断，血供中断＜ 2cm	867.2/867.3	S37.1	3
Ⅴ	裂伤	撕脱，血供中断＞ 2cm	867.2/867.3	S37.1	3

引自 Moore EE et al. *J Trauma*. 1992 September；33（3）：337–338.[27]
对于 ICD–10，使用额外字符：0= 没有进入腹腔的开放性伤口；1= 有进入腹腔的开放性伤口。
a. 双侧损伤需增加一级，最高到Ⅲ级

表 B-34 膀胱损伤量表

等级[a]	损伤类型	损伤描述	ICD-9	ICD-10	AIS-2005
Ⅰ	血肿	挫伤，壁内血肿	867.0/867.1	S37.2	2
	裂伤	部分层厚	867.0/867.1	S37.2	3
Ⅱ	裂伤	腹膜外膀胱壁裂伤＜ 2cm	867.0/867.1	S37.2	4
Ⅲ	裂伤	腹膜外（≥ 2cm）或腹腔内（＜ 2cm）的膀胱壁裂伤	867.0/867.1	S37.2	4
Ⅳ	裂伤	腹腔内膀胱壁裂伤≥ 2cm	867.0/867.1	S37.2	4
Ⅴ	裂伤	腹腔内或腹膜外膀胱壁裂伤延伸至膀胱颈或输尿管口（膀胱三角）	867.0/867.1	S37.2	4

引自 Moore EE et al. *J Trauma*. 1992 September；33（3）：337–338.[27]
对于 ICD-10，使用额外字符：0= 没有进入盆腔的开放性伤口；1= 有进入盆腔的开放性伤口。
a. 多发损伤需增加一级，最高到Ⅲ级

表 B-35 尿道损伤量表

等级[a]	损伤类型	损伤描述	ICD-9	ICD-10	AIS-2005
Ⅰ	挫伤	尿道口出血；尿道造影正常	867.0/867.1	S37.3	2
Ⅱ	牵拉伤	尿道断裂拉伸，无造影剂外渗	867.0/867.1	S37.3	2
Ⅲ	部分中断	损伤部位的造影剂外渗，膀胱内可见造影剂	867.0/867.1	S37.3	2
Ⅳ	完全中断	损伤部位造影剂外渗，膀胱内未见造影剂，尿道分离＜ 2cm	867.0/867.1	S37.3	3
Ⅴ	完全中断	完全横断，尿道分离≥ 2cm 或延伸至前列腺 / 阴道	867.0/867.1	S37.3	4

引自 Moore EE et al. *J Trauma*. 1992 September；33（3）：337–338.[27]
对于 ICD-10，使用额外字符：0= 没有进入盆腔的开放性伤口；1= 有进入盆腔的开放性伤口。
a. 双侧损伤需增加一级，最高到Ⅲ级

表 B-36 子宫（非妊娠）损伤量表

等级[a]	损伤描述	ICD-9	ICD-10	AIS-2005
Ⅰ	挫伤 / 血肿	867.4/867.5	S37.6	2
Ⅱ	浅表裂伤（＜ 1cm）	867.4/867.5	S37.6	2
Ⅲ	深部裂伤（≥ 1cm）	867.4/867.5	S37.6	3
Ⅳ	子宫动脉裂伤	902.55	S37.6	3
Ⅴ	撕脱 / 血供中断	867.4/867.5	S37.6	3

引自 Moore EE et al. *J Trauma*. 1990 November；30（11）：1427–1429.[30]
对于 ICD-10，使用额外字符：0= 没有进入盆腔的开放性伤口；1= 有进入盆腔的开放性伤口。
a. 多发损伤需增加一级，最高到Ⅲ级

表 B-37 子宫（妊娠）损伤量表

等级[a]	损伤描述	ICD-9	ICD-10	AIS-2005
Ⅰ	挫伤或血肿（无胎盘早剥）	867.4/867.5	S37.6	2
Ⅱ	浅表裂伤（< 1cm）或部分胎盘早剥< 25%	867.4/867.5	S37.6	3
Ⅲ	深裂伤（≥ 1cm）发生在中期妊娠或胎盘早剥> 25% 但< 50%	867.4/867.5	S37.6	3
	妊娠晚期深裂伤（≥ 1cm）	867.4/867.5	S37.6	4
Ⅳ	子宫动脉裂伤	902.55	S37.6	4
	深层裂伤（≥ 1cm）伴胎盘早剥> 50%	867.4/867.5	S37.6	4
Ⅴ	子宫破裂			
	妊娠中期	867.4/867.5	S37.6	4
	妊娠晚期	867.4/867.5	S37.6	5
	完全性胎盘早剥	867.4/867.5	S37.6	4–5

引自 Moore EE et al. *J Trauma*. 1990 November；30（11）：1427–1429.[30]
对于 ICD-10，使用额外字符：0= 没有进入盆腔的开放性伤口；1= 有进入盆腔的开放性伤口。
a. 多发损伤需增加一级，最高到Ⅲ级

表 B-38 输卵管损伤量表

等级[a]	损伤描述	ICD-9	ICD-10	AIS-2005
Ⅰ	血肿或挫伤	867.6/867.7	S37.5	2
Ⅱ	裂伤< 50% 周长	867.6/867.7	S37.5	2
Ⅲ	裂伤≥ 50% 周长	867.6/867.7	S37.5	2
Ⅳ	横断	867.6/867.7	S37.5	2
Ⅴ	血管损伤；节段性血供中断	902.89	S35.8	2

引自 Moore EE et al. *J Trauma*. 1990 November；30（11）：1427–1429.[30]
对于 ICD-10，使用额外字符：0= 没有进入盆腔的开放性伤口；1= 有进入盆腔的开放性伤口。
a. 双侧损伤需增加一级，最高到Ⅲ级

表 B-39 卵巢损伤量表

等级[a]	损伤描述	ICD-9	ICD-10	AIS-2005
Ⅰ	挫伤或血肿	867.6/867.7	S37.4	1
Ⅱ	浅表裂伤（深度< 0.5cm）	867.6/867.7	S37.4	2
Ⅲ	深层裂伤（深度≥ 0.5cm）	867.8/867.7	S37.4	3
Ⅳ	部分血供中断	902.81	S35.8	3
Ⅴ	撕脱或完全实质毁损	902.81	S37.4	3

引自 Moore EE et al. *J Trauma*. 1990 November；30（11）：1427–1429.[30]
对于 ICD-10，使用额外字符：0= 没有进入盆腔的开放性伤口；1= 有进入盆腔的开放性伤口。
a. 双侧损伤需增加一级，最高到Ⅲ级

表 B–40　阴道损伤量表

等级[a]	损伤描述	ICD–9	ICD–10	AIS–2005
Ⅰ	挫伤或血肿	922.4	S30.2	1
Ⅱ	浅表裂伤（仅黏膜）	878.6	S31.4	1
Ⅲ	深部脂肪或肌肉撕裂	878.6	S31.4	2
Ⅳ	深及子宫颈或腹膜的复杂裂伤	868.7	S31.4	3
Ⅴ	损伤邻近器官（肛门、直肠、尿道、膀胱）	878.7	S39.7	3

引自 Moore EE et al. *J Trauma*. 1990 November；30（11）：1427–1429.[30]
对于 ICD–10，使用补充字符：0= 没有进入腹腔或盆腔的开放性伤口；1= 有进入腹腔或盆腔的开放性伤口。
a. 多发损伤需增加一级，最高到Ⅲ级

表 B–41　外阴损伤量表

等级[a]	损伤描述	ICD–9	ICD–10	AIS–2005
Ⅰ	挫伤或血肿	922.4	S30.2	1
Ⅱ	浅表裂伤（仅皮肤）	878.4	S31.4	1
Ⅲ	深部（脂肪或肌肉）裂伤	878.4	S31.4	2
Ⅳ	撕脱；皮肤、脂肪或肌肉	878.5	S38.2	3
Ⅴ	损伤邻近器官（肛门、直肠、尿道、膀胱）	878.5	S39.7	3

引自 Moore EE et al. *J Trauma*. 1990 November；30（11）：1427–1429.[30]
a. 多发损伤需增加一级，最高到Ⅲ级

表 B–42　睾丸损伤量表

等级[a]	损伤描述	ICD–9	ICD–10	AIS–2005
Ⅰ	挫伤 / 血肿	911.0～922.4	S30.2	1
Ⅱ	鞘膜亚临床裂伤	922.4	S31.3	1
Ⅲ	鞘膜裂伤伴＜ 50% 实质缺失	878.2	S31.3	2
Ⅳ	鞘膜严重裂伤≥ 50% 实质缺失	878.3	S31.3	2
Ⅴ	睾丸完全毁损或撕脱	878.3	S38.2	2

引自 Moore EE et al. *J Trauma*. 1996 September；41（3）：523–524.[26]
a. 双侧损伤需增加一级，最高到Ⅴ级

表 B-43 阴囊损伤量表

等 级	损伤描述	ICD-9	ICD-10	AIS-2005
Ⅰ	挫伤	922.4	S30.2	1
Ⅱ	裂伤＜阴囊直径的 25%	878.2	S31.2	1
Ⅲ	裂伤≥阴囊直径的 25%	878.3	S31.3	2
Ⅳ	撕脱＜ 50%	878.3	S38.2	2
Ⅴ	撕脱≥ 50%	878.3	S38.2	2

引自 Moore EE et al. *J Trauma*. 1996 September；41（3）：523–524.[26]

表 B-44 阴茎损伤量表

等级[a]	损伤描述	ICD-9	ICD-10	AIS-2005
Ⅰ	皮肤裂伤 / 挫伤	911.0/922.4	S30.2/31/2	1
Ⅱ	无组织缺失的 Buck 筋膜（海绵体）裂伤	878.0	S37.8	1
Ⅲ	皮肤撕脱	878.1	S38.2	3
	龟头 / 尿道口裂伤			
	海绵体或尿道缺损＜ 2cm			
Ⅳ	部分阴茎缺损	878.1	S38.2	3
	海绵体或尿道缺损≥ 2cm			
Ⅴ	阴茎完全缺损	876.1	S38.2	3

引自 Moore EE et al. *J Trauma*. 1996 September；41（3）：523–524.[26]

a. 多发损伤需增加一级，最高到Ⅲ级

表 B-45 外周血管器官损伤量表

等级[a]	损伤描述	ICD-9	ICD-10	AIS-2005
Ⅰ	指动脉 / 静脉	903.5	S65.5	1～3
	手掌动脉 / 静脉	903.4	S65.3	1～3
	掌深动脉 / 静脉	904.6	S65.3	1～3
	足背动脉	904.7	S95.0	1～3
	足底动脉 / 静脉	904.5	S95.1	1～3
	未命名的动 / 静脉分支	903.8/904.7	S55.9/S85.9	1～3
Ⅱ	贵要静脉 / 头静脉	903.8	S45.8/S55.8	1～3
	隐静脉	904.3	S75.2	1～3
	桡动脉	903.2	S55.1	1～3
	尺动脉	903.3	S55.0	1～3

（续表）

等级[a]	损伤描述	ICD-9	ICD-10	AIS-2005
Ⅲ	腋静脉	903.02	S45.1	2～3
	股浅静脉 / 股深静脉	903.02	S75.1	2～3
	腘静脉	904.42	S85.5	2～3
	肱动脉	903.1	S45.1	2～3
	胫前动脉	904.51/904.52	S85.1	1～3
	胫后动脉	904.53/904.54	S85.1	1～3
	腓动脉	904.7	S85.2	1～3
	胫腓干	904.7	S85.2	2～3
Ⅳ	股浅动脉 / 股深动脉	904.1/904.7	S75.0	3～4
	腘动脉	904.41	S85.0	2～3
Ⅴ	腋动脉	903.01	S45.0	2～3
	股总动脉	904.0	S75.0	3～4

引自 Moore EE et al. *J Trauma*. 1996 September；41（3）：523–524.[26]

a. 对于多个涉及血管损伤周长 50% 以上的Ⅲ级或Ⅳ级损伤，需要增加一级。对于Ⅳ级或Ⅴ级损伤，如果血管周长破裂小于 25%，则减少一级

（张　鹏　陈逸凡）

附录 C 创伤外科确定性救治学（包含创伤救治确定性麻醉学）课程要求及大纲

The Definitive Surgical Trauma Care Course: The Definitive Anaesthetic Trauma Care Course: Course Requirements And Syllabus

国际创伤外科及重症医学协会
IATSIC 秘书处
国际外科协会
Seefeldstrasse
CH-8008 苏黎世
瑞士
电话：+41445337650
传真：+41445337659
电子邮件：Iatsic@iss-sic.com
URL：http://www.iatsic.org

一、背景

损伤（创伤）仍是全世界一个主要卫生健康问题。除了提高创伤预防和管理的意识外，外科技术应用的提高也被认为能够挽救更多生命并有利于减少残疾。人们普遍认识到，在创伤管理中外科医生和麻醉师的培训是很缺乏的，主要包括以下几个方面。

- 用于提高处理不同类型患者所需要的相适应的技术水平的个体培训项目是很有限的。
- 传统的创伤培训是基于特异性器官。

因此，外科医生能够完成这一领域的培训，掌握的并不是最佳的技术，通常很少有时间思考一个合适的实践课程。

20 世纪 90 年代早期，在全世界，一些熟悉创伤管理的外科医生已经明显认识到，在手术治疗创伤患者的技术方面的外科培训还存在特别的需求，重点是那些接近完成或近期已完成其训练的医生们。本书课程起源于 1993 年 10 月 Howard Champion（美国）、David Mulder（加拿大）、Donald Trunkey（美国）、Stephen Deane（澳大利亚），和 Abe Fingerhut（法国）之间的一次会议。

这个课程属于毕业后外科课程，是与职业教育者合作而开发的，适用于那些已经能够胜任由美国外科医师学院的高级创伤生命支持®课程标准化的评估和复苏措施的人员。它强调所有课程参与者的专业训练，审核、强化并开展参加者在现有及新的创伤外科专业必备的流程方面的实际表现。对于严重创伤发病率高的国家的外科医生和麻醉师，该课程的意义更是不言而喻。另外，该课程在教育和实际资源有限的发展中国家也可能会有价值，尤其是那些承担人道主义或维持军事和平职责的国家，在这些国家，创伤救治经验相对有限的医疗职业人员可以使用该课程。

二、课程开发和测试

很多尝试来检验上述理念。

- Trunkey 医生、Fingerhut 医生、Champion 医生在 1994 年 11 月在瑞典参加一个瑞典创伤外科课程。该课程由 Sten Lennquist 医生负责。这个课程包括四天授课和一天实践操作。

• 1996 年 5 月在悉尼，在女王亨利医院，组织了一个非常成功的试点课程。这个课程的国际教员包括 Don Trunkey、Abe Fingerhut、和 Howard Champion。这个课程获得了巨大成功，此后全世界范围内举办了多个成功的课程。

• 自 1999 年以后，在澳大利亚、奥地利和南非的课程开办之后，推出了一套标准化的手册和幻灯。

• 本书课程每四年修订，更新材料，这是为了保持常新并及时发现全球创伤救治的飞速改进之处。

三、课程细节

（一）所有权

创伤外科确定性救治学™（Definitive Surgical Trauma Care，DSTC™）和创伤救治确定性麻醉学™（Definitive Anaesthetic Trauma Care，DATC™）课程是国际创伤外科和重症医学协会（International Association for Trauma Surgery and Intensive Care，IATSIC）的注册标志。IATSIC 是位于瑞士苏黎世的国际外科协会 / 国际矫形与创伤学会（Société Internationale de Chirugie，ISS-SIC）的综合协会。只有 IATSIC 承认的课程才能称为 DSTC 课程。

（二）使命描述

该课程是设计用于培训学员掌握创伤患者外科救治中所需要的技术。该课程融合了授课、示范、病例讨论和实践操作环节，并在条件允许的情况下使用活组织和人体组织（尸体或解剖标本）来完成课程。

（三）申请开办课程

可以向国际创伤外科和重症医学协会申请认证某个课程。申请者提供满足该课程需要的最基本条件，正如下面陈述的，这样，国际创伤外科和重症医学协会认证该课程，然后该课程被冠以 DSTC™ 课程名称并可以使用 IATSIC 图标。DATC™ 是在 DSTC™ 课程内的一个特殊模块。基本课程要按照国际创伤外科和重症医学协会规定的那样，并对课程材料和大纲不能做变动。

（四）开办资格

1. 地方性组织

DSTC 课程可以由任何三级学术机构或被公开认可的外科组织开办。

2. 全国性组织

全国性组织可以国际创伤外科和重症医学协会的名义在所在国家开办该课程。这需要与国际创伤外科和重症医学协会签署谅解备忘录。在开办第一批两个课程后，该全国性组织可以在遵循核心课程的前提下，修改课程来与当地情况更适应。

（五）课程材料和概述

该课程举办时间为 3 天以上，包括如下课程材料。

• 课程经理手册中包含开办课程的行政管理内容，这可以从 IATSIC 办公室获得。

• 课程内容最少应该包括核心课程，正如 IATSIC 的 DSTC™ 手册展示的那样（参考附录 D）。额外的材料和模块则根据当地组织者的考虑可以包含在内，前提是这些材料不能和核心课程冲突。

• 额外的“附加”模块可以由当地组织者考虑添加。

• 课程将使用特别的幻灯片和 DSTC 课程手册。

• 如果需要的话，IATSIC 能够以相当大的折扣提供 IATSIC DSTC 课程手册和课程材料（包括幻灯片）。在最基本的核心大纲的前提下，可以使用当地的课程手册和材料。

（六）课程经理

除了如下需求外，课程经理必须是全职 IATSIC 现任会员。对于开课课程，课程经理必须是 IATSIC 执行委员会委员。

（七）课程教员

• 课程教员被分为地方教员、国际教员、嘉宾讲师。

• 课程教员必须已参加过 DSTC 课程。

• 课程教员必须已完成 ATLS 教师课程、皇家外科医师学院“训练和训练员”课程，或同等的教师训练课程。

• 课程的国际教员必须是 IATSIC 会员。

• 在某一方面拥有特殊专业能力的嘉宾讲师是允许的。

• 以上确认的所有教员信息，以及完整的伦理委员会批准函，必须在课程开始前至少 3 个月提交 IATSIC。

• 推荐的理想的学员：教员比例应该是 4 : 1，不包括课程经理。

（八）课程参加者

• 所有课程参加者必须拥有行医执照。

• 全程参加整个课程是强制要求。

• 申请者水平可以由当地决定，前提是申请者拥有行医执照，并常常参与创伤病人的外科决策和外科救治。

• 如果需要可以设置课程参加考试。结业考试不是强制的。

（九）实践技能工作站

实践技能工作站可以采取不同材料，取决于当地的限制。课程的实践操作环节必须包括活组织培训室。然而，也可以选择使用尸体，这取决于当地情况。当地伦理委员会对所有的动物和其他组织使用的完整批准证书，以及任何其他合法必要的批准书，必须在课程批准或开办前，已获得并提交给 IATSIC。

（十）课程大纲

为了 IATSIC 承认课程是有效的 DSTC 课程，课程必须满足或超过核心课程的最低要求。核心课程和“模块”在该手册中收录，课程如下。

• 核心知识。

• 外科技能（参考附录 D）。

• 如果需要可以添加额外模块，由当地组织委员会考虑并适应当地需要。

• 在使用人体材料进行解剖的地区，课程通常是通过美国外科医师学院、高级创伤显露外科技能 ACS 课程的演示来进一步强化的。

（十一）课程证书

• 参加者要求参加整个课程。

• 可以签发参加并完成课程的证明。

• 课程证书是编号的。

• 课程内容、最终的教员和参加者，以及课程评估，必须在课后提交给 IATSIC。

四、课程认证

认证课程应该是向 IATSIC 提出申请。IATSIC 承认的课程可以使用 IATSIC 和 ISS–SIC 的认可图标，并冠以 DSTC 课程之名。

DSTC 课程是 IATSIC 的知识产权和注册标志，IATSIC 是位于瑞士苏黎世的 ISS–SIC 综合协会。尽管可能使用其他机构的支持，这并不意味着其他组织能够以任何方式实施或管理 DSTC 课程。

DSTC 课程是设计用于培训从医者在创伤患者的确定性外科救治方面所需要的技能。课程是通过授课、示范、病例讨论和实践操作环节的结合来完成。

DSTC 课程的注册和管理是由 DSTC 亚委员会以 IATSIC 名义来进行。全国性课程由全国性组织管理是可取的，对地方性课程没有限制，前提是满足国际 DSTC 准则。申请举办课程必须通过 IATSIC 来完成。

只有 IATSIC 承认的课程才能被称之为 DSTC 课程。

五、课程信息

课程信息可以从 IATSIC 获得。

（周　靖）

附录 D 创伤外科确定性救治学（DSTC™）课程的核心外科技术

Definitive Surgical Trauma Care™ Course—Core Surgical Skills

一、颈部

（一）标准颈部（胸骨乳突前）切口

（二）颈血管的控制和修复

1. Ⅱ区。

2. 延长至Ⅲ区。

3. 二腹肌分离和下颌骨半脱位或分离。

4. 延长到Ⅰ区。

（三）通过锁骨上切口延长

1. 颈内动脉近端结扎。

2. 分离的颈外动脉修复。

（四）显露、控制和结扎颈内静脉

（五）显露和修复气管

（六）显露和修复颈部食管

二、胸部

（一）切口

1. 前外侧开胸探查术。

2. 胸骨切开术。

3. “Clamshell”双侧开胸探查切口。

（二）开胸探查术

1. 探查胸腔。

2. 结扎肋间血管和乳内血管。

3. 急诊室（复苏性）开胸探查术。

(1) 膈上控制主动脉。

(2) 控制肺门。

(3) 胸内心脏按压。

（三）心包切开术

1. 膈神经保护。

2. 显露肺静脉。

（四）显露和修复胸主动脉

主动脉交叉钳夹。

（五）肺伤口

1. 缝合。

2. 吻合。

3. 部分肺切除。

4. 肺段切除术。

5. 肺叶切除术。

（六）显露和修复胸部食管

（七）显露和修复膈肌

（八）从下面压迫左锁骨下血管

（九）左前开胸探查术

直视主动脉上血管。

（十）心脏修复

1. 手指控制。

2. 涉及冠状血管。

（十一）置入旁路

三、腹腔

（一）正中剖腹探查术

1. 如何探查（优先）。

2. 填塞。

3. 定位腹膜后血肿——何时探查。

4. 损伤控制

(1) 技术。

(2) 关闭腹腔。

5. 延长剖腹探查切口

(1) 外侧延长。

(2) 胸骨切开。

6. 膈肌水平主动脉交叉钳夹（左侧肋膈角区）。

（二）左侧脏器向内旋转

1. 左半结肠（降结肠）向内侧翻转。

2. 胰腺和脾脏向中线翻转。

（三）右侧脏器向内旋转

1. Kocher 操作法。

2. 右侧结肠（升结肠）向内侧翻转。

（四）腹部食管

1. 松解。

2. 修复

(1) 简单。

(2) 松解基底加强缝合。

（五）胃

1. 松解。

2. 血管控制的入路。

3. 修复前侧和后侧伤口。

（六）肠道

1. 切除。

2. 小肠和大肠吻合术。

3. 吻合结肠造口术。

4. 回肠造口技术。

四、肝脏

（一）松解（镰状韧带、悬韧带、三角韧带和冠状韧带）

（二）肝脏填塞

（三）肝脏分离

1. 控制肝下下腔静脉。

2. 控制肝上上腔静脉。

3. 肝蒂阻断。

（四）实质裂伤修复

（五）手指骨折技术

（六）束切断术

（七）肝静脉损伤填塞

（八）肝脏切除

（九）非解剖性部分切除

（十）使用组织黏合剂

（十一）贯通伤的压塞（Foley/Penrose 引流、三腔管）

五、脾脏

（一）松解

（二）缝合

（三）使用组织黏合剂

（四）部分脾切除术

1. 缝合。

2. 吻合。

（五）全脾切除术

六、胰腺

（一）胰尾松解

（二）胰头松解

（三）主胰管定位和修复

（四）远端胰腺切除术

1. 吻合。

2. 缝合。

（五）使用组织黏合剂

（六）肠系膜血管显露（胰腺分离）

七、十二指肠

十二指肠松解

1. Kocher 操作法（十二指肠扭转）。

2. Treitz 韧带分离。

3. 修复十二指肠。

八、泌尿生殖系统

（一）肾脏

1. 松解。

2. 控制血管。

3. 修复。

4. 部分肾切除术。

5. 肾切除术。

（二）输尿管

1. 松解。

2. 支架。

3. 修复。

（三）膀胱

1. 腹膜内破裂的修复。

2. 腹膜外破裂的修复。

九、腹部血管损伤

（一）显露和控制

1. 主动脉和其分支

(1) 显露。

(2) 修复。

(3) 分流。

2. 下腔静脉

(1) 肝上下腔静脉。

(2) 肝下下腔静脉。

(3) 使用棉垫控制出血。

(4) 通过前侧伤口，前后修复。

(5) 分流。

（二）骨盆

骨盆血管控制

(1) 腹膜外填塞。

(2) 动脉和静脉缝合。

(3) 动脉和静脉结扎。

(4) 髂血管填塞 / 锚定结扎。

十、外周血管损伤

（一）肢体：血管入路

1. 腋部。

2. 肱部。

3. 股部。

4. 腘部。

（二）筋膜切开术

1. 上肢。

2. 下肢。

十一、主动脉导管复苏性球囊阻塞的置入

腹股沟置入，采用超声。

（周 靖）

附录 E 手术室洗手护士的工作简述

Briefing for Operating Room Scrub Nurses

一、概述

目前，损伤控制技术已成为治疗创伤患者主要的公认理念，其中包括保暖、防止患者酸中毒和凝血机制进一步恶化并最终死亡等临时措施。一些在手术室或手术部门环境中的工作人员可能以前没有接触过这些技术，尤其是在创伤量有限且发生严重创伤极少见的国家。本附录旨在帮助医疗团队为即将到来的严重创伤患者和其术中管理做好准备。良好的沟通是成功的关键，预测和思考同行（另请参阅第 9 章）。

本节中提到的护理方面如下。

- 准备。
- 消毒和铺巾。
- 仪器和技术问题。
- 专用工具和设备，包括简易的小工具。
- 医学原则方面问题。
- 交流。

二、手术室的准备

严重创伤的患者病情复杂，他们可能有复杂的损伤并且生理功能紊乱，需要紧急治疗。在患者到达之前优化手术室并为所有可能发生的事件进行计划，这将避免出现混乱和紧张的场面，并且在计划好有所准备的环境工作中，团队中的每个成员都扮演重要角色，并相互认可。

（一）环境

由于患者潜在的凝血疾病和体温降低，我们需要不惜一切代价防止患者进一步散失热量并且最大限度地止血。

- 手术室内部温度应设置为至少 27℃，并保持在此水平 [1]。
- 液体和血液在输入之前和期间应加温，使用 Level 1®（Smiths Medical，St Paul，MN，USA）或 Ranger®（3M Medical，St Paul，MN，USA）设备进行管理，用于快速输液而不会使患者热量丢失。理想情况下，输液温度应设置在 41℃。
- 配置患者加热设备，并且准备投入使用。包括循环的加热流体垫层或加热气体循环装置（如 Bair Hugger® 3M Medical，St Paul，MN，USA），这些装置必须与皮肤直接接触而不是隔着床单。

（二）血液流失

由于存在大量失血的可能性，应该考虑启动某种形式的自体回输装置。只要收集装置中使用了生理盐水（0.9%）（加上 1000U 肝素钙）而非水，则无须冲洗胸腔积液中的血液即可直接进行自体输血。

（三）仪器

- 现在是时候需要准备额外的仪器，包括大量海绵 / 棉签，因为它们会大量快速地被消耗。
- 带有多个抽屉的手推车设备可能会非常有用 [2]。
- 一定要备有开胸和血管切开 / 修复设备，并且备有各种缝合线、订皮机和引流管，以及非常规用途物品，如 Sengstaken–Blakemore 管。

（四）消毒

对于损伤控制手术，提供真正无菌区域的概率要比常规手术少得多，应该使用替代方法来获得相同的结果。人们常说“无菌是创伤的一种奢侈”。

• 通常消毒用碘伏或氯己定皮肤消毒制剂，创伤患者同样适用。但一个患者不应同时使用这两种制剂，因为它们可能会让彼此失效。首选基于氯己定的消毒制剂[3]。

• 应用方法可能会有所不同，在北美几个著名的中心使用喷雾瓶来消毒。事实证明，这与传统的圆形海绵擦拭消毒一样有效[3, 4]。

• 消毒范围应广泛超出手术操作的预期范围，建议从颈部到膝盖进行消毒，因为这样操作可以从腹部扩展到胸部以及从隐静脉获得静脉血管。

• 开腹手术的消毒范围应延伸至胸部和膝盖，为了使其操作延伸至胸部以及获得大腿血管。

• 胸部手术消毒时为了以防锁骨下动脉或腋动脉血管损伤，必须将患肢和大腿自由悬垂，以备可能需要的大隐静脉获取。

• 剖腹手术消毒应尽可能横向延伸，方便放置引流管。

（五）铺巾

手术铺巾也会有非常规的地方，这样可以确保外科医生不仅可以进行主要的手术，而且可以进行除主要手术以外的其他手术。

• 使用附着在皮肤上的布单广泛铺巾，或用订皮机将它们从脖子的侧面，腋中线面向胸部并沿同一平面至膝盖固定在皮肤上。生殖器上覆盖小布单或打开的纱布（图 E-1）。

• 通过用无菌布单覆盖外科手术操作不需要的区域来防止热量散失。例如，如果默认腹部是手术操作部位，则在尽可能保留需要操作区域下，用布单遮盖住胸部和腿部。

（六）辅助物

就实际程序的预先计划而言，只能建议手术团队“预测”所有可能发生的情况。还要记住，由于没有足够的准备时间，对手术团队成员造成伤害的风险很高，并且应采取所有预防措施以确保提供最大程度的保护。

在这种相对不受控制的情况下，需要精心操作锋利的利器，切勿用手触碰利器，将其放在碗中。

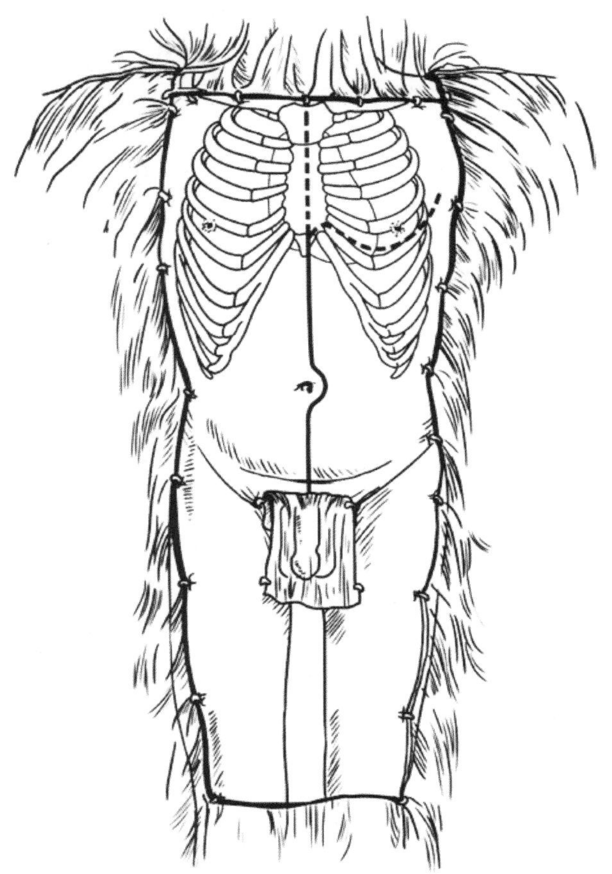

▲ 图 E-1 创伤性剖腹手术的覆盖

• 尽管没有充分的证据表明口罩，套鞋和帽子能在手术过程中保护患者免受感染，但应保持标准预防措施以保护医疗团队成员。手术室护士应确保“无菌区”中的所有人员都穿着适当。

• 将手术刀放在接收器（肾型碗）中以供外科医生取出和更换。应首先用手术刀和重型（梅奥）剪刀打开体表。

• 准备 20～30 个大的干燥棉签或棉布，以供外科医生进行快速包装。最好是将这些标签最初“折叠”通过，除非外科医生另有说明，对于确定性包装，应使用拭子分层折叠。

• 请勿使用湿棉签，它们会迅速变得湿冷。

• 抽吸设备应准备就绪，并应合理地连接至电池节省设备。桌子上有两个抽吸装置很有用。

• 应备有电凝，虽然此时没有时间进行小血管止血，但之后很有可能会使用它。

三、手术步骤

（一）器械

需准备好要使用的器械如下。

- 开胸托盘已准备好在手术室中，但除非胸部是主要手术，否则无须打开。还应配备胸骨锯或 Lebsche 刀。
- 已准备好标准的开腹手术套件，包括肠切除套件。
- 设置手推车上打开的血管器械，包括大型主动脉夹（Crawford 和 Satinsky）。
- 配备好小、中、大止血钳（例如，Halstead、Clele、Roberts 和蚊式），因为可能要夹很多出血血管。
- 几把 Babcock 镊子用于保持或标记肠损伤。
- 直角解剖钳，如用于胆管（Lahey、Heiss、Mixter 等）的解剖钳。
- 全套牵开器（如 Morris 牵开器、Army-Navy 牵开器、Langenbeck 牵开器、Deaver 和铜质可锻造牵开器），以及某些自保持系统，如 Bookwalter 系统、Omni-Tract 系统或 Gray 系统。
- 至少将一对镊子用橡胶套扎起来，否则取子弹时会导致划伤弹药，如果将案件移交给法庭，则法医证据无法被接受。

由于大多数主要外伤（尤其是穿透性外伤）都会影响腹部，因此必须为肠和实体器官损伤做好准备。

- 皮肤吻合器可以吻合子弹和胃裂伤中的小孔（可能对心脏也有用）。
- GI 型线性切割吻合器在小肠或结肠的非手术切除过程中可快速闭合肠末端。
- TA 型非切割吻合器可用于形成幽门排斥，或在需要快速切除的情况下用于胰腺远端切除。
- 可以使用脐带或大海绵上的胶带结扎肠段以控制流出物。
- Ligaclips 可用于控制肝脏，脾脏或肠系膜上的血管出血。
- 将 Sengstaken-Blakemore 管放置在出血的肝脏中，以尝试压塞深处的出血非常有效。在 16G 鼻胃管上充气的 Penrose 管也可以达到类似的效果。
- 对于怀疑的血管损伤或控制不可结扎血管的出血，需要各种形式的临时性动脉分流器或类似设备。
- Rumel 止血带是一种实用的设备，只需将圆柱形塑料管放置在血管上，并在将易碎的血管隔离并成环后。它也可用于将分流器向近端和远端固定在一个受伤的动脉上。止血带可以用 Ligaclips 或小动脉夹固定在适当的位置。
- 应该备有专有的分流器（如 Javid 或 Barker 分流器）；或者，可以根据血管大小使用静脉输液管，鼻胃管或胸腔引流管进行分流。
- 血管移植物的选择应放在眼前。可选用塑料盖布来防止损坏：
  - Opsite®（Smith and Nephew，London,UK）
  - Ioban® 或 Steridrape®（3M Medical，St, Paul, MN, USA）。
- 专用负压吸引装置：
  - V.A.C. Kinetic Concepts Inc.（KCI），San Antonio, TX, USA。
  - Renasys®（Smith and Nephew，London, UK）。

（二）特殊仪器和自制工具

损伤控制流程的首要目标是在维持组织灌注的同时止血，然后控制感染。这可能需要使用其他特殊的仪器以及一些简易的或“自制的”小工具才能达到预期的效果。一个有效果的选择措施是将预先挑选好的仪器设备提前放置在专用的多抽屉移动小车中备用。一个合适的损伤控制手术存储柜应包含一个选择列表，如表 E-1 和图 E-2。

表 E-1　损伤控制设备

顶　部	缝　线
托盘 1	手术单
托盘 2	一次性手术服
托盘 3	通用仪器套装：Babcocks
托盘 4	直角钳，Satinsky 钳

（续表）

顶　部	缝　线
托盘 5	胸腔器械套装
托盘 6	腹部器械套装
托盘 7	血管器械套件 悬吊（Steridrape®，Opsite®，Ioban®）
托盘 8	大纱布，腹部拭子
托盘 9	网状移植物，填塞海绵 分流器：颈动脉，Javed 管：鼻胃管，尿管，胸管 硅胶圈，Rumel 止血带
托盘 10	装订机：订皮机 / GIA/TA / 血管

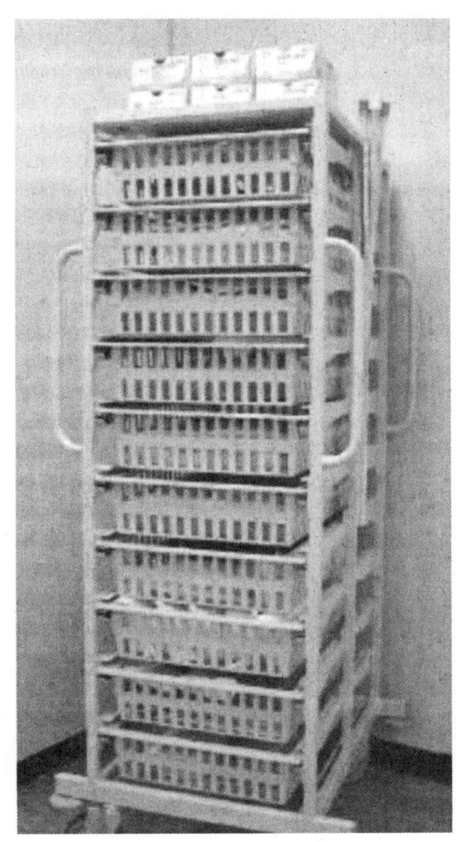

▲ 图 E-2　损伤控制手推车

顶　部	缝　线
侧边	防雾导管 内容清单

四、腹部闭合

腹部的闭合可以是最终确定状态的，但也可能涉及某种形式的临时闭合状态。选择方式包括真空辅助密封三明治（首选），缝合到皮肤上的塑料筒仓袋（Bogota 袋）或毛巾夹密封圈（均不推荐）。下面会描述真空三明治设备。在最终封闭之前，用商业产品真空敷料是不合适的。

- 将一张无菌塑料黏膜（Opsite 或 Ioban）黏性面朝上放置，并在黏性表面上放置一两个无菌吸液海绵。请注意，仅拭子的一侧覆盖有塑料膜。在两侧放置塑料膜，可以使盖住的塑料膜在腹部内滑动，使“吸芯”有效地吸收任何腹腔内的液体进入引流管，但将其滞留在腹腔内。
- 请勿在塑料膜上切缝。
- 抽吸液体压力请勿超过 24mmHg，因为这容易造成低血压、低体温，损害患者的造瘘口。
- 将其塞在肠管的筋膜下，用光滑的塑料膜保护肠管，而海绵放置在顶部腹膜表面上防止和内脏粘连。
- 在鞘管和皮肤之间的间隙内放置两个大的引流管或鼻胃管，并在皮肤下 5～8cm 将其缝成洞形，以使另一块覆盖在整个腹部上的黏合膜充分密封。
- 然后使用第二个较大的无菌黏合膜覆盖伤口。
- 引流管通过 Y 形连接器连接，并可以放在低压壁吸装置上（最大吸力＜ 25mmHg）。这样可以控制引流液并形成良好的密封。方便病房或重症监护室的护理。

也可以使用商用真空辅助密封设备，但是由于费用高以及较高的吸力，因此不建议在初次关闭腹腔时使用。但是，它是随后处理开放腹部伤口的首选设备。

五、器械和纱布计数

像往常一样，计数是在关闭之前执行的。但是，在损伤控制手术之后，在完成腹部真空敷料之后将进行第二次计数。这样就可以算出腹部有多少纱布。（别忘了数一下真空三明治装置中的吸水海绵！）应保留所有器械和纱布的准确记录，因为再次进行剖腹手术时可能会更换手术团队。

建议在最终闭合之前进行腹部 X 线检查，以作为避免残留纱布或器械的额外保护措施。

六、法律法规方面和沟通技巧

• 未能计划和无法有效沟通是导致错误的两个主要诱因，而避免错误是医学的一个重要方面。创伤中常见的法医学争议领域涉及异物的执行和管理方面。

• 在大多数国家 / 地区，紧急情况的知情同意是基于临床医生所做的最符合患者利益的事情，因此，挽救生命的手术优先于一张纸。家庭成员同意对小孩很重要，但是除非有高级指示，否则一定不能影响所必需的手术。手术清单也有利于减少手术前的错误。

• 穿透性创伤中经常存在异物。有必要将其取出，并且当地的法医分析程序应为手术室人员所熟知。子弹应在没有金属与金属仪器接触的情况下取出，以防止损坏用于识别子弹的标记。橡胶或塑料皮套工具在子弹完全取出后，则应将其拆除，因为有明确的迹象表明不要将那些可能造成进一步伤害的材料单独放置[5]。

• 对于因性虐待和小儿虐待而造成的重大创伤，法医证据也是必不可少的。尽量保留所有证据。切勿使用金属仪器处理子弹或金属碎片。使用蚊式钳，其钳口用塑料或橡胶覆盖。将片段包裹在纱布中。将每个碎片放在单独的容器中，并标出确切的取出部位。

• 创伤小组的所有成员要在以下几个方面加强沟通：

  ◦ 信息共享可实现最佳的沟通准备。
  ◦ 为每个成员分配角色，并确保每个人都准备好自己的沟通内容。
  ◦ 提前考虑以确保解决所有可能的设备和患者医疗方面的问题。
  ◦ 闭环通信，反馈初始询问人的问题 / 给出指示和将其分配给指定的人，降低了出错的风险（另请参阅第 2 章）。

七、突发事件及压力问题

创伤的环境所面对来自各种方面压力，抢救时间至为关键，经常爆发脾气，切勿单独处理这些问题。

有时，患者将无法存活，有时可能会出现创伤后应激障碍风险，尤其是对于很少遇到重大创伤的患者而言。应对这种情况的最佳方法是在每个人都收拾完东西后第二天早上进行第一时间汇报会（另请参阅第 22 章）。

八、总结

创伤手术的成功与否取决于团队最高水平的表现、有效的沟通，愿意在传统模式外开展工作，同时又最大限度地保障患者的安全。

（吴晓舟　魏彦姝　陈逍堃）